U0204059

《太素》札記

高峰 編著

人民衛生出版社
·北京·

图书在版编目（CIP）数据

《太素》札记 / 高峰编著 .—北京：人民卫生出版社，2024.1
ISBN 978-7-117-35901-6

Ⅰ.①太… Ⅱ.①高… Ⅲ.①《黄帝内经太素》 Ⅳ.① R221.3

中国国家版本馆 CIP 数据核字（2024）第 024523 号

《太素》札記

《Taisu》Zhaji

編　　著：高　峰
出版發行：人民衛生出版社（中繼綫 010-59780011）
地　　址：北京市朝陽區潘家園南里 19 號
郵　　編：100021
E - mail：pmph @ pmph.com
購書熱綫：010-59787592　010-59787584　010-65264830
印　　刷：北京盛通印刷股份有限公司
經　　銷：新華書店
開　　本：710 × 1000　1/16　　印張：30
字　　數：522千字
版　　次：2024 年 1 月第 1 版
印　　次：2024 年 4 月第 1 次印刷
標準書號：ISBN 978-7-117-35901-6
定　　價：89.00元
打擊盜版舉報電話：010-59787491　E-mail：WQ @ pmph.com
質量問題聯系電話：010-59787234　E-mail：zhiliang @ pmph.com
數字融合服務電話：4001118166　E-mail：zengzhi @ pmph.com

自　　序

《黄帝内經》(又稱《内經》),我中醫奉若圭臬者也。然其書成也遠,其流傳也廣,非出一人之手,則非一方之言,文不雅而字多俗,簡章或錯,語或不詳。前人言其深奥,而多作注解,則或疏於醫理,或乏於實踐,或粗通文字而穿鑿附會,製造糾紛,何況尚有曲古意而圓自説以爲得者,常使後來者望而卻步。久矣,古意不存,而今言經曰者往往斷章取義,以爲古人注我,君其知本乎。

故今讀之,則多見其義不貫,其理不暢,生理與病理不分,理法與個案不辨,卒然難明其旨。既慨於現代醫學日進千里之勢,又歎論《内經》之術者日鮮,解《内經》之辭者愈寡,而言則必曰中醫之道者,又何助乎識病治病,又何益於傳承發展。嗚呼,有以《内經》爲養生之書在市招搖者,非吾之過歟。

今讀《黄帝内經太素》,學古人前賢《札迻》《傷寒論條辨》及《素問識》之例,迻錄全文,折中楊注,尊蕭氏之先,再加心得,而勒成此冊。師古云:“凡舉事立稱,當依義理,若遵古昔,須得其衷(《匡謬正俗疏證》)。”則先循以醫理,次參以文義,再次以文法,閒以小學訓其字,或可得乎。

既無古本而又乏精力,集衆家之説實非我力所能逮,則不務校對,不論源流;但求文義,求醫理,求識病治病之法;若有所得,乃我私願,有助後來,實我大幸。

自揣不慧,鈔書而學,自得障目,内實惶惶,不敢期有方家垂教,是爲自序。

上章困敦清明 高 峰謹識於滬上

前　言

《黄帝内經》由《素問》和《靈樞》兩部分組成。雖然《靈樞》傳本被再度發現已是南宋時期，但業已證明其主要内容依然與《素問》屬同一時代，最有力的證明則是《黄帝内經太素》。隋唐時期楊上善編撰的《黄帝内經太素》，又稱爲《太素》，首次對《内經》，即《素問》和《靈樞》，進行了整理和註解，很好地保存了古本《内經》的文本面貌。特别是日鈔本受到關注以來，《太素》研究成爲《内經》研究的新課題，從文字文本研究到文義醫理研究，都取得了不少新成果。

作爲中醫臨床醫生，研讀《内經》是必修課之一，某些大學課程僅有《内經選讀》，所以主要是自學自修，《黄帝内經太素》則是一個比較好的讀本。

第一，《太素》基本涵蓋了《素問》和《靈樞》主要的醫理診治内容，而且因爲少了《素問》王冰註的七篇補文，使得在不影響醫理診療内容學習的同時，少了學習運氣學説晦澀文字的負擔。

第二，《太素》保留了比較好的古文本，對於既往《内經》學習中一些遺留問題的解決，特别是文字文義的理解，裨益不少，如今行《素問》卷二《陰陽應象大論》篇"寒勝則浮"，《太素》卷第三《陰陽》篇寫作"寒勝則胕"，依《太素》文，則"胕"字疑是"肘"字之誤。肘，牽制不利曰肘，"寒勝則肘"則與病機十九條之"諸寒收引"相符合。又如，《靈樞》卷四《四時氣》篇有一段治療腹水的記録，"徒㽷，先取環谷下三寸，以鈹鍼鍼之，已刺而筩之，而内之，入而復之，以盡其㽷，必堅，來緩則煩悗，來急則安静，間日一刺之，㽷盡乃止。"《太素》卷第二十三《雜刺》篇寫作"徒水，先取環谷下三寸，以鈹鍼之，已刺而鍼之，筒而内之，入而復之，以盡其水。必堅束之，緩則煩悗，束急則安静。間日一刺之，水盡乃止"。依據《太素》經文，腹水穿刺引流技術已經相當成熟，包括腹帶裹束，間日一行等注意事項，非常完善，同時也可證明，此段《靈樞》經文中，兩個"來"字當是"束"字之誤。再如，《靈樞》卷一《邪氣藏府病形》篇，取陽陵泉穴法云："陽陵泉者，正竪膝予之齊，下至委陽之陽取之。"蕭氏刻本《太素》卷第十一《府病合輸》篇云："陽陵泉者，正立竪膝，予之齊，下至委陽之陽取之。"較之"正竪膝"，"正立竪膝"略詳，而今見日鈔本寫作“正立緊膝”,則文義更勝。

第三,研讀《太素》,提醒我們關注一些之前或許忽略、或許重視不夠的經文內容,如《太素》卷第十九《知鍼石》篇云:“心部於表,腎治於裏,脾爲之使,胃爲之市。”《素問》在卷第十四《刺禁論》篇,這段論述在通行《中醫基礎理論》關於臟腑功能的闡釋中並未涉及,值得在臨床或理論學習中進一步總結和研究。另外,《靈樞》卷十《寒熱》篇有一段論述,“鼠瘻之本,皆在於藏,其末上出於頸腋之閒,其浮於脈中,而未內著於肌肉,而外爲膿血者,易去也。”《太素》卷第二十六《寒熱瘰疬》篇寫作:“鼠瘻之本,皆在於藏。其末上於頸掖之閒,其浮於脈中而未內著於肌肉而外爲膿血者,易去也。”兩種文本幾乎完全一致,我們可以據此了解到,遠至《內經》時代,醫生對於淺表淋巴結良惡性的臨床判斷已十分準確。

可以說,《太素》不但是《內經》的古文本保存者,更是《素問》《靈樞》文義思想的捍衛者。

蕭延平整理刻印的《黃帝內經太素》是至今最爲精當的刊本。本書由個人業餘學習《太素》的筆記整理而成,其中涉及一些字句的改易,也純屬個人看法,私願是能整理出一個更爲準確的文本,當然也希望能對後來讀者有所幫助。需要一提的是,《太素》經卷第五《十二水》篇所論及的經脈外合十二水,內容與《靈樞》一致,前人註解不詳,本書中參考《水經注》《漢書》等,將十二水之流行一一摘出,雖然冗長,有多事之嫌,然一經鈔寫,則不忍捨棄,希望能省去後來讀者翻檢之煩。

本書迻錄《太素》全文,折中楊注,尊蕭氏之先,再加筆者心得而成。

網絡信息檢閱給了本書較大的幫助,豐富了文獻典籍的支持,增加了本書的可讀性。當然,一切都是以對經文所闡釋討論的醫理醫技的理解、發掘爲核心,希望能夠充分體現《黃帝內經太素》作爲醫學典籍的時代特征及其永恆價值。

書中難免疏漏錯誤,甚至附會迂曲,一葉障目,寡陋狹促者,希望讀者批評指正。

高峰

二〇二三年十二月

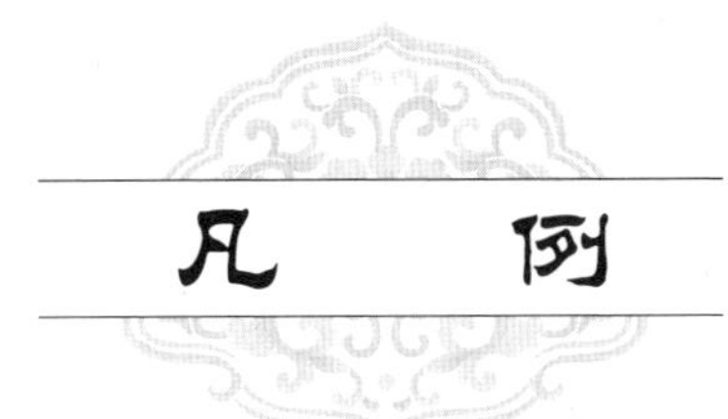

凡　例

一、《黄帝内經太素》，以人民衛生出版社1955年影印蕭延平蘭陵堂刻本爲讀本，行文稱之“本書”“影印刻本”或“刻本”“影印本”等；并參之該社1965年整理本，行文稱之“今整理本”或“整理本”；以及電子掃描版日本仁和寺鈔本，因囿於所見，行文稱之“今見日鈔本”，同一案語内再見者稱之“日鈔本”或“鈔本”。

二、經文全錄，用粗體字。卷首及篇首平按語亦全文迻錄，文中楊注及平按折中於案語之下，另作高按自語。

三、句讀分段，參考今整理本，可商榷或自發揮處徑改之，加或不加案語。爲說明釋文或强調經義，及便於解讀，迻錄經文分行分段不拘於原書及前人句段。一般地，認爲語義完整者，即便是在一段答語中，也往往採用上下隔行的形式加以强調，同時，另起一行而成段的案語也常常被用作兩段經文之間的分隔；採用句末案語的形式，諸句之間關係密切者，採用句末空格接案語，句義完整或案語文字較多者，採用分行案語。另外，行文分段以突出經文爲主，兼顧語義文法，并鑒於讀書筆記的特點，和爲讀者隨手批注的便利，盡量留白。

四、標點符號。爲行文簡約，經文句讀用今之逗號和句號。保留書名號，盡量减少引號，不用冒號，不用問號。按照通行方式，經文中，以（ ）表示不當字，以【 】表示修正字。除此之外，經文個别處句末助词，及案語所錄楊氏注文，文字修正加案語說明。但在案語中單獨出現的（ ），亦用於補充說明或釋義。保留蕭氏以“□”代脱文。

五、爲行文簡潔，涉及文字釋義除舉例文句外，大多不引出處。

六、案語引文或遵辭書，或引現代出版原書，書名從簡，如《康熙字典》作《康典》，《經傳釋詞》作《釋詞》，《故循匯纂》作《匯纂》，《說文解字》作《說文》等。

七、爲存古義，準確把握文字，减少爭端，一概用繁體字，并對個别罕用字或今已不用字嘗試予以保留，如“瘥”字。

八、關於文字規範，無論今見日鈔本，或蕭氏刻本，異體字及不同字形比比皆是，今就自認爲較重要的臚列於下，不再多加說明或案語，尤其是今見日鈔本每句末多見“之也”“也之”連用，或乃當時習慣形式，今或存之以顯古義。其他字的選用説明如下：

邪字，今見日鈔本全寫作耶，蕭氏刻本全作邪，今用邪字，少數明確爲助詞耶者仍予保留。

鍼，鈔本皆寫作針，刻本寫作鍼，今經文部分從刻本用鍼字。需要説明的是，古人針字多用作動詞，案語中加以區別。

焦，上焦下焦，三焦，焦理等焦字，鈔本寫作膲。焦熱，焦枯，肺熱焦漏，咽路焦等焦字，鈔本寫作燋。今從刻本統寫作焦，個別處加案語。

經絡之絡，鈔本全作胳，今用絡字。

溼，鈔本用濕，刻本混用，今用溼字。

脈，鈔本盡作脉，今用脈字。

癰癕廱，三字，鈔本盡用廱，刻本癰癕混用，今從刻本。

另外，閒間兩字，以閒爲正。衞衛，以衞爲正。淫滛，以淫爲正。

郄郗，以郄爲正。痹痺，以痹爲正。膽胆，以膽爲正。

疏踈，以疏爲正。沈沉，以沈爲正。涌湧，以涌爲正。

雞鷄，以雞爲正。胸脇以肾脅爲正。

飡湌湌三字，以湌爲主。句勾鉤鈎，以鉤句爲用。

其他如腋掖，於于，唯惟，無无，腕捥等混用者，不刻意改。

太陽大陽，太陰大陰，及少小之混，不刻意改。

太淵、淵掖之淵字，淵泉並用，不盡改。

目　　録

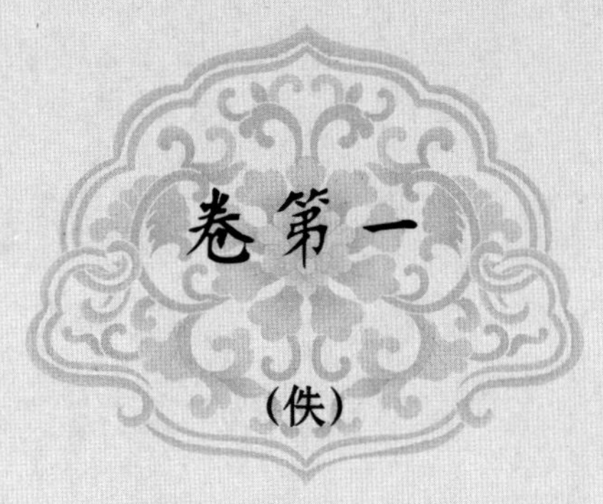

卷第一

（佚）

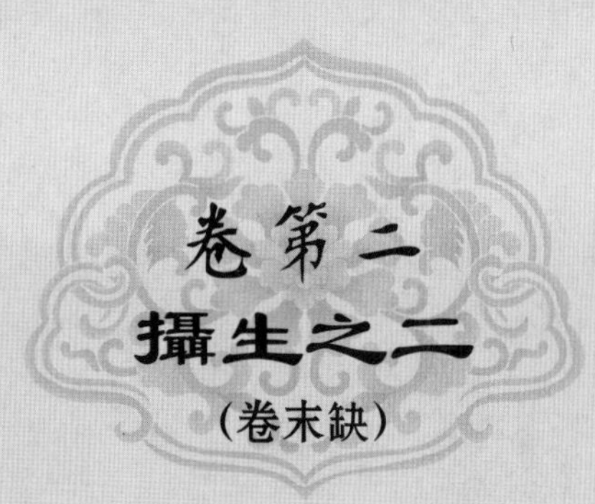

卷第二
攝生之二
（卷末缺）

順養

平按，此篇自篇首至不致邪僻，見《靈樞》卷六第二十九《師傳》篇。自夫治民至不致邪僻，見《甲乙經》卷六第二。自久視傷血至久所病也，見《靈樞》卷十二第七十八《九鍼論》，又見《素問》卷七第二十三《宣明五氣》篇。自春三月至末，見《素問》卷一第二《四時調神大論》，又見《甲乙經》卷一第二。

高按，《太素》經文見于《素問》《靈樞》者，往往相對集中，而見于《甲乙》者多較散亂，往往是單句散見。

黃帝曰，余聞先師有所心藏，弗著於方。余願聞而藏之，則而行之，上以治民，下以治身。使百姓无病，上下和親，德澤下流，子孫無憂，傳於後世，無有終時，可得聞乎。

案，黃帝言醫之用如此。　楊注云，先師心藏，比斲輪之巧，不可□□，遂不著於方也。　高按，《莊子·天道篇》輪扁答曰，“斲輪，徐則甘而不固，疾則苦而不入，不徐不疾，得之於手而應於心，口不能言，有數存焉於其閒，臣不能以喻臣之子，臣之子亦不能受之於臣，是以行年七十而老斲輪。”楊注以斲輪之巧比心藏，技有可言傳者，有不可言傳者。　又，今見日鈔本，頁眉批注亦引《天道篇》文，然渙壞不可辨，末句云“曰不可傳也法也教法”九字清晰。

岐伯曰，遠乎哉問。

夫治民與治自，治彼與治此，治小與治大，治國與治家，未有逆而能治者也，夫唯順而已矣。

順者，非獨陰陽脈論氣之逆順也，百姓人民，皆欲順其志也。

黃帝曰，順之奈何。

岐伯曰，入國問俗，入家問諱，上堂問禮，臨病人問所便。

黄帝曰，便病人奈何。

岐伯曰，夫人中熱消癉則便寒，寒中之屬則便熱。

案，楊注云，中，腸胃中也。腸胃中熱，多消飲食，卽消癉病也。癉，熱也，音丹。熱中宜以寒調，寒中宜以熱調，解其便也。　高按，癉，勞病，消耗也，竭也。傷於熱邪則易消爍津液，故便宜寒凉，一則可敵熱邪，一則可救津液。寒中，中，音妕，傷也。

胃中熱則消穀，令人懸心善飢，齊以上皮熱。腸中熱則出黄如糜，齊以下皮寒。

案，懸心善飢者，猶今人謂之嘈雜者也。洩如糜而色黄，齊下皮寒者，屬腸熱，小腸熱也，小腸在齊以下，皮寒者，氣爭于内而洩，故皮寒也。

胃中寒則䐜脹，腸中寒則腸鳴飧洩。

胃中寒，腸中熱，則脹且洩。胃中熱，腸中寒，則疾飢，少腹痛。

案，疾飢者，苦於善飢也，胃中熱則善飢。胃寒不運故脹，腸中寒則食飲不化，故鳴而洩。食入則引熱與寒交爭，故痛。

黄帝曰，胃欲寒飲，腸欲熱飲，兩者相逆，便之奈何。

且夫王公大人，血食之君，驕恣從欲，輕人而無能禁之，禁之則逆其志，順之則加其病，便之奈何。治之何先。

岐伯曰，人之情，莫不惡死而樂生。告之以其馭，語之以其道，示以其所便，開之以其所苦，雖有無道之人，惡有不聽令者乎。

案，告，諭也，語也，戒之也。告之以其馭者，以其馭告之也。其馭其道，其，死生之理也。其所便其所苦，其，其人也，其病也。《文選·班孟堅答賓戲》"曩者王塗蕪穢，周失其馭。"張詵注曰，馭，理也。　又，馭與御同，凡有所敺使皆曰御。《周禮·天官·大宰》孫詒讓正義曰，"凡言馭者，並有予奪勸懲之誼。"又，或乃譬之以御車，以馭之所便所苦言其取道之利害。

黄帝曰，治之奈何。

岐伯曰，春夏，先治其標，後治其本。秋冬，先治其本，後治其標。

案，春夏，氣在外。秋冬，氣在内。

黄帝曰，便其相逆者，奈何。

岐伯曰，便此者，食飲衣服，亦欲適寒溫。寒無淒淒，暑無出汗。食飲者，熱毋灼灼，寒毋滄滄。寒溫中適，故氣將持，乃不致邪僻。

案，故氣將持，將，猶乃也。邪僻，二字同義，有所不正則曰邪曰僻曰邪僻，不正者，病也。又，僻同辟。邪者，邪氣。則邪辟者，謂邪氣加於身也。楊注云，五藏之中和適則其眞氣内守，外邪不入，病無由生。

久視傷血，久卧傷氣，久坐傷肉，久立傷骨，久行傷筋，此久所病也。

案，傷，害也。　楊注云，夫爲勞者必内有所損，然後血等有傷，役心注目於色，久則傷心，心主於血，故久視傷血。　又云，人卧則肺氣出難，故久卧傷肺，肺傷則氣傷也。　又云，人久静坐，脾則不動，不動不使，故久坐傷脾，脾傷則肉傷也。　又云，人之久立，則腰腎勞損，腎以主骨，故骨髓傷也。　又云，人之久行，則肝膽勞損，肝傷則筋傷也。

春三月，此謂發陳，天地俱生，萬物以榮。
夜卧蚤起，廣步於庭，被髪緩形，以使志生。
生而勿殺，予而勿奪，賞而勿罰。
此春氣之應也，養生之道也。
逆則傷於肝，夏爲寒，爲變，奉(生)長者少。

案，發陳，發者，生發。陳者，鋪陳。　春之氣者，生之予之賞之，欲順之則曰勿殺勿奪勿罰，宜鼓勵，不宜責求。高按，生長，生字衍。　楊注云，陳，舊也。言春三月，草木舊根舊子皆發生也。　又云，春之三月主膽，肝之府，足少陽用事，陰消陽息，故養陽者至夜即卧，順陰消也。蚤字，古早字。旦而起，順陽息也。

夏三月，此謂蕃秀，天地氣交，萬物英實。
晚卧蚤起，無厭於日。
使志無怒，使英成秀，使氣得洩，若所愛在外。
此夏氣之應也，養(生)【長】之道也。
逆之則傷心，秋爲痎瘧，則奉收者少，冬至重病。

案，蕃秀，蕃者，草茂也，盛也。秀者，不榮而實，概言能實。夏無厭陽，夏陽乃生長之氣，謙受益，故勿厭。怒者，奮不可遏曰怒，怒長者不能成秀實，故曰無怒。洩，餘制切，音義同曳，舒散也，舒緩者易收，故能成秀實。所愛者，秀實也，尚未成，故云在外。又，依上下文，此養生之道，養生，當作養長。　夏之氣者，寓生于長，將成秀實，欲順之則曰使英成秀。　楊注云，夏之三月主小腸，心之府，手太陽用事。陰虚陽盈，故養陽者多起少卧也。晚卧以順陰虚，蚤起以順陽盈實也。　又云，日者爲陽，故不可厭之。怒者爲陰，故使志無怒之。　又云，内者爲陰，外者爲陽，諸有所愛皆欲在陽。此之行者，應太陽之氣，養生之道也。

秋三月，此謂容平，天氣以急，地氣以明。

蚤卧蚤起，與雞俱興，使志安寧，以緩秋形。

收斂神氣，使秋氣平，無外其志，使肺氣精。

此秋氣之應也，養收之道也。

逆之則傷肺，冬爲飧洩，則奉養者少。

案，容平，容者收容，平者平抑。急者，收也，緊也。明者，潔也，成也，成秋實者也。秋者五行爲金，其變曰從革。孟子曰，集大成也者，金聲而玉振之也。金聲也者，始條理也。玉振之也者，終條理也。　使肺氣精者，由春夏之生長變秋冬之收藏，必曰金聲玉振，條理之方可使精，精而方可謂集大成。欲條理之者，必以舒平，無外其志。　奉養者少，養者，育也，畜也，必有所守有所藏方可謂養，依上下文，亦解作藏，他本徑作藏字，均是。　秋之氣者，天地容平，欲順之則曰斂神寧志，外有所收，内有所斂。　楊注云，夏氣盛長，至秋也不盛不長，以結其實，故曰容平也。　又云，秋之三月主肺藏，手太陰用事。陽消陰息，故養陰者與雞俱卧，順陰息也。與雞俱起，順陽消也。　又云，春之緩者緩於緊急。秋之緩者，緩於滋盛，故寧志以緩形。

冬三月，此謂氣閉藏，水冰地坼。

毋擾于陽，蚤卧晚起，必待日光。

使志若伏匿，若有私意，若已有德。

去寒就溫，毋洩皮膚，使氣不極。

此冬氣之應也，養藏之道也。

逆之則傷腎，春爲痿厥，則奉生少也。

案，閉藏，閉者，收也，守也，若伏匿者也。藏者，隱匿也，積畜也，懷也，故曰私意有德。故晚起而必待日光者，惜懷陽氣，用則外借，不肯内擾也，非眞陽虛也。極，亟也，急也。　冬之氣者，閉藏而守，欲順之則曰懷德伏匿，使氣不極。　楊注云，陰氣外閉，陽氣内藏。　又云，冬之三月主腎藏，足少陰用事。陽虛陰盈，故養陰者多卧少起，蚤卧順陽虛，晚起順陰盈也。　又云，伏匿，靜也。卧盡陰分，使志靜也。　又云，言十一月，陰去陽來，故養陰者凡有私意，諸有所得，與陰俱去，順陽而來，無相擾也。

天氣清靜，光明者也，藏德不上故不下。上下則日月不明，邪害空竅，陽氣閉塞，地氣冒明，雲露不精。則上應甘露不下，交通不表萬物，命故不施。不施，則名木多死，惡氣發。風雨不節，甘露不下則菀藁不榮，賊風數

至，暴雨數起，天地四時不相保，乃道相失，則未央絕滅。

案，藁，今見日鈔本寫作槁。　藏德者天地清明而一，故無上下之別，若上下析分則邪害作。所謂清陽以降爲所用，故不得閉塞于上，濁陰以升騰爲所趣，故不得冒明于下。不上不下即無上無下，王夫之《莊子解》卷二十五《雜篇·則陽》云，"天無上無下"，"天之體，渾然一環而已"。　又，上下者，亢卑也，不上不下者，不卑不亢也。　又，不上故不下者，謂上不可獨爲上，下不可獨爲下，若陰與陽，必互根互用。上下離析則陰陽之道不能表達于萬物，天地生生之命則無可施布，名木死，惡氣發，風雨不節，賊風數至，天地四時不相保，乃道相失，未央絕滅。乃道，天地之道，未央亦即天地之生生永恆之氣也。央，已也，盡也。未央，未盡，未已，即下文所謂生氣不竭，生生之氣也。　又，名木者，大木也，謂若大木者亦危。　命，使也，令也，教令也，告也，即天地生生之命也。故言不施者，非甘露德澤不施，乃生生之命不施也。　又，鈔本眉批"《淮南子》'百節莫菀'注，菀，病也。"

唯聖人順之，故身無奇疾，萬物不失，生氣不竭。

案，此不竭之生氣即上文之未央也。　奇疾，邪病也。有訓奇爲苛者，不當。

逆春氣，則少陽不生，而肝氣內變。

案，失常曰變，病亦曰變。

逆夏氣，則太陽不長，心氣內洞。

案，中空曰洞。　楊注云，洞，疾流洩也。

逆秋氣，則太陰不收，肺氣焦滿。

案，楊注云，焦，熱也。滿，洩也。　高按，焦滿，今見日鈔本寫作燋滿。燋，燃也，通焦，火傷曰焦，故當訓爲傷，損也，火傷必損津液。　焦又同鐎，斗也（《說文》）。焦滿者，上焦滿也，亦內滿也。

逆冬氣，則少陰不藏，腎氣濁沈。

案，沈，深也。濁，亂也。此皆逆於外而壞於內也，故曰，

失四時陰陽者，失萬物之根也。　案，此陰陽者，寒暑也。

是以聖人春夏養陽，秋冬養陰，以順其根。

故與萬物沈浮於生長之門。

案，順，不逆曰順，理也，從也，和也，顧護也。　《易·繫辭》"成性存存，道義之門。"凡物關鍵處皆謂之門（《康典》）。謂聖人能順其根，與萬物同沈浮者，在於知陰陽生長之關鍵也。

逆其根，則伐其本，壞其眞。

故陰陽四時者，萬物之終始也，死生之本也。

逆之則災害生，順之則奇疾不起，是謂得道。

道者，聖人行之，愚者佩之。

案，奇，異也，隻也，邪也。　行，以身踐行，則道乃無形。佩，以道爲物，則身道兩分。　又，行者，從也，順也。　又，顧觀光《素問校勘記》訓佩爲背。背者，逆之也。

順陰陽則生，逆之則死。順之則治，逆之則亂。

案，陰陽，卽上文所謂陰陽四時萬物之終始，死生之本也。逆之則死，謂失其根本。

反順爲逆，是謂内格。

案，反順爲逆者，當順之而不從者也。故楊注云，不順四時之養身，内有關格之病也。

是故聖人不治已病治未病，不治已亂治未亂，此之謂也。

夫病已成形而後藥之，亂成而後治之，譬猶渴而穿井，鬬而鑄兵，亦不晚乎。

六氣

平按，此篇，見《靈樞》卷六第三十《決氣》篇，又見《甲乙經》卷一第十二。

黄帝曰，余聞人有精氣津液血脈，余意以爲一氣耳，今乃辨爲六名，余不知其所以，願聞何謂精。

岐伯曰，兩神相薄，合而成形，常先身生，是謂精。

案，楊注云，但精及津液與氣異名同類，故皆稱氣耳。雄雌二靈之别，故曰兩神。陰陽二神相得，故謂之薄。和爲一質，故曰成形。此先於身生，謂之精也。　高按，薄，迫也，相交接也。他本或作搏或作摶，摶則與合字義重複。

何謂氣。岐伯曰，

上焦開發，宣五穀味，熏膚熏肉，充身澤毛，若霧露之溉，是謂氣。

案，楊注云，下焦如瀆，謂之津液。中焦如漚，謂之爲營血。上焦如霧，爲衛，稱氣。　又云，上焦開發，宣揚五穀之味，薰於膚肉，充身澤毛，若霧露之溉萬物，故謂之氣，即衛氣也。

何謂津。岐伯曰，

腠理發洩，汗出腠理，是謂津。

案，此舉汗出之例，類如汗之可出入上下，流動可見成形者，謂之津，若唾液小溲者亦然。

何謂液。岐伯曰，

穀氣滿，淖澤注於骨，骨屬屈伸。光澤補益腦髓，皮膚潤澤，是謂液。

案，穀氣滿，滿，足也。淖，泥也，濡也。骨屬者，骨關節係也。光者，廣也，充也。是穀氣足而爲液，潤澤骨關節係使得屈伸靈動，充澤於腦爲髓，又可潤澤皮膚。較之津之洩者，液乃充潤不可洩也。　楊注云，淖，□卓反，濡潤也。通而言之，小便汗等皆稱津液。今別骨節中汁爲液，故餘名津也。五穀之精膏，注於諸骨節中，其汁淖澤，因屈伸之動，流汁上補於腦，下補諸髓，旁益皮膚，令其潤澤，稱之爲液。

何謂血。岐伯曰，

中焦受血於汁，變化而赤，是謂血。

案，此言血之有形者。受血於汁，即授血以汁也。又，本書卷第十二之《營衛氣》篇云，中焦亦並胃口，出上焦之後，此所謂受氣者，泌糟粕，承津液，化其精微，上注於肺脈，乃化而爲血，以奉生身，莫貴於此，故獨得行於經隧，命曰營氣。

何謂脈。岐伯曰，

壅遏營氣，令毋所避，是謂脈。

案，令毋所避者，使無處不到也。避者，違也，離也，背也，退也，迴也。作不令避散，則或失之。

黃帝曰，六氣者，有餘不足，氣之多少，腦髓之虛實，血脈之清濁，何以知之。

岐伯曰，精脫者耳聾。　案，舉腎精而言。

氣脫者目不明。　案，血氣也，脾不升清則目不明，後人枉補肝腎。

津脫則腠理開，汗大洩。　案，則，猶乃也（《釋詞》）。此條文法不同上下。

液脫者，骨屬屈伸不利，色夭，腦髓消，胻痠，耳數鳴。

血脫者，色白，夭然不澤，其脈空虛。　案，色白者，血脫失華也。

此其候也。 案，五脱如上證者。

黄帝曰，六氣者，貴賤何如。

岐伯曰，六氣者，各有部主也，其貴賤善惡可爲常主然，五穀與爲大海。

案，部，統也，屬也。然，通焉，可爲常主焉，爲，治也，責之也。其貴賤善惡可爲常主焉者，謂六氣主次，患病與否，可責之其常主也，如肺主氣，心主血，腎主精者也。與爲，與，爲（去聲）也。五穀與爲大海者，五穀爲之爲大海，即皆受五穀之涵養也。

九氣

平按，此篇見《素問》卷十一第三十九《舉痛論》篇，又見《甲乙經》卷一第一。

黄帝曰，余聞百病生於氣也。怒則氣上。喜則氣緩。悲則氣消。恐則氣下。寒則氣收聚。炅則腠理開，氣洩。憂則氣亂。勞則氣耗。思則氣結。九氣不同，何病之生。

岐伯曰，怒則氣逆，甚則歐血，及食而【逆】，氣逆上也。

案，據今見日鈔本，補一逆字。

喜則氣和志達，營衛行通，利，故氣緩焉。

案，緩，柔和不急之謂，非遲緩也。

悲則心系急，肺布葉舉，兩焦不通，營衛不散，熱氣在中，故氣消。

案，布者，敷也，肺氣滿也。舉者，動上曰舉，亦有急義。肺布葉舉者，言肺氣急滿不下，肺氣不下則中下兩焦不通，營衛不散而熱氣鬱在中，中，肺中，心系中也。 楊注云，肝脈上入頏顙，連目系，支者從肝別，貫膈上注肺，肺以主悲，中上兩焦在於心肺，悲氣聚於肺，葉舉，心系急，營衛之氣在心肺，聚而不散，神歸不移，所以熱而氣消虚也。

恐則精卻，卻則上焦閉，閉則氣還，還則下焦脹，故氣不行。

案，楊注云，雖命門藏精，通名爲腎，脈起腎，上貫肝膈，入肺中，支者從肺絡心，注胷中。故人驚恐，其精卻縮，上焦起胃口上，上焦既閉不通，則氣不得上，還於下焦，下焦脹滿，氣不得行。 高按，還，音義同旋，迴旋，逡巡不進曰還。還又積也（《方言》），亦不行也。此言氣不行，上文言恐則氣下，則下字當作在下解，方無牴牾，平按亦以氣不行爲當。 又，上焦閉，下焦脹者，下焦當言上焦以下也，非上中下之下。存一說。

熱則腠理開，營衛通，故汗大洩。

寒則腠理閉，氣不行，故氣收聚。

憂則心無所寄，神無所歸，慮無所定，故氣亂。

案，楊注云，心神之用，人之憂也，忘於衆事，雖有心情，無所任物，故曰無所寄。氣營之處，神必歸之，今既憂繁，氣聚不行，故神無歸也。慮亦神用也，所以憂也，不能逆慮於事，以氣無主守，故氣亂也。

勞則喘喝汗出，內外皆越，故氣耗。

案，越，逾也，過也，亦耗也。　楊注云，人之用力勞乏，則氣并喘喝，皮腠及內藏府皆汗，以汗即是氣，故汗出，內外氣衰耗也。

思則身心有所存，神有所止，氣留而不行，故氣結矣。

調食

平按，此篇自篇首至皆辛，見《靈樞》卷八第五十六《五味》篇，又見《甲乙經》卷六第九，惟編次前後稍異。自肝色青至五味所宜，見《素問》卷七第二十二《藏氣法時論》。自黃帝問少俞曰至走肉矣，見《靈樞》卷九第六十三《五味論》。自五味【所入】至末，見《靈樞》卷十二第七十八《九鍼論》，又見《素問》卷七第二十三《宣明五氣》篇。

黃帝曰，願聞穀氣有五味，其入五藏，分別奈何。

伯高曰，胃者，五藏六府之海也。水穀皆入於胃，五藏六府皆稟於胃。

五味各走其所喜。穀味酸，先走肝。

穀味苦，先走心。穀味甘，先走脾。

穀味辛，先走肺。穀味鹹，先走腎。

穀氣津液已行，營衛大通，乃化糟粕，以次傳下。

案，穀，謂食也。先，《說文》段注曰，前進也。《呂氏春秋·季春紀·先己》"五帝先道而後德"，高誘注曰，先，猶尚也。《荀子·修身》"以善先人者謂之教"，楊倞注曰，先，謂首唱也。　高按，先，優先，主者在先，導引也。先走肝者，主走肝，導引入肝也。

黄帝曰,營衛之行奈何。

伯高曰,穀始入於胃,其精微者,先出於胃,之兩焦,以既五藏,别出,兩行於營衛之道。

案,先出於胃,是插入語,謂精微之生發出處。之兩焦與别行營衛並列無先後也,别,分也,另也。兩行卽並行,同行也。故云,精微者,血氣也。湊於藏府以成藏府之氣血,行於營衛以成營衛之名。　又,既,他本或作溉,不錯。既者,畢也,已也,終也,盡也。又,既音義同餼,有賜食,饋餉之義。溉者,灌也,注也,又通漑,氣也。故而,經文既字可不改爲溉。

其大氣之(摶)【搏】而不行者,積於胷中,命曰氣海。

案,搏,本書原文及楊注均作摶,非。不行,不泆散也。　楊注云,搏,謗各反,聚也。穀化爲氣,計有四道。精微營衛以爲二道。化爲糟粕及濁氣并尿,其與精下傳,復爲一道。(摶)【搏】而不行,積於胷中,名氣海,以爲呼吸,復爲一道。合爲四道也。

出於肺,循喉嚨,故呼則出,吸則入,天之精氣,其大數常出三入一。

案,搏積於胷而不行之氣海,與出入呼吸之天之精氣,當是兩别。天之精氣,乃言天地之閒供人呼吸之氣也,呼吸出入之閒,約四分之一受用。　又,出於肺者,主于肺也。

故穀不入,半日則氣衰,一日則氣少矣。

案,疑故穀不入上有脱文,以明穀氣與氣海宗氣之相依存者。　又,答語至此,與問若不相對,卻可以啟下文。

黄帝曰,穀之五味,可得聞乎。伯高曰,請盡言之,

五穀,粳米飯甘,麻酸,大豆鹹,麥苦,黄黍辛。

五菓,棗甘,李酸,栗鹹,杏苦,桃辛。

五畜,牛甘,犬酸,豬鹹,羊苦,雞辛。

五菜,葵甘,韭酸,藿鹹,薤苦,葱辛。

案,葱,原書作蔥,今見日鈔本寫作苾。韭,寫作韮。下同。　楊注云,五穀五畜五菓五菜,用之充飢則謂之食,以其療病則謂之藥。是以脾病宜食粳米,卽其藥也,用充飢虚,卽爲食也。故但是入口資身之物,例皆若是。此穀畜菓菜等二十物,乃是五行五性之味,藏府血氣之本也,充虚接氣,莫大於兹,奉性養生,不可斯須離也。黄帝並依五行相配,相剋相生各入藏府,以爲和性之道也。案《神農》及《名醫本草》左右不同,各依其本,具錄注之,冀其學者量而取用也。

五色，黄色宜甘，青色宜酸，黑色宜鹹，赤色宜苦，白色宜辛。

案，宜，事也，宜其事也。又宜者，適也，得其所也，當也。有所助益亦可謂宜。五色宜於五味。下文各有所宜者，各有所事，各有所當也。

凡此五者，各有所宜。所言五宜者，

脾病者，宜食粳米飯，牛肉，棗，葵。

心病者，宜食麥，羊肉，杏，薤。

腎病者，宜食大豆黄卷，豬肉，栗，藿。

肝病者，宜食麻，犬肉，李，韭。

肺病者，宜食黄黍，雞肉，桃，葱。

五禁，肝病禁辛，心病禁鹹，脾病禁酸，腎病禁甘，肺病禁苦。

肝色青，宜食甘。粳米飯，牛肉，棗，皆甘。

心色赤，宜食酸。犬肉，李，皆酸。

脾色黄，宜食鹹。大豆，豕肉，栗，皆鹹。

肺色白，宜食苦。麥，羊肉，杏，皆苦。

腎色黑，宜食辛。黄黍，雞肉，桃，皆辛。

辛散，酸收，甘緩，苦堅，鹹濡。

毒藥攻邪，五穀爲養，五菓爲助，五畜爲益，五菜爲埤，氣味合而服之，以養精益氣。

此五味者，有辛酸甘苦鹹，各有所利，或散，或收，或緩，或堅，或濡，四時五藏病，五味所宜。

案，埤，附也，增也，厚也。墙高曰垣，低曰埤。

黄帝問少俞曰，五味之入於口也，各有所走，各有所病。

案，走者，趣也，嚮也，又去之也，動也，走而耗散，傷也。即各有所趨向，且各有所動，故各有所病者也。

酸走筋，多食之，令人癃。

案，多食則傷及宗筋。　楊注云，癃，力中反，淋也，篆字癃也。

鹹走血，多食之，令人渴。

案，多食則走耗血液，故渴。

辛走氣，多食之，令人洞心。

案，楊注云，洞，大貢反，心氣流洩疾。　高按，洞心，心又胃也，洞心者胃氣開也。辛走氣者，食之動胃氣也。

苦走骨，多食之，令人變歐。

案，多苦則走耗腎精及于傷骨，令人變僂也。僂歐一聲之轉，音近而誤。或當作苦走心（亦胃也），走洩胃氣而令人歐也。　又，走骨而變歐者，本篇經文另有所解。　又，今見日鈔本歐寫作嘔。平按，《靈樞》歐作嘔，下同。

甘走肉，多食之，令人心悗。

案，此心悗則言心藏也。甘易生痰，多則阻絡故心悗。或，甘緩傷肉則力不從心，故動則心悗。

余知其然也，不知其何由，願聞其故。

少俞對曰，酸入胃，其氣澀以收，上之兩焦，弗能出入也。不出則留於胃中，胃中和溫，卽下注膀胱。膀胱之胞薄以濡，得酸卽縮卷，約而不通，水道不通，故癃。

陰者，積筋之所終也，故酸入走筋。

案，楊注云，人陰器，一身諸筋終聚之處，故酸入走於此陰器。　高按，積，聚也。陰爲宗筋，宗綜通，綜者，總聚也。

黃帝曰，鹹走血，多食之令人渴，何也。

少俞曰，鹹入於胃，其氣上走中焦，注於脈，則血氣走之，血與鹹相得則血涘。血涘則胃汁注之，注之則胃中竭，竭則咽路焦，故舌乾善渴。

血脈者，中焦之道也，故鹹入而走血矣。

案，楊注云，腎主於骨，鹹味走骨，言走血者，以血爲水也。鹹味之氣走於中焦血脈之中，以鹹與血相得，卽澁而不中，胃汁注之，因卽胃中枯竭，咽焦舌乾，所以渴也。咽爲下食，又通於涎，故爲路也。涘，音俟，水厓，【水】義當凝也。　高按，腎主水而主血也，鹹入胃注脈而走血氣，血氣者以腎水爲源，故鹹多則渴。　又，今見日鈔本，經文咽路焦，焦寫作燋。經文涘字，注字，及竭字之下三處，均爲重文符，依文法，竭則咽路焦，當作胃中竭則咽路焦。注文義當凝也上多一水字。

黃帝曰，辛走氣，多食之令人洞心，何也。

少俞曰，辛入於胃，其氣走於上焦。上焦者，受氣而營諸陽者也。薑韭之氣薰之，營衛之氣不時受之，久留心下，故洞心。

辛者，與氣俱行，故辛入而與汗俱出矣。

案，楊注云，洞，通洩也。辛氣慓悍，走於上焦，上焦衛氣行於脈外，營腠理諸陽。又云，辛走衛氣，即與衛氣俱行，故辛入胃卽與衛氣汗俱出也。

黄帝曰，苦走骨，多食之令人變歐，何也。

案，骨字，今整理本誤作胃。

少俞曰，苦入於胃，五穀之氣皆不能勝苦，苦入，下管三焦之道，皆閉而不通，故變歐。

齒者，骨之所終也，故苦入而走骨。故入而復出，知其走骨。

案，楊注云，苦是火味，計其走血以取資骨令堅，故苦走骨也。苦味堅強，五穀之氣不能勝之，故入三焦，則營衛不通，下焦復約，所以食之還出，名曰變歐也。又云，齒爲骨餘，以楊枝苦物資齒，則齒鮮好，故知苦走骨。又云，人食苦物，入咽還出，故知走骨而出歐也。　高按，經文苦入下管三焦之道，入，猶深入也。苦入當絕句，下管三焦之道，此管不與上脘中脘下脘之脘字通，管，理事也，籥也，控也，約束也。　又，楊注以楊枝苦物資齒，今檢手邊書籍，《外臺秘要》載有以白楊嫩枝療口瘡方，《千金方》有以白楊葉治蟲齒方，及以黑羖羊脂治疳蟲蝕齒根方。檢本草諸書，以白楊枝葉療傷者多，以羊脂滋補者多，楊注言資齒，經文五畜云羊苦，楊枝或當作羊脂義勝。

黄帝曰，甘走肉，多食之令人心悗，何也。

少俞曰，甘入於胃，其氣弱少，不能上於上焦，而與穀留於胃中。甘者，令人柔潤者也，胃柔則緩，緩則蟲動，蟲動則令人心悗。

其氣外通於肉，故曰甘入走肉矣。

案，楊注云，蟲動者，穀蟲動也，穀蟲動以撓心，故令心悗。悗音悶。　又，今見日鈔本蟲字寫作虫。

五味所入，酸入肝，辛入肺，苦入心，甘入脾，鹹入腎，淡入胃，是謂五味。

案，楊注云，五味各入其藏。甘味二種，甘與淡也。穀入於胃，變爲甘味，未成曰淡，屬其在於胃，已成爲甘，走入於脾也。

五走，酸走筋，辛走氣，苦走血，鹹走骨，甘走肉，是謂五走。

案，五走對五入，入者趣之也，有所加也。走，害也，多也，去也，有所傷也。

五裁，病在筋，無食酸。病在氣，無食辛。病在骨，無食鹹。病在血，無食苦。病在肉，無食甘。

口嗜而欲食之，不可多也，必自裁也，命曰五裁。

壽限

平按，此篇自篇首至故中年而壽盡矣，見《靈樞》卷八第五十四《天年》篇。自黃帝曰其氣盛衰至末，見《甲乙經》卷六第十二。自黃帝問於岐伯曰人年老而無子者至末，見《素問》卷一第一《上古天真論》。

高按，今見日鈔本，篇名限字下有注音“切胡簡反”四字，今存之。

黃帝曰，人之夭壽各不同，或夭或壽，或卒死，或病久，願聞其道。

岐伯曰，五藏堅固，血脈和調，肌肉解利，皮膚緻密，營衛之行不失其常。

呼吸微徐，氣以度行，六府化穀，津液布揚各如其常，故能久長。

案，肌肉解利，解，舒也，緩也。利，疾也，善也。解利者，舒緩而流利，巧善也。緻，楊注云大利反，恐有誤。　高按，楊注以爲此乃得壽九端，實則兩端，營衛之行不失其常爲一端，津液布揚各如其常又一端。

黃帝曰，人之壽百歲而死者，何以致之。

岐伯曰，使道隧以長，基牆高以方，通調營衛，三部三里，起骨高，肉滿，百歲乃得終也。

案，使道者，血氣所行也。隧，音遂，回也，轉也。《莊子·天下》，“若羽之旋，若磨石之隧”。長，學也，達也，恆也。使道隧以長者，血氣之行回旋悠長，無所不到，無所窒礙，恆而無衰也。基牆，人之肌膚筋骨是也。高以方者，言其小大上下與血氣相得也，《韓非子·解老》，“所謂方者，內外相應也，言行相稱也”。基牆高以方者，肌膚筋骨內外相應也。故能使營衛通調，三部三里各得其常，則其人骨肉勻稱，乃曰可壽。起骨者，或稱爲高骨，乃謂人身可見或可觸及之骨，類如今人所謂骨性標識。腎主骨，脾主肉，骨高者腎精足，肉滿者脾胃壯，血氣足也。

黃帝曰，其不能終壽而死者，何如。

岐伯曰，其五藏皆不堅。使道不長，空外以張，喘息暴疾。又卑基牆，薄脈少血，其肉不實。數中風，血氣不通。眞邪相攻，亂而相引。故中年而壽盡矣。

案，此數條不壽之狀，可對勘上文。

黃帝曰，善。

黃帝曰，其氣之盛衰，以至其死，可得聞乎。

岐伯曰，人生十歲，五藏始定，血氣已通，其氣在下，故好走。　案，其氣在下者,陽氣始動,由下而上,順。若人長身高,在於下也。好者,多也,下同。走,奔走,言其善動。

二十歲,血氣始盛,肌肉方長,故好趨。 案,趨者有所趨向,言其動則有嚮。

三十歲,五藏大定,肌肉堅固,血脈盛滿,故好步。 案,步,安步當車之步,意在堅固。

四十歲,五藏六府十二經脈,皆大盛以平定,腠理始疏,榮華頹落,髮鬢頒白,平盛不搖,故好坐。 案,大盛以平定,以,猶而也。重在平定,故又曰平盛不搖。 又,二十,三十,四十,今見日鈔本分别寫作廿,卅,卌。

五十歲,肝氣始衰,肝葉始薄,膽汁始減,目始不明。 案,肝之陰血漸不足也,血氣日損。

六十歲,心氣始衰,喜憂悲,血氣懈惰,故好臥。 案,血氣懈惰者,言血氣之用也。

七十歲,脾氣虛,皮膚枯。

八十歲,肺氣衰,魄離,魄離故言喜誤。 案,喜,多也。

九十歲,腎氣焦,藏枯,經脈空虛。 案,焦者竭也。腎主水而主血,腎之氣焦藏枯者,精血皆去也。

百歲,五藏皆虛,神氣皆去,形骸獨居而終矣。

黄帝問於岐伯曰,人年老而無子者,材力盡邪,將天數然。

岐伯曰,女子,七歲,腎氣盛,更齒髮長。

二七而天癸至,任脈通,伏衝脈盛,月事以時下,故有子。

三七,腎氣平均,故眞牙生,而長極。

四七,筋骨堅,髮長極,身體盛壯。

五七,陽明脈衰,面始焦,髮始惰。

六七,三陽脈衰於上,面皆焦,髮白。

七七,任脈虛,伏衝衰少,天癸竭。地道不通,故形壞而無子。

案,試作天癸解云,天者,天生自然之道也。癸,十二天干之末,又揆度之揆,又癸者歸也,又太歲在癸曰卲陽,月在癸曰極(《爾雅》)。天癸者,言天道所歸可揆度之而取而行者也。天癸至,至者,極也。天道極,陰陽和,則人道可行矣。人之所生,前十餘年有賴天生之數而長,長極而可行天道,即天癸至者也,即生生之道也極。下文之地道又可與此天癸爲對文,地道者坤道也,女道也。後人以天癸爲某物，地道爲某物者，略未安。　又，材力盡邪，邪，日鈔本寫作耶。髮始惰，惰，墯字省，墮也。

丈夫，年八歲，腎氣實，髮長齒更。

二八，腎氣盛，天癸至，精氣溢寫，陰陽和，故能有子。

三八，腎氣平均，筋骨勁強，故眞牙生，而長極。

四八，筋骨隆盛，肌肉滿。

五八，腎氣衰，髮惰齒藁。

六八，陽氣衰於上，面焦，鬢髮頒白。

七八，肝氣衰，筋不能動，天癸竭，精少，腎藏衰，形體皆極。

八八則齒髮去。

案，齒藁，藁，草枯曰藁，木枯曰槀，今人通用槁字。　又，藁，今見日鈔本寫作槀，槀，稈也（《說文》），枯禾也（《集韻》），又作藁（《經典釋文·禮記郊特牲》）。　又，腎藏，腎精也。

腎者生水，受五藏六府之精而藏之，故五藏盛乃寫。今五藏皆衰，筋骨解墯，天癸盡矣，故髮鬢白，身體重，行步不正，而無子耳。

案，此捴結一段。五藏盛乃寫，寫，轉輸之寫也。　又，墯字今整理本作墮。

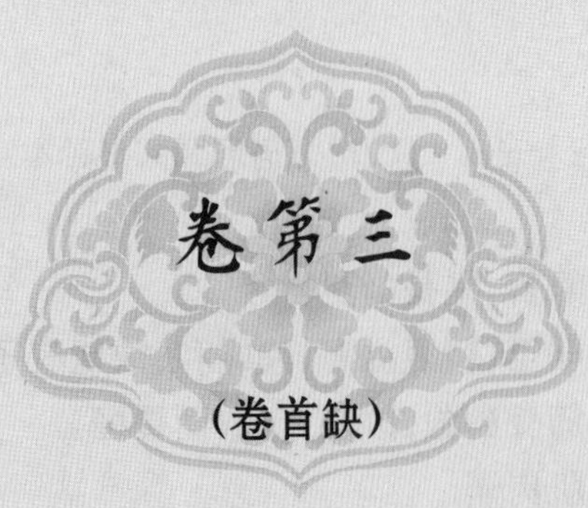

卷第三

(卷首缺)

陰陽

平按,此篇自傷腫上殘脱,篇目亦不可考。故自黄帝曰以下至痛形,謹依《素問》卷二第五《陰陽應象大論》補入。自傷腫以下至末,見《素問·陰陽應象大論》,又見《甲乙經》卷六第七,惟篇次小異。

案,七損八益解　七損八益,即七八之損益也,所謂七八者,女子七七,男子八八之變也。自幼少至衰老,男女各有陰陽血氣之損益,能順勢而行,无虚虚實實者,可與言調陰陽更勝之變,及病之形能也。是言生長老已之規律。

黄帝曰,陰陽者,天地之道也,萬物之綱紀,變化之父母,生殺之本始,神明之府也,治病必求於本。

故積陽爲天,積陰爲地。陰靜陽躁,陽生陰長,陽殺陰藏。陽化氣,陰成形。

寒極生熱,熱極生寒。寒氣生濁,熱氣生清。

清氣在下,則生飧泄。濁氣在上,則生䐜脹。此陰陽反作,病之逆從也。

故清陽爲天,濁陰爲地。地氣上爲雲,天氣下爲雨。雨出地氣,雲出天氣。　案,出,生也。

故清陽出上竅,濁陰出下竅。清陽發腠理,濁陰走五藏。清陽實四肢,濁陰歸六府。

案,陰陽者皆相對而言,藏府支節各有其清濁陰陽,不可泥於一陰一陽或清或濁。

水爲陰,火爲陽。陽爲氣,陰爲味。

味歸形，形歸氣，氣歸精，精歸化。

精食氣，形食味。化生精，氣生形。

案，歸，合也，附也，就也，與也，藏也，又同饋也。食者，飼也。生者，助用者也。味者，人之飲食。形者，人之形體器官。氣者，形體器官之用。精者，血氣精微。化者，生生不息。化生精，謂化之助用于血氣。氣生形，謂氣之助用于形體器官。此乃生理。中醫類此說法比比皆是，因乏嚴謹密切的內在邏輯，致使各說若即若離，難成一體，後人更是各取所需各發所長。推其源由，一則早期典籍非一人之著述，言本紛雜。一則多經傳鈔，往往脫衍錯置。一則後來者多圖自立，疏於整理。至今千年，後說更是蜂起，反似更無溯源之必要。

味傷形，氣傷精。精化爲氣，氣傷於味。

案，此病理。精化爲氣者，謂血氣精微之耗散于用。氣傷於味者，謂藏府之氣耗損于嗜味。

陰味出下竅，陽氣出上竅。

味厚者爲陰，薄爲陰之陽。氣厚者爲陽，薄爲陽之陰。 案，厚薄言多寡也。多者于陰爲陰盛，多于陽爲陽盛，故陰盛則陰中之陰，陽盛則陽中之陽。

味，厚則泄，薄則通。 氣，薄則發泄，厚則發熱。

壯火之氣衰，少火之氣壯。

壯火食氣，氣食少火。 案，兩食字義正相對。

壯火散氣，少火生氣。 案，壯火者病，少火者生。

氣味，辛甘發散爲陽，酸苦涌泄爲陰。

陰勝則陽病，陽勝則陰病。

陽勝則熱，陰勝則寒。重寒則熱，重熱則寒。

寒傷形，熱傷氣。氣傷痛，形傷腫。

故先痛而後腫者，氣傷形也。先腫而後痛者，形傷氣也。

風勝則（腫）【動】，【熱甚則腫】，燥勝則乾，寒勝則（胕）【肘】，溼勝則濡。

案，如平按，據《素問》《甲乙經》，風勝則腫，當作風勝則動，並下脫一句【熱勝則腫】，今補使義完。 又，胕，楊注多解爲腐，恐有不當。高按，胕可作肺胕之胕，又可作胕腫之胕，腫也。此處寒勝則胕，或當作肘，掣肘，寒而關節失其利曰肘。《康典》引《正字通》云，“爲人捉其肘而留之亦曰肘。” 《後漢書·孔融傳》“欲命駕，數數被肘。”杜甫詩《遭田家泥飲美嚴中丞》曰，“久客惜人情，如何拒鄰叟。高聲索果栗，欲起時被肘。”

天有四時五行，以生長收藏，以生寒暑燥溼。

人有五藏，有五氣，以喜怒悲憂恐。

故喜怒傷氣，寒暑傷形。

故曰，喜怒不節，寒暑過度，生乃不固。

重陰必陽，重陽必陰。故曰，

冬傷於寒，春必病溫。春傷於風，夏生飧泄。

夏傷於暑，秋生痎瘧。秋傷於溼，冬生欬嗽。

黃帝問曰，法陰陽，奈何。

岐伯答曰，陽勝則身熱，腠理閉而麤，爲之俛仰，汗不出而熱，乾齒，以煩悗，腹滿死。能冬不能夏。 案，楊注云，陽勝八益爲實，陰勝七損爲虛。以七八症狀爲說，略牽強。又，麤，日鈔本寫作麄，今整理本作粗。楊注云，熱盛則腠理皮上麤澁也。他本作喘麤或喘息麤，皆有理。又，以煩悗，以，猶若也。若煩悗，加之腹滿，則不治。能冬不能夏，能，耐也，即耐寒不耐熱也。下同。

陰勝則身寒，汗出，身常清，數慄而寒，寒則厥，厥則腹滿死。能夏不能冬。 案，寒則厥，宜作寒甚則厥。高按，無論寒熱，病進而見腹滿者，皆不治。

此陰陽更勝之變也，病之形能也。 案，能，態字省。

黃帝問曰，調此二者，奈何。

岐伯答曰，能去七損八益，則二者可調也。不知用此，則蚤衰。 案，去，行也，即下文“用此”之用也。他本去作知者，非。

衰之節，年四十而陰氣自半也，起居衰矣。 案，節，時節。起居衰者，日常起居有所不逮也。

年五十，體重，耳目不聰明矣。

年六十，陰痿，大氣衰，九竅不利，下虛上實，涕泣俱出。

案，下虛上實解，下者陰也，下部也，謂精血有形者也。上者陽也，上部也，衞氣無形者也。精血虧損而見下元虛損之證，病在下部者亦以虛爲本，精血既不足，衞氣焉得獨盛，故所謂上實，但言受病之證也，衞氣怯於上，則易受感冒，涕泣俱下，以衞氣不固也，或精氣虚而不能持，非眞實者也。　又，楊注以腰上下爲上下，下虚上實爲上下相對而言，亦得之。

故曰知之則強，不知則老。

案，知“用此”其理，則可求使強之法。不知其理，則自然而老矣。

故同名異邪，智者察同，愚者察異。愚者不足，智者有餘。

有餘則耳目聰明，身體輕強，年老復壯，壯者益理。

案，故同名異邪，邪，同耶，語詞。故，緣故，故同爲一端，名異又一端。　又，愚者不足智者有餘，當作【**同者不足，異者有餘。**】申上文之義，鈔書者失察而誤，楊注亦失之。同者，謂常理，年高而老乃是常理，故曰不足。異者，年老復壯乃非常理，故曰有餘。以爲人人皆可年老復壯，是不知理也，愚者也。而智者則知常理，非人人皆可年老復壯矣，惟有早事于理，于壯時卽事于養生則或可也，已老而求壯，知其不可也。

是以聖人爲無爲之事，樂恬惔之能，從欲快志於虚無之守，故壽命無窮，與天地終，此聖人之治身也。

案，爲無爲之事者，事無強求之事。樂恬惔之能者，樂于可恬惔之所能及者，亦無強求也。所謂與天地終者，天地乃言天地予人之自然壽命，卽無夭，無病而終也。天地焉有終時，而人焉可無終乎。

天不足西北，故西方陰也，而人右耳目不如左明。

地不滿東南，故東方陽也，人左手足不如右強也。

案，天爲陽，其陰有不足充者。地爲陰，其陽有不滿陳者。故天地之動，陰陽之變也，在人亦然。此皆舉例而言，不可泥于右西東左。

黄帝問曰，何以然。

岐伯答曰，東方，陽也，其精并【於】上，故上明而下虚，故(使)【便】耳目聰明，而手足不便也。

案，其精并上，宜作其精并于上，兼合相從曰并(平聲)，聚同專用亦曰并(去聲)。　又，使字今見日鈔本寫作便，據文義當改。

西方，陰也，陰者其精并於下，并於下則下盛而上虚，故其耳目不聰明，而手足便也。

案，《易》“損下益上，其道上行。”陰者二字疑衍。　又，西方陰也一章，文同《素問》，今見日鈔本脱此章。

故俱感於邪，其在上也則右甚，在下則左甚。此天地陰陽所不能全，故邪居之。

故天有精，地有形，天有八紀，地有五理，故能爲萬物父母。

清陽上天，濁陰歸地。

是故天地之動靜，神明爲之紀，故能以生長化成收藏，終而復始。

案，神明爲之紀，神明者，陰陽寒暑之變化也。

唯賢人，上配天以養頭，下象地以養足，中象人事以養五藏。

天氣通於肺，地氣通於咽，風氣通於肝，雷氣通於心，穀氣通於脾，雨氣通於腎。

案，頭足五藏，象天地人。又，天氣肅降于肺，地氣升達於咽，咽居肺之上口，故天地交通無閒也，故于五藏之外，尚有咽喉要道。風者無處不到，肝性其柔無閒可知。　雷，本作靁，《説文》“靁，yy昜薄動生物者也。从雨，畾象回轉形。”段注云，薄，迫也，陰陽迫動，卽謂靁也。迫動，卽回轉，所以回生萬物者也。畾，凡積三則爲衆，衆則盛，盛則必回轉。二月陽勝，靁發聲，故以畾象其回轉之形，非三田也。　高按，心亦主人身血氣回旋也。雨氣，言水言氣化皆歸於腎元，并由此熏蒸四達。

六經爲川，腸胃爲海，九竅爲水注（，水注）之氣，以天地爲之陰陽。

案，川者，穿行之謂也。疑原文衍水注二字，同《素問》作【**六經爲川，腸胃爲海，九竅爲水注之氣，以天地爲之陰陽。**】九竅爲五藏之開竅，氣卽天地風雷穀雨之氣。川謂之行，海謂之聚，水氣謂之上下出入，受之天地。

陽之汗，以天地雨名之。氣，以天地之風，暴氣象雷，氣逆象陽。

案，氣以天地之風名之。　又，象雷象陽者，言其氣之動也。

故治，不法天之紀，不用地之理，則災害至矣。

故風之至，傍如風雨。故善治者治皮毛，其次治肌膚，其次治筋脈，其次治六府，其次治五藏。五藏，半死半生。

故天之邪氣，感則害五藏。水穀之寒溫，感則害六府。地之溼氣，感則害皮肉筋脈。

案，以藏病唯深論，則天有先天後天之別。　又，五藏六府皆指藏府。

故用鍼者，從陰引陽，從陽引陰。以右治左，以左治右。以我知彼，以表知裏。以觀過與不及之理，見微得過，用之不殆。

案，用鍼者，謂用鍼之法。或依下文例，句首或脱一善字，當作故善用鍼者云云。鍼，今見日鈔本寫作針。　以我知彼者，以此知彼也，有知常達變之意，即以不病知有病。見微得過者，見微知著也。　又，從陰從陽者各有兩端，一則自陰陽分處求其陰陽之平，即權衡使平。一則順陰陽之別以求陰陽之相得也，即補寫令和。

善診者按脈，先別陰陽，審清濁，而知部候。

視喘息，聽音聲，而知所苦。

觀權衡規矩，而知病所在。

按尺寸而觀浮沈滑濇，而知病所生。

以治【則】無過，以診則不失矣。

案，別陰陽聽音聲觀權衡者，在按尺寸觀浮沈滑濇之先也。　又，觀權衡規矩者，是察病人動作起居之便與不便也。所謂望聞問切。觀，察也。以治無過，脱一則字。

故曰，病之始起也，可刺而已。其盛，可待而衰也。

案，待，遇也，禦也。待而衰者，禦之使衰也，謂當守其正而毋攻。亦即下文之"因其重而減之"，非獨苦俟其衰也。所謂不擊堂堂者，非無所禦備也。

故曰，因其輕而揚之，因其重而減之，因其衰而彰之。

案，因，就也，乘也。衰，非獨謂病衰，亦言眞氣衰也。彰者，彰顯治法，即今人所謂精準治療也，因見其衰，務除之或補其虛者，必求準確。

形不足者溫之以氣，精不足者補之以味。

其高者，因而越之。其下者，引而竭之。中滿者，寫之於內。　案，寫，轉寫也。

其有邪者，清以爲汗。其在皮者，汗而發之。

其慓悍者，按而投之。其實者，散而寫之。　案，投，擊也。

審其陰陽，以別柔剛。陽病治陰，陰病治陽。

定其血氣，各守其鄉。

血實宜決之，氣虛宜掣引之。 案，血實乃血氣實，氣虛乃血氣虛，互文也，不當分氣血而兩論。

調陰陽

平按：此篇見《素問》卷一第三《生氣通天論》。

黃帝問於岐伯曰，夫自古通天者，生之本也，本於陰陽，天地之閒，六合之內，其氣九州，九竅，五藏十二節，皆通于天氣。其生在其氣三，謂數犯此者，則邪氣傷人。此壽之本。

案，其生在其氣三者，上文言生之本在於陰陽二氣，則人之生卽人之不病者，更在於天地人三氣之和合也，卽所謂通也者。天地寒暑陰陽之生生集中在於天地人，此三者之外有所來犯者，必爲賊邪。壽之永夭之本在於此也。他本作其生五其氣三者，恐乃道家語也。

蒼天之氣清靜，則志意治。

夫順之則陽氣固，雖有賊邪，弗能害也，此因時之序也。

案，時序者寒暑陰陽之交替也。志意治而後能順時序。《毛詩·黍離》傳曰，"尊而君之則稱皇天，元氣廣大則稱昊天，仁覆閔下則稱旻天，自上降鑒則稱上天，據遠視之蒼蒼然則稱蒼天。"

故聖人(摶)【摶】精神，或服天氣，通神明。

案，或，語助辭。摶精神卽志意治，服天氣卽順天氣，故能通神明，達于神明，卽能因循寒暑四時之序，通達于生之本也。

氣失之則內閉九竅，外壅肌肉，衛氣散解。此謂自傷，氣之削也。

案，失者散解，及削，皆與摶相對，傷由己之不摶精神，故謂自傷。自不攝身也。此言血氣一失，則在內者九竅閉塞，無所運化也，在外則肌肉壅滯，失所榮布也。衛氣則既失所由，又失其所之(用)，故散解也。此皆失于調攝而起病，乃人自有所傷也(正虛者也)。

陽氣者，若天與日，失其行，獨壽不章，故天運當以日光明。是故陽因上而衛外者也。

案，《春秋繁露·循天之道》云，"得天地泰者，其壽引而長，不得天地泰者，其壽傷而短。短長之質，人之所由受於天也。是故壽有短長，養有得失，及至其末之，大卒而必讎，於此莫之得離。故壽之爲言，猶讎也。"高按，天地泰者，陰陽泰也，今陽失其行，陰陽不相讎，故言獨也。

因於寒，志欲如連樞，起居如驚，神氣乃浮。

案，因於寒者，陽虚生寒，或中寒遏陽。志，志意也。如，往也。連樞，連者，合也，及也，續也，還也，屬也。樞，本也，樞要也。《淮南鴻烈解·原道訓》"經營四隅，還反於樞。"浮，輕也，物在水上曰浮，不相與也，無所主也。驚，神動而興。 因於寒，天氣失其清静，志意不治，失其所主，故欲往連樞，神氣乃浮，起居如有驚。驚亦浮也。

因於暑，汗，煩則喘喝，静則多言，體若燔炭，汗出如散。

案，楊注云，汗如沐浴，汗出不作珠，故曰如散也。 高按，散，離而不聚曰散。散，又音義同糝，糝，碎米也，又䊆或𪎊，相黏𪎊也（《釋名》）。

因於溼，首如裹攘，大筋濡短，小筋施長，施長者爲痿。

案，今見《素問》作"首如裹溼熱不攘"，多出溼熱之名，與上下文不類。 高按，古人攘與囊往往互借。裹攘者，裹囊也。

因陽氣爲腫，四維相代，陽氣而竭。

案，因陽氣病而腫，以致於四維相代者，陽氣竭也。 四維，四支，或四大關節連接處，即肘膝，或肩髖關節也。相代者，謂先後相繼也。而，猶乃也。陽氣者，肺氣，脾腎之陽，心陽，皆可謂之陽氣，肺氣之虚，脾腎陽虚，心陽之虧皆可令人腫四支。統而言之，陽氣者，血氣也。無論病起虚實，以致於四維相代者，血氣乃竭矣。古人重陽氣。

陽氣者，煩勞則張，精絶辟積，於夏使人前厥，目盲不可以視，耳閉不可以聽，潰潰乎若壞都，滑滑不止。

案，此言陽氣勞傷，變證蜂起，勢不可止。辟積，即襞積，其義委頓。楊注，辟疊停廢之謂也。 潰，音繪，散壞亂流皆可言潰。滑，音骨，亦混亂之謂也。潰潰，滑滑，皆言其散壞混亂之勢不可止。都，大也。壞都者，凡健大之物一旦散壞，其勢往往不止，人歎大勢去矣者，若此。

陽氣大怒，則形氣而絶，血宛於上，使前厥，有傷於筋，縱，其若不容，而出汗偏阻，使人偏枯。

案，怒，奮也。而絶，乃絶。若，如也，此非設詞。容，收容，有所約束，有所涵養也。其若不容者，有如失容也。故筋下當斷，縱字成句。 楊注云，阻，壞也。 高按，阻，隔也，艱險也，或通沮，沮，敗壞也。此句以出汗偏阻義勝。

汗出見溼，乃生痤疽。

案，見，被也，受也。　楊注云，痤，癰之類，然小也，俗謂癤子。久瘟陷骨者爲痤疽也。　平按《素問》疽作痱。

膏粱之變，足生大釘，受如持虛。

案，受如持虛者，楊注云，如持虛器受物，言易得也。　又，偏枯痤疽大釘者，乃陽氣大怒之變也。

陽氣者，精則養神，柔則養筋。開闔不得，寒氣從之，乃生大僂。

案，無形者精，有形者柔。開闔，不獨言腠理之開闔，亦言精神血氣之動靜也。寒氣從之，從，隨之也。楊注云，寒邪入已，客於腰脊，以尻代踵，故曰大僂。僂，曲也，力矩反。

陷脈爲瘻，流連肉腠。　案，陷，破也，壞也，害也。

輸氣化薄，傳爲善畏，乃爲驚駭。

案，輸氣化薄者，輸化薄也。陽氣開闔不得則輸化無力，精柔不足，故見善畏驚駭。薄，弱也，少也。傳，及也，至也，亦變也。

營氣不順，逆於肉理，乃生癰腫。

魄汗不盡，形弱而氣爍，穴輸已閉，發爲風瘧，故風者，百病之始也。

案，陽氣失於開闔而見諸病。

清靜則肉腠閉距，雖有大風苛毒，弗之能客，此因時之序也。

案，距，雞距。亦閉也，起也，大也。可引申爲雄健有力。

故人病久則傳化，上下不幷，良醫弗爲。

案，依上下文義，病久傳化乃惡化也，非轉良也，上下不幷者，陰陽無所交爭也，正虛已極，此正病久傳化之義，良醫弗爲者，良醫知不可爲而不爲也，若非良醫，枉作算計。

故陽蓄積病死，而陽氣當隔，隔者當寫，不亟正治，旦乃敗亡。

案，故陽蓄積【則】病死，疑脱一則字。陽氣當隔，當，值也，横居曰當，如虎狼當道。隔者當寫，當，應當，合也。

故陽氣者，一日而主外。平旦人氣生，日中而陽氣隆，日西陽氣已虛，氣門乃開，是故暮而收距，毋擾筋骨，毋見霧露。反此三時，形乃困薄。

案，收距，卽上文之閉距。薄，迫也，逼仄也。

岐伯曰，陰者，藏精而極起者也。陽者，衛外而爲固者也。

案，極起者，極高也。如《易》之泰，之既濟，陰乃極起也。

陰不勝其陽，則其脈流薄，疾并乃狂。 案，薄，急也。

陽不勝其陰，【則】五藏氣爭，九竅不通。

案，勝，任也，舉也，堪也。勝負多寡之對也。前句乃狂病之機。薄者，輕薄慓疾，言脈中陽氣過於陰精，陰虛也。并者爭也，慓陽與虛陰驟然相爭，故使人發狂。并，兩分者方可言并，雖言相爭，于陰陽而言，亦是相離。

後句乃氣虛血瘀痰阻之機，五藏氣爭者，五藏藏精爲陰所主，各使陽氣通其竅道，今陽氣不勝，則必爭矣，爭而不得必有所不通，或血或痰必成有形。脫一則字。

是以聖人陳陰陽筋脈，和同骨髓，堅固氣血，皆順如是，則外內調和，邪不能容，耳目聰明，氣立如故。

案，陳陰陽筋脈，陰陽，謂天地寒暑四時之正氣，卽下文外內調和之外。陳，布也，張也。和同堅固互文。 又，堅固，能容，今見日鈔本分別寫作堅同，能客。《素問》作"邪不能害"。害，古省文寫作害，容客害形近，作害者義略勝，可參。同，和合統一曰同。 又，氣立如故，故，舊也，常也，對應前文潰潰乎若壞都，滑滑不止。

風客淫氣，精乃亡，邪傷肝。 案，此因於風淫。

因而飽食，筋脈橫解，腸澼爲痔。

因而一飲，則逆氣。

因而強力，腎氣乃傷，高骨乃壞。【故強不能，陰氣乃絕。

凡陰陽之要，陰密陽固，因而和之，是爲聖度。

而兩者不和，若春無秋，若冬無夏，陰陽離決，精氣乃絕。】

案，故強者，既往平素之強也。和之，卽上文之和同。陰氣乃絕，精氣乃絕，對應上文精乃亡。此皆風淫既病而不知調攝者也。

（凡陰陽之要，陰密陽固，而兩者不和，若春無秋，若冬無夏，因而和之，是爲聖度。故強不能，陰氣乃絕。）

案，（ ）中此章經文在高骨乃壞之下，不暢，試讀如上之【 】內，則略安，今移之。

因於露風，乃生寒熱。 案，此因於露風，露，見也，被也，冒也。

是以春傷於風，邪氣流連，乃爲洞洩。

夏傷於暑，秋爲痎瘧。

秋傷於溼，氣上逆而欬，發爲痿厥。（陰陽離決，精氣乃絕。）

冬傷於寒，春乃病熱。

四時之氣爭,傷五藏也。

案,風爲百病之長,故風淫者其氣過甚,露風者人有不足,皆可爲病也。　又,陰陽離決精氣乃絕,八字位置于文義略不安,故前移之【 】中。

陰之生,本在五味。陰之五官,陽在五味。

案,陰之生本在五味者,言陰精之生在五味之補養。陰之五官者五藏也,或作五宮,其陽在五味,陽,言變化也,陽又養也,即五藏之變化生養亦在五味也。

是故味過酸,肝氣以津,肺氣乃絕。

案,以,語助詞,肝氣以津者,肝氣津也,如下文脾氣濡。津,水液謂津,酸味走肝,肝本剛強,今過酸而津,失其調達,病也。肺氣乃絕者,肺氣絕也,失其輸布。《千金要方》卷七十九五藏不可食忌法云,多食酸則皮槁而毛夭。可參看。

味過於鹹,則大骨氣勞,短肌氣抑。

案,大骨,可堪大用之骨,若腰膝者皆是。鹹助骨氣,今過之則勞。勞亦過也,耗散也。骨氣肌氣,若胃氣,謂骨之用,肌之用,胃之用也。　又,大骨氣者亦謂腎氣,腎氣勞則腎水重濁不升,則肌肉所附之筋攣縮,肌肉收,氣無揚故抑。脾主肌肉,今腎氣勞,脾氣亦虛也。

味過【於】苦,心氣喘滿,色黑,腎不衛。

案,黑,火焦之色,亦腎水之色。心氣滿於上則腎不能納下,心火熾動則水不能濟上。衛者,護助也。　又,今見日鈔本有於字。

味過於甘,脾氣濡,胃氣乃厚。

案,濡,緩耎不健。厚,積重難去。生痰也,增肥也。

味過於辛,筋脈沮弛,精神乃英。

案,英,華而不實曰英,又音映,飾也。又,英英,白雲皃。　精神乃英者,言其浮華,非眞精神也,或言神氣外洩皃。楊注云,神氣英盛,浮散無用也。得之。

是故謹和五味,則骨正筋柔,氣血以流,腠理以密。如是則氣骨以精,謹道如法,長有天命。

陰陽雜說

平按,此篇,自篇首至是謂得道,見《素問》卷一第四《金匱真言論》。自黃帝問於岐伯曰人有四經至陰陽相過曰彈,見《素問》卷二第七《陰陽別論》。自凡痹至痹聚在脾,見《素問》卷十二第四十三《痹論》。自陰爭於內至末，見《素問·陰陽別論》。

黄帝問於岐伯曰，

天有八風，經有五風。八風發邪氣，經風觸五藏。邪氣發病。

案，經，經緯，常道。經有五風者，言東西南北中央之風，亦是四時時序寒暑之風氣，人可順之逆之，故其變常觸及藏府，人可調攝起居以應其變。天之八風者，天氣之統稱，雖或可逆料，然無可防備者，無所謂順逆，其變，人唯遭受之，故曰邪氣。

所謂得四時之脈者，春勝長夏，長夏勝冬，冬勝夏，夏勝秋，秋勝春，所謂得四時之勝也。

東風，生於春，病在肝，輸在頸項。

南方風，生於夏，病在心，輸在胷脅。

西方風，生於秋，病在肺，輸在肩背。

北方風，生於冬，病在腎，輸在腰股。

中央爲土，病在脾，輸在脊。(故精者身之本也。)

案，此乃經風觸五藏也。"故精者身之本也"一句位不當，詳見下文。

故春氣者病在頭，夏氣者病在藏，秋氣者病在肩背，冬氣者病在四支。

故春喜病鼽衄，夏喜病洞洩寒【中】，仲夏喜病胷脅，秋喜病風瘧，冬喜病痹厥。

案，原書脱一中字，今據日鈔本補，乃與下文相副。

故冬不按蹻，春不病鼽衄。

春不病頸項，夏不病洞洩寒中。

仲夏不病胷脅，秋不病風瘧。

秋不病肩背胷脅，冬不病痹厥飧洩。

案，按蹻，病須按蹻者。章首故字統領全文，依文法並省一則字，當如【**故冬不按蹻，則春不病鼽衄。**】又飧洩，今見日鈔本寫作飡洩。

(而汗出藏於清者，至春不病溫。)

夏暑汗不出者，秋成風瘧。【而汗出，藏於清者，至春不病溫。】【故精者，身之本也。】

案，而汗出兩句移至風瘧下，並移前文"故精者身之本也"一句於此，文義暢達。清，寒也，藏於清者，謂有藏於冬。或清字乃精字之誤。可讀若【**而汗出，冬藏於精者，至春不病溫。**】暑而汗出，冬而藏精，春則不病。今見《素問·金匱眞言論》作"夫精者，身之本也。故藏於精者，春不病溫。夏暑汗不出者，秋成風瘧。"可參。

此平人脈，法地也。

案，應前文，所謂四時之脈之勝之病者，皆取法于地。地者，四時寒暑陰陽也。別于天風邪氣者也。

岐伯曰，陰中有陰，陽中有陽。

平旦至日中，天之陽，陽中之陽也。日中至昏，天之陽，陽中之陰也。

合夜至雞鳴，天之陰，陰中之陰也。雞鳴至平旦，天之陰，陰中之陽也。故人亦應之。

夫言人之陰陽，則外爲陽，內爲陰。

言人身之陰陽，則背爲陽，腹爲陰。

言人之身，五藏中之陰陽，則藏者爲陰，府者爲陽。

肺肝心脾腎，五藏皆爲陰。膽胃大腸小腸三焦膀胱，六府皆爲陽。

所以欲知陰中之陰，而陽中之陽，何也。

爲冬病在陰，夏病在陽。春病在陰，秋病在陽。皆視其所在，爲施鍼石。

故背爲陽，陽中之陽，心也。背爲陽，陽中之陰，肺也。

腹爲陰，陰中之陰，腎也。腹爲陰，陰中之陽，肝也。腹爲陰，陰中之至陰，脾也。

案，依陰中之至陰，則闕陽中之至陽論，試爲加之曰，"背爲陽，陽中之極陽，血氣也。"生命之在于一元陽者，血氣也。極亦至也，極則反，有轉化之義，血氣者，正是生生變化之所在，通行四旁，走而不守，無所不在，又歸之於形，是爲極陽，故無其位，取象在背者，因於督脈也。五藏配五行有五位，以血氣行其閒爲至陽，如六爻之上，而可成象如彖。

此皆陰陽表裏，外內左右，雌雄上下相輸應也，故以應天之陰陽也。

案，楊注云，此五陰陽，氣相輸會，故曰合於天也。是。相輸應，輸字當重看。所謂相應者，不是遙相呼應，而是氣相輸會，此乃中醫系統論之最大生理基礎。無所輸會而遥相呼應者，往往是病理，如癌之遠處轉移，血氣之壞，惡氣失於約束，作星火燎原之勢，或無相輸會。

問曰，五藏應四時，有放乎。答曰，有。 案，放，方也。

東方青色，入通於肝，開竅於目，藏精於肝。

其病發驚駭。其味辛。其類草木。其畜雞。其穀麥。

其應四時，上爲歲星。是以春氣在頭也。

其音角。其數八。是以知病在筋也。其臭臊。

案，楊注云，肝味正酸而言辛者，於義不通。有云，金剋木爲妻，故肝有辛氣。 又云，春當歲星。 古人以東方春季木應歲星，南方火曰熒惑星，中央土曰鎮星，西方金曰太白星，北方水曰辰星，各星又分别稱之爲木精火精土精金精水精，熒惑又寫作螢或，太白又或寫作大白。 高按，依照下文文例，是以知病在筋也七字位似不當，當在春氣在頭也下。 又，楊注，金剋木，肝有辛氣，今見日鈔本分别寫作金刻木，肝有亲氣。

赤色入通於心，開竅於耳，藏精於心。

故病在五藏。其味苦酸。其類火。其畜羊。其穀黍。

其應四時，其星上爲熒惑。以知病在脈也。

其音徵。其數七。其臭焦。

案，楊注引《九卷》云，心氣通舌。舌既非竅，通於耳。後七字應是楊氏語。楊注又云，心有七孔三毛，盛精汁三合。又云，心爲五藏主，不得受於外邪，受外邪則五藏皆病也。又云，酸爲苦母，並母言之，故有苦酸。又引《九卷》云，黄黍味辛。苦味剋辛，仍金火相濟，故幷言之。亦楊氏之引申也，剋字鈔本寫作刻。

黄色入通於脾胃，開竅於口，藏精於脾。

故病在於舌本。其味甘。其類土。其畜牛。其穀稷。

其應四時，上爲鎮星。故知病在肉也。

其音宫。其數五。其臭香。

案，楊注云，五色皆自通藏，不言其府，此言府者，以胃爲四藏資糧，故兼言也。 高按，藏府者脾胃肝膽關係至爲密切，況且脾爲胃行其津液，又居中土，故脾胃實乃一體。藏府之合，至高至下，至深至表，至剛至柔，若肺之華蓋合大腸之極下。腎藏元精而主命門乃身之至内藏者，合膀胱太陽之最表。若肝木之柔順合將軍膽之至剛。若心火與小腸者，則心爲火之中心，合小腸之運化推動。若脾胃者，以脾之布散合胃之受納之海也。

白色入通於肺，開竅於鼻，藏精於肺。

故病在於背。其味辛。其類金。其畜馬。其穀稻。

其應四時，上爲大白星。故知病在皮毛。

其音商。其數九。其臭腥。

案，楊注引《九卷》云，粳米味甘，黍味辛。

黑色入通於腎，開竅於二陰，藏精於腎。

病在於谿谷。其味鹹。其類水。其畜豕。其穀豆。

其應四時，上爲辰星。以知病在骨。

其音羽。其數六。其臭腐。

案，楊注云，肉之大會爲谷，小會爲谿。肉分之間，谿谷之會，腎間動氣爲原氣，在谿谷間，故冬病在也。高按，本書楊注谿谷之會，谷誤作骨，今據日鈔本改，今整理本編者失察。

岐伯曰，善爲脈者，謹察五藏六府逆順，陰陽表裏雌雄之紀，藏之心意，合之於精。【察】非其人勿教，非其人勿授，是謂得道。

案，今見日鈔本，非字傍注一察字，可補，今存之。

黃帝問於岐伯曰，

人有四經十二順，四經應四時，十二順應十二月，十二月應十二脈。

案，經者，常也，經綸也，經營也，亦順也。四時者天之寒暑也，于人則四時經營於溫涼寒熱者也。順者，理也，循也，行也，承也，治也，亦經也。四時寒暑經營之外，又有月月治理調攝之宜，此謂經也，順也，若人以調十二脈而求全身者也。人以四經十二脈順應四時十二月。楊注云，四經，謂四時經脈也。十二順，謂六陰爻六陽爻相順者也。

脈有陰陽，知陽者知陰，知陰者知陽。凡陽有五，五五二十五陽。

案，此五五之數不知所云，各注牽強。楊注云，妙知人迎之變，卽懸識氣口。於氣口之動，亦達人迎。　其乃以此句脈之陰陽辨爲人迎氣口。

所謂陰者眞藏，其見則爲敗，敗必死。所謂陽者，胃胞之陰陽。

案，胃胞，他本作胃脘，皆可疑，作胃脈則略安，胃脈陰陽意指脈之胃氣之變化者。眞藏脈獨見者病不治，故五藏脈氣必和胃脈而成，故曰，

別於陽者，知病之處。別於陰者，知死生之期。

案，知病之處者，可診病也，此陽當爲可診察之脈，古人察脈不獨在氣口，計有

五處也，曰人迎，曰左右氣口，曰左右趺陽脈也。加之五藏脈氣之和于胃氣，則與上文五五之數合。陽者察脈象，陰者知藏府。　楊注，陽，胃氣也。

三陽在頭，三陰在手，所謂一也。

案，楊注云，三陽行胃人迎之脈，在頭。三陰行太陰寸口之脈，在手也。

別於陽者，知病忌時。別於陰者，知死生之期。

謹熟陰陽，無與衆謀。

所謂陰陽者，去者爲陰，至者爲陽。動者爲陽，靜爲陰。數者爲陽，遲者爲陰。

凡持眞藏之脈者，肝至懸絕九日死，心至懸絕九日死，肺至懸絕十日死，腎至懸絕五日死，脾至懸絕四日死。

問曰，二陽之病發，心痹，有不得隱曲，女子不月，其傳爲風消。其傳爲息賁三日者，死，不治。

案，其傳爲風消，今整理本脱此五字一句。　楊注以二陽爲陽明，則心痹之心當以胃爲著，不得曲隱，及不月，風消，息賁諸病，皆與胃府相關。楊注云，隱曲，大小便。風消，謂風熱病消骨肉也。息賁，賁，膈也，爲隔息也。

曰，三陽爲病，發寒熱，下爲癰腫，及爲痿厥，喘悁，其傳爲索澤，其傳爲頹疝。

案，楊注以爲三陽乃謂手足太陽脈。並云，悁，季綿反，憂患也。索，奪也。憂恚不已，傳爲奪人色潤澤也。　又，喘悁，《素問》作腨痟。腨，市兖切，腓腸也，脛也。痟，骨節疼也，骨痠也，王冰注解爲痠痛。

曰，一陽發病，少氣，喜欬，喜洩，傳爲心瘛，其傳爲隔。

案，心瘛，瘛，同掣，又同癡。　高按，于筋脈爲掣如瘛瘲，于心則言癡也。癡者，神思不足，故亦病也（《説文解字繫傳》鍇曰）。　楊注云，一陽，少陽也。手少陽三焦脈也，足少陽膽脈也。又云，隔，塞也。

二陽一陰發病，生驚駭，背痛，喜噫，喜欠，名曰風厥。

二陰一陽發病，喜脹，心滿，喜氣。

三陽三陰發病，爲偏枯，痿易，四支不舉。

案，此段數陽數陰其義難明，楊氏以之論陽明少陽等者，所述病症有不可解處。楊注以爲一陰謂手足厥陰脈。　又，高按，此處心滿，與前文心瘛之心不同，此以胃以中心爲心，前者乃謂心藏之心，古文常若此，當有所辨。

鼓一陽曰鉤，曰鼓，一陰曰毛。

鼓陽勝隱，曰弦。鼓陽至而絕，曰石。

陰陽相過，曰彈。 案，此皆脈法。

凡痹之客五藏者，肺痹者，煩則滿，喘而歐。

心痹者，不通，煩則下鼓，暴上氣而喘，嗌乾喜噫，厥氣上則恐。

肝痹者，夜臥則驚，多飲，數小便，上爲演壞。

案，楊注云，演當涎，謂涎流壞中心也。 平按，演壞《素問》作引如懷。 高按，演，同引。壞懷古字通(《讀書雜誌》王氏按)。懷，念思傷愍曰懷，胷臆曰懷。引懷，心中不安。

腎痹者，善脹，尻以伐踵，脊以伐項。

案，伐者，害也，征也，敗也，取也，引申爲牽連累及。謂尻病累及足，脊病累及項也。

脾痹者，四支懈惰，發欬，歐汁，上爲大寒。

大腸痹者，數飲，出而不得，中氣喘爭，時發飧洩。

胞痹者，少腹膀胱，按之兩髀若沃以湯，濇於小便，上爲清涕。

案，今見日鈔本，少腹寫作少腸，沃以湯寫作泼次陽。 高按，泼，音發，寒也(《玉篇》)，或作泼。木玄虛《海賦》"决陂潢而相泼"，注云，泼，灌也(《文選》卷第十二)。 次，舍也，又居舍之處亦謂之次。《春秋左傳·莊公》云，"凡師一宿爲舍，再宿爲信，過信爲次。"《國語·魯語》"五刑三次"，韋昭注云，次，處也，三處，野朝市也。 故而此處讀若【**胞痹者，小腸膀胱，按之兩髀若泼次，陽濇於小便，上爲清涕。**】文義暢達，古人論痹多以寒，陽因寒而濇，巢氏《源候論》卷六云，"水行小腸，入胞爲小便。"存一說。

陰氣者，靜則神藏，躁則消亡。

飲食自倍，腸胃乃傷。 案，自，用也(《廣韻》)，已也(《集韻》)。

淫氣喘息，痹聚在肺。淫氣憂思，痹聚在心。淫氣歐唾，痹聚在腎。淫氣渴乏，痹聚在肝。淫氣飢絕，痹聚在胃。淫氣壅塞，痹聚在脾。

案，淫氣，病也。痹，亦病也，閉也。痹，從畀，畀，予也。聚，會也，湊也，著也，居也。痹聚者，謂病閉所著也。渴乏之渴，非口渴之渴，渴有急義，有不足之義，又竭(乾涸)也,渴乏者即乏也。飢絶者,無飢也,不知飢餓。　又,渴乏,今見日鈔本寫作濁乏,其下楊注寫作渴乏。濁,不清也,亂也,汙也。　又,濁病,濁病赤多屬熱,亦有日久精竭,陽虛不及化者,多屬寒。亦有敗精溼熱,釀成腐化變白而屬熱者(《醫宗金鑒》)。

陰爭於內,陽擾於外,魄汗未藏,四逆而起,起則動肺,使人喘喝。

案,陰爲內主,欲外而不欲自爭于內。陽爲外主,欲內而不欲自擾于外。今各自爭擾,兩不相和,故曰逆。魄汗乃是魄與汗,魄者藏於肺以言藏言內陰,汗者發於表以言府言外陽。

陰之所生,和本曰味。是故剛與剛,陽氣破散,陰氣乃消亡。淖則剛柔不和,經氣乃絶。

案,味,和也。淖,濡甚也。濡甚者,兩陰相泥也。剛者陽也。剛與剛并則氣散。陰與陰淖則經絶。剛柔失和也。重陽則陽破陰消,重陰則陽失布而經氣絶。　剛,日鈔本寫作𠞰。

岐伯曰,所謂生陽死陰者,肝之心謂之生陽,心之肺謂之死陰,肺之腎謂之重陰,腎之脾謂之辟陰,死,不治。

案,生,助也,益也。死,伐也,害也。之,往也,適也,至也。重者,加也。辟陰,辟,開也,横也,任由其辟疆裂土。辟陰之陰,腎水之病也。死不治者,腎病之水横,而脾土弱不能爲制者,不治。

故云,肝病加于心者,易致陽亢。心病加于肺者,多使陰竭。

肺病及腎者,見陰盛之候。腎病犯脾,則曰不治。

結陽者,腫四支。結陰者,便血一升,再結二升,三結三升。

陰陽結者,鍼。多陰少陽,曰石水,少腹腫。

案,多陰少陽,楊注以爲多字當作少。恐失之。下文有三陰結謂之水。下文之三陽結、二陽結、三陰結之三二三者,乃言多寡而非確指,更非太陰太陽經也。一陰一陽結者亦類。言喉痹者,乃舉例言之,或可謂太陰肺與太陽膀胱,或可謂少陰腎與少陽膽或三焦也。不言二陽二陰,三陽一陰者,變化衆多不能盡言。

三陽結,謂之消。二陽結,謂之隔。三陰結,謂之水。一陰一陽結,謂

之喉痹。陰(搏)【摶】陽別,謂之有子。陰陽虛,腸辟。

案,搏,今整理本編者以爲作摶字義勝,是也。此章論結聚之病。陰摶陽別,楊注云,陰脈聚,陽脈不聚也。　陰有所摶而陽別不爭,可謂有子。別者,在此有順從之義,言別不言順者,以陽無順陰故也。別,又辨也。陽有所辨也,無相爭相離,故云有子。　又,下文之言陰陽俱摶者,三二一之數,皆言其多寡而不當以經絡之位言也,故用俱字。

死陰之屬,不過三日而死。生陽之屬,不過四日而已。

陽加於陰,謂之汗。陰虛陽摶,謂之崩。

三陰俱摶,三十日,夜半死。

二陰俱摶,十五日,夕【時】死。

一陰俱摶,十日,平旦死。

三陽俱摶,且鼓,三日死。

三陽三陰俱摶,心腹滿,發盡,不得隱曲,五日死。

二陽俱摶,募病溫,死不治,不過十日,死。　案,楊注云,陽明之氣皆聚,則陽明募病。有本爲幕也。　平按,《素問》募作其。

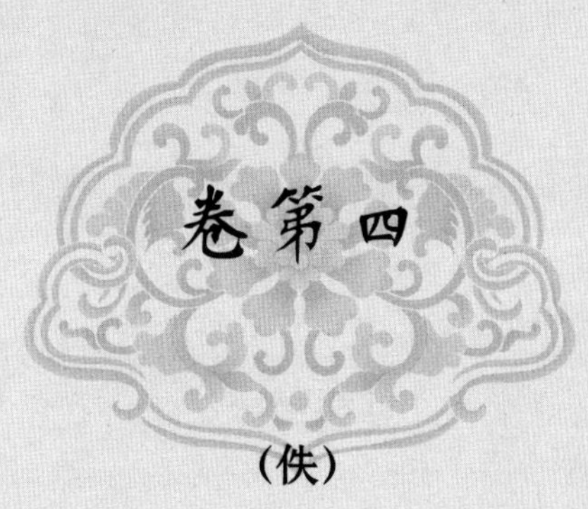

卷第四

（佚）

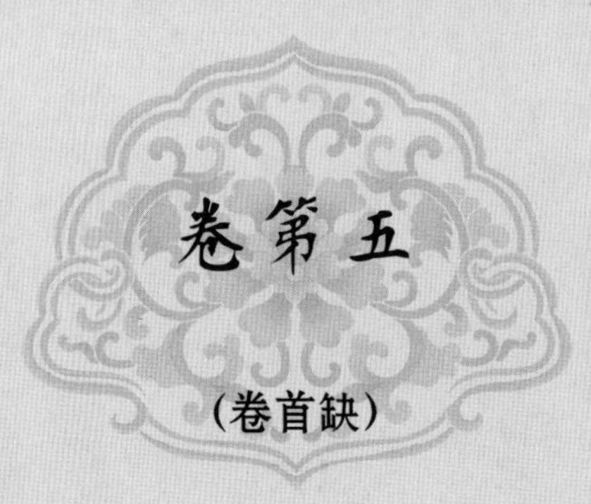

卷第五

（卷首缺）

人合

平按，此篇自注文不足二節故得懷子也以上，殘脱不完，篇目亦不可考，故自黄帝問於伯高曰至以抱人形，謹從《靈樞》卷十第七十一《邪客》篇補入。自天有陰陽以下至天地相應者，見《靈樞·邪客》篇。

案，人合篇反復舉言所謂人與天地相應，是言人體自然，有大病小恙，有可治不可治，有可自愈不可自愈者，有新陳代謝生老病已，常理也。有妄談天人合一，不循求醫理病源者，則失之矣。

黄帝問於伯高曰，願聞人之肢節以應天地，奈何。伯高答曰，
天圓地方，人頭圓足方以應之。
天有日月，人有兩目。地有九州，人有九竅。
天有風雨，人有喜怒。天有雷電，人有音聲。
天有四時，人有四肢。天有五音，人有五藏。天有六律，人有六府。
天有冬夏，人有寒熱。天有十日，人有手十指。
辰有十二，人有足十指莖垂以應之，女子不足二節，以抱人形。
天有陰陽，人有夫妻。歲有三百六十五日，人三百六十五節。
地有高山，人有肩膝。地有深谷，人有腋膕。
地有十二經水，人有十二經脈。
地有雲氣，人有衛氣。
地有草蓂，人有豪毛。天有晝晦，人有臥起。
天有列星，人有齒牙。地有小山，人有小節。
地有山石，人有高骨。地有林木，人有幕筋。

地有聚邑，人有䐃肉。歲有十二月，人有十二節。

地有時不生草，人有(母)【毋】子。

此人所以與天地相應者【也】。

案，高骨，即起骨。　䐃，音窘，《廣韻》腸中脂也。《玉篇》腹中䐃脂也。以䐃肉言藏府筋骨經脈以外之肉體。䐃或當取囷義，囷，廩之圓者曰囷。故䐃，乃言人之厚肉，有如囤積者。　人有母子，依文義，母字當作毋。今見《靈樞》作無，可改。此段文字與今見《靈樞》經文略有出入，可互參。　此篇乃古人認識人體的初步，也是天人相應的發萌，不必一一苛求印證。

陰陽合

平按，此篇自篇首至此之謂也，見《靈樞》卷七第四十一《陰陽繫日月》篇。篇中間自在上者爲陽至蒼色一段經文楊注原鈔殘闕，平於日本仁和寺宮御藏本《殘卷》十三紙中檢出，證以《靈樞·陰陽繫日月》篇經文，補入生於火故及有肝肝者之間，而此篇缺處復完，亦幸事也。

自此之謂也黄帝曰至末，見《素問》卷二第六《陰陽離合論》，又見《靈樞》卷二第五《根結》篇，又見《甲乙經》卷二第五。

黄帝曰，余聞天爲陽，地爲陰，日爲陽，月爲陰，其合之於人，奈何。

岐伯曰，腰以上爲天，腰以下爲地，故天爲陽，地爲陰。

足之十二脈，以應十二月，月生於水，故在下者爲陰。

手之十指，以應十日，日生於火，故在上者爲陽。

黄帝曰，合之於脈，奈何。岐伯曰，

寅者正月，生陽也，主左足之少陽。未者六月，主右足之少陽。

卯者二月，主左足之太陽。午者五月，主右足之太陽。

辰者三月，主左足之陽明。巳者四月，主右足之陽明。此兩陽合於前，故曰陽明。

高按，寅卯辰，正二三月，巳午未，四五六月，主生陽。

申者七月，生陰也，主右足之少陰。丑者十二月，主左足之少陰。

酉者八月，主右足之太陰。子者十一月，主左足之太陰。

戌者九月，主右足之厥陰。亥者十月，主左足之厥陰。此兩陰交盡，故

曰厥陰。

高按，申酉戌，七八九月，亥子丑，十十一十二月，主生陰。

甲主左手之少陽。己主右手之少陽。

乙主左手之太陽。戊主右手之太陽。

景主左手之陽明。丁主右手之陽明。此兩火并合，故爲陽明。 案，景，丙也。

庚主右手之少陰。癸主左手之少陰。

辛主右手之太陰。壬主左手之太陰。

故足之陽者，陰中之少陽也。足之陰者，陰中之大陰也。

手之陽者，陽中之太陽也。手之陰者，陽中之少陰也。

腰以上者爲陽，腰以下者爲陰。

其於五藏也，心爲陽中之太陽，肺爲陽中之少陰，

肝爲陰中之少陽，脾爲陰中之至陰，腎爲陰中之太陰。

黄帝曰，以治之，奈何。岐伯曰，

正月二月三月，人氣在左，無刺左足之陽。

四月五月六月，人氣在右，無刺右足之陽。

七月八月九月，人氣在右，無刺右足之陰。

十月十一月十二月，人氣在左，無刺左足之陰。

黄帝曰，五行以東方爲甲乙木，主春，春者蒼色，蒼色有肝，肝者主足厥陰也。今乃以甲爲左手少陽，不合於數，何也。

岐伯曰，此天地之陰陽也，非四時五行之以次行也。 妙哉。

且夫陰陽之者，有名而無形，故數之可十，離之可百，散之可千，推之可萬，此之謂也。

黄帝曰，余聞天爲陽，地爲陰。日爲陽，月爲陰。三百六十五日成一歲，人亦應之。今聞三陰三陽，不應陰陽，其故何也。

岐伯曰，陰陽者，數之可十，離之可百，散之可千，推之可萬，萬之大，不可勝數也，然其要一也。

天覆地載，萬物方生也。未出地者，命曰陰處，名曰陰中之陰。則出地者，命曰陰中之陽。陽予之正，陰爲之主。 案，則，同財，才也。陽正陰主者，正之以氣，主之以身形。

故生因春，長因夏，收因秋，藏因冬。失常則天地四塞。

陰陽之變，其在人者，亦數之可散也。

黄帝曰，願聞三陰三陽之離合也。岐伯曰，

聖人南面而立，前曰廣明，后曰太衝。太衝之地，名曰少陰。少陰之上，名曰太陽。太陽根於至陰，結於命門，名曰陰中之陽。

案，南面而立者，正也。廣明，廣受陽光。太衝者大衝，衝，道也，經脈血氣趣陽之道也。地，基地，所發起者也，其在下爲少陰，其在上者太陽。 楊注云，至陰，是腎少陰脈也，是陰之極，陽生之處，故曰至陰。太陽接至陰而起，故曰根於至陰。上行絡項，聚於目也。結，聚也。 高按，楊失注之。至陰者，太陰也。此處少陰太陽云云者，無關經脈，而在陰陽之變也。且前已明言少陰之上名曰太陽，非乃根生而言其位也者明矣。又太陽結於命門，而命門者陰中之陽也。

中身而上，名曰廣明。廣明之下，名曰太陰。太陰之前，名曰陽明。陽明根起於厲兑，結於顙大，名曰陰中之陽。

案，少陰爲基地，其上有太陰。故南面而立，前上爲廣明，后上爲太陽，前下爲太陰，后下爲少陰。廣明太衝乃天地之運，三陰三陽是人體所應之名。借天地之運象，言人體之變動，取三陽三陰之分者，所謂亦數之可散也。 後來泥之不化者，失之矣。

厥陰之表，名曰少陽。少陽根起於竅陰，結於窗籠，名曰陰中之少陽。

是故三陽之離合也，太陽爲關，陽明爲闔，少陽爲樞。三經者，不得相失，摶而勿傳，命曰一陽。

案，三經，綱常綱紀，義理法度，皆可言經，此謂三經即關闔樞三者之法度。 楊注曰，摶，相得也。傳，失所守也。 高按，傳當作傅，同敷，鋪陳布散也，分也。摶而勿傅者，張而勿散也。又，此傅散與下文沉淪相對應。 一陽者，陽也。 又，關主啟閉，在陽爲太陽，主一身之表腠理，在陰爲太陰，主五藏之化輸布，故經文有“脾爲之使”。闔主納藏，在陽爲陽明，主納水穀，在陰爲厥陰，主藏血氣。樞主交通，在陽爲少陽，主斡旋表裏，在陰爲少陰，一切變化之根本，本經文卷第十九《知鍼石》篇云“腎治於裏”。

願聞三陰，岐伯曰，

外者爲陽，内者爲陰。然則中爲陰，其衝在下者，名曰太陰。太陰根起隱白，結於太倉，名曰陰中之陰。

案，外者向外，揚也。内者向内，納也。中有所守曰中。

太陰之後，名曰少陰。少陰根起於涌泉，結於廉泉，名曰少陰。

少陰之前，名曰厥陰。厥陰根起於大敦，結於玉英。陰之絕陽，名曰陰之絕陰。

是故三陰之離合也，太陰爲關，厥陰爲闔，少陰爲樞。

三經者，不得相失也，摶而勿沈，名曰一陰。

案，楊注曰，三陰之脈，摶聚而不偏沈，故得三陰同一用也。　高按，此摶字當作摶爲勝，陽則言摶，陰則言摶。沈，沉沒無生氣，沉淪也。摶而勿沈者，聚而不殭也。　經脈血氣，張而不散，聚而不殭，立于天地之間一人，一陰陽也。

陰陽鍾鍾也，傳爲一周，氣裹形表而相成者也。　案，鍾鍾，聚也。傳爲一周，傳，當作傅，傅布也，無所不被也。一周，一全也，周，備也。

高按，岐伯所對曰三陽三陰，三陰之文義全似依經脈而言，與三陽文義不類，或乃多人補綴使然。

卷第五

四海合

平按，此篇自篇首至末，見《靈樞》卷六第三十三《海論》。自人亦有四海至逆者必敗，見《甲乙經》卷一第八，惟文法微有不同。

黄帝問岐伯曰，余聞刺法於夫子，夫子之所言，不離於營衛血氣。夫十二經脈者，内屬於府藏，外絡於支節，子乃合之於四海，何乎。

岐伯曰，人亦有四海十二經水。

十二經水者，皆注於海。海有東西南北，命曰四海。

黄帝曰，以人應之，奈何。岐伯曰，人亦有四海。

黄帝曰，請聞人之四海。岐伯曰，

人有髓海，有血海，有氣海，有水穀之海。

凡此四者，所以應四海者也。

黄帝曰，遠乎哉，夫子之合人天地四海也。願聞應之奈何。

岐伯曰，必先明知陰陽表裏，營輸所在，四海定矣。 案，所謂合人天地四海者，乃參合比類而立言也，爲發其理也，非謂人天合一也，故言應之奈何者，是因其相應而求其治，非爲求其名而歸于無也。 海，納百川曰海，饒物產亦曰海，《漢書·地理志》曰“號稱陸海，爲九州膏腴。”故海有承納之義，亦有產出之義。故明經脈陰陽表裏營輸所在者，知其必有所歸。定四海之所在者，知其必有上下表裏之輸注也。

黄帝曰，定之奈何。岐伯曰，

胃者，爲水穀之海。其輸上在氣街，下至三里。

衝脈者，爲十二經之海。其輸上在於大杼，下出於巨虛之上下廉。

膻中者，爲氣之海。其輸上在柱骨之上下，前在於人迎。

腦，爲髓之海。其輸上在其蓋，下在風府。

黄帝曰，凡此四海者，何利何害，何生何敗。

岐伯曰，得順者生，得逆者敗。知調者利，不知調者害。

案，得，穫也，居也。知，達也，致也。

黄帝曰，四海之逆順，奈何。

岐伯曰，氣海有餘者，氣滿胷中，急息面赤。

氣海不足，則氣少不足以言。

案，胷中者肺也，心亦在焉，故氣海在肺亦在心。

血海有餘者，則常想其身大，怫然不知其所病。

血海不足，則常想其身小，狹然不知其所病。

案，怫，符弗切，鬱也，意不出也。又蒲昧切，音悖，亂也，大而亂。本書卷第六之《五藏命分》篇云，心大則憂不能傷。楊注云，藏大則神氣寬縱。 故此怫然者，亂也。大而亂，與小而狹相對。

水穀之海有餘者，則腹滿脹。

水穀之海不足，則飢不受穀食。

案，胃與小腸，更在於小腸。 此飢不受穀者，非謂不能食，乃因不得運化，雖飢而進食，但不能吸收爲用也。

髓海有餘者，則輕勁多力，自過其度。 案，自，用也。

髓海不足，則腦轉耳鳴，胻痠眩瞑，目無所見，懈殆安臥。

案，在腎亦在肝。 安臥，病者以臥爲安，非是無病安臥。懈殆，同懈怠。 又，瞢，《康典》引《字彙補》莫登切，懵，上聲，目不明也。高按，或當是矇之本字。又，瞀，音冒，氐目視也（《說文》）。俯目細視謂之瞀，通作冒（《集韻》）。又與瞀同，一曰目不明也。又許六切，音蓄，低視也。

黃帝曰，余以聞逆順。調之奈何。

岐伯曰，審守其輸，而調其虛實。毋犯其害。順者得復，逆者必敗。

案，害，要害，緊要處也。

黃帝曰，善。

十二水

平按，此篇見《靈樞》卷三第十二《經水》篇，又見《甲乙經》卷一第七，惟文法略異。

黃帝問於岐伯曰，經脈十二者，外合於十二經水，而內屬於五藏六府。夫十二經水者，其大小深淺，廣狹遠近，各不同。五藏六府之高下小大，受穀之多少，亦不等。相應奈何。

夫經水者，受水而行之。五藏者，合神氣魂魄而藏。六府者，受穀而行之，受氣而揚之。經脈者，受血而營之。合而以治，奈何。

刺之深淺，灸之壯數，可得聞乎。

案，所謂合神氣，受氣受血者，皆血氣也。六府受氣而揚之，當重視。

岐伯答曰，善乎哉問也。

天至高不可度，地至廣不可量，此之謂也。

案，天至高，今見日鈔本作天高至。

且夫人生天地之間，六合之內，此天之高地之廣，非人力所能度量而至也。

案，不可度，不可量，且非人力所能者，皆爲下文“大數”張目也。

若夫八尺之士，皮肉在此，外可度量，切循而得也。死可解部而視也。

其藏之堅脆，府之大小，穀之多少，脈之長短，血之清濁，氣之多少，十二經水之多血少氣，與其少血多氣，與其皆多血氣，與其皆少血氣，皆有大數。

案，大數者，常數也，經也，義也，道也。故下文有“固其常”之說。　又，死可解部而視也者，古人有解剖。

其治以鍼艾，各調其經氣，固其常，有合乎。

案，有合乎，有，語辭也。合，答也，中也。謂如此答者可乎。

黃帝曰，余聞之，快於耳，不解於心，願卒聞。

岐伯答曰，此人之所以參天地而應陰陽，不可不察。

足太陽，外合於清水，內屬於膀胱。

足少陽，外合於渭水，內屬於膽。

足陽明，外合於海水，內屬於胃。

足太陰，外合於湖水，內屬於脾。

足少陰，外合於汝水，內屬於腎。

足厥陰，外合於沔水，內屬於肝。

手太陽，外合於淮水，內屬於小腸，而通水道焉。

手少陽，外合於漯水，內屬於三焦。

手陽明，外合於江水，內屬於大腸。

手太陰，外合於河水，內屬於肺。

手少陰，外合於濟水，內屬於心。

手心主，外合於漳水，內屬於心包。

凡此五藏六府十二經水者，皆外有源泉而內有所稟，此皆外內相貫，如環無端，人經亦然。 案，源泉者，水穀也。所稟者，血氣也。 又，手少陰，今整理本誤作手太陰。

今辨十二水如下

【足太陽外合於清水，內屬於膀胱。】

楊注云，清水，出魏郡內黃縣，南經清泉縣，東北流，入河也。 高按，經文句末，今見《靈樞》有而通水道焉五字。

《漢書·地理志》魏郡，內黃縣，清河水出南。又云，丹揚郡，宛陵縣，彭澤聚在西南。清水西北至蕪湖入江。 高按，此二者或非經文所寫之清水也。

《水經注》卷九云，清水，出河內脩武縣之北黑山，東北過獲嘉縣北，又東過汲縣北，又東入于河。 高按，此可當經文所指。

【足少陽外合於渭水，內屬於膽。】

楊注云，渭水，出隴西首陽縣鳥鼠同穴山，東北【流】，至華陰入河。過郡四，行一千八百七十里。雍州浸也。

《地理志》隴西郡，首陽縣，《禹貢》鳥鼠同穴山在西南，渭水所出，東至船司空入河，過郡四，行千八百七十里，雍州濅。

《水經注》卷十七云，渭水，出隴西首陽縣渭谷亭南鳥鼠山酈道元注，《地說》

曰，鳥鼠山，同穴之枝幹也。渭水出其中，東北過同穴枝閒，既言其過，明非一山也，東北過襄武縣北，又東過獂道縣南，又東過冀縣北，又東過上邽縣，又東過陳倉縣西，又東過武功縣北，又東，芒水從南來流注之。又東過槐里縣南，又東，澇水從南來注之。又東，豐水從南來注之。又東過長安縣北，又東過霸陵縣北，霸水從縣西北流注之。又東過鄭縣北。又東過華陰縣北，東入于河。

【足陽明外合於海水，内屬於胃。】

楊注云，海，晦也。言其水廣博，望之晦闇，不測崖際，故曰海也。海，卽四海也。足陽明脈，血氣最多，合之四海，衆水之長也。

【足太陰外合於湖水，内屬於脾。】

楊注云，湖，當爲雽，雽佗水，出代郡鹵城縣，東流，過郡九，行千三百四十里，爲并州川。一解云，湖當爲沽，沽水，出漁陽郡，東南入海。行七百五十里。此二水亦得爲合也。

高按，滹沱，滹，或寫作雽，或寫作虖，或寫作雩。沱，或寫作佗，或寫作池，今見日鈔本寫作陀。今見《水經注》無滹沱水篇目，王先謙氏于《合校》卷十一收錄趙一清補滹沱水一條。

又，有海水，則湖水未必如楊氏疑改也。《說文》云，海，天池也，以納百川者。段注云，凡地大物博者，皆得謂之海。《說文》又云，湖，大陂也，从水，胡聲。揚州浸有五湖。浸，川澤所仰以灌漑者也。

【足少陰外合於汝水，内屬於腎。】

楊注云，汝水，出汝南郡定陵縣高陵山，東南流，入淮。過郡四，行一千三百四十里也。　高按，三百，今見日鈔本寫作二百。

《地理志》汝南郡，定陵縣，高陵山，汝水出，東南至新蔡入淮，過郡四，行千三百四十里。　又，女南郡汝陽縣，應劭注曰，汝水出弘農，入淮。

《水經注》卷二十一云，汝水，出河南梁縣勉鄉西天息山酈道元注引《地理志》曰，出高陵山，卽猛山也，東南過其縣北，又東南過潁川郟縣南，又東南過定陵縣北，又東南過郾縣北，又東南過汝南上蔡縣西，又東南過平輿縣南，又東至原鹿縣。南入于淮。

【足厥陰外合於沔水，内屬於肝。】

楊注云，沔，綿善反，沔水出武郡番冢山，東流入江也。

《水經注》卷二十七云，沔水，出武都沮縣東狼谷中，東過南鄭縣南，又東過成固縣南，又東過魏興安陽縣南，涔水出自旱山北注之。又東過西城縣南，又東過堵陽縣，堵水出自上粉縣，北流注之。又東過鄖鄉南，又東北流，又屈東南，過武當縣東北，又東南過涉都城東北，又東南過酇縣之西南，又南過穀城東，又南過陰縣之西，又南過筑陽縣東，筑水出自房陵縣，東過其縣南流注之。又東過山都縣東北，又東過襄陽縣北，又從縣東屈西南，淯水從北來注之。又東過中廬縣東，維水自房陵縣維山，東流注之。又南過邔縣東北，又南過宜城縣東，夷水出自房陵，東流注之。又東過荊城東，又東南過江夏雲杜縣東，夏水從西來注之。又南至江夏沙羨縣北，南入于江。沔水與江合流，又東過彭蠡澤，又東北出居巢縣南，又東過牛渚縣南，又東至石城縣，分爲二，其一東北流，其一又過毗陵縣北，爲北江。又東至會稽餘姚縣，東入于海。

【手太陽外合於淮水，内屬於小腸，而通水道焉。】

楊注云，淮水，出南陽郡平武縣桐柏山，東南流，入海。過郡四，行三千二百四十里也。

《地理志》南陽郡，平氏縣，《禹貢》桐柏大復山在東南，淮水所出，東南至淮浦入海，過郡四，行三千二百四十里。

《水經注》卷三十云，淮水，出南陽平氏縣胎簪山，東北過桐柏山，東過江夏平春縣北，又東過新息縣南，又東過期思縣北，又東過原鹿縣南，汝水從西北來注之。又東過廬江安豐縣東北，決水從北來注之。又東北至九江壽春縣西，沘水泄水合，北注之。又東，穎水從西北來流注之。又東過壽春縣北，肥水從縣東北流注之。又東過當塗縣北，過水從西北來注之。又東過鍾離縣北，又東北至下邳淮陰縣西，泗水從西北來流注之。又東過淮陰縣北，中瀆水出白馬湖，東北注之。又東，兩小水流注之。又東至廣陵淮浦縣，入于海。

【手少陽外合於漯水，内屬於三焦。】

楊注云，漯，湯合反。漯水，出平原郡，東北流，入於海。又，河内亦有漯水，出王屋山，東南流，入河。此二水並得爲合也。

高按，漯，《說文》不收此字。或當作㶟，《說文》云，㶟水，出鴈門陰館絫頭山，東入海。《水經注》卷十三有㶟水一篇，多個傳本及後人引文，多作濕水。本經文所寫，當非此㶟水。《康典》云，漯陰，縣名，屬平原郡，漢有漯陰侯。

《漢書·地理志》浮于泲漯，通于河。顔師古注曰，漯水出東郡東武陽。因水入水曰通。漯音它合反。《地理志》又云，東武陽，禹治漯水，東北至千乘入海，過郡三，行千二十里。

《水經注》卷十三云，㶟水，出鴈門陰館縣，東北過代郡桑乾縣南。又東過涿鹿縣北，又東南出山，過廣陽薊縣北。又東至漁陽雍奴縣西，入笥溝酈注云，笥溝，潞水之别名也。未言㶟水入海。

《水經注·河水》酈道元注云，河水于(高唐)縣，漯水注之。《地理志》曰，漯水出東武陽。今漯水上承河水于武陽縣東南，西北逕武陽新城東。水自城東北逕東武陽縣故城南。應劭曰，縣在武水之陽，王莽之武昌也。然則漯水亦或武水矣。水市隍壍，于城東北合爲一瀆，東北出郭，逕陽平縣之岡成城西。又北逕陽平縣故城東。漯水又北絕莘道。漯水又東北逕樂平縣故城東。漯水又北逕聊城縣故城西。漯水又東北逕清河縣故城北。漯水又東北逕文鄉城東南，又東北逕博平縣故城南，右與黃溝同注川澤。黃溝，承聊城郭水，水泛則津注，水耗則輟流。自城東北出，逕清河城南，又東北逕攝城北，又東逕文鄉城北，又東南逕王城北。黃溝又東北流，左與漯水隱覆，勢鎮河陸，東出于高唐縣，大河右迆，東注漯水矣。桑欽《地理志》曰，漯水出于高唐縣，大河右迆，東注漯水矣。余按，《竹書·穆天子傳》稱，丁卯，天子自五鹿東征，釣于漯水，以祭淑人，是曰祭邱。己巳，天子東征，食馬于漯水之上。尋其沿歷逕趣，不得近出高唐也。桑氏所言，蓋津流所出，次于是閒也。俗以是水上承于河，亦謂之源河矣。漯水又東北逕援縣故城西。漯水又東北逕高唐縣古城東。漯水又東北逕漯陰縣故城北，歷北漯陰城南。漯水又東北逕著縣故城南，又東北逕崔氏城北。漯水又東北逕東朝陽縣故城南。漯水又東逕漢徵君伏生墓南。漯水又東逕鄒平縣故城北，又東北逕東鄒城北。漯水又東北逕建信縣故城北。漯水又東北逕千乘縣二城閒，故齊地。伏琛曰，千乘城在齊城西北百五十里，隔會水，卽漯水之別名也。又東北爲馬常坈，坈東西八十里，南北三十里，亂河枝流而入于海。河海之饒，茲焉爲最。《地理風俗記》曰，漯水東北至千乘入海，河盛則通津委海，水耗則微涓絕流。《書》浮于濟漯。亦是水者也。

《地理志》平原郡，漯陰縣，應劭注曰，漯水出東武陽，東北入海。

高按，綜上，楊注所謂有二水者，混亂于灅水漯水。

【手陽明外合於江水，内屬於大腸。】

楊注云，江水，出蜀岷山郡升遷縣，東南流，入海。過郡九，行七千六百六十里也。

案，《山海經·海内東經》郭璞注曰，今江出汶山郡升遷縣岷山，東南經蜀郡犍爲至江陽，東北經巴東建平宜都南郡江夏弋陽安豐至廬江南界，東北經淮南下邳，至廣陵郡入海。郝懿行箋疏云，汶卽岷也。《廣雅》云蜀山謂嵋山。王念孫疏証云，蜀，讀爲獨字，或作瀆。《史記·封禪書》云，瀆山，蜀之汶山。

《地理志》蜀郡，湔氐道，《禹貢》嵋山在西徼外，江水所出，東南至江都入海，過郡七，行二千六百六十里。　高按，前人判郡七二千誤，當作郡九七千者，見徐鍇《說文解字繫傳》所引。今見《太素》楊氏注所引，亦是一證。

《水經注》卷三十三云，江水。岷山在蜀郡氐道縣酈注云，岷山，卽瀆山也，水曰瀆水矣。又謂之汶阜山。又云，漢武帝元鼎六年，分蜀郡北部至汶山郡以統之，(氐道)縣，本秦始皇置，後爲昇遷縣也，大江所出，東南過其縣北。又東南過犍爲武陽縣，青衣水沫水從西南來，合而注之。又東南過僰道縣北，若水淹水合從西來注之，又東，渚水北流注之。又東過江陽縣南，洛水從三危山東過廣魏洛縣南，東南注之。又東過符縣北邪東南，鰼部水從符關東北注之。又東北至巴郡江州縣東，強水涪水漢水白水宕渠水五水合，南流注之。又東至枳縣西，延江水從牂柯郡北流西屈注之。又東過魚復縣南，夷水出焉。又東出江關，入南郡界。又東過巫縣南，鹽水從縣東南流注之。又東過秭歸縣之南。又東過夷陵縣南。又東南過夷道縣北，夷水從佷山縣南東北注之。又東過枝江縣，沮水從北來注之。又南過江陵縣南，又東至華容縣西，夏水出焉。又東南，當華容縣南，涌水入焉。又東南，油水從東南來注之。又東至長沙下雋縣北，澧水沅水資水合，東流注之。湘水從南來注之。又東北至江夏沙羨縣西北，沔水從北來注之。又東過邾縣南，鄂縣北，又東過蘄春縣南，蘄水從北東注之。又東過下雉縣北，利水從東陵西南注之。

【手太陰外合於河水，内屬於肺。】

楊注云，河水，出崑崙山東北隅，便潛行至葱嶺于闐國，到積石山，東北流，入海。過郡十六，行九千四百里也。

《地理志》金城郡，河關縣，積石山在西南羌中。河水行塞外，東北入塞内，至章武入海，過郡十六，行九千四百里。

《水經注》卷一云，河水。崑崙墟，在西北，去嵩高五萬里，地之中也，其高萬一千里，河水出其東北陬，屈，從其東南流，入渤海。又，出海外，南至積石山，下有石門。又南入葱嶺山，又從葱嶺出而東北流。其一源出于闐國南山，北流，與葱嶺所出河合，又東注蒲昌海。又東入塞，過敦煌酒泉張掖郡南，又東過隴西河關縣北，洮水從東南來，流注之。又東過金城允吾縣北，又東過榆中縣北，又東過天水北界，又東北過武威媼圍縣南，又東北過天水勇士縣北，又東北過安定北界麥田山，又北過北地富平縣西，又北過朔方臨戎縣西，屈，從縣北東流，至河目縣西，屈，南過五原西安陽縣南，屈，東過九原縣南，又東過臨沃縣南，又東過雲中楨陵縣南，又東過沙南縣北，從縣東屈南，過沙陵縣西。又南過赤城東，又南過定襄桐過縣西，又南過西河圁陽縣東，又南離石縣西，又南過中陽縣西，又南過土軍縣西，又南過上郡高奴縣東，又南過河東北屈縣西，又南過皮氏縣西，又南出龍門口，汾水從東來注之。又南過汾陰縣西，又南過蒲坂縣西，又南至華陰潼關，渭水從西來注之。又東過河北縣南，又東過陝縣北，又東過大陽縣南，又東過砥柱閒，又東過平陰縣北，清水從西北來注之。又東至鄧。又東過平縣北，湛水從北來注之。又東過鞏縣北，洛水從縣西，北流注之。又東過成皋縣北，濟水從北來注之。又東過滎陽縣北，蒗蕩渠出焉。又東北過武德縣東，沁水從西北來注之。又東北過黎陽縣南，又東北過衛縣南，又東北過濮陽縣北，瓠子河出焉。又東北過東阿縣北，又東北過茌平縣西，又東北過高唐縣東，又東北過楊虛縣東，商河出焉。又東北過漯陽縣北，又東北過利縣北，又東北過甲下邑，濟水從西來注之，又東北入于海。

【手少陰外合於濟水，內屬於心。】

楊注云，濟水，出河東恆縣，至王屋山，東北流，入於河。

《地理志》河東郡，垣縣，《禹貢》王屋山在東北，沇水所出，東南至武德入河，軼出滎陽北地中，又東至琅槐入海，過郡九，行千八百四十里。

《水經注》卷七云，濟水，出河東垣縣東王屋山爲沇水，又東至溫縣西北爲濟水。又東過其縣北，屈，從縣東南流，過隤城西，又南，當鞏縣北，南入于河。與河合流，又東過成皋縣北，又東過滎陽縣北，又東至礫溪南，東出，過滎澤北。又東過陽武縣南，又東過封丘縣北，又東過平邱縣南，又東過濟陽縣北，又東過冤朐縣南，又東過定陶縣南，又屈，從縣東北流，又東至乘氏縣西，分爲二，其一水東南流，其一水從縣東北流入鉅野澤。又東北過壽張縣西界安民亭南，汶水從東北來注之。又北過須昌縣西，又北過穀城縣西，又北過臨邑縣東，又東北過盧縣北，又東北過臺縣北，又東北過菅縣南，又東過梁鄒縣北，又東北過臨濟縣南，又東北過利縣西，又東北過甲下邑，入于河。

其一水東南流者，過乘氏縣南，又東過昌邑縣北，又東過金鄉縣南，又東過東緍縣北，又東過方與縣北，爲菏水。菏水又東過湖陸縣南，東入于泗水。又東南過沛縣東北，又東南過留縣北，又東過彭城縣北，獲水從西來注之。又東南過徐縣北，又東至下邳睢陵縣南，入于淮。

【手心主外合於漳水，內屬於心包。】

楊注云，漳水，清漳水也，出上黨沾縣西北少山，東流，合濁漳水，入於海。【一】解是濁漳，濁漳出於上黨長子縣，西發鳩山，東流入海也。

《地理志》云，上黨郡，長子縣，鹿谷山，濁漳水所出，東至鄴入清漳。沾縣，大黽山，清漳水所出，東北至邑成入大河，過郡五，行千六百八十里，冀州川。　又云，南郡，臨沮縣，《禹貢》南條荊山在東北，漳水所出，東至江陵入陽水，陽水入沔，行六百里。

《水經注》卷十云，濁漳水，出上黨長子縣西發鳩山，東過其縣南，屈，從縣東北流，又東過壺關縣北，又東北過屯留縣南，潞縣北，又東過武安縣，又東出山，過鄴縣西，又東過列人縣南，又東北過斥漳縣南，又東北過曲周縣東，又東北過鉅鹿縣東，又北過堂陽縣西，又東北過扶柳縣北，又東北過信都縣西。又東北過下博縣之西，又東北過阜城縣北，又東北至昌亭，與滹沱河會。又東北至樂成陵縣北，別出，又東北過成平縣南，又東北過章武縣西，又東北過平舒縣南，東入海。

云，清漳水，出上黨沾縣西北少山大要谷，南過縣西，又從縣南屈，東過涉縣西，屈，從縣南，東至武安縣南黍窖邑，入于濁漳。

《水經注》卷三十二又云，漳水，出臨沮縣東荊山，東南過蓼亭，又東過章鄉南。又南至枝江縣北烏扶邑，入于沮。

高按，綜上，古漳水與濁漳水清漳水，爲三水。

今人陳橋驛在《水經注地名匯編》中論曰，《水經注》中河川類地名繁多複雜，有一水多名，且河川名稱傳寫也因人因地因書籍版本而用字有別，如滹沱，如蒗蕩等。還有異水同名情況，也十分普遍，如清水。也還有有水無名者，有有名無水者等。如陳氏所言，河川異名亦往往因于所逕地名之不同而成，也多見以水色命名者。

除外如江水河水淮水汝水沔水渭水等大水名川，包括《尚書·禹貢》，《漢書·地理志》在內的古籍文獻中，河川之名往往多有歧義，不可盡據爲憑，本經文所載十二水名，如清水漯水兩者卽如此。

今結合《水經注》《地理志》及《中國歷史地圖集》，十二水中除湖水海水以外諸水，其相對位置大約如下。由北而南，最北爲漳水，東向入海。其次爲清水，由北而南向東入河入海。其次爲河水，其西有渭水注入，其東迆出漯水近鄰平行而東，入海。略南濟水亦平行而東入海。其次淮水東入海，其西有汝水在渭水以南，注入。其次爲江水，東入海，其西亦在汝水之南，有沔水注入。此十水矣。若依楊注湖水爲滹沱水者，則在漳水之北，東南會漳水後又東北別行，再合漳水東北入海。《山海經·北山經》郭璞注云，今滹沱水出鴈門鹵城縣南武夫山。

就經文之實際意義或醫理理解，當尊經文所謂【凡此五藏六府十二經水者，皆外有源泉而內有所稟，此皆外內相貫，如環無端，人經亦然】爲重點。所謂江河湖海者，舉言經脈之閒脈絡往來交錯，互爲源泉，互爲根據，互爲交通，不滿不溢，不絕不涸，廣袤之閒，皆有灌溉。此人之藏府經絡，血氣之用也。

又，《管子·水地》云，“水者，地之血氣，如筋脈之通流者也。”古人天人相應之說，在于“人與天地相參”，一則人身機樞隱秘，未可卒知盡曉，常借天地宏觀之象而譬之。一則天地之象玄妙廣大，亦常借人身之近以諭遠。知其一者，須知其二,須知其所以然者之生理病理。

故天爲陽,地爲陰,腰以上爲天,腰以下爲地。

故清以北者爲陰,湖以北者爲陰中之陰。

漳以南者爲陽,河以北至漳者爲陽中陰,漯以南至江者爲陽中之太陽。

此一州之陰陽,所以人與天地相參者也。

案,楊注云,陰陽之理無形,大之無外,小之無內。但人生一州之地,形必象之,故以一州陰陽合人者也。　高按,經文此一州之陰陽一句,似是對上文十二經水之總結,然一字乃非實數,一者,全也。　又,古人在通過大自然現象認識人體現象的同時,又未嘗不是在通過人體現象來認識大自然。所謂天人相應,一則天象之變者宏大,人必有所受之于微小,有生長化成藏,有風寒燥溼火。一是人之所病細微者,可取天地之象類而顯之,如陰陽之比,若五行之運。此所謂人與天地相參者也。中醫對於人對於疾病的認識,應當積極接受西醫學、生物學成果,若把視角從大系統轉向小系統,如細胞系統,或許可以推動中醫理論本身的再次發展。

黄帝曰,夫經水之應經脈也,其遠近淺深,水血之多少各不同,合而以刺之,奈何。岐伯答曰,

足陽明,五藏六府之海,其脈大,血多,氣盛熱壯,刺此者,不深弗散,不留不寫。

足太陽,深五分,留七呼。足少陽,深四分,留五呼。

足陽明,深六分,留十呼。足太陰,深三分,留四呼。

足少陰,深二分,留三呼。足厥陰,深一分,留二呼。

案,楊注云,問曰,十二經脈之氣,並有發穴多少不同,然則三百六十五穴各屬所發之經。此中刺手足十二經者,爲是經脈所發。三百六十五穴,爲是四支流注,五藏三十輸及六府三十六輸穴也。

答曰,其正取,四支三十輸及三十六輸。餘之間穴,有言其脈發,會其穴,即屬彼脈。故取其脈者,即是其脈所發之穴也。

問曰,此手足陰陽所刺分數,與《明堂》分數大有不同,若爲取定。

答曰,此及《明堂》所刺分數各舉一例,若隨人隨病,其例甚多,不可一概也。今足太陽脈在皮肉中有深四分有餘,故以刺入五分爲例。若脈行更有深淺,可以意捫循取之爲當,餘皆放此。留七呼者,此據太陽脈氣強弱以爲一例。若病盛衰,更多少可隨時調之,不可以爲定也,餘皆放此也。　高按,楊氏似略擅鍼,明言舉例，重在臨證機變。

手之陰陽，其受氣之道近，其氣之來疾，其深皆毋過二分，其留皆毋過一呼。

案，其氣之來疾，來，往來也。

其少長小大肥瘦，以心撩之，命曰法天之常。

案，撩，理也（《説文》）。取也（《爾雅》《集韻》等）。楊注，取也。　高按，以心撩之者，撩之于心也。法天之常者，遵循醫理法度也。謂醫者心存理法，見病人少長小大肥瘦，取鍼淺深，留之久短，皆于心中釐清取定，施治則有法度。故所謂醫者意也者，非徒以心意忖度之也。徒以意度，焉可言常。故楊注云，天者，理也。

灸之亦然。灸而過此者，得惡火，即骨枯脈纘。刺而過此者，則脱氣。

案，纘，繪也。脈纘者爲脈絡見若繪文。惡火銷鑠肌肉血氣，故見骨乾枯，脈絡盡現如繪，與過刺脱氣相對。纘或作潰，不塙。

黄帝問曰，夫經脈之小大，血之少多，膚之厚薄，肉之堅脆，及膕之大小，可爲度量乎。岐伯答曰，

其可爲度量者，取其中度者也，不甚脱肉，而血氣不衰者也。

若失度之人，瘠瘦而形肉脱者，惡可以度量刺乎。

審切循捫按，視其寒溫盛衰而調之，是謂因適而爲眞者也。

案，因適爲眞，四字箴言。

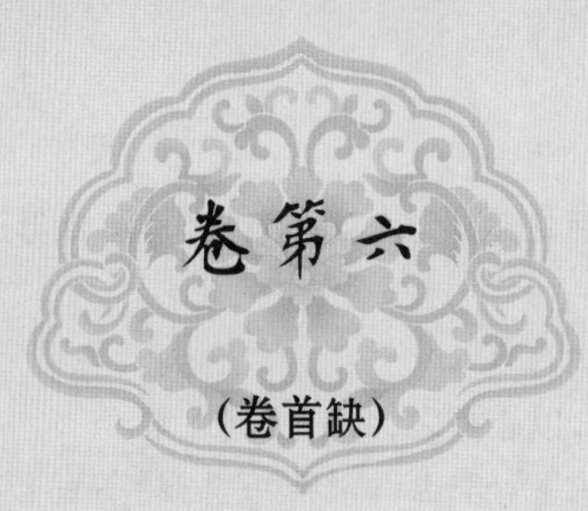

卷第六

（卷首缺）

藏府之一

平按，此篇自喜樂者以上，日本原鈔正本殘缺，篇目亦不可考，平從日本仁和寺宮御藏本《殘卷》十三紙中檢出。自在我者以下至竭絕而失生經文楊注，證以《靈樞·本神》篇，補入喜樂者以上。斷珪零璧，缺而復完，洵堪寶貴。自在我者以上，惜無從查出，故自黄帝問於岐伯曰至地之，謹依《靈樞》卷二第八《本神》篇補入。自喜樂者以下至末，均見《本神》篇，又見《甲乙經》卷一第一。

黄帝問於岐伯曰，凡刺之法，必先本於神。血脈營氣精神，此五藏之所藏也。至其淫泆離藏則精失，魂魄飛揚，志意恍亂，智慮去身者，何因而然乎，天之罪與，人之過乎。何謂德氣生精神魂魄心意志思智慮，請問其故。

岐伯答曰，天之在我者德也，地之在我者氣也，德流氣薄而生者也。

案，此條下楊注引《莊子》語與今見原文略出入。　高按，在我者，謂與我者，于我者，予我者也。流者，行也，布也，傅陳也。薄者，聚也，附也，覆也，迫也。天氣傅布而地氣摶聚，可爲生也者。

一則謂生我，一則謂養我，一則謂我之應于天地。我，凡人者也。

故生之來謂之精，兩精相搏謂之神，隨神往來者謂之魂，並精而出入者謂之魄，所以任物者謂之心，心有所憶謂之意，意之所存謂之志，因志而存變謂之思，因思而遠慕謂之慮，因慮而處物謂之智。

故智者之養生也，必順四時而適寒暑，和喜怒而安居處，節陰陽而調柔

剛，如是則邪僻不至，長生久視。

案，視，見也，察也。《呂氏春秋·重己》云，無賢不肖，莫不欲長生久視。高誘注，視，活也。

是故怵惕思慮者，流溢而不固。悲哀動中者，竭絕而失生。 案，流溢竭絕並言消耗，神氣精津者皆血氣之變也。情志之動及於藏府，肝膽脾胃首當其衝，久則害生，失於水谷精微。

喜樂者，櫭散而不藏。 案，櫭，楊注云，櫭，立安反，牽引也。平按《甲乙》《靈樞》作憚，蕭氏解疑作撣。今見日鈔本，扌多寫作木。高按，櫭，木也，可爲櫛。櫛者，梳散之器也。故櫭散卽梳散使有理也。謂喜樂之于人，猶如有梳緩之意也，然過之則失所藏。下文有不理蕩憚語，可互參。

愁憂者，閉塞而不行。 案，血氣不行。

盛怒者，迷惑而不理。 案，理智不明。

恐懼者，蕩憚而不收。 案，《甲乙經》此條下有注云，《太素》不收作失守。高按，依文，作失守義略勝。今見日鈔本寫作不收。

心，怵惕思慮則傷神，神傷則恐懼自失，破䐃脫肉，毛悴色夭，死于冬。

案，心病傷神則患得失，黯然憔悴。悴同顇，楊雄《反離騷》曰，慶夭顇而喪榮。師古曰，顇，古悴字(《漢書·楊雄傳》)。 毛悴色夭者，言毛色夭悴，容色失榮，久病之證。古者上工望而知之謂之神，是人之神情形色必察之，毛髮亦然，古人不薙髮，更易明察，故多言及毛色。

肝，悲哀動中則傷魂，魂傷則狂忘不精，不敢正當人，縮而攣筋，兩脅骨舉，毛悴色夭，死於秋。

案，肝病癲狂，失其本我如妄，其所不經，不願人近之。木失所涵養則攣縮骨舉。 忘，同妄。不精，謂不能專於事，《五藏命分》篇云，"志意和則精神專直。"不敢正當人，不能正視人情世故。

肺，喜樂無極則傷魄，魄傷則狂，狂者意不存人，皮革焦，毛悴色夭，死於夏。

案，肺病之狂乃如狂傲，視物不存，人我兩異。

脾，愁憂而不解則傷意，意傷則悗亂，四支不舉，毛悴色夭，死於春。

案，脾胃病則人懈惰。

腎，盛怒而不止則傷志，志傷則善忘其前言，腰脊不可以俛仰屈伸，毛

悴色夭,死於季夏。

案,腎病多精虧,腦髓不足。

恐懼而不解則傷精,精傷則骨痠痿厥,精□□。

案,此恐懼未歸於五藏所藏者,乃傷于意外卒變。

高按,五志五藏之藏,乃是古人對情志之變的物質化認識,和臨床觀察,發現規律上升爲理論之總結,包涵了因情致病和因病致情兩個方面,實際運用不可泥於一一對應,但對於影響病人狀態的情志之變,需要考慮不同情緒之間的相互制約如藏府關係,從而借鑒於治療和康復指導,掌握得足夠透徹,則或有助於診斷和鑒别診斷。

是故五藏,主藏精者也,不可傷,傷則守失而陰虚,陰虚則無氣,無氣則死矣。

案,五藏主藏精,精,卽血氣。守,所守者,卽五藏之所藏精也。陰虚,血氣不足也,相較于五藏之用(氣)爲陰。　血氣不足以充五藏,五藏之用不足以反哺血氣,則死矣。

是故用鍼者,察觀病人之能,以知精神魂魄之存亡得失之意,五藏已傷,鍼不可以治之也。

案,五藏已傷鍼不可以治之,當重視。能,同態。在外者言態,在内者謂意。

肝藏血,血舍魂,肝氣虚則恐,實則怒。

心藏脈,脈舍神,心氣虚則悲,實則笑不休。

脾藏營,營舍意,脾氣虚則四支不用,五藏不安。實則脹,經溲不利。

肺藏氣,氣舍魄,肺氣虚則息利少氣。實則喘喝,胷憑仰息。

腎藏精,精舍志,腎氣虚則厥,實則脹,五藏不安。

必審察五藏之病形,以知其氣之虚實而謹調之。

案,胷憑仰息,憑者,滿也,盛也,大也。　五藏不安,心爲五藏之主,腎爲五藏之守,今失所守,則逆而厥,則不安。

高按,五藏所藏者,不過血氣,五志之舍者亦不過血氣,故血氣健則五藏安,五志平和。血氣傷亂則五藏五志有所偏,血氣衰敗則俱敗矣。故曰,“人之血氣精神者,所以奉於生而周於性命者也。”治血氣,在于益氣寧血,使不失其常。

五藏命分

平按，此篇自篇首至末，見《靈樞》卷七第四十七《本藏》篇，又見《甲乙經》卷一第五。

黃帝問於岐伯曰，人之血氣精神者，所以奉於生而周於性命者也。

經脈者，所以行血氣，而營陰陽，濡筋骨，利關節者也。

衛氣者，所以溫分肉，充皮膚，肥腠理，司關闔者也。

志意者，所以御精神，收魂魄，適寒溫，和喜怒者也。

案，營陰陽濡筋骨利關節者，乃指血氣而言。　司關闔，關，今見日鈔本寫作開。蕭氏所見鈔本寫作開，關也。適寒溫者，乃知寒暑而善調攝自身以順應之。

是故血和則經脈流行，營覆陰陽，筋骨勁強，關節滑利矣。

衛氣和則分解滑利，皮膚調柔，腠理緻密矣。

志意和則精神專直，魂魄不散，悔怒不至，五藏不受邪氣矣。

寒溫和則六府化穀，風痹不作，經脈通利，支節得矣。

此人之常，平也。

案，營覆陰陽，陰陽者，言表裹上下内外也。　經脈流行，營覆陰陽，有類前文之德流氣薄之義。《左傳·定公九年》云，"凡獲器用曰得。"與人契合曰相得(《康典》引《韻會》)。支節得者，乃謂支節相契合可用也。

五藏者，所以藏精神血氣魂魄者也。

六府者，所以化穀而行津液者也。

此人之所以具受於天也，愚智賢不肖，毋以相倚也。

案，毋，無也。倚，偏倚，偏也。人人如此，天不偏心。

然其有獨盡天壽，而毋邪僻之病，百年不衰，雖犯風雨，卒寒大暑，猶不能害也。有其不離屏蔽室内，無怵惕之恐，然猶不免於病者，何也。願聞其故。岐伯對曰，窘乎哉問也。

案，卒，急也，暴也。卒寒大暑，亦卽下文之甚寒大熱。

五藏者，所以參天地，副陰陽，而連四時，化五節者也。

案，楊注云，節，時也。

五藏者，固有小大高下堅脆端正偏傾者。六府者，亦有長短小大厚薄結直緩急者。凡此二十五者，各各不同，或善或惡，或吉或凶，請言其方。

心小則安，邪弗能傷，易傷以憂。心大則憂不能傷，易傷於邪。 案，楊注云，藏小則神□不敢自寬，故常安，邪不入也。 平按以爲□處壞字當作收字。 高按，藏大則神氣宣縱，故憂不能傷，邪入不安也。

心高則滿於肺中，悗而喜忘，難開以言。心下則藏外，易傷於寒，易恐以言。 案，平按，肺中，中字原缺，謹據《靈樞》補入。 楊注云，以其神高不受他言，故難開以言也。又云，亦以神下，故易恐以言也。 高按，此謂心高氣滿而悗，不受他言開導。心下則神不藏，敏于外，故而易受他言，集中表現爲善恐。常言有心高氣傲，剛愎自用，心小怕事，明哲保身者，乃其心高心下病理之變者乎。

心堅則藏安守固，心脆則喜病消癉熱中。 案，此言心氣盛與不足。病，傷也。喜病消癉熱中者，謂易傷於消癉熱中之類。下同。

心端正則和利，難傷。心偏傾，操持不壹，無守司也。 案，楊注云，心藏偏傾不一，神亦如之，故操持百端，竟無守司之恆，此爲衆人小人所得心神也。心藏言神，有此八變，後之四藏但言藏變，皆不言神變者，以神爲魂魄意志之主，言其神變，則四種皆知，故略不言也。 今見《甲乙經》留錄楊氏此注心藏言神諸句。

肺小則少飲，不病喘喝。大則喜病胷痹，喉痹，逆氣。 案，楊注云，人分所得，肺小則少飲漿水。 高按，楊注恐失之，少飲或是指少痰飲之病，後世有肺乃蓄痰之器說者，可相發明。

肺高則上氣，肩息，欲欬。肺下則居賁迫肝，善脅下痛。 案，所謂高下者，非其位居高處下也，乃言肺氣上下也。楊注云上迫缺盆，又言氣來委膈下迫於肝，是也。 又，楊注云，賁，當膈也，補崑反。 高按，賁，音義同奔，勇力勇士亦曰賁，疾行亦曰賁。又音義同憤，奮也，氣充也，大鼓曰賁。居，處也，止也，安也，當也，又語辭。居賁迫肝，即奮迫肝也，肺氣上爲喘喝而欬，下無出處則居，居則奮，而迫肝。今見脅下作痛以爲肝鬱氣滯，疏肝而無效者，實者可予降肺氣，虛者可以補肺氣。 又，以賁爲膈，未知出處。又，膈由鬲來，鬲者，三足鼎也，又鍑也，鬴也，膈上若鼎，受中焦之薰而上焦如霧。

肺堅則不病欬上氣。肺脆則善病消癉，易傷。 案，不病，與善病相對，不易病，非不能病也。

肺端正則和利，難傷也。肺偏傾則胷偏痛也。

肝小則安，無脅下之病。肝大則逼胃迫咽，迫咽則喜鬲中，且脅下痛。 案，楊注云，胃居肝下，咽在肝傍，肝大下逼於胃，傍迫於咽，迫咽則咽膈不通飲食，故曰膈中也。 平按，咽迫咽三字原缺，謹據《甲乙》補。 高按，鬲中，鬲，音義同隔，搤阻曰鬲。

肝高則上支，賁，切脅急，爲息賁。肝下則安胃，脅下空，空則易受邪。 案，楊注云，胃居肝下，是以肝下則安於胃上，脅下無物，故易受邪氣。 高按，肝高則上支當成句，支者，柱也，支有向下之意故言上支。賁字獨立成句，賁者，奮也，張也，急也。切，七計切，音砌，衆也，一切也，全也。切脅急者，全脅皆急，急亦張滿也，故發爲息賁。息賁者，因氣奮滿而息急。 肝上支而賁，賁而切脅急，切脅急則發爲息賁，此病理也。胃氣以降爲順，故肝氣下則胃得安，胃腸皆順而脅下不滿，故空，空易受邪者乃常言，未必成病也。此生理也。 又，楊氏反復言及胃居肝下，以今人理論言之，肝胃相傍，肝大逼胃固然，迫咽者當是肝横犯胃，氣逆而言。臨床見肝癌侵犯膈肌而致呃逆頻作者，其聲如發於咽，難治。肝下則安胃者，乃是肝下位空，胃得寬而安也。楊注云肝下則安於胃上，失之。

肝堅則藏安，難傷也。肝脆則喜病消癉，易傷也。

肝端正則和利，難傷也。肝偏傾則脅下偏痛也。

脾小則安，難傷於邪也。脾大則善湊䏚而痛，不能疾行。

脾高則䏚引季脅而痛。脾下則下加於大腸，加於大腸則藏外，善受邪。 案，楊注云，䏚，以沼反，胠空處也。 又，善受邪，今見日鈔本寫作喜受邪。

脾堅則藏安，難傷也。脾脆則喜病消癉，易傷也。

脾端正則和利，難傷也。脾偏傾則喜瘈，喜脹。

腎小則安，難傷也。腎大則喜病腰痛，不可以俛仰，易傷以邪也。

腎高則善背膂痛，不可以俛仰。腎下則腰尻痛，不可以俛仰，爲狐疝。

腎堅則不病腰背痛。腎脆則喜病消癉。

腎端正則和利，難傷也。腎偏傾則喜腰尻偏痛。

高按，藏小則安者，易於安處也，非不病也。或是古人以爲小則易於安處，如肺小則少飲。楊注藏小不敢自寬亦是一解。

凡此二十五變者，人之所以喜常病也。

黄帝曰，何以知其然也。岐伯曰，

赤色小理者心小，粗理者心大。無髑骬者心高，髑骬小短舉者心下。髑骬長者心堅，髑骬弱以薄者心脆。髑骬直下不舉者心端正，髑骬倚一方者心偏傾也。

案，楊注，髑骬，胷前蔽骨，蔽心神也。　高按，今整理本骬作骭，非。

白色小理者肺小，粗理者肺大。巨肩反膺陷喉者肺高，合掖張脅者肺下。好肩背厚者肺堅，肩背薄者肺脆。好肩膺者肺端正，脅偏竦者肺偏傾也。

案，平按，巨肩，巨字原鈔作臣，謹依《靈樞》《甲乙》作巨。掖，《靈樞》《甲乙》作腋。好肩膺，《靈樞》《甲乙》作背膺厚。竦，《靈樞》作疏，《甲乙》作踈，注云一作欹。　高按，好，美也，善也，大也，壯也。　竦，音悚，敬也，自申束也（《説文》）。又，竦，從也，體皮皆從引也（《釋名》）。又，竦，執也，立也，屈原《少司命》曰，"竦長劍兮擁幼艾。"又，竦同聳，《國語·楚語》云，"聳善而抑惡。"故脅偏竦之竦，與下文脅骨偏舉之舉同義。寫作疏作踈者固非。　又，欹，音漪，欹歟，歎美辭（《玉篇》）。亦非。寫作欹者疑乃攲字之誤，攲，音崎，持去也（《説文》）。攲器，傾攲易覆之器（《荀子·宥坐》楊倞注）。又有攲字，音羈，或音綺，攱攲，不齊皃（《集韻》，攱，音琴）。各字别異，古人不亂。則偏竦或作偏攲者是也。

青色小理者肝小，粗理者肝大。廣胷反（骹）【䯚】者肝高，合脅菟（骹）【䯚】者肝下。胷脅好者肝堅，脅骨弱者肝脆。膺腹好好相得者肝端正，脅骨偏舉者肝偏傾也。

案，骹，當作䯚。䯚，以沼切或以紹切並音鷕，又子小切音剿，脅骨也。骹，音敲，脛也（《説文》），脛骨近足細處（《廣韻》）。菟，兔也，兔䯚者言其脅骨小而收也，兔胷收小而腹大。

黄色小理者脾小，粗理者脾大。揭脣者脾高，脣下縱者脾下。脣堅者脾堅，脣大而不堅者脾脆。脣上下好者脾端正，脣偏舉者脾偏傾也。

黑色小理者腎小，粗理者腎大。高耳者腎高，耳後陷者腎下。耳堅者腎堅，耳薄不堅者腎脆。耳好前居牙車者腎端正，耳偏高者腎偏傾。

案，楊注云，一箱獨高爲偏。　高按，高耳或作耳高，高者聳也。耳後陷者，言耳廓後陷。

凡此諸變者，持則安，減則病。

案，楊注云，凡此二十五變，過分以爲不善，減則爲病，持平安和以爲大則也。

黄帝曰，善哉。然非余之所問也。願聞人之有不可病者，至盡天壽，雖有深憂大恐，怵惕之志，猶不能感也。甚寒大熱，弗能傷也。其有不離屏蔽室内，又無怵惕之恐，然不免於病者，何也，願聞其故。

案，甚寒大熱，義同篇首所謂卒寒大暑。

岐伯曰，五藏六府者，邪之舍也，請言其故。

五藏皆小者，少病，善焦心愁憂。五藏皆大者，緩於事，難使憂。

案，焦，今見日鈔本寫作燋。

五藏皆高者，好高舉措。五藏皆下者，好出人下。

案，人字，日鈔本寫作入。

五藏皆堅者，無病。五藏皆脆者，不離於病。

五藏皆端正者，和利得人。五藏皆偏傾者，邪心喜盜，不可以爲人平，反覆言語也。

案，讀岐伯此章，唯首句【五藏六府者邪之舍也】爲得其要緊。五藏六府者，概言人身也，有邪必有正，若病者，必舍於人方可爲病，然病之成者，亦必以人身藏府爲故也，故曰，無藏府之變則必無邪之爲病。　又，五藏小大偏正之論，正言之未必小者少病，大者難使憂。反推之，若反覆言語者偏，和利得人者正，則或必有其因也。　又，和利得人者，使人穫益爲得也，非是招徠之得人也，楊注失之。

藏府應候

平按，此篇自篇首至末，見《靈樞》卷七第四十七《本藏》篇，又見《甲乙經》卷一第五。

高按，此篇各本文字出入頗大。念及《靈樞》盛名多傳，鈔寫多則出入多，《甲乙》士安作而道專，《太素》楊氏輯而少傳鈔，二者可互參。王冰氏理《素問》時當見《靈樞》文，而未有所作述者，以其道家而非醫家者乎。

黄帝問曰，願聞六府之應。岐伯答曰，

肺合大腸，大腸者，皮其應也。

心合小腸,小腸者,脈其應也。

肝合膽,膽者,筋其應也。

脾合胃,胃者,肉其應也。

腎合三焦膀胱,三焦膀胱者,腠理豪毛其應也。

黃帝曰,應之奈何。岐伯答曰,

肺應皮。皮厚者,大腸厚。皮薄者,大腸薄。皮緩腹果大者,大腸大而長。皮急者,大腸急而短。皮滑者,大腸直。皮肉不相離者,大腸結。

案,今見日鈔本腹果二字之間有重文符,該句或當讀作【**皮緩[者]腹果大,腹果大者大腸大而長。**】存。

心應脈。皮厚者,脈厚,脈厚者小腸厚。皮薄者,脈薄,脈薄者小腸薄。皮緩者脈緩,脈緩者小腸大而長。皮薄而脈沖小者,小腸小而短。諸陽經脈皆多紆屈者,小腸結。

案,楊注云,脈在皮中,故得以皮候脈。脈候小腸也。沖,虛也,脈虛小也。　平按,沖字《道藏》本《靈樞》作衝。　高按,今整理本作衝。

脾應肉。肉䐃堅大者,胃厚。肉䐃麽者,胃薄。肉䐃小而麽者,胃不堅。肉䐃不稱其身者胃下,下者下管約不利。肉䐃不堅者,胃緩。肉䐃無小果累者,胃急。肉䐃多小累者,胃結。【胃結】者,胃上管約不利。

案,讀此章,則肉䐃乃言肉也,與腹內脂無涉。約不利卽失約。　楊注,果音顆,謂肉䐃無小顆段連累。　平按,胃結兩字《靈樞》《甲乙》重,當是之。　又,今見日鈔本,麽,寫作麼,或是麽小之誤。楊注云,麽,尐也,莫可反。高按,尐,少也,讀若輟(《說文》),今讀若節,節少不足曰尐。刻本及今整理本,尐,均寫作小。

肝應爪。爪厚色黃者,膽厚。爪薄者膽薄。爪堅者膽急。爪濡者膽緩。爪無弱者,膽直。爪惡色多敗者,膽結。

案,末兩句與他本有異。爪者,爪甲也,筋之余也。　又,今見日鈔本濡字旁有一耎字,或爲修正字,或爲旁注,今存之。

腎應骨。密理厚皮者,三焦膀胱厚。粗理薄皮者,三焦膀胱薄。腠理疏者,三焦膀胱緩。急皮而無豪毛者,三焦膀胱急。豪毛美而粗者,三焦膀胱直。希豪毛者,三焦膀胱結。

黃帝曰,薄厚美惡皆有形,願聞其所病。岐伯曰,

各視其所外應，以知其内藏，則知其所病矣。

藏府氣液

平按，此篇自篇首至不得盡期而死矣，見《靈樞》卷四第十七《脈度》篇。自肺氣通於鼻至不得盡期而死矣，見《甲乙經》卷一第四。

自五藏氣心主噫至腎主骨，見《素問》卷七第二十三《宣明五氣》篇。自黄帝問至實而不滿，見《素問》卷三第十一《陰陽别論》。

自腦髓骨脈膽至實而不滿，見《甲乙經》卷一第三。自問曰太陰陽明至下先受之，見《素問》卷八第二十九《太陰陽明論》篇，又見《甲乙經》卷七第一上篇。

自問曰見真藏至帝曰善，見《素問》卷六第十九《玉機真藏論》篇，又見《甲乙經》卷四第一上篇。

自問曰脾病而四支不用至末，見《素問·太陰陽明論》，又見《甲乙經》卷九第六。

又按《素問·玉機真藏論》注新校正云，詳自黄帝問至帝曰善一段，全元起本在第四卷《太陰陽明表裏》篇中，王冰移於此。據此，則《太素》與全元起本同，惜全本已亡，無從查究耳。

高按，篇首平按語中，如上第二段心主噫，刻本作意。第三段卷七，第五段卷九，刻本作七卷九卷，今皆改之。若此類者皆徑改之。

高按，五藏爲人藏精神，得天府之變，得地府之恒。後世五藏奇恒之府有相混淆者，在於藏而不寫。又，所謂持滿，是持精神也，以張爲滿，以弛爲謙。

五藏常内閲於上，在七竅。

案，楊注，閲，余說反，簡也。其和氣上於七竅，能知臭味色穀音等五物各有五别也。　高按，簡閲互義，察也，示也，明也，歷也。閲又通說，悦也。

肺氣通於鼻，鼻和則鼻能知臭香矣。

心氣通於舌，舌和則舌能知五味矣。

肝氣通於目，目和則目能辨五色【矣】。

脾氣通於口，口和則口能知五穀矣。

腎氣通於耳，耳和則耳能聞五音矣。

五藏不和，則七竅不通。六府不和，則留爲癰疽。

案，通，利也。不通，不利也。

故邪在府則陽脈不利，陽脈不利則氣留之，氣留之則陽氣盛矣。

陽氣大盛，則陰脈不利，陰脈不利則氣留之，氣留之則陰氣盛矣。

陰氣大盛，則陽氣弗能營也，故曰關。

陽氣大盛，則陰氣弗得營也，故曰格。

陰陽俱盛，弗得相營也，故曰關格。關格者，不得盡期而死矣。

案，留者，瘤也，癰疽積聚皆可稱留。　陰陽俱盛兩不相得而成關格者，不治。兩不相得，并也，謂陰陽各行其是。　陽脈陰脈，陽氣陰氣，陰與陽兩端，既可謂生理，亦可謂病理，又可是生理病理之變化關係。如正常經脈之氣血可稱之爲陽脈，則疾病狀態經脈之病氣爲陰脈。眞氣正氣爲陽氣，則病氣邪氣爲陰氣。有形之積聚癰疽爲陰，則無形之血氣爲陽。若藏府之氣爲陽，則營血爲之陰。如本書卷第十之《陰陽喬脈》篇云，"陰脈營其藏，陽脈營其府。"故陰陽之名可名，非常名也。

五藏氣，心主噫，肺主欬，肝主語，脾主呑，腎主欠。

案，楊注云，噫，乙戒反，飽滿出氣也。五藏從口中所出之氣，皆是人常氣之變也。《素問》腎主嚏，不同也。　高按，楊注時已有《素問》之名。

六府氣，膽爲怒，胃爲氣逆爲噦，小腸大腸爲洩，膀胱不約爲遺溺，下焦溢爲水。

五并，精氣并於肝則憂，并於心則喜，并於肺則悲，并於腎則恐，并於脾則畏，是謂精氣并於藏也。

案，并，加之曰并。五情本爲常人所有，乃精氣合於藏，是生理不是病理。精氣者，血氣也。

五惡，肝惡風，心惡熱，肺惡寒，腎惡燥，脾惡溼，此五藏氣所惡。

案，惡者，不欲也。此五惡重在言生理，若肺喜潤惡燥之說與此不同者，乃一藏之言，或重在病理也。

五液，心主汗，肝主淚，肺主涕，腎主唾，脾主涎，此五液所生。

案，生者，言出處也。亦非病理也。

五藏，心藏神，肺藏魄，肝藏魂，脾藏意，腎藏精志。

案，楊注云，腎有二枚，左箱爲腎藏志也，在右爲命門藏精也。

五主，心主脈，肺主皮，肝主筋，脾主肌，腎主骨。

案，此氣并惡液藏五端，乃生理之數。

黃帝問於岐伯曰，余聞方士，或以腦髓爲藏，或以爲府。或以腸胃爲

藏，或以爲府。敢問更相反，皆自謂是。不知其道，願聞其說。

岐伯曰，腦髓骨脈膽及女子胞，此六者地氣所生也，皆藏於陰而象於地，故曰藏而不寫，名曰奇恆之府。

案，六者二字，今見日鈔本其處壞脱，乃蕭氏據《素問》補入。

高按，膽，在六府之列，亦是奇恆之府之一，此古人智之狡耳。膽之爲病或傷在奇恒之府，或亂在六府之用。試以膽論奇恒之府曰，膽髓腦脈女子胞者，或爲六府，有藏象，具府用。膽主決斷中焦，爲其藏象，以其主上下而以氣。清利中焦之溼熱則爲六府之用，以其導淤滯而不留。病則中焦不化而見虚象者，是爲藏病，補膽氣者以人參。病或溼熱滯而見實證爲府邪，泄膽鬱者以茵陳。皆從中焦斡旋之。

夫胃大腸小腸三焦膀胱者，天氣之所生也，其氣象於天，故寫而不藏，此受五藏濁氣，故名曰府。

此不能久留，輸寫魄門。亦爲五藏使，水穀不得久藏。

案，天氣之所生者謂府通於天氣也，其氣象於天者，無所藏也，有藏者乃地所載也，故云輸寫魄門。濁氣，氣之厚者，陽之陽也。

所謂五藏者，藏精神而不寫者也，故滿而不能實。

案，所謂持滿，乃持五藏之血氣，持精神也。以張爲滿，以弛爲謙。精神者，血氣之神也。故五藏之藏而不寫者，所藏爲血氣之神，所不寫者謂須持，兩相得也。前文奇恆之府所謂藏而不寫者，所藏爲血氣及五藏之所衍生，不寫者謂必守其用而不通魄門而去也。

六府者，實而不能滿。所以然者，水穀之入口，則胃實而腸虚，食下，則腸實而胃虚，故曰實而不滿。

案，五藏爲人藏精神，得天府之變，地府之恆。

問曰，太陰陽明，表裏也，脾胃脈也，生病異，何也。

答曰，陰陽異位，更實更虚，更逆更順，或從内，或從外，所從不同，故病異名。 案，更，互也，遞也。

黄帝曰，願聞其異狀。

答曰，陽者，天氣也，主外。陰者，地氣也，主内。故陽道實，陰道虚。

案，道，法也，從之也。陽道實者，陽欲實。陰道虚者，陰宜虚。卽陽欲實之，陰欲虚之。又，陽主外而輕揚，欲得陰實之守也。陰主内而沈積，欲得陽氣之運也。　又，陽道實主外，陽，有也，主向外擴張。陰道虚主内，内，納也，陰，無也，主納入。三義。

故犯賊風虚邪者，陽受之。食飲不節，起居不時者，陰受之。

陽受之，則入六府。陰受之，則入五藏。

案，六府通陽氣而象天，五藏守地氣藏陰。陽受之者，從外受之。陰受之者，由内而起。

入六府，則身熱，不時臥，上爲喘呼。入五藏，則䐜滿閉塞，下爲飧泄，久爲腸澼。 案，飧泄，今見日鈔本寫作飱洩。

故喉主天氣，咽主地氣。 案，喉，通於肺納於腎。咽，通於胃運在脾，疏洩開闔在於肝。故曰，府系天，藏法地。

故陽受風氣，陰受溼氣。

故陰氣從足上行，至頭而下，循臂至指端。陽氣從手上行至頭，而下至足。

案，此是生理。 人舉臂而立，則陰氣唯上，陽氣唯降，此正陰道虚而陽道實者也。

故曰，陽病者，上行極而下行。陰病者，下行極而上行。

案，此病理生理。病者，變也，動也。極而反。 人垂手自然而立，則有上下行之極變。

故傷於風者，上先受之。傷於溼者，下先受之。

問曰，見眞藏曰死，何也。

答曰，五藏者，皆稟氣於胃。胃者，五藏之本也。五藏不能自致於手太陰，必因於胃氣，乃能至手太陰。

案，致，成於脈氣也。至，達於脈也。

故五藏各以其時，自爲而至手太陰。故邪氣勝者精氣衰。故病甚者，胃氣不能與之俱至於手太陰，故眞藏之氣獨見。獨見者，爲病勝藏也，故曰死。

案，邪氣勝者精氣衰，是眞藏脈獨見之根本原因。病勝藏者，胃氣衰敗也。胃氣者，血氣之在脈也。

黃帝曰，善。

問曰，脾（疾）【病】而四支不用，何也。 案，疾字刻本誤。

答曰，四支皆稟氣於胃，而不得徑至，必因脾乃得稟。今脾病，不能爲胃行其津液，四支不得稟水穀氣，氣日以衰，脈道不利，筋骨肌肉皆無氣生，故不用焉。

案，氣日以衰，皆無氣生，氣者，血氣。脾不爲胃行其津液，則血氣生化失源。足受血而能步，掌受血而能握，指受血而能捕者，此之謂也。

問曰，脾之不主時，何也。

答曰，脾者，土也，治中央。常以四時長四藏，各十八日寄治，不得獨主時，脾藏有常著，土之精也。土者，主萬物而法天地，故上下至頭足，不得主時。

案，治中央當斷一句。寄治，寄，托也，寓也。　又，土者，今見日鈔本寫作立者。

問曰，脾與胃也，以募相逆耳，而能爲之行津液，何也。

案，迎而接之謂逆。

答曰，足太陰，三陰也，脈貫胃屬脾絡嗌，故太陰爲之行氣於三陰。

陽明【者】，【表】也，五藏六府之海也，亦爲之行氣於三陽。

藏府各因其經而受氣於陽明，故爲胃行其津液。

案，平按，者表二字本書原文闕，謹依《素問》《甲乙》補。　高按，者表二字，今見日鈔本字壞，但上字左下部可辨者類一力字，不似者字殘部，存疑。

四支不得稟水穀之氣，日以益衰，陰道不利，筋骨脈肉皆毋氣以主，故不用焉。

案，疑此章乃錯置或衍文。然《素問》《甲乙》皆若此。　又，陰道不利，結合上文及楊注文，陰字疑當作脈字。

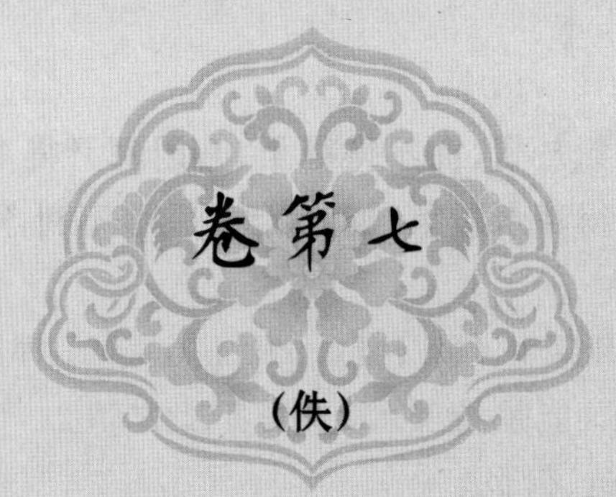
卷第七
（佚）

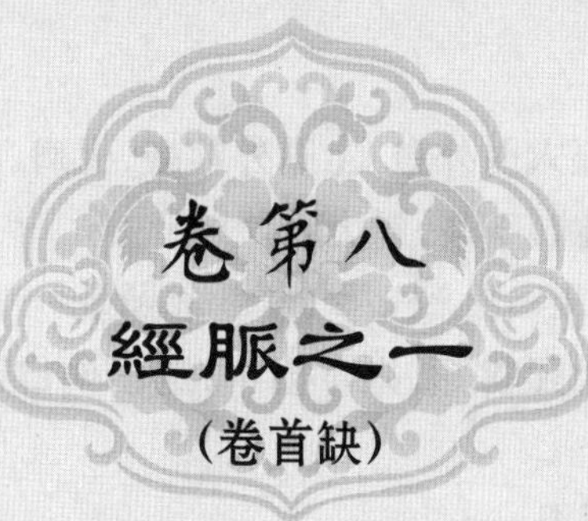

卷第八
經脈之一
（卷首缺）

平按，此篇自餘則二字以上殘脫，篇目亦不可考，故自盛有二字上，從《靈樞》卷三第十《經脈》篇及《甲乙經》卷二第一上篇補入。自餘則二字以下至末，見《靈樞·經脈》篇，又見《甲乙經》卷二第一上篇。

雷公問於黃帝曰，《禁脈》之言，凡刺之理，經脈爲始。願聞其道。

案，今整理本編者按，禁脈當作禁服。

黃帝答曰，經脈者，所以決死生，處百病，調虛實，不可不通也。

案，處，處置，診治也。通，明也。

肺手太陰之脈，起於中焦，下絡大腸，還循胃口，上膈屬肺，從肺系橫出腋下，下循臑內，行少陰心主之前，下肘中，循臂內上骨下廉，入寸口，上魚，循魚際，出大指之端。

其支者，從腕後直出次指內廉，出其端。

是動則病，肺脹滿，膨膨然而喘欬，缺盆中痛，甚則交兩手而瞀，此爲臂厥。

案，瞀，音義同務，敄也，勉彊也，急也。言缺盆痛甚，需交手而彊忍。

是主肺所生病者，欬，上氣喘渴，煩心胷滿，臑臂內前廉痛厥，掌中熱。

氣盛有餘，則肩背痛，風寒，汗出中風，不浹，數欠。

案，不浹，不洽也，不舒暢也，《淮南子·原道訓》“不浸于肌膚，不浹于骨髓。”高誘注，浹，通也。　浹，通徹。不浹，謂汗出不徹。

氣虛則肩背痛，寒，少氣不足以息，溺色變。

爲此諸病，盛則寫之，虛則補之。熱則疾之，寒則留之，陷下則灸之，不盛不虛，以經取之。

盛者，則寸口大三倍於人迎。虛者，則寸口反小於人迎。

大腸手陽明之脈，起於大指次指之端，循指上廉，出合谷兩骨之間，上

入兩筋之中，循臂上廉入肘外廉，上臑外前廉，上肩，出髃前廉，上出於柱骨之會上，下入缺盆，絡肺，下鬲，屬大腸。

案，柱骨，卽今人之謂鎖骨。柱骨之會，肩鎖關節。

其支者，從缺盆上頸貫頰，入下齒中，還出俠口，交人中，左之右，右之左，上俠鼻孔。

是動則病，齒痛頔腫。

案，楊注云，齒痛，謂下齒痛也。頔，謂面顴秀高骨也，專劣反。

是主津所生病者，目黃，口乾，鼽衄，喉痹，肩前臑痛，大指次指痛不用。

氣盛有餘，則當脈所過者熱腫，虛則寒慄不復。

爲此諸病，盛則寫之，虛則補之。熱則疾之，寒則留之，陷下則灸之，不盛不虛，以經取之。

盛者，則人迎大三倍於寸口。虛者，則人迎反小於寸口。

胃足陽明之脈，起於鼻，交頞中，下循鼻外，入上齒中，還出俠口環脣，下交承漿，卻循頤後下廉，出大迎，循頰車上耳前，過客主人，循髮際至額顱。

案，頞音遏，鼻莖也，又頔也，頔音拙，面秀骨。今見日鈔本寫作頔。

其支者，從大迎前下人迎，循喉嚨入缺盆，下鬲，屬胃，絡脾。

其直者，從缺盆下乳內廉，下俠齊，入氣街中。

其支者，起胃口，下循腹裏，下至氣街中而合。以下髀，抵伏菟，下膝入臏中，下循胻外廉，下足跗，入中指內間。 案，胃口下，他本有作胃下口者，按文法，循字上當有一下字，胃口是否當作胃下口則未必然也。 楊注云，胃傳食入小腸處名胃下口。又云，從胃口下下行。

其支者，下膝三寸而別，以下入中指外間。

其支者，別跗上，入大指間，出其端。

是動則病，洒洒振寒，善伸數欠，顏黑。病至則惡人與火，聞木音則惕然而驚，心欲動，獨閉戶牖而處。甚則欲上高而歌，棄衣而走，賁響腹脹，是謂骭厥。 案，賁，鼓也。

是主血所生病者，狂瘧，溫淫，汗出，鼽衄，口喎，脣胗，頸腫喉痹，腹外腫，膝臏腫痛，循膺乳街股伏菟骭外廉足跗上皆痛，中指不用。

案，楊注云，陽明一道行於腹外，一道行於腹內，腹內水穀行通，故少爲腫，腹外胃氣數壅，故腹外多腫也。 平按《靈樞》《甲乙》作大腹水腫。 高按，胗，風也，腫也，唇瘍也。腹外腫者，當是腹部向外鼓脹如腫。

氣盛則身以前皆熱，其有餘於胃，則消穀善飢，溺色變。

氣不足則身以前皆寒慄，胃中寒則脹滿。

爲此諸病，盛則寫之，虛則補之。熱則疾之，寒則留之，陷下則灸之，不盛不虛，以經取之。

盛者，則人迎大三倍於寸口。虛【者】，則人迎反小於寸口。 案，依上下文法，虛下脱一者字。

脾足太陰之脈，起於大指之端，循指內側白肉際過覈骨後，上內踝前廉，上腨內，循胻骨後交出厥陰之前，上循膝股內前廉，入（股）【腹】屬脾絡胃，上鬲俠咽，連舌本，散舌下。

其支者，復從胃別，上鬲，注心中。

是動則病，舌強，食則歐，胃脘痛，腹脹善噫，得後出餘氣則怏然如衰，身體皆重。

是主脾所生病者，舌本痛，體不能動搖，食不下，煩心，心下急痛，溏瘕泄，水閉，黃癉，不能臥，強欠，股膝內腫厥，大指不用。

案，溏瘕泄，楊注云，溏，食消利也。瘕，食不消，瘕而爲積病也。泄，食不消，飡泄也。　高按，《史記·扁鵲倉公列傳》載潘滿如病少腹痛，淳于意診其脈，曰"遺積瘕也。""切其脈深小弱，其卒然合合也，是脾氣也。右脈口氣至緊小，見瘕氣也。"瘕乃少腹痛病也。　又，腹中若有形，或聚或散者曰瘕。　又，瘕通瑕，瑕，薉也（《廣雅·釋詁》），薉即穢也。故溏瘕泄者，謂溏泄惡薉，並閒作腹痛。因溏泄水去故小便不利，則爲水閉。　楊注又云，脾所生病不營膀胱，故小便不利。又云，將欠不得欠，名曰強欠。

爲此諸病，盛則寫之，虛則補之。熱則疾之，寒則留之，陷下則灸之，不盛不虛，以經取之。

盛者，則寸口大三倍於人迎。虛者，則寸口反小於人迎。

心手少陰之脈，起於心中，出屬心系，下（膈）【鬲】絡小腸。

案，楊注云，十二經脈之中，餘十一經脈及手太陽經，皆起於別處來入藏府，此少陰經起自心中，何以然者，以其心神是五神之主，能自生脈，不因餘處生脈來入，故自出經也。肺下懸心之系，名曰心系。

餘經起於餘處來屬藏府，此經起自心中還屬心系，由是心神最爲長也。

問曰,《九卷》心有二經,爲手少陰心主,手少陰經不得有輸,手少陰外經受病亦有療處,其内心藏不得受邪,受邪卽死。又《九卷·本輸》之中,手少陰經及輸並皆不(言)【立】,今此十二經脈及《明堂·流注》,少陰經脈及輸皆有,若爲通(精)【釋】。

答曰,經言,心者,五藏六府之大主,精神之舍,其藏堅固,邪不能客,客之則心傷,心傷則神去,神去卽死。故諸邪之在於心者,皆在心之包絡,包絡,心主脈也,故有脈不得有輸也。手少陰外經有病者,可療之於手掌兌骨之端。又恐經脈受邪傷藏,故《本輸》之中,輸并手少陰經亦復去之。今此十二經脈手少陰經是動所生皆有諸病,俱言盛衰,并行補寫,及《明堂·流注》具有五輸者,以其心藏不得多受外邪。其於飲食湯藥,内資心藏,有損有益,不可无也,故好食好藥資心,心卽調適。若惡食惡藥資心,心卽(爲)病,是以心不受邪者,不可受邪也。言手少陰是動所生致病及《明堂》有五輸療者,據受内資外邪也。言手少陰是受邪,故有病也。

高按,起於心中,心中者,中央也,非言心藏也,猶如他脈之出於胷中出於中焦者。心系,系,胤也,音孕,在肉部,子孫相承續也。亦即後世體系系統之義,心系者,言以心爲主之中央位體系,其間有心(心包),有胃,有肺,有膽等上中焦藏府之血氣。心包者,則更近乎今人所謂心藏也。膈,影印刻本如此,今整理本作鬲,今見日鈔本寫作鬲。又,此段注文中兩客字,鈔本寫若容字。此節楊注參見經文卷九《脈行同異》篇黄帝曰手少陰之脈獨無輸並注。

其支者,從心系上,俠咽,繫目系。

其直者,復從心系卻,上肺,上出掖下,下循臑内後廉,行太陰心主之後,下肘内,循臂内後廉,抵掌後兌骨之端,入掌内廉,循小指之内,出其端。

是動則病,嗌乾,心痛,渴而欲飲,爲臂厥。

是主心所生病者,目黄,脅痛,臑臂内後廉痛厥,掌中熱痛也。

爲此諸病,盛則寫之,虛則補之。熱則疾之,寒則留之,陷下則灸之,不盛不虛,以經取之。

盛者,則寸口大再倍於人迎。虛者,則寸口反小於人迎。

小腸手太陽之脈,起於小指之端,循手外側上捥,出踝中,直上循臂下骨下廉,出肘内側兩骨之間,上循臑外後廉,出肩解,繞肩甲,交肩上,入缺盆,絡心,循咽下鬲,抵胃,屬小腸。 案,楊注云,肩臂二骨相接之處,名爲肩解。 高按,循咽下鬲,咽,謂食道。

其支者,從缺盆循頸上頰,至目兑眥,卻,入耳中。

其支者,別頰上䪼抵鼻,至目內眥。　案,別,分別。

是動則病,嗌痛,頷腫不可以顧,肩似拔,臑似折。

案,拔,擢也,抽也。又,攻而舉之曰拔。又,疾也,疾起曰拔(均自《康典》)。　又,頷腫,今整理本作頜腫,今見日鈔本寫作頷腫。作頷是,頷,頸部近肩處爲頷。

是主液所生病者,耳聾,目黄,頰腫,頸(頜)【頷】肩臑肘臂外後廉痛。　案,頜字誤,當作頷,依文法次序亦當作頷。

爲此諸病,盛則寫之,虚則補之。熱則疾之,寒則留之,陷下則灸之,不盛不虚,以經取之。

盛者,則人迎大再倍於寸口。虚者,則人迎反小於寸口。

膀胱足太陽之脈,起於目內眥,上額,交顛上。

其支者,從顛至耳上角。

其直者,從顛入絡腦,還出別下項,循肩髆內,俠脊抵腰中,入循膂,絡腎,屬膀胱。　案,腦,今見日鈔本寫作朏,非。

其支者,從腰中下貫臀,入膕中。

其支者,從髆內左右別,下貫胛,過髀樞,循髀外後廉,下合膕中,以下貫腨,出外踝之後,循京骨,至小指外側。

是動則病,衝頭痛,目似脱,項似拔,脊痛,腰似折,髀不可以迴,膕如結,腨如裂,是謂踝厥。　案,迴即回,屈曲也。

是主筋所生病者,痔,瘧,狂顛疾,頭亞項痛,目黄,淚出,鼽衄,項背腰尻膕腨腳皆痛,小指不用。　案,亞,次也,少也。頭亞項痛者,頭近項處痛,風池風府穴也。

爲此諸病,盛則寫之,虚則補之。熱則疾之,寒則留之,陷下則灸之,不盛不虚,以經取之。

盛者,則人迎大再倍於寸口。虚者,則人迎反小於寸口。

腎足少陰之脈,起於小指之下,邪趣足心,出於然骨之下,循內踝之後,別入跟中,以上腨內,出膕內廉,上股內後廉,貫脊,屬腎,絡膀胱。

其直者,從腎上貫肝鬲,入肺中,循喉嚨,俠舌本。

其支者，從肺出，絡心，注胷中。

是動則病，飢不欲食，面黑如地色，欬唾則有血，喝喝如喘，坐而欲起，起，目䀮䀮，如無所見，心如懸，病飢狀。氣不足則善恐，心惕惕如人將捕之，是爲骨厥。 案，䀮䀮，楊注莫郎反。高按，當作䀮䀮。

是主腎所生病者，口熱，舌乾，咽腫，上氣，嗌乾及痛，煩心，心痛，黃癉，腸澼。脊，股內後廉痛，委厥嗜臥，足下熱而痛。

爲此諸病，盛則寫之，虛則補之。熱則疾之，寒則留之，陷下則灸之，不盛不虛，以經取之。

灸則強食生（食）【肉】，緩帶，被髮，大杖，重履而步。

案，此處費解。 灸則強，或當斷句。 食生食，今見日鈔本寫作食生肉。 楊注云，不盛不虛以經取者，亦以經取灸也。故療腎所生之病有五法。自火化以降，並食熟肉，生肉令人熱中，人多不欲食之。腎有虛風冷病，故強令人生食豕肉，溫腎補虛，腳腰輕健。人有患腳風氣，食生豬肉得愈者衆，故灸腎病須食助之。 又重履，楊注云，燃磁石療腎氣，重履引腰腳。故爲（履重）【重履】者，可（用）【志】磁石分著履中，上（弛）【絕】其帶，令重履之而行，以爲輕者可漸加之令重，用助火氣，若得病愈，宜漸去之，此爲古之療腎（要）【䙴】法。 高按，楊注所言重履法，未見再有出處。重履而步，或言步行堅定從容。又，重，直容切，疊也，復也，再也。履，亦言履之界，亦行也，重履而步者，再履而爲步，亦即小步而行。亦言其緩也，上文緩帶被髮策大杖，緩步而行與之相應。古人一舉足爲跬，倍跬曰步。存。

盛者，則寸口大再倍於人迎。虛者，則寸口反小於人迎。

心主手厥陰心包之脈，起於胷中，出屬心包，下鬲，歷絡三焦。 高按，此歷字當重視。如三焦少陽脈之布散徧者。

其支者，循胷出脅，下掖三寸，上抵掖下，下循臑內，行太陰少陰之閒，入肘中，下臂，行兩筋之閒，入掌中，循中指出其端。

其支者，別掌中，循小指次指出其端。

是動則病，手熱，肘攣，掖腫，甚則胷中滿，心澹澹大動，面赤目黃。

是心主脈所生病者，煩心，心痛，掌中熱。

爲此諸病，盛則寫之，虛則補之。熱則疾之，寒則留之，陷下則灸之，不盛不虛，以經取之。

盛者，則寸口大一倍於人迎。虛者，則寸口反小於人迎。

三焦手少陽之脈，起於小指次指之端，上出兩指之間，循手表出臂外兩骨之間，上貫肘，循臑外上肩，而交出足少陽之後，入缺盆，布膻中，散絡心包，下鬲，偏屬三焦。

案，如布、散、偏三字一樣，心之血氣所到，三焦所布所散所徧也。　今見日鈔本，徧寫作偏，非。

其支者，從膻中上出缺盆，上項，係耳後，直上，出耳上角以屈，下頰至䪼。

其支者，從耳後入耳中，出走耳前，過客主人前，交頰，至目兑眥。

是動則病，耳聾，渾渾淳淳，嗌腫喉痹。　案，楊注云，渾渾淳淳，耳聾聲也。

是主氣所生病者，汗出，目兑眥痛，頰痛，耳後肩臑肘臂外皆痛，小指次指不用。

爲此諸病，盛則寫之，虛則補之。熱則疾之，寒則留之，陷下則灸之，不盛不虛，以經取之。

盛者，則人迎大一倍於寸口。虛者，則人迎反小於寸口。

膽足少陽之脈，起於目兑眥，上抵角，下耳後，循頸行手少陽之前，至肩上，卻，交出手少陽之後，入缺盆。

其支者，從耳後入耳中，出走耳前，至目兑眥後。

其支者，別目兑眥，下大迎，合手少陽於䪼，下加頰車，下頸，合缺盆，以下胷中，貫鬲，絡肝，屬膽，循脅裏，出氣街，繞毛際，横入髀厭中。

案，楊注云，股外髀樞，名曰髀厭也。　高按，此章厭字，經文及楊注髀厭三厭字皆寫爲疒旁。

其直者，從缺盆下掖，循胷，過季脅，下合髀厭中，以下循髀太陽，出膝外廉，下外輔骨之前，直下，抵絕骨之端，下出外踝之前，循足跗上，入小指次指之間。

其支者，別跗上，入大指之間，循大指歧内出其端，還貫爪甲，出三毛。

是動則病，口苦，善太息，心脅痛，不能反側，甚則面塵，體無膏澤，足少陽反熱，是爲陽厥。

是主骨所生病者，頭角顑痛，目兑眥痛，缺盆中腫痛，掖下腫，馬刀俠嬰，汗出振寒，瘧，胷脅肋髀膝外至脛絕骨外踝前，及諸節皆痛，小指次指不用。

案，楊注云，水以主骨，骨生足少陽，故足少陽痛病還主骨也。額角在髮際也，頭角謂頂兩箱額角後高骨角也。顪,謂牙車骨,上抵顳以下者名爲顪骨。

爲此諸病,盛則寫之,虛則補之。熱則疾之,寒則留之,陷下則灸之,不盛不虛,以經取之。

盛者,則人迎大一倍於寸口。虛者,則人迎反小於寸口。

肝足厥陰之脈,起於大指藂毛之上,循足跗上廉,去内踝一寸,上踝八寸,交出太陰之後,上膕内廉,循陰股,入毛中,還陰器,抵少腹,俠胃,屬肝,絡膽,上貫鬲,布脅肋,循喉嚨之後,上入頏顙,連目系,上出額,與督脈會於巔。

其支者,從目系下頰裏,環唇内。

其支者,復從肝別,貫鬲,上注肺。

是動則病,腰痛不可以俛仰,丈夫㿗疝,婦人少腹腫,腰痛,甚則嗌乾,面塵。

是主肝所生病者,胷滿歐逆,飡洩,狐疝,遺溺,閉癃。

案,楊注云,脈抵少腹俠胃,故生飡洩也。狐,夜不得尿,至明始得,人病與狐相似,因曰狐疝。有本作㿗疝,謂偏㿗病也。癃,篆文痳字,此經淋病也,音隆。　高按,今整理本兩飡字均作飧,今見日鈔本均寫作喰。又,日鈔本遺字重。

爲此諸病,盛則寫之,虛則補之。熱則疾之,寒則留之,陷下則灸之,不盛不虛,以經取之。

盛者,則寸口大一倍於人迎。虛者,則寸口反小於人迎。

案,十二經脈之絡屬者,府先絡藏,後歸屬本府,藏則先屬本藏,而後絡府。唯肺手太陰脈先絡大腸再上屬肺,肺爲華蓋,水之上源,主輸布者,大腸血氣和則得,故藏府表裏關聯之著者,莫過於肺與大腸。又,脾與胃,雖言表裏,其實重在胃爲中焦之主,爲血氣之源,水穀之海,脾爲胃行津液,故脾脈屬脾絡胃,胃脈亦先屬胃而再絡脾,故脾胃一也。故脾惡溼喜燥,芳香化溼之劑利於脾者,爲胃行津液也。胰腺之病在脾,在芳香化溼而已。

經脈病解

平按,此篇見《素問》卷十三第四十九《脈解》篇。又按,《素問新校正》云,詳此篇所解,多《甲乙經》是動所生之病,雖復少有異處,大概則不殊矣。

太陽所謂(腫)【尰】,腰脽痛者,正月大陽寅。寅,大陽也。正月陽氣出在上,而陰氣盛,陽未得自次也,故(腫)【尰】,腰脽痛。

偏虛爲跛者,正月陽凍解,地氣而出也。所謂偏虛者,冬寒頗有不足者,故偏虛,故跛。

案,腫,當作尰。尰,脛氣腫,本作瘇(《說文》),徐曰下溼地則生此疾。 寅大陽三字疑衍。此章當讀作**【太陽所謂尰,腰脽痛者,正月大陽,寅也,正月陽氣出在上,而陰氣盛,陽未得自次也,故尰,腰脽痛。偏虛爲跛者,正月陽凍解,地氣而出也,所謂偏虛者,冬寒頗,有不足者,故偏虛,故跛。】** 陽未得自次也,次者,序也,舍也,處也,至也,至又與志可通假。謂正月陰氣尚盛,陽氣生于上而其序未成,其舍未安,其志未遂也。故有偏虛頗不足。 腰脽痛者,腰痛及脽也。脽,髖也,臀也,太陽經所過也。 出在上,出,行也,生也。在上者,對地陰盛而言。 正月,陽氣自外來,在上,陽凍解,陰正盛於下,太陽之陽不得其志未成其序,故下爲尰,上爲痛。 頗跛音近義同,偏也,有偏勝故有不足也,有所偏任也,寒有偏勝陽有不足。 陽凍方解者,陽氣初在上也,陽氣來復,自外而來也。陽凍,是地表之凍也。地氣而出也,而,猶乃也,以也。出,由內外出也。 冬寒頗不足者,地氣無所出也,與外陽無所交,故跛。

所謂強上者,陽氣大上而爭,故強上。

案,楊注云,三陽向盛,與三陰戰,得大得上,而陰猶爭也。

所謂耳鳴者,陽氣(萬)【厲】物上而躍,故耳鳴。

案,萬字疑爲厲字之誤。厲,激厲,磨厲。厲又有上行之義。躍者,跳躍踊動也。言陽氣激厲物上而踊動,故耳鳴。

所謂甚則狂癲疾者,陽盡在上而陰氣從下,下虛上實,故癲疾。

案,下虛上實者陽也。從,自也,陰氣自在下也。

所謂浮爲聾者,皆在氣也。

所謂人中爲瘖者,陽氣已衰,故爲瘖。內奪而厥,則爲瘖痱,此腎虛也,少陰不至,少陰不至者厥也。

少陽所謂心脅痛者,言少陽戌也。戌者,心之所表也。九月陽盡而陰氣盛,故心脅痛。

案,戌,少陽也(九月辰名曰戌)。少陽手三焦經脈,布膻中,散絡心包,徧屬三焦。少陽足膽脈,下膻中貫鬲絡肝,屬膽,循脅裏出氣街。 又,戌,威也,九月昜氣微，萬物畢成，昜下入地也。五行土生於戊，盛於戌（《説文》）。又，戌，今見日鈔本寫作成。

所謂不可反側者，陰氣藏物也，物藏則不動，故曰不可反側。

案，陰内盛滿者不得轉側。此不可反側當上承心脅痛而言。

所謂甚則躍者，九月萬物盡衰，草木畢落而墮也，則氣去陽而之陰，而陽之下長也，故曰躍。

案，陽之下長者，陽動於下，故甚則躍。

陽明所謂洒洒振寒者，陽明者，午也，五月盛陽之陰也。陽盛而陰氣加之，故洒洒振寒。

所謂脛腫而股不收者，五月盛陽之陰也，陽者衰於五月，而陰氣一下與陽始爭，故脛腫而股不收。

案，一下，謂其初顯也，初也。又，一，全也，一下者，全在下也。又，一下者，言其驟然也。

所謂上喘爲水者，曰陰氣下，下復上，上則邪客於藏府閒，故爲水。

案，爲，因也。上喘爲水者，因水邪而致上喘也。

所謂胷痛少氣者，水在藏府也。水者陰氣也，陰氣在中，故少氣。

案，水遏陽氣。

所謂甚則厥，惡人與火，聞木音惕然而驚者，陽【氣】與陰氣相薄，水火相惡，故惕然而驚。

案，本書脱一氣字，據今見日鈔本補。

所謂志欲獨，閉戶牖而處者，陰陽相薄也，陽盡而陰盛也，故欲獨，閉戶牖居。

所謂病重至，則欲乘高而歌，棄衣而走者，陰陽復爭，而外幷於陽也，故使之棄衣而走。

案，楊注云，陰陽相爭，陰少陽多，陰幷外陽，故欲棄衣走也。高按，病重至，即陰陽復爭，重復同義。外幷於陽者，是内爭之爭外幷于陽。《源候論》巢氏曰氣幷於陽。

所謂客孫脈，則頭痛鼻鼽腹腫者，陽明幷於上。上者，則其孫脈太陰也。故頭痛鼻鼽腹腫。

太陰所謂病脹者，曰太陰者，子也，十一月，萬物氣皆藏於中，故曰病脹。

案，以陰喻邪氣，以月氣之變喻邪正之爭，是未必十一月必作脹，未必五月則必脛腫而股不收。

所謂上走心爲噫者，曰陰氣盛而上走陽，陽者陽明，絡屬心，故曰上走心爲噫。

所謂食則歐者，曰物盛滿而上溢，故歐。

所謂得後與氣，則快然而衰者，曰十一月，陰氣下衰，而陽氣且出，故曰得後與氣則快然而衰。

少陰所謂腰痛者，曰少陰者，腎也，七月，萬物陽氣背傷，故腰痛。

案，背者，見去也。傷者，衰減也。

所謂（上氣）【歐】欬，上氣喘者，曰陰氣在下，陽氣在上，諸氣浮，無所依存，故歐欬上氣喘也。

案，所謂歐欬，原書作所謂上氣欬，今整理本編者按，上氣，涉下而誤，當據後文及楊注作歐，與《素問·脈解》合。　高按，今見日鈔本寫作，所謂上氣欬，上氣喘者。此章重在申述氣浮在上，原書經文未必誤也。今並存之。

所謂邑邑不能久立，坐起則目䀮䀮無所見者，萬物陰陽不定，未有主也。秋氣始至，微霜始下，而方殺萬物，陰陽內奪，故曰目䀮䀮無所見也。

案，邑邑，悒悒，悒，不安也，憂也。於邑，氣逆結不下也，短氣也（《康熙字典》）。　䀮，當作𥆨，音荒或茫，目不明。　而，猶乃也。　方，蒲光切，音旁，大也，廣也，博也，徧也，横也，通也。而方殺萬物者，乃廣殺萬物也。　又，殺，今見日鈔本字有損壞，似作斂字。

所謂少氣喜怒者，陽氣熱不治，陽氣不得出，肝氣當治而未得也，故喜怒者，名曰前厥。

案，治，順也，平也。

所謂恐如人將捕之者，秋氣，萬物未得畢去，陰氣少，陽氣入，陰陽相薄，故恐。

案，譬若秋氣，萬物未得畢去。去，藏也。　又，陽氣入，今見日鈔本，無入字。

或讀若【秋氣，萬物未得畢去陰氣，少陽氣，陰陽相薄。】陰氣者，生氣也。

所謂惡聞食臭者，胃無氣，故惡聞食臭也。

所謂面黑地色者，【曰】秋氣内奪，故變於色也。

案，亦若舉例而言也。　又，今見日鈔本有一曰字。

所謂欬則有血者，陽脈傷也。陽氣未盛於上，腹滿，【滿】則欬，故血見於鼻也。

案，腹滿則欬。今見日鈔本滿字下有重文符。

厥陰所謂頹疝，婦人少腹腫者，曰厥陰者，辰也，三月陽中之陰也，邪在中，故曰頹疝少腹腫。

案，厥陰者，辰也。

所謂腰脊痛，不可俛仰者，三月，一振榮華，而萬物一俛而不仰也。

案，陽未成而陰重襲之。　又，此一振，一俛，與前文而陰陽一下與陽始爭，及下文陰一盛而脹者，可參看。

所謂釘癃膚脹者，曰，陰一盛而脹，陰脹不通，故曰頹癃。

案，釘者根深，陰也，此陰盛，癃者陰之閉也，此陰盛陽虛。陰一盛，一，全也，獨也，初也，一旦也。楊注云，毒熱客於厥陰，故爲釘腫。

所謂甚則嗌乾，熱中者，陰陽相薄而熱，則乾，故曰嗌乾也。

案，所謂病解者，大約如病理，如本篇所舉，中醫病理，往往類如個案，比類而然者衆，後來者不可泥其一端而是。

陽明脈病

平按：此篇見《素問》卷八第三十《陽明脈解》篇，又見《甲乙經》卷七第二。　高按，篇名原作陽明脈解，據今見日鈔本改，與經文相副。

黄帝問於岐伯曰，陽明之脈病，惡人與火，聞木音則惕然而驚。鐘鼓不爲動。聞木音而驚者，願聞其故。

岐伯對曰，陽明者，胃之脈也。胃者，土也。故聞木音而驚者，土惡木也。

黄帝曰，善。其惡火，何也。

岐伯曰，陽明主肉，其血盛，邪客之則熱，熱甚則惡火。

其惡人，何也。

岐伯曰，陽明厥則喘如悗，悗則惡人。 案，惡人者，惡與人交流也。

黃帝曰，善。或喘而死者，或喘生者，其故何也。

岐伯曰，厥逆連藏則死，連經則生。

案，陽明厥逆喘悗，類今所見之心病之喘氣急，此古人心胃難辨之又一佐證。 又，連藏則死，連，屬也，繇也，繇藏病作喘者難治，心也。 連經則生者，是陽明經脈也，胃也，可治。陽明者血氣最盛(心亦然)，其經脈上可至巔頂，下可及足底，中則屬胃中州，其病陽易盛壯然。 又，連，連坐株連之連也，累及也。

黃帝曰，善。陽明病甚，則棄衣而走，登高而歌，或至不食數日，踰垣上屋。所上，非其素時所能也，病反能，何也。

岐伯曰，四支者，諸陽之本也，邪盛則四支實，實則能登高。

案，諸陽之本者，十二正經中陽經所發起者也。

其棄衣，何也。

岐伯曰，熱盛於身，故棄衣而走。

其罵詈不避親疏，而歌者，何也。 案，而，猶與也，及也(《釋詞》)。

岐伯曰，陽盛則使人不欲食，故妄言。

案，飲食助陽，今陽盛故不欲之。古人今人有辟穀者，或可誘發己身內在之陽者乎？

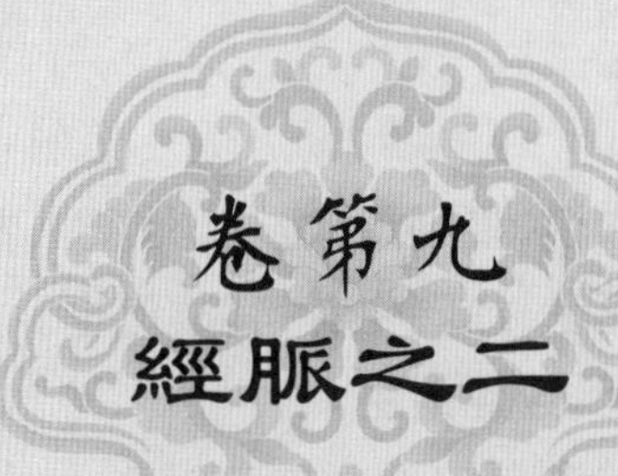

卷第九
經脈之二

經脈正別

平按：此篇見《靈樞》卷三第十一《經別》篇，又見《甲乙經》卷二第一下篇。

黃帝問於岐伯曰，余聞人之合於天道也，內有五藏，以應五音五色五時五味五位。外有六府，以應六律，六律建，主陽。

案，建，成用。寒暑是宜，六律成用（《藝文類聚》卷七十七）。

諸經而合之，十二月十二辰十二節，十二經水十二時十二經脈者，此五藏六府之所以應天道也。

夫十二經脈者，人之所以生，病之所以成，人之所以治。

病之所（以）起，學之所（以）始，工之所止也。

粗之所易，工之所難也。

案，兩以字衍，當讀作【**病之所起，學之所始，工之所止也。**】前三句是言生理，十二經脈與人身俱有同生而成人。言病不言邪者，邪在於十二經脈方可成病，病之所成必在於經脈，繇于經脈也。人之所以治者，治，平也，平而無疾無病曰治，與病相對，亦在於十二經脈也。後三句在臨床，學，學醫也，必始於十二經脈；工之所止，止有兩端，一則上醫知用知止，止乎十二經脈之平也。一則知有所當止而學之，因其難，精妙深奧。

請問其離合出入，奈何。岐伯稽首再拜，答曰，明乎哉問也。

此粗之所過，工之所息也，請卒言之。

案，過與息，即上文之易與難也。

足太陽之正，別入於膕中，其一道下尻五寸別入於肛，屬於膀胱，【散】之腎，循膂當心入散。

直者從膂上出於項，復屬於太陽，此爲一經。

案，楊注云，十二大經復有正別，正，謂六陽大經別行還合府經。別，謂六陰大經別行合於府經，不還本經，故名爲別。足少陰足厥陰雖稱爲正，生別經不還本經也，唯此二陰爲正，餘陰皆別。或以諸陰爲正者，黄帝以後撰集之人以二本莫定，故前後時有稱或，有言一曰，皆是不定之說。　又云，肛謂白脏，亦名廣腸。　高按，之腎，今整理本編者按當作散之腎，合於楊注及本書後文，及《靈樞》《甲乙》。　其一道者，謂此道也，道，取道之義。　下尻，尻下也。尻，椎骨末端，脽也（脽者，尻也，髖也，臀也，尻骨也），當爲平尻之臀位點。　自膕而上至尻下五寸處別入於肛，別非分別也，乃是不循臀而上之義也。　當心入散，心爲中央之義。入者，入於藏府三焦，散者，非止一線一處也。　足太陽自項夾脊而下，經絡之氣行，實則自有上下，可謂下行上逆，但不可謂止下不上。故云此爲一經，一周也。一，備也，周全也。　又，言正經別絡，孫浮脈絡，任督蹻維，則經絡固以經緯網絡，然其血氣則密密匝匝未可分也，其血氣之往來流復，亦非或往不來，或來無往，是皆有往有來，并行不悖矣。　又，此謂足太陽別入於肛，屬於膀胱，（散）之腎，此可爲腎司二便之又一證乎。今見《針灸大成》，足少陰足膀胱均不言入肛者。

足少陰之正，至膕中，別走太陽而合，上至腎，當十四椎出，屬帶脈。

直者繫舌本，復出於項，合於太陽，此爲一合。

或以諸陰之別皆爲正。

案，楊注云，足三陽大經從頭至足，其正別則從足向頭，其別皆從足指大經終處別而上行，並至其出處而論屬合也。足三陰大經從足至胸，其正別則從足上行向頭，亦至其出處而言屬合。　又云，此太陽少陰表裏以爲一合也。　高按，別入他經之相交接，合於他經之正別，互文見義，經氣之交接流轉，亦是血氣之往復上下相合，不離不棄者也。故正別當連續。

足少陽之正，繞髀入毛際，合於厥陰。

別者，入季肋之間，循胷裏，屬膽，散之上肝，貫心，上俠咽，出頤頷中，散於面，繫目系，合少陽於外眥。

足厥陰之正，別跗上，上至毛際，入合於少陽，與別俱行，此爲二合。

案，平按，跗，正統本《甲乙經》作膝。

足陽明之正，上至髀，入於腹裏，屬於胃，散之脾，上通於心，上循咽出於口，上頞䪼，還繫目系，合於陽明。

案，陽明脈氣上行，脾在胃下，而先言胃者，陽明屬胃也。　平按，上至髀，髀字正統本《甲乙經》作踝。

足太陰之別，上至髀，合於陽明，與別俱行，上絡於咽，貫舌本，此爲

三合。

手太陽之正,指地,别於肩解,入掖走心,繫小腸。

案,指地,義不明,或是手臂下垂之義。又,地與底通,指地者,手少陽起於手小指之端,則掌側可謂底也。存疑。　楊注云,地,下也。手太陽正,從手至肩,下行走心,繫小腸,爲指地也。小腸,卽太陽也。手之六經,唯此一經下行,餘並上行向頭也。

手少陰之别,入於泉掖兩筋之閒,屬於心,上走喉嚨,出於面,合目内眥,此爲四合。

案,泉掖,今見日鈔本寫作淵腋。

手少陽之正,指天,别於顛,入於缺盆,下走三焦,散於胷中。

案,手少陽起於手小指次指之端。指天之義亦存疑。或當指端手背側。

手心主之别,下泉掖三寸,入於胷中,别屬三焦,上循喉嚨,出耳後,合少陽完骨之下,此爲五合。

案,泉掖,今見日鈔本寫作淵掖。

手陽明之正,至膺乳,别,上於肩髃,入柱骨之下,走大腸,屬於肺,上循喉嚨,出缺盆,合於陽明。

手太陰之别,入泉掖少陰之前,入走肺,散之大腸,上出缺盆,循喉嚨,復合陽明,此爲六合。

案,天地四方爲六合,十二經脈亦言六合,“會通六合”,陰陽相交接曰合。經脈之走之入之散之别之屬之出入之循上下,有序無序,往往不以藏府之上下高低内外爲故,常先有陰陽表裏之和,再有藏府之别也。　又,泉掖,今見日鈔本寫作側掖。復合陽明,復字寫如後字,與經文諸復字寫法不同。經文散之大腸,散不可作合解。則作側作後文義略勝,今存之云,**【手太陰之别,入側掖少陰之前,入走肺,散之大腸,上出缺盆,循喉嚨後合陽明,此爲六合。】**

脈行同異

平按,此篇自篇首至因天之序,見《靈樞》卷十第七十一《邪客》篇。自手太陰之脈至逆數之曲折也,見《甲乙經》卷三第二十四。又自心主之脈至内絡心肺,見《甲乙經》卷三第二十五。自黃帝曰手少陰至因天之敘,見《甲乙經》卷三第二十六。自黃帝曰經脈十二至末,見《靈樞》卷九第六十二《動腧》篇,又見《甲乙經》卷二第一下篇。

黃帝問於岐伯曰,脈之屈折出入之處,焉至而出,焉至而止,焉至而徐,焉至而疾,焉至而入六府之輸於身者,余願盡聞其序。別離之處,離而入陰,別而行陽,皆何道從行,願聞其方。

岐伯對曰,窘乎哉問。明乎哉道。

黃帝曰,願卒聞之。岐伯曰,

手太陰之脈,出於大指之端,内屈,循白肉,至本節之後大泉,留以澹,以外屈上於本節。以下内屈,與手少陰心主諸絡會於魚際,數脈并注。其氣滑利,伏行壅骨之下,外屈出於寸口而行,上至於肘内廉,入於大筋之下,内屈上行臑陰,入掖下,内屈走肺,此順行逆數之屈折也。

案,留,有所留止則易盈,或作溜,溜而澹澹以動,是謂大泉。泉,今見日鈔本寫作淵。　楊注云,停留成澹而動。澹,徒濫反。　又,楊注云,手太陰一經之中,上下常行名之爲順。數其屈折,從手向身,故曰逆數也。　高按,逆數屈折,數,述也,乃爲循經取穴之便耳。　又,平按,與手少陰心主諸絡,《靈樞》《甲乙經》作與諸陰絡。

心主之脈,出於中指之端,内屈,循中指内廉以上,留於掌中,伏行兩骨之閒,外屈其兩筋之閒骨肉之際,其氣滑利,上行三寸,外屈,行兩筋之閒,上至肘内廉,入於小筋之下,兩骨之會,上入於胷中,内絡心肺。

黃帝曰,手少陰之脈獨無輸,何也。岐伯曰,

少陰,心脈也。心者,五藏六府之大主也,精神之舍也。其藏堅固,邪弗能客也。客之則心傷,心傷則神去,神去則死矣。故諸邪之在於心者,皆在於心之包絡。包絡者,心主之脈也,故獨無輸焉。

黃帝曰,少陰獨無輸者,不病乎。

岐伯曰,其外經病而藏不病,故獨取其經於掌後兑骨之端。

案,楊注云,至於飲食資心以致病者,不得無邪,所以少陰心之主所生病皆有療也。又《明堂》手少陰亦有五輸,主病不得無輸,即其信也。兑骨之端,手少陰輸也。

其餘脈,出入屈折,其行之徐疾,皆如手太陰心主之脈行也。

案,平按,手太陰,《靈樞》作手少陰,《甲乙經》同,注云少陰,少字宜作太字。

《銅人經》作厥字，正統本《甲乙經》宜作厥。

故本輸者，皆因其氣之實虛疾徐以取之，是謂因衝而寫，因衰而補。如是者，邪氣得去，眞氣堅固，是謂因天之序。

案，因衝而寫，因衰而補，此後世迎隨補瀉之濫觴。因，就也。　楊注云，衝，盛也。眞氣，和氣也。

黄帝曰，經脈十二，而手太陰，足少陰陽明獨動不休，何也。

岐伯曰，足陽明，胃脈也。胃者，五藏六府之海也。

案，楊注云，穀入於胃，變爲糟粕，津液，宗氣，分爲三隧。泌津液注之於脈，化而爲血，以營四末，内注五藏六府，以應刻數，名爲營氣。其出悍氣慓疾，先行四末分肉皮膚之間，晝夜不休者，名爲衛氣。營出中焦，衛出上焦也。大氣摶而不行，名爲宗氣，積於胸中，命曰氣海，出於肺，循喉嚨，呼則出，吸則入也。故胃爲五藏六府之海也。

其清氣上注於肺，氣從太陰而行之。其行也，以息往來。

故人一呼脈再動，一吸脈亦再動，呼吸不已，故動而不止。

黄帝曰，氣之過於寸口也，上焉息，下焉伏，何道從還。不知其極。

案，楊注云，氣謂手太陰脈氣，從手寸口上入肺而息，從肺下至手指而屈。伏，屈也。肺氣循手太陰脈道下手至手指端，還肺之時，爲從本脈而還，爲別有脈道還也，吾不知端極之也。

岐伯曰，氣之離於藏也，卒如弓弩之發，如水之下崖，上於魚以反，衰其餘，衰散以逆上，故其行微。

案，此雖言是太陰之脈氣，但當指一身之脈氣。　上下息伏，《靈樞》《甲乙》字句有異，然上息下伏則一也。　又，脈氣至此有往來反復之迴旋，故能以察血氣藏府之動，故人迎趺陽有上下息伏之動之聚散者，皆可以察脈氣，知藏府，自古而下獨取寸口者，或以其便利故也，或以肺主呼吸司氣機朝百脈故也。　又，高按，上於魚以反，反，極也，極而反，故衰其餘。

黄帝曰，足之陽明，何因而動。岐伯曰，

胃氣上注於肺，其悍氣上衝頭者，循咽上走空竅，循眼系入絡腦，出(頷)【頂】，下客主人，循牙車合陽明，幷下人迎，此胃氣別走於陽明者也。

故陰陽上下,其動也若一。

案,出頷,今見日鈔本寫作出頂。

楊注云,問曰,十二經脈別走,皆從藏之陰,絡別走之陽,亦從府之陽絡,別走之陰。此之別走,乃別胃府盛氣,還走胃脈陽明經者,何也。答曰,胃者水穀之海,五藏六府皆悉稟之,別起一道之氣合於陽明,故陽明得在經脈中長動,在結喉兩箱名曰人迎,五藏六府脈氣並出其中,所以別走與餘不同。

高按,依楊注,長動者乃是胃氣使然,則寸口亦胃氣之動,故可察病。此胃氣之動,今人謂之乃心之動也。

又,楊注云,陰謂寸口,手太陰也。陽謂人迎,足陽明也。上謂人迎,下謂寸口,有其二義,人迎是陽,所以居上也。寸口是陰,所以居下也。又人迎在頸,所以爲上。寸口在手,所以爲下。人迎寸口之動,上下相應俱來,譬之引繩,故若一也。所論人迎寸口,唯出黃帝正經,計此之外,不可更有異端。近相傳者,直以兩手左右爲人迎寸口,是則兩手相望以爲上下,竟無正經可憑,恐誤物深也。

高按,故陰陽上下其動若一,此句固當重視,然何謂陰陽上下則楊注不塙。胃氣走於肺太陰,達於胃陽明,是爲一陰一陽。陰主裹是一身之脈氣血氣(脈即血脈。宗氣摶於胸中)。陽乃一身衞氣即悍氣,自上達於下,見於足背而長動不已。上下,乃是上下出入之省文,是胃氣達於周身耳,非即是某一手頸頭足,若強分之則上爲寸口,下爲趺陽又有何不可。其動若一者,一乃同一之一,齊也。

故陽病而陽脈小者爲逆,陰病而陰脈大者爲逆。

案,楊注云,陽大陰小,乃是陰陽之性。陽病,人迎大小俱病,而大者爲順,小者爲逆。陰病,寸口大小俱病,而小者爲順,大者爲逆。　高按,陽道實,常宜小。陰道虛,常宜大。今病而脈反常,是爲逆,難治,楊注亦得之。

故陰陽俱靜與其動,若引繩,相頓者,病也。

案,引,緊張。若繩張引,動靜一也,其相頓者,病矣。

黃帝曰,足少陰何因而動。岐伯曰,

衝脈者,十二經之海也。與少陰之大絡,起於腎下,出於氣街,循陰股內廉,邪入膕中,循脛骨內廉,並少陰之經,下入內踝之後,入足下。其別者,邪入踝,出屬跗上,入大指之間,注諸絡以溫足脛,此脈之常動者也。

案,一言以蔽之,注諸絡以溫足脛。與寸口太陰趺陽陽明之動不同。屬,踝關節屬。

黄帝曰，營衞之行也，上下相貫，如環之毋端。今有其卒然遇邪氣，及逢大寒，手足懈惰，其脈陰陽之道，相輸之會，行相失也，氣何由得還。

岐伯曰，夫四末，陰陽之會者，此氣之大絡也。四街者，氣之徑也。故絡絕則經通，四末解則氣從合，相輸如環。

黄帝曰，善。此所謂如環之毋端，莫知其紀，終而復始之謂也。

案，手足四末脈絡之輸會所在，是全身血氣之所外見。　現代所謂血脈之側支循環建立或開放乃是病理，血氣之别路相通則是常態。　又，楊注云，四末，謂四支，身之末也。四街，謂胸腹頭胻，脈氣道也。　高按，四末者，相對於軀幹之本，四支可謂末。而四街者，或當是四支接軀幹處也。　又，街，都邑中之大道也，四支經脈至軀幹處後各主其藏府，大道通矣。　又四末解則氣從合，解，達也，利也。從，音縱，合也。從合者，亦合從也。古人云，以利合曰從（《匯纂》引）。　此節所謂邪與大寒，皆在表也，客阻於絡而未傷於經也，故血氣之徑尚通行，則邪寒去而病愈而無後遺證。若内外所傷，至於經者，手足不遂，難治，或爲遷延，或留後遺。　紀，理也、數也、基也、緒也、初也。

經絡别異

平按，此篇見《靈樞》卷三第十《經脈》篇，又見《甲乙經》卷二第一下篇。

黄帝曰，經脈十二，經脈者，伏行分肉之間，深而不見。其常見者，足太陰過於内踝之上，毋所隱，故見也。諸脈之浮而常見者，皆絡脈也。

六經絡，手陽明少陽之大絡也，起於五指間，上合肘中。

飲酒者，衞氣先行皮膚，先充絡脈，絡脈先盛，故衞氣已平，營氣乃滿，而經脈大盛也。

案，平，均也，亦滿也。　高按，疑絡脈二字衍，當讀若【**衞氣先行，皮膚先充，絡脈先盛。**】

脈之卒然動者，皆邪氣居之，留於本末。不動則熱，不堅則陷且空，不與衆同，是以知其何脈之病。

案，脈卒然而動者，是脈氣相應於邪氣之居也。　本末者，楊注即是此經本末也，高按，本末者是謂經脈在表之絡脈，及在内之所主藏府。藏府之氣應於經脈，脈氣動爲實，爲在表。　不動則熱者，感邪而脈無所應，藏府之應不得外達則内熱。鬱於表與邪相搏則寒熱作。　不堅，藏府脈氣不實，虚也。故病則陷，脈氣爲空者，是脈氣不足也。若病在内脈氣陷且空，是藏府自救，脈氣乃去之象。　衆，常也。

雷公曰，何以知經脈之與絡脈異耶。黃帝曰，
經脈者，常不可見。其虛實也，以氣口知之。脈之見者，皆絡脈也。

雷公曰，細子無以明其然。黃帝曰，
諸絡脈皆不能經大節之閒，必行絕而道出入，復合於皮中，其會皆見於外。

案，楊注云，大節，謂四支十二大節等也。凡絡脈之行，至大節閒止，緣於絡道出節至外，入於皮中，與餘絡合見於皮。絕，止也。　高按，楊注不安，既言絡脈之行止，又曰緣於絡道出，更訓絕爲止。平按，而道二字《靈樞》《甲乙經》作道而。依平按，作【**必行絕道而出入，**】謂道絕而行不絕，文義略勝，可據改。　絕道者，言不得通過之處也，卽大節之閒。而，乃也。道可絕而行不可絕。言出入者，有出必有入，不離於身。

故諸刺絡脈者，必刺其結上，甚血者雖毋結，急取之以寫其邪而出其血，留之發爲痹。

案，亦可讀作【**必刺其結上甚血者，雖毋結，急取之，以寫其邪而出其血。**】

凡診絡脈，脈色青則寒且痛，赤則有熱。
胃中寒，手魚之絡多青矣。胃中有熱，魚絡亦赤。
魚黑者，留久痹也。其有赤有青有黑者，寒熱。
其青而小短者，少氣也。

案，此舉手魚診法也。寒熱後疑有脫文，當留心。或當作【**魚黑者留，久痹也。**】　又，現代所謂“肝掌”或爲胃中有熱，甚則妄行而吐血，當予清胃敗火之劑，兼有便溏肢腫者，是乃脾虛胃旺也，治宜益氣健脾，和胃降火。　又，脾胃土主四支主肌肉，上肢其末之肉乃是大魚，小魚者臂也。　又，寒熱者，謂有寒熱往來交爭也，故色見斑駁夾雜。

凡刺，寒熱者皆多血絡，必閒日而一取之，血盡而止，乃調其虛實。
其小而短者，少氣，甚寫之則悗，悗甚則仆，不能言。悗則急坐之。

案，或當讀作【**其小而短者少氣甚，寫之則悗。**】

十五絡脈

平按，此篇見《靈樞》卷三第十《經脈》篇，又見《甲乙經》卷二第一下篇。

手太陰之別，名曰列缺。起於掖下分間，並太陰之經直入掌中，散，入於魚際。

其病，手兑掌熱，取之去腕一寸半，別走陽明。

案，楊注云，十二正經，有八奇經，合二十脈，名爲之經。二十脈中，十二經脈督脈及任脈衝脈有十四經，各別出一脈，有十四脈，脾藏復出一脈，合有十五脈，名爲大絡。任衝及脾所出，散絡而已。餘十三絡，從經而出，行散絡已，別走餘經，以爲交通。從十五絡別出小絡，名爲孫絡。任衝二脈雖別，同稱一絡，名曰尾翳，似不別也。別於太陰□經，故曰別也，餘皆放之。此別走絡，分別大經。所以稱缺，此穴列於缺減大經之處，故曰列缺也。　又，楊注，並，薄浪反。高按，並，蒲浪反，音傍，去聲，近也。又，部滿切，讀如伴。　又，楊注中，有，又也。　又，腕，今見日鈔本寫作捥，下同。

手少陰之別，名曰通里。去腕一寸，別而上行，循經入于心中。繫舌本。屬目系。

其實則支鬲，虛則不能言，取之腕後一寸。別走太陽。

案，楊注云，里，居處也。此穴乃是手少陰脈氣別通爲絡居處，故曰通里也。支，搘也。少陰脈起心中，故實則搘膈而閒之，虛則不能言也。　高按，搘者，捂也，邪撐曰捂。

手心主之別，名曰內關。去腕二寸，出於兩筋閒，循經以上，繫於心包，絡心系。

實則心痛，虛則爲煩。取之兩筋閒。

案，楊注云，手心主至此太陰少陰之內，起於別絡，內通心包，入於少陽，故曰內關也。　楊注又云，檢《明堂》經兩筋閒下，有別走少陽之言，此經無者，當是脱也。

手太陽之別，名曰支正。去腕五寸，內注少陰。

其別者，上走肘，絡肩髃。

實則節施肘廢。虛則生肬，小者如指痂疥。取之所別。

案，楊注云，施，縱緩也。肬音尤，疻也，又贅也，皮外小結也。疻音目。痂，假瑕反，瘡甲也。疥，公薤反。　高按，施，弛也。廢，置也，止也，不用曰廢。肬即後人所稱之疣。實者，實邪如寒外來而痹之，故節弛肘廢。虛者本虛，氣血不足，外染邪毒可生肬疻。手太陽小腸乃心之表裏，虛則心火相移，最見瘡瘍。又多氣血，外邪相引則易亢。　又，楊注云，正，正經也。支，絡脈也。太陽正經之上，支別此絡，走向少陰，故曰支正也。

手陽明之別，名曰偏歷。去腕三寸，別走太陰。

其別者，上循臂乘肩髃，上曲頰(偏)【徧】齒。

其別者入耳，會於宗脈。

實則齲，耳聾，虛則齒寒，瘅鬲。取之所別。

案，乘，登也，王力以爲騰登升乃同源字，騰亦登也(《同源字典》)。　偏，當作徧，徧偏兩字不通用，平按誤。　又，宗脈，楊注云，手陽明絡上於曲頰，偏入下齒之中。宗，總也。耳中有手太陽手少陽足少陽足陽明絡四脈總會之處，故曰宗脈。　王氏《資生經》載耳後有瘈脈又名資脈，不知與此宗脈是否有關聯，存。　又，瘅鬲，楊注以爲陽虛膈中瘅熱之病，恐失之，他本有作痹鬲者，亦不得解。或當作憚搤(搹)，憚，忌憚，苦也，畏難也。鬲音厄，或作搹，搤，扼，握也，把持也。其脈上臂乘肩，病則不能把持物件，或是一解。　又，楊注云，手陽明經上，偏出此絡，經歷手臂，別走太陰，故曰偏歷也。

手少陽之別，名曰外關。去腕二寸，外繞臂，注胷中，合心主。

其病實則肘攣，虛則不收。取之所別。

案，虛則不收與上條虛則瘅鬲(憚搹)可互參。　楊注云，此處少陽之絡，別行心主外關，故曰外關也。

足太陽之別，名曰飛陽。去踝七寸，別走少陰。

實則鼻窒，頭背痛。虛則鼽衄。取之所別。

案，鼽，《說文》病寒鼻窒也。則與上文鼻窒重文，或此處代指鼻，鼽衄即鼻衄也。　又，桂天香《義證》引《呂氏春秋·盡數》"(鬱)處鼻則爲鼽爲窒"，及《季秋紀》"民多鼽窒"，鼽窒多連用。　又，《釋名》閉塞曰鼽，鼽，久也，涕久不通遂至窒塞也。故此處鼻鼽互義。　楊注云，此太陽絡，別走向少陰經，迅疾如飛，故曰飛陽也。

足少陽之別，名曰光明。去踝五寸，別走厥陰，下絡足跗上。

實則厥。虛則痿躄，坐不能起。取之所別。

案，躄即躃，人不能行也。楊注云，少陽之絡，腰以上實，多生厥逆病也。腰以下脈虛則痿躄，跛不能行也。躄音擘。　又，足跗上，上字衍，平按《靈樞》《甲乙》無上字。楊注分腰以上腰以下者，不知何所本。　又，楊注云，光明卽眼也。少陽厥陽主眼，故少陽絡得其名也。

足陽明之別，名曰豐隆。去踝八寸，別走太陰。

其別者，循脛骨外廉，上絡頭，合諸經之氣，下絡喉嗌。

其病，氣逆則喉痹，卒瘖。實則狂癲疾。虛則足不收，脛枯。取之所別。

案，豐隆，治痰要穴，是可清理頭竅。虛則足不收脛枯，治痿獨取陽明又一佐證。　又，楊注云，足陽明穀氣隆盛，至此處豐溢，出於大絡，故曰豐隆。

足太陰之別，名曰公孫。去本節之後一寸，別走陽明。

其別者，入絡腸胃。

厥氣上逆則霍亂。實則腹中切痛。虛則鼓脹。取之所別。

案，腹中切痛，或作腸中切痛。厥氣上逆者乃肝膽之氣也，乘於脾胃腸府則作霍亂，不論虛實。　又，楊注云，肝木爲公，心火爲子，脾土爲孫，穴在公孫之脈，因名公孫也。　又云，陽明絡入腸胃，清濁相干，厥氣亂於腸胃，遂有霍亂。食多脈實，故腹中痛，無食脈虛，故邪氣脹滿也。

足少(陽)【陰】之別，名曰大鍾。當踝後繞跟，別走太陽。

其別者，並經上走於心包，下貫腰脊。

其病，氣逆則煩悶。實則閉癃。虛則腰痛。取之所別。

案，足少陽之別，陽字，蕭氏刻本之誤也，當作少陰，今整理本已改定。　楊注云，鍾，注也，此穴是少陰大絡別注之處，故曰大鍾。

足厥陰之別，名曰蠡溝。去內踝五寸，別走少陽。

其別者，循(脛)【經】上睾，結於莖。

其病，氣逆則睾腫，卒疝。實則挺長，熱。虛則暴癢。取之所別。

案，脛不至睾，故"循脛上睾"及《靈樞》之"經脛上睾"均非，當《甲乙經》作"循經上睾"是，循厥陰本經也。　又，"虛則暴癢"，疑暴字誤，暴者急也，虛無急證，或當是皋/橐/囊之形誤。　又，楊注云，蠡，力洒反，瓢勺也。胻骨之內，上下虛處有似瓢勺渠溝，此因名曰蠡溝。　又云，睾，囊也。

督脈之別，名曰長強。俠膂上項，上散頭上，下當肩甲，左右別走太陽，入貫膂。

實則脊強。虛則頭重，高搖之。俠脊之有過者，取之所別。

案，俠膂上項，上則散至巔頂上。下者是自項而下，於肩甲水平，左右分別走太陽膀胱。貫膂者，自上而下貫之，故俠膂之所過，皆可取之其別長強，此督脈之所督也。　又，高搖之乃虛病，搖，動也，虛則頭重如上有所動搖，一則不舉，一則虛浮。　平按，《甲乙經》注云《九墟》無高搖之俠脊之有過者九字。　又，楊注云，督脈，諸陽脈長，其氣強盛，穴居其處，故曰長強也。

任衝之別，名曰尾翳。下鳩尾，散於腹。

實則腹皮痛。虛則癢搔。取之所別。

案，楊注云，尾則鳩尾，一名尾翳，是心之蔽骨。此之絡脈，起於尾翳，故得其名。任衝二經，此中合有一絡者，以其營處是同，故合之也。任衝浮絡行腹皮中，故實盛痛也。虛以不足，故邪爲癢。搔，葉牢反。　高按，楊注葉牢二字，今見日鈔本寫若，梟窂。疑葉字誤。

脾之大絡脈，名曰大包。出泉掖下三寸，布胷脅。

實則身盡痛。虛則百節皆縱。此脈若羅絡之血者，皆取之所別。

案，楊注云，脾爲中土，四藏之主，包裹處也，故曰大包也。楊注又云，脾之盛氣，腋下三寸，當泉掖而出，布於胷脅，散於百體。故實則徧身皆痛，虛則穀氣不足，所以百節緩縱。此脈乃是人身之上羅絡之血脈也，由是有病皆取之也。　又，《聚英》大包穴條下云，"淵液下三寸，布胷脅中，出九肋間，脾之大絡，總統陰陽諸絡，由脾灌溉五藏。"又，淵掖，刻本寫作泉掖，據今見日鈔本改。

凡此十五絡者，實則必見。虛則必下，視之不見，求之上下。人經不同，絡脈異所。

經脈皮部

平按，此篇自篇首至而生大病黃帝曰善，見《素問》卷十五第五十六《皮部論》篇。自夫經絡之見也至末，見《素問》卷十五第五十七《經絡論》篇。又自篇首至末，見《甲乙經》卷二第一下篇。

黃帝問岐伯曰，余聞皮有分部，脈有經紀，筋有結絡，骨有度量，其所生病各異。別其分部，左右上下，陰陽所在，病之終始，願聞其道。

岐伯曰，欲知皮部，以經脈爲紀，諸經皆然。

陽明之陽，名曰害蜚。上下同法，視其部中有浮絡者，皆陽明之絡也。

其色多青則痛，多黑則痹，多黃赤則熱，多白則寒，五色皆見則寒熱。

絡盛則入於經，陽主外，陰主內。

案，害蜚，蜚，《春秋》數言“有蜚”，《漢書·五行志》云，“劉向以爲有蜚有蜮不言來者，氣所生，所謂眚也。”又云，“劉歆以爲負蠜也，性不食穀，食穀爲災，介蟲之孽。劉向以爲蜚色青，近青眚也，非中國所有。”《論衡·自然篇》云，“且吉凶蜚色見於面，人不能爲，色自發也。天地猶人身，氣變猶蜚色。”古人以青眚青祥爲吉凶之徵，言其變化。　蜚，又同飛。　害者，妨也，患也。又，害，比也，勝也，在也。害蜚者，言在其變化可徵吉凶也。　又，蜚，或乃蜚字之誤，蜚，北之古文（《康典》），北同背，害背者，在背也。下文有“心主之陰名曰害肩”，在肩也。或可爲一解。　又，此節所謂各種色變即病者，當是浮絡診法，下文省，不當以之爲蜚作注解。

少陽之陽，名曰樞特。上下同法，視其部中有浮絡脈者，皆少陽之絡也。

絡盛則入經，故在陽者主內。在陰者主出，滲於內也。諸經皆然矣。

案，樞，機也。特，大也，雄俊也，獨也，一也，又或作語辭。樞特，或作樞杼（《甲乙》），或作樞持（《素問》）。　在陽者主內，內，納也，陽主外故司納。在陰者主出，陰主內故司出，出入相轉皆須持之有力，故作樞特樞持皆通。　又，出，生也。陰主生。滲，滲漉，極盡也（《禮記·月令》郭璞注）。《史記·司馬相如列傳》云，“滋液滲漉，何生不育。”

太陽之陽名曰關樞。上下同法，視其部中有浮絡脈者，皆太陽之絡也。

絡盛則入客於經。

少陰之陰名曰樞檽。上下同法，視其部中有浮絡者，皆少陰之絡也。

絡盛則入客於經。其入於經也，從陽部注於經。其經出者，從陰注於骨。

案，檽，楊注而泉反。　後人以梁上短侏儒解，失之耳。樞乃機樞，檽在梁上，又何涉耶。當作儒是，儒，柔也，順也，對應樞特力持之少陽，以柔順之爲少陰，皆關乎樞之爲用。　又，平按，檽，《素問》作儒，《新校正》云《甲乙經》作檽，今本《甲乙經》仍作儒，正統本《甲乙經》作檽，日本丹波元簡《素問識》謂，檽音軟，引《倉頡篇》爲柱上承斗之曲木。宜從《甲乙經》作檽。　烏呼，古人之說不可圓者若此，今我後人，何敢輕言尋焉。

心主之陰，名曰害肩。上下同法，視其部中有浮絡者，皆心主之絡也。

絡盛則入客於經。　案，經文或言浮絡，或言浮絡脈。

太陰之陰，名曰關樞。上下同法，視其部中有浮絡者，皆太陰之絡也。

絡盛則入客於經。

案，如此則關樞兩見(上文太陽之陽名曰關樞)。　平按，關樞，《素問》作關蟄，新校正云《甲乙》蟄作執，今本《甲乙》仍作蟄，正統本《甲乙經》作執。　高按，作關樞固可疑也。蟄，伏也，藏也。執，主也，守也。蟄執音義相近，太陰者肺與脾也，皆爲藏爲守，作關蟄關執皆通。

凡十二經脈者，皮之部也。

是故百病之始生也，必先客於皮毛，邪中之則腠理開，開則入客於絡脈。【留而不去，傳入於經】。留而不去，傳入於府，稟于腸胃。

案，平按，絡脈下《素問》《甲乙經》均有留而不去傳入於經八字。　據楊注及下文，此八字當存，今補之。

邪之始入於皮也，泝然起豪毛，開腠理。

其入於絡也，則絡脈盛，色變。

其入客於經也，則減虛，乃陷下。

其留於筋骨之閒，寒多則筋攣骨痛，熱多則筋施骨消，肉爍䐃破，毛直而敗矣。

案，減虛，減亦虛也。又，減或當作淢，淢同洫，溝渠也。減虛，卽經脈虛也。　毛直而敗矣，直或是焦字之誤。

黃帝曰，夫子言皮之十二部，其生病何如。岐伯曰，

皮者，脈之部也。邪客於皮則腠理開，開則邪入，客於絡脈。絡脈滿則注於經脈，經脈滿則入，舍於府藏。故皮者有分部，不與而生大病。

案，楊注云，在淺不療，遂生大病也。與，療也。　高按，楊注其失之。兩入字下當斷，入爲變，客舍者爲病也。不與，不相與也，不得也。言邪雖經皮而入，其致病不能因就本經者可爲大病，不經絡脈經脈而直中府藏者亦可爲大病。滿，張也。

黃帝曰，善。夫絡脈之見也，其五色各異，青黃赤白黑不同，其故何也。

岐伯曰，經有常色而絡無常變。　案，無常變，變，病也。

黃帝曰，經之常色何如。

岐伯曰，心赤。肺白。肝青。脾黃。腎黑。皆亦應其經脈之色。

【此其常色者，謂之無病也。】　案，此句由下移來。

黃帝曰，其絡之陰陽，亦應其經乎。

岐伯曰，陰絡之色應其經。陽絡之色變無常，隨時而行。

寒多則涘泣，涘泣則青黑。熱多則淖澤，淖澤則黃赤。

（此其常色者，謂之無病也。） 案，此句當在上。

色俱見者，謂之寒熱。

黃帝曰，善。

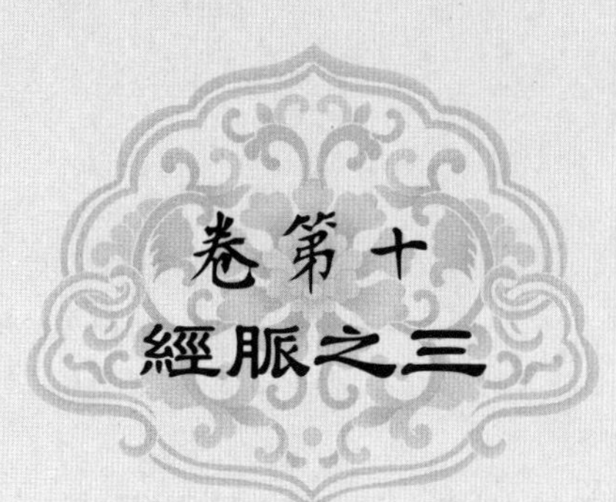

督脈

平按，此卷自卷首督脈帶脈諸目錄以下至本篇兩目之下中以上，原鈔殘脫，平於日本仁和寺宮御《殘卷》十三紙中檢出，證以《素問·骨空論》篇及本書《骨空》篇，《甲乙經·奇經八脈》篇，補在經文央字楊注督脈起於少腹之上，而脫處復完。惟篇中楊注缺蝕過多，無由補入，不無遺憾。謹依缺處計字空格以存真相。　自經文央字以下，見《素問》卷十六第六十《骨空論》篇，又見《甲乙經》卷二第二幷本書《骨空》篇。

岐伯曰，督脈起於少腹以下骨中央。

女子，入繫庭孔，其孔，溺孔之端。其絡循陰器，合(簒)【纂】閒，繞(簒)【纂】後，別繞臀，至少陰，與巨陽中絡者合，【合】少陰上股內後廉，貫脊屬腎。與太陽起於目內眥，上額交巔上，入絡腦，還出別下項，循肩髆內，俠脊抵腰中，入循膂，絡腎而止。

其男子，循莖下至(簒)【纂】，與女子等。

其少腹直上者，貫齊中央，上貫心入喉，上頤環脣，上繫兩目之下中央。

案，楊注，簒音督。　高按，經文簒字乃是纂字之誤。簒者，逆奪之曰簒，字在竹部。纂，集也，纘也，繼也，字在糸部。裻，衣背中縫曰裻，裻之成必有所纂繼，故以纂言裻。又，督者，以中道察視之，人身督脈在一身之中，衣之中縫亦曰督縫(《說文解字》段注)。故裻督同。平按云，兩陰之閒有一道縫處，其狀如纂組。是也。楊注失之。　又，至少陰與巨陽中絡者合，疑脫一合字，今試補之，巨陽之脈不與少陰合上股內後廉。

此生病，從少腹上衝心而痛，不得前後，爲衝疝。其女子不字。㽲痔，遺溺，嗌乾。

督脈生病，治督脈。

帶脈

平按，此篇自篇首至屬帶脈，見《靈樞》卷三第十一《經別》篇，又見《甲乙經》卷二第一下篇，又見本書卷九《經脈正別》篇。自陽明者至末，見《素問》卷十二第四十四《痿論》篇，又見《甲乙經》卷十第四。

足少陰之正，至膕中，別走太陽，(心)【屰】而合，上至腎，當十四椎，出，屬帶脈。

案，楊注云，《八十一難》云，帶脈起於季脅，爲迴身一周。既言一周，亦周腰脊也，故帶脈當十四椎，束帶腰腹，故曰帶脈也。　平按，太陽下《靈樞》《甲乙經》均無心字。　高按，本書卷第九之《經脈正別》篇文，亦無心字，此心字當是屰字之誤，屰，逆也，迎而接也。足少陰出膕内廉而上，太陽則入膕中而下，故少陰必逆之而合也。

陽明者，五藏六府之海也。主潤宗筋。宗筋者，束肉骨而利機關。

衝脈者，經脈之海也。主滲灌谿谷。與陽明合於筋陰，總宗筋之會，會於氣街，而陽明爲之長，皆屬於帶脈而絡於督脈。

故陽明虛則宗筋縱，帶脈不引，故足痿不用。

案，治痿者云，治痿在於帶脈，在於陽明，在於督脈，在於腎，在於衝脈。利衝脈之行在氣街，補藏府之海在壯陽明以強帶脈之束，滋腎元以揚督脈之絡，是爲治痿。故痿有先元之不足，後天之失養，血氣之不利，腰身之不壯。如此治痿可乎。

陰陽喬脈

平按，此篇自篇首至其不當數者爲絡，見《靈樞》卷四第十七《脈度》篇，又見《甲乙經》卷二第二。自陰喬陽喬至則瞑目，見《靈樞》卷五第二十一《寒熱病》篇，又見本書二十六卷《寒熱雜說》，又見《甲乙經》卷十二第四。自邪客於足陽喬至末，見《素問》卷十八第六十三《繆刺論》篇，又見《甲乙經》卷五第三。

高按，末九字影印刻本脫。

黄帝問曰，喬脈，安起安止，何氣營此。

岐伯對曰，喬脈者，少陰之別。起於然骨之後，上内踝之上，直上，循陰股入陰，上循胷裏，入缺盆，上出人迎之前，入鼽，屬目内眥，合於太陽陽喬而上行。

氣并相還，則爲濡目。氣不營，則目不合。

案，楊注云，《九卷》經云，蹻脈從足至目，各長七尺五寸，總二蹻當一丈五尺。則知陰陽二蹻俱起於跟，皆至目內眥。别少陰於然骨之後，行於跟中，至於照海。上行至目內眥者，名爲陰蹻。起於跟中，至於申脈，上行至目內眥者，名爲陽蹻。故《八十一難》曰，陰陽二蹻皆起跟中上行，陰蹻至咽，交灌衝脈。陽蹻入於風池。皆起跟中上行，是同入目內眥，至咽中與衝脈交，此猶言二脈行處，不言二脈終處，二脈上行終於目內眥以爲極也。然骨之後即跟中也，《九卷》與《八十一難》左右並具。兩蹻丈尺，義皆同也。□□□□□□是足少陰别脈也，然骨，跟中□下少前大起骨也。　平按，楊注闕六字擬"然骨之後跟中"，後闕一字據《甲乙經》擬作陷。　又，楊注云，入陰者，陰蹻脈入陰器也。此是足少陰之别，名爲陰蹻，入缺盆上行。陽蹻從風池腦空至口邊，會地倉承泣，與陰蹻於目兑眥相交已，别出入鼽，至目內眥。陰蹻與太陽陽蹻三脈合而上行之也。　高按，然骨，今謂之足舟骨。鼽，鼻翼旁，借指迎香穴，鼽則迎香以通。蹻者，高也，橋也。言其自下而上之高，亦明其如經渠之梁度。經文但言蹻脈行歷，未分而言者，推演之，所謂蹻脈者左右各一，以爲陰陽之謂，兩者均達內眥而如環相屬，自跟至內眥兩極，分屬陰陽之位。蹻者，脈之橋樑相濟者，不自主事，或在陰位而上下行也。　又，直上循陰股入陰，今見《靈樞》《甲乙》文同，見整理本《聚英》及《大成》均引作【直上陰，循陰股入陰】，或疑另有所本。高按，循陰股入陰，入陰者，當指入腹，內裏深處曰陰，謂去表入裏也。《醫宗金鑒》卷八十四《陰蹻脈循行歌》曰"上循陰股入胷腹，"《陰蹻脈分寸歌》注曰"從交信穴上循陰股，入陰而行，上循胷裏入缺盆。"故楊注以爲入陰爲陰蹻入陰器，則不當。

黄帝問曰，氣獨行五藏，不營六府，何也。

岐伯曰，氣之不得毋行也，如水之流，如日月之行，不休，故陰脈營其藏，陽脈營其府，如環之無端，莫知其紀，終而復始。其流溢之氣，內溉藏府，外濡腠理。

案，所謂陰脈營藏，陽脈營府者，在內在外之血脈也。　又，其流溢之氣，正乃血氣，故能內溉藏府外濡腠理。　又，高按，今見日鈔本，岐伯答曰句首氣字上疑脱一字，或當作夫。

黄帝問曰，蹻脈陰陽，何者當數。　案，數，責也。

岐伯答曰，男子數其陽，女子數其陰。當數者爲經，其不當數者爲絡。
黄帝曰，善。

陰喬陽喬，陰陽相交。陽入陰出，陰陽交於兑眥。
陽氣盛則瞋目，陰氣盛則瞑目。
邪客於足陽喬，令人目痛，從内眥始。

任脈

平按，此篇自篇首至末，見《靈樞》卷十第六十五《五音五味》篇。自衝脈任脈至故鬚不生，見《甲乙經》卷二第二，惟編次前後稍異。自黄赤者至末，見《甲乙經》卷一第十六。

黄帝曰，婦人之毋鬚者，毋血氣乎。岐伯曰，
任脈衝脈，皆起於胞中，上循脊裏，爲經絡海。

案，楊注云，此經任脈起於胞中，紀絡於脣口。皇甫謐録《素問》經，任脈起於中極之下，以上毛際，循腹裏，上關元，至咽喉。呂廣所注《八十一難》本言任脈與皇甫謐所録文同。檢《素問》無此文（今整理本編者按今行本《素問·骨空論》有此文），唯《八十一難》有前所説。又呂廣所注《八十一難》本云，任脈起於胞門子户，俠齊上行至胷中。《九卷》又云，會厭之脈，上經任脈。但中極之下即是胞中，亦是胞門子户，是則任脈起處同也。《八十一難》一至胷中，一至咽喉。此經所言別絡脣口。又云，會厭之脈，上經任脈。是循胷至咽，言其行處，未爲終處，至脈絡脣口，滿四尺五寸，方爲極也。又《八十一難》任脈亦□□。又《明堂》言目下巨窌承泣左右四穴，有陽喬脈任脈之會，則知任脈亦有分歧上行者也。又任衝二脈上行雖別，行處終始其經是同也。舊來爲圖，任脈唯爲一道，衝脈分脈兩箱，此亦不可依也。此脈上行，爲經絡海，任維諸脈，故曰任脈。胞下爲膀胱，膀胱包尿，是以稱胞，即尿脬也。胞門與子户相近，任衝二脈起於中也。脊裏，謂不行皮肉中也。十二經脈奇經八脈十五絡脈皮部諸絡，皆以任衝二脈血氣爲大，故爲海。 高按，有循脊裏爲經絡海者，有浮而外應其皮部者，就其血氣，有生理病理之別。楊注亦博引也如此。

其浮而外者，循腹上行，會於咽喉，別而絡脣口。

案，今見日鈔本，句末口下有一之字。

血氣盛，則充膚熱肉。血獨盛，則澹滲皮膚，生豪毛。

今婦人生，有餘於氣，不足於血，以其數脫血故也，任衝之脈，不營其口脣，故鬚不生焉。

案，鬚髮者，血之餘也。鬚，鈔本寫若鬂。

黃帝曰，士人有其傷於陰，陰氣絕而不起，陰不用，然其鬚不去，其故何也。宮者之所獨去，何也。願聞其故也。

岐伯曰，宮者去其宗筋，傷其衝脈，血寫不復，肉膚內結，口脣不營，故鬚不生。

案，宮，今見日鈔本寫如宧，下同，宧卽宦。　宮者之所獨去，鈔本無所字。　又，日鈔本，故鬚不生，生下有一之字。

黃帝曰，其病天宮者，未嘗被傷，不脫於血，然其鬚不生，其故何也。岐伯曰，此故天之所不足也，其任衝不盛，宗筋不成，有氣無血，口脣不營，故鬚不生。　案，無血，今見日鈔本寫作毋血。

黃帝曰，善哉乎，聖人之通萬物也。若日月之光影，音聲之鼓響，聞其音而知其形，其非夫子，孰能明萬物之精。

是故聖人視其眞色。黃赤者多熱氣，青白者少熱氣，黑色者多血少氣。

案，楊注云，表內不誤，故曰眞色。黃赤，太陽陽明之色，故多熱也。青白，少陽陽明之色，故少熱也。黑爲陰色，故多血少氣也。

美眉者，太陽多血。通鬂極髪者，少陽多血。美鬚者，陽明多血。此其時然也。　案，楊注，通鬂，頰上毛也。　高按，其時然也，時，序也，常也，法也，卽下文之天之常數也者。

夫人之常數，太陽常多血少氣。少陽常多氣少血。陽明常多血氣。

厥陰常多氣少血。少陰常多血少氣。太陰常多血氣，此天之常數也。

案，古人論經脈血氣多寡，是相對而言，與各經脈具體分行部位密切相關，不可泥於一端。

衝脈

平按，此篇自篇首至孰能導之，見《靈樞》卷六第三十八《逆順肥瘦》篇，又見《甲乙經》卷二第二。自黄帝曰願聞人之五藏至末,見《素問》卷十一第三十九《舉痛論》篇。

黄帝曰,脈行之逆順奈何。岐伯曰,

手之三陰,從藏起手。手之三陽,從手至頭。

足之三陽,從頭走足。足之三陰,從足走腹。

黄帝曰,少陰之脈獨下行,何也。岐伯曰,不然。

夫衝脈者,五藏六府之海也,五藏六府皆稟焉。

其上者,出於頏顙,滲諸陽,灌諸精。

其下者,注少陰之大絡,出之於氣街,循陰股内廉,入膕中,伏行骭骨内,下至内踝之屬而别。

其下者,並於少陰之經,滲三陰。

其前者,伏行出跗屬,下循跗,入大指間。

滲諸絡而溫肌肉。

故别絡結則跗上不動,不動則厥,厥則寒矣。

案,楊注云,夫衝脈亦起於胞中,上行循腹而絡脣口。故經曰,任脈衝脈皆起於胞中,上絡脣口。是爲衝脈上行與任脈同。《素問》衝脈起於關元,隨腹直上。吕廣注《八十一難》本云,衝脈起於關元,隨腹裏直上,至咽喉中。皇甫謐錄《素問》云,衝脈起於氣街,並陽明之經,俠齊上行,至胷中而散。此是《八十一難》說,檢《素問》無文,或可出於别本。氣街(日鈔本寫作氣衝)近在關元之下,衝脈氣街(日鈔本寫作衝氣街三字)即入關元上行,雖不言至咽,其義亦同也。《素問》又云,衝脈與陽明宗筋會於氣街。即衝脈與陽明宗筋會氣街已,並陽明之經而上,其義不異也。《九卷》經又云,衝脈者,十二經之海也,與少陰之本絡(日鈔本寫作与少陰足太胳)起於腎下,出於氣街,循陰股内廉,邪入膕中,循脛骨内廉,並少陰之經,下入内踝之後,入足下。其别者,邪入踝,出屬跗上,入大指之間,注諸絡以溫足脛,此脈之常動者也。前云衝脈十二經海,黄帝謂跗上動者爲足少陰,岐伯别之以爲衝脈常動。前云上絡脣口,此云上出頏顙。此云注少陰大絡出氣街,前云起於腎下出氣街。此云下至内踝之屬而别,前云入内踝之後入足下。前云出屬跗上入大指間,此云出跗屬下循跗入大指間。其義並同也。衝,壯盛皃。其脈起於齊下,一道下行入足指間,一道上行絡於脣口,其氣壯盛,故曰衝脈也。脈從身出向四支爲順,從四支上身爲逆也。藏,謂心肺。心肺在内,故爲陰也。心肺之陰,起於三脈,向手,故曰手之三陰從藏走手。此爲從陰之陽,終爲陽中之陰也。　高按,衝者,通道也,動也。可爲海者,以其通達周身、灌諸精(《甲乙》作陰,當是)。古人或以深部大動脈爲衝脈,或稱爲伏衝。　又,内踝之屬,屬,踝關節之聯絡處,部也。跗屬，楊注云脛骨與跗骨相連之處曰屬，是。骬，當作胻，脛也。　並於少陰滲三陰者，由三陰交循跗入大指間滲諸絡，跗至大指間之絡有脾胃肝膽，故能温肌肉。若結於跗上，不得絡於諸絡，衝陽之脈不動，則必厥，有類寒厥，寒者暴然作矣。　又，衝，交通也，當也，向也，突也。　手足三陰三陽頭足胷腹之交通，全賴乎衝脈，故爲之海，其氣周達全身者，以血氣也。故寒客之不通則諸脈不連接，氣因而鼓之，則作脈喘動。　又，故女子以衝任爲本者，衝主血氣之通達，任爲精元之所在，故可爲本。　又，手之三陰從藏起手，起字，他本作走。　又，滲三陰，今見日鈔本無滲字。則或當上下連讀，若【**其下者，並於少陰之經，三陰其前者，伏行出跗屬，下循跗，入大指間。**】"三陰其前者"爲插入語，以別少陰之經。

黄帝曰，何以明之。岐伯曰，

以言導之，切而驗之，其非必動，然後乃可以明逆順之行也。

黄帝曰，窘乎哉。聖人之爲道也，明於日月，徹於豪釐，其非夫子，孰能導之。

黄帝曰，願聞人之五藏卒痛，何氣使然，或動喘應手者，奈何。

岐伯對曰，寒氣客於衝脈，衝脈起於關元隨腹直上，則脈不通，則氣因之，故喘動應手矣。

案，喘動，喘，音揣，動也。《莊子·胠篋》云，"惴耎之蟲。"惴或作喘，音揣，動也。或謂無足之蟲，蠕動者也。故喘動者，一是脈象，一或是如今人所謂胃腸型蠕動波者。　又，衝脈起於關元隨腹直上，插入語，經文常見文法。則脈不通，則，猶若也。

陰陽維脈

平按，此篇見《素問》卷十一第四十一《刺腰痛》篇，又見《甲乙經》卷九第八。

陽維之脈令人腰痛，痛上弗然脈腫，刺陽維之脈。脈與大陽合腨下，間上地一尺所。

案，弗，撟也（《說文》），又矯也，又通作拂。撟，舉手也（《說文》）。矯，揉箭箝也（《說文》），揉曲使正曰矯。妄作詐譌曰矯，又作拂，又作撟，又作橋。　又，矯，強也，起貌也（見《匯纂》所引）。綜上，弗然者，矯然起也，又作橋然。《莊子·雜篇·則陽》云，"欲惡去就，於是橋起。"　又，今見日鈔本，弗，旁注有"勃佛二音"

四字。

飛陽之脈，在内踝上二寸，大陰之前，與陰維會。

案，楊注云，《八十一難》云，陽維起於諸脈之會，則諸陽脈會也。陰維起於諸陰之交，則三陰交也。陽維維於陽，綱維諸陽之脈也。陰維維於陰，綱維諸陰之脈也。陰陽不能相維，則悵然失志，不能自持，陽不維於陽，陰不維於陰也。陽維陰維綺絡於身，溢蓄不能還流溉灌，諸經血脈隆盛，溢入八脈而不還也。腨下閒上地一尺所，即陽交穴，陽維郄也。陰維會卽築賓穴，陰維郄也。　高按，陽維陰維，非經脈也，如陽蹻陰蹻，是經脈連絡運行循環之外之自相津梁網維者，非與藏府關聯。　又，陽蹻陰蹻，陽維陰維，病或受邪，則經脈不利而見病於皮部分肉，常不及於藏府，故但見皮肉經脈之病而無藏府證者，多是也。知其起始則足可治亂。　再，《難經》云，陽維爲病苦寒熱，陰維爲病苦心痛。陽失維綱其氣爭張，故寒熱往來作。陰失維綱鬱滯不暢，故當中心作痛。中心者，陰之府。

經脈標本

平按，此篇見《靈樞》卷八第五十二《衛氣》篇，又見《甲乙經》卷二第四。

黄帝曰，五藏者，所以藏精神魂魄也。

六府者，所以受水穀而行化物者也。其氣内入于五藏，而外絡支節。

其浮氣之不循經者，爲衛氣。其精氣之行於經者，爲營氣。

陰陽相隨，外内相貫，如環之無端，混乎孰能窮之。

然其分别陰陽，皆有標本虚實(所)【可】離之處。

案，楊注云，膽之府，唯受所化木精汁三合，不能化物也，今就多者爲言耳。又云，六府穀氣，化爲血氣，内卽入于五藏，資其血氣，外則行于分肉經絡支節也。　高按，五藏藏精神魂魄，乃以四言總括精神神氣，非是實指，所謂精神神氣者，血氣也。六府受水穀而行化物亦然，概言其化之用也，六府化穀氣爲血氣。　又，無端，今見日鈔本寫作毋端。所離之處，鈔本寫作可離之處。作可字略勝，有亦可也，可亦有也。離，兩也，偶也，應也。

能别陰陽十二經者，知病之所生。

知候虚實之所在者，能得病之高下。　案，高下，强弱盛衰也。

知六府之氣街者，能解經結挈紹於門户。

能知虚實之堅(耎)【要】者，知補寫之所在。

能知六經標本者，可以無惑於天下。

案，堅耎，今見日鈔本寫作堅要，是。堅要者，必然之要害，卽下文補寫之所在也。楊注以爲實者堅，虛者耎。失之。

又，爲醫者，當首辨陰陽，知陰陽之相隨，外內之相貫如環，臨證當明標本虛實所並行相列者，別十二經而知病之所由，知候虛實所在，而得正邪之強弱盛衰，所謂高下者亦陰陽也。知六府之氣街者，是知藏府經氣之經行之處，經結挈紹。　又，"經結挈紹"四字不見後人作述，今試解之曰，經者，道之常也，法度也，又織也，度也，《詩·靈臺》"經之營之"。　結者，締也，有收斂之義，曲也，言常道之外有其曲折。　挈，苦結切，入聲，縣持也，提挈也，有扶持之義，言縣持提挈必有所待者。　紹，繼也，緊糾也，佐助也，言有所縣持必有所相繼。　生理而言，人之血氣經脈，自有平常曲折，弛張法度。病理而言，當明反常之乖紊，弛張之偏錯，知其所在，察其所以，乃可以無惑。難矣。臨證不可固執一端以爲得。以經穴針灸之法度取醫理，得者必切，其言其法，必經切驗印證。

岐伯曰，博哉，聖帝之論。臣請盡意悉言之。

足太陽之本，在跟以上五寸中。標在兩緩命門。命門者，目也。

案，楊注云，血氣所出，皆從藏府而起，今六經之本皆在四支，其標在掖，肝輸以上，何也。然氣生雖從府，藏爲根，末在四支，比天生物流，氣從天，根成地也。跟上五寸當承筋下足跟上，是足太陽脈爲根之處也。其末行於天柱至二目內眥，以爲標末也。腎爲命門，上通太陽於目，故目爲命門。緩，太也，命門爲大故也。　高按，緩太也，太今整理本作大。緩有寬緩舒緩遲緩之義，未必有大小輕重之大義。緩，緩遲不急，時有動搖。此處緩當通作款，款，小而空，有開闔者可言款。命門者，非腎元所謂命門也。目，人之至要，精神所合，開闔間可知死生，謂之命門。又，目視而成命(命名之命)，如范增數目項王，命其擊沛公。　本書《經脈根結》篇云，"太陽根于至陰，結于命門。"《素問·陰陽離合論》曰，"太陽根起於至陰，結於命門。"《靈樞·根結》曰，"太陽根于至陰。"足太陽經氣自兩目內眥而下達至陰，其經本受血氣自跟而上，至雙目。餘皆倣此義。

足少陽之本，在竅陰之閒。標在窗籠之前。窗籠者，耳也。

足陽明之本，在厲兑。標在人迎，頰下，上俠頏顙。

案，自頰下而上，以挾頏顙。俠，夾也，在左右曰夾，俠又同挾，持也。頏，咽也，顙，額也。

足太陰之本，在中封前上四寸之中。標在背輸與舌本。

足少陰之本，在内踝下二寸中。標在背輸與舌下兩脈。

案，足太陰脾標在舌本，足少陰腎標在舌下兩脈。見舌面如有瘀者，非藏之血氣，或是府之血氣，乃化療之毒，傷及六府者也，一說。

足厥陰之本，在行間上五寸所。標在背輸。

手太陽之本，在外踝之後。標在命門之上三寸。 案，命門爲雙目。

手少陽之本，在小指次指之間上二寸。標在耳後上角，下外眥。

案，依楊注，當是自耳後上達額角下至外眥。

手陽明之本，在肘骨中，上至别陽。標在頰下，合於鉗上。

案，楊注云，手陽明脈起大指次指之端，循指上廉至肘外廉骨中，上至背臑。背臑，手陽明絡，名曰别陽，以下至肘中骨爲手陽明本也。末在頰下一寸，人迎後扶突上，名爲鉗。鉗，頸鐵也，當此鐵處，名爲鉗上。渠廉反。 平按，頰《靈樞》作顔，《甲乙經》作腋。

手太陰之本，在寸口之中。標在掖内動脈。

手少陰之本，在兑骨之端。標在背輸。

手心主之本，在掌後兩筋之間二寸中。標在腋下三寸。

案，腋下，今見日鈔本寫作掖下。

高按，此章文字中，穴位標本之上下寸數，與《靈樞》《甲乙》不盡相同，或三者取兩同爲是。

凡候此者，下虚則厥，下盛則熱痛。

上虚則眩，上盛則熱痛。

故實者，絶而止之。虚者，引而起之。

案，熱痛者盛，作厥或作眩者爲虚，此陰陽經脈自病之候。藏府之候紛雜莫辨者，可以此辨其虚實。藏府之候不顯著者，可以此定盛衰。逆之而寫爲絶，順之而補爲起。止之者言絶其實也，起之者謂補其虚也。

請言氣街，胷氣有街，腹氣有街，頭氣有街，胻氣有街。

故氣在頭者，止之於腦。

氣在胷者，止之膺與背輸。

氣在腹者，止之於背輸與衝脈，於齊左右之動者。

氣在胻者，止之於氣街與承山，踝上下。

案，街，四通道也。車可回旋于處。止，卽前文絶而止之。 當街而止，其意深遠。

取此者用豪鍼，必先按而在久，應於手，乃刺而予之。

所治者，謂頭痛，眩仆，腹中痛滿暴脹。及有新積，痛可移者，易已也。積不痛者，難已也。

案，此所舉頭痛眩仆諸症，不論藏府經絡，乃氣街之病如此也。氣街四通，可治積聚。　又，積不痛者難已，緊承上句，乃謂不痛不移者難已也。此古人文法。

經脈根結

平按，此篇見《靈樞》卷二第五《根結》篇，又見《甲乙經》卷二第五。

岐伯曰，天地相感，寒煖相移，陰陽之道，孰少孰多。

陰道偶而陽道奇，發於春夏，陰氣少而陽氣多。陰陽不調，何補何寫。

發於秋冬，陽氣少而陰氣多。陰氣盛而陽氣衰，則莖葉枯槁，溼而下浠，陰陽相移，何補何寫。　案，浠，同浸。

奇邪離經，不可勝數，不知根結，五藏六府，折關敗樞，開闔而走，陰陽大失，不可復取。

案，楊注，離，歷也。　高按，奇邪者，或奇或邪也。離者，羅也，陳也。失者，失其序也，亂也。　謂經絡者，或奇或邪，或羅或經，不能一一相別，惟有知其根結，明以藏府，方可論補寫。否則妄行絕起，以致于折關敗樞，開闔失度，則血氣陰陽逆順之序亂矣。固然陰陽者自有相移，若有不調，則失之大矣，再圖枉然。即所謂失治誤治，以成壞病，而不可復救。言必另辟幽徑，幽徑之不可知，請爲言常法云云。　又，此關樞開闔，即前文之經結挈紹也。　又，不知根結當斷句。

九鍼之要，在於終始，故知終始，一言而畢，不知終始，鍼道絕滅。

太陽根于至陰，結于命門。

陽明根于厲兑，結于顙大。顙大者，鉗耳也。

案，平按，顙大《甲乙經》作頏顙。高按，大，脜也。

少陽根于竅陰，結於窗籠。

太陽爲關，陽明爲闔，少陽爲樞。

案，少陽，刻本作少陰，誤。　又，楊注云，三陰三陽之□□身爲門，營衛身也。門有三種，一者門關，比之太陽。二者門扉，比之陽明。三者門樞，比之少陽也。　高按，楊注得之。依此，則《靈樞》《甲乙》作太陽爲開者不塙，開闔互義，兩分而言則失之。

關折，則肉節殰而暴疾起矣。故暴病者取之太陽，視有餘不足。殰者，肉宛燋而弱。

案，暴者急也，驟然也，若是急病驟起。殰字又作膭，内敗曰殰。瀆，由内而潰也。瀆職，職内犯事。　又，宛，可與菀同，宛，曲也。菀，屈也，積也，鬱也，又枯病也。《淮南子·俶真》云，"是故形傷於寒暑燥溼之虐者，形苑而神壯。"高誘注，菀，枯病，壯，傷也。菀讀南陽菀（《王力古漢語字典》引）。　又，燋，所以然持火也（《説文》）。又灼也，傷於火曰燋，同焦。又可通憔，憔悴，古或作燋卒，憂也，病也。《淮南·氾論》云，"譬猶不知音者之歌也，濁之則鬱而無轉，清之則燋而不謳。"高誘注，鬱，湮也，轉讀作傳，燋，悴也，謳，和也。　肉宛燋而弱者，肌肉枯瘦乏力。視有餘不足，有餘當是邪盛，正邪爭於太陽。不足當是陽明不固，難助開闔（所謂治痿獨取陽明之又一注腳）。暴病太陽，當大補陽明而助太陽。黨參 90　柴胡 15　枳實 30　羌活 12　麻黄 12　莪朮 30　金錢草 30　生白朮 30　茵陳蒿 60（或虎杖 60）　威靈仙 30　大黄 15　白芷 9　穿山甲 9，用於急性梗阻性黄疸。　又，殰者抑或有腫瘤之義。

闔折，則氣無所止息而痿疾起矣。故痿疾者，取之陽明，視有餘不足。無所止息者，謂眞氣稽留，邪氣居之。

案，依前注，陽明者門扉之闔也，門扉張合由氣所主，敗則氣無所主，止息不定，即開闔無所主也，施張無所主故痿疾作。　無，今見日鈔本寫作毋。

樞折，則骨繇而不安於地。故骨繇者，取之少陽，視有餘不足。骨繇者，節緩而不收。所謂骨繇者，搖也，當（竅）【覈】其本。

案，覈，本書原作竅，誤。楊注云，竅，音核，診候研竅得其病源，然後取之也。曰音核，研覈者，故知竅字誤也。平按，《靈樞》作窮。

太陰根于隱白，結于太倉。

案，楊注，隱白，足大指端。太倉，在□中管穴，與標本不同。　平按，闕字擬爲腹字。　高按，太倉，中脘穴，齊上四寸，乃胃之募，手太陽少陽足陽明任脈之會，《難經·四十五難》"府會太倉"。太陰土中央主四方四時之運化，故其結募於胃並於任脈。　《聚英》云，"上脘中脘屬胃絡脾，足陽明手太陽任脈之會。"並引"東垣曰，氣在於腸胃者，取之足太陰陽明，不下，取三里章門中脘。又曰，胃虚而致太陰無所稟者，於足陽明募穴中導引之。"

少陰根于涌泉，結于廉泉。

案，楊注，少陰先出涌泉爲根，行至踝下二寸中爲本，上行至結喉上廉泉爲結，上至舌本及腎輸爲標，有此不同也。　高按，廉泉一名舌本，頸下結喉上四寸，中央，仰面取之，陰維脈任脈之會（《聚英》。頸下，今見《資生經》作頷下）。

厥陰根于太敦，結于玉英，終于膻中。

案，楊注，厥陰先出大敦爲根，行至行間上五寸所爲本，行至玉英膻中爲結，後至肝輸爲標，有此不同也。　高按，玉英即玉堂穴，任脈在膻中上一寸六分（第一肋間約一寸六分）。《聚英》云，膻中"主氣，以分布陰陽，故爲臣使之官。"《難經·四十五難》"氣會三焦外一筋直兩乳内也"，注家皆以爲氣會膻中。

太陰爲關，厥陰爲闔，少陰爲樞。

案，楊注，門有二種，有内門外門，三陰爲内門，三陽爲外門。内門關者謂是太陰，内門闔謂是厥陰，内門樞者謂是少陰也。

關折，則倉廩無所輸。鬲洞者，取之太陰，視有餘不足。故關折者，氣不足而生病。

案，《素問·經脈别論》"飲入于胃，遊溢精氣，上輸于脾，脾氣散精，上歸於肺，通調水道，下輸膀胱，水精四布，五經並行，合於四時，五藏陰陽，揆度以爲常也。"鬲，隔也，又通搤，通搹，持也。或不化，或失運，則爲停持。洞者，洞泄，或洞然泄去以減其停積。責之太陰脾肺不足，治當益氣溫中，仲景理中丸意也。

闔折，則氣施而喜悲。悲者，取之厥陰，視有餘不足。

案，施，他本或作弛或作絕。《素問·宣明五氣》王冰注曰，肝虚而肺氣并之則爲悲。

樞折，則脈有所結而不通。不通者，取之少陰，視有餘不足，有結者皆取之。

案，樞，斡旋上下出入者可以爲樞，厥陰少陽是也。在本陰本陽爲過渡，在陰陽内外間爲交通。　太陽在表爲關，陽明通里爲闔，少陽斡旋表裏爲樞。　太陰主運化布散爲動，陰中之陽故爲關，少陰主藏爲陰中之守故爲闔，厥陰在運化布散與收藏之間爲樞。

足太陽根于至陰，流于京骨，注于崑崙，入于天柱飛陽也。

足少陽根于竅陰，流于邱虚，注于陽輔，入于天容光明也。

足陽明根于厲兑，流于衝陽，注于下陵，入于人迎豐隆也。

手太陽根于少澤，流于陽谷，注于少海，入天窗支正也。

手少陽根于關衝，流于陽池，注于支溝，入天牖外關也。

手陽明根于商陽，流于合骨，注于陽谿，入扶突偏歷也。

此所謂根十二經者，盛絡者，皆當取之。

案，楊注云，輸穴之中，言六陽之脈，流井滎輸原經合五行次第至身爲極。今此手足六陽，從根至入，流注上行，與《本輸》及《明堂》流注有所不同。

又云，此中根者皆與彼所出，此中流者皆當彼所過。

又云，唯手太陽流，不在完骨之過，移當彼經陽谷之行，疑其此經異耳。又，

此中注者皆當彼行，唯足陽明不當解谿之行，移當彼合下陵，亦謂此經異耳。又云，

此中入者並與彼不同，六陽之脈皆從手足指端爲根，上絡行至其別走大絡，稱入。又云，

入有二處，一入大絡。一道上行至頭入諸天柱。唯手足陽明至頸於前人迎扶突。又云，

《流注》以所出爲井，此爲根者，井爲出水之處，故根卽井也。

天柱，俠項大筋外廉陷中，足太陽之正經也。又云，

飛陽在足外踝上七寸，足太陽之大絡也。

高按，別之，則其時出入者詳備，與今所謂五輸穴之井滎輸經合又有不同，吾以爲先賢所論之根流注入其義，與後人之論別有不同，後人圓於理，先者熟於技，自當別之。

楊注不可謂不詳，然有泥固之嫌，或五行五輸之說，在其時則其論未備罷。　又，邱虛，今見日鈔本寫作丘虛，刻本邱字，鈔本並作丘。合骨，鈔本寫作合谷，下同。

此所謂根十二經者，盛絡者皆當取之。高按，恐盛字下脫一于字，明確十二經之根流注入，則無論邪實正強，其氣盛于絡者方可取之。以根流注入乃經脈血氣流注之要，未可妄動也。盛字足可醒後人，未可妄取經穴便施，必當血氣有足。或以古人多邪實，今人多正虛，盛盛虛虛古人之戒，今人又當別論，醫者未敢以補寫爲首取。　又，至陰見陽，少陰腎則可爲命門之火，爲雷龍之火，心則可爲心火。極陽見陰，太陽膀胱爲水府而下，手太陽小腸可以別清濁。

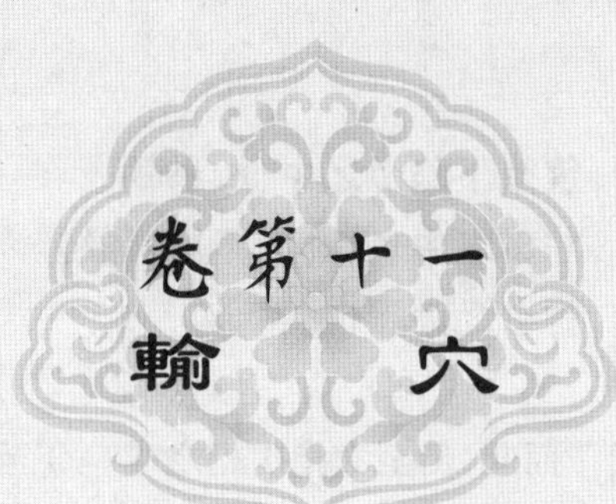

卷第十一 輸穴

本輸

平按，此篇自篇首至末，見《靈樞》卷一第二《本輸》篇，自肺出少商以下，散見於《甲乙經》卷三第二十四至三十五等篇，惟意義多同而編次前後，文法繁簡有異。自肺合大腸至所合者也，見《甲乙經》卷一第三。

黃帝問於岐伯曰，凡刺之道，必通十二經脈之所終始，絡脈之所別起，五輸之所留止，五藏六府之所與合，四時之所出入，藏府之所流行，闊數之度，淺深之狀，高下所至，願聞其解。

案，集楊注曰，絡脈之別起，以十五絡脈皆從藏府正經別走相入。曰留止者各從井出，留止於合。曰藏府之所與合者，五藏六經爲裏，六府六經爲表，表裏合也。曰四時出入者，秋冬陽氣從皮外入至骨髓，陰氣出至皮外，春夏則反之云。曰闊數之度爲營衞所行之闊數度量。曰淺深高下者，絡淺經深，而經脈高上於頭下至於足。　高按，楊注未塙也，試解之云，經脈起始有終，其相絡者各自有別亦有起始所及，此絡脈非必十五大絡也，乃泛言經經相絡也。云《易》之二五爲變，五輸留止是言經脈之血氣自有其動，此後世之井滎輸經合之發軔之言。云藏府之所與合者，是言藏府之血氣合於經脈者也。云出入者，左右也，差異也，四時之出入，乃言四時天氣之變，則經脈血氣藏府應之而有變化，或因于病而與常道之出入有所差別。云藏府流行，是言經脈血氣導藏府血氣之交流也。云至於闊數之度，淺深高下之狀之所至者，是言取穴之要也，本經之上下輸穴之位，穴之淺深刺之之別，取穴應氣之高下相別，陰陽之變化者。

岐伯答曰，請言其次。

肺出少商，少商者，手大指內側也，爲井。

溜于魚際，魚際者，手魚也，爲滎。

注于太淵，太淵者，魚後下陷者之中也，爲輸。

行于經渠，經渠者，寸口之中也，動而不居，爲經。

入于尺澤，尺澤者，肘中之動脈也，爲合。

手太陰經也。

案，楊注云，肺脈從藏而起，出至大指次指之端。今至大指之端，還入於藏，此依經脈順行，從手逆數之法也。井者，古者以泉源出水之處爲井也，掘地得水之後，仍以本爲名，故曰井也。人之血氣出於四支，故脈出處以爲井也。手足三陰皆以木爲井，相生至於水之合也。手足三陽皆以金爲井，相生至於土之合也。所謂陰脈出陽，至陰而合，陽脈出陰，至土而合也。　高按，井，經行至此則各脈分明，別於他經，井井然也，此其一也。又如井水，可寫而不可以補，血氣足則井水足，可以寫。血氣不足則井水枯，不得寫，亦不能由井而補全身。則井水枯竭者不能由外補來，又是一端。　滎者小流，以示經脈血氣之形，亦即尚未足盛也。　輸者可運行本經血氣四達，行之得氣最著，可至藏府可及五行表裏之用。　經者，有過則至，無過則止，使逆則宛，使和則通。經脈之氣過此則可至其所，不過此則其氣止而不行，本經之末疾則毋使過此，遠水則毋使稽留，宛則逆，通則和，此之謂經，必由之關節。　合者血氣由此專注於本經，内合藏府，血氣合和者，全身與該經脈相合，不獨表裏生克。　又，太淵，刻本作太泉，今見日鈔本寫作太淵，徑改，下同。　又，楊注云，滎，焉逈反。　又云，輸，送致聚也。《八十一難》曰，五藏輸者，三焦行氣之所留止。故肺氣與三焦之氣送致聚於此處，故名爲輸。　另，平按云經文與《靈樞》《甲乙》《千金》相異者，可參考，不贅録。

心出中衝，中衝者，手中指之端也，爲井。

溜于勞宫，勞宫者，掌中中指本節之内間也，爲滎。

注于大陵，大陵者，掌後兩骨之間方下者也，爲輸。

行于間使，間使，道兩筋之間三寸之中也，有過則至，無過則止，爲經。

入于曲澤，曲澤者，肘内廉下陷者之中也，屈而得之，爲合。

手心主經也。

案，楊注云，方下，陷中也。三寸之中者，三寸之際也。有虚實之過，則氣使至此，無過不至，故止也。《明堂》此手心主經下有手少陰五輸，此經所説心不受邪，故手少陰无輸也。　高按，手心主即心包經，而未論及手少陰心經，宋王惟一《圖經》有且明注五輸穴。《靈樞》經已明言陰經之井爲木，陽經之井爲金。楊氏所輯《太素》未著此金木之別。王惟一《圖經》穴名下即言金木水火土五行名，以陰經而言井滎輸經合，依次名木火土金水之相生，陽經五輸依次名金水木火土，亦相生次。當再審之於《千金方》《甲乙經》，果楊氏特意不錄，恐是先賢未明其義，嫌其妄而無稽者乎，或是見本早而未言五行之名故也。今觀之《甲乙經》言五輸已配五行之名，孫真人則未及五行名於五輸，五輸本無生克關聯，恐五輸配五行乃道家所爲。陰經以井爲木，以水爲合，陽經以井爲金，以土爲合，合者合於藏府，水土皆以潤養或可爲一解。　又，無過則止，今見日鈔本寫作，毋過則出。存。　又，勞宮，楊注云《明堂》一名五星也，掌中動脈也。

肝出太敦，太敦者，足大指之端，及三毛之中也，爲井。

溜于行閒，行閒者，大指之閒也，爲滎。

注于大衝，大衝者，在行閒上二寸陷者之中也，爲輸。

行于中封，中封者，在內踝前一寸半陷者中也，使逆則宛，使和則通，搖足而得之，爲經。

入于曲泉，曲泉者，輔骨之下大筋之上也，屈膝而得之，爲合。

足厥陰經也。

案，宛，積也，鬱也，與通相對。　溜于行閒爲滎，楊注云，《明堂》足厥陰脈動應手也。又，大衝，《明堂》本節後二寸或一寸半陷中也。曲泉，《明堂》在膝內輔骨下，大筋上小筋下陷中也。

脾出隱白，隱白者，足大指之端內側也，爲井。

溜于太都，太都者，本節之後下陷者之中也，爲滎。

注于太白，太白者，核骨之下也，爲輸。

行于商邱，商邱者，內踝下【之】陷者之中也，爲經。

入于陰之陵泉，陰之陵泉者，輔骨之下陷者之中也，屈伸而得之，爲合。

足太陰經也。

案，內踝下，今見日鈔本下有一之字，疑當作內踝之下，參見本篇膽出于竅陰一節。　商邱，楊注云，《明堂》足內踝下微前。

腎出涌泉，涌泉者，足心也，爲井。

溜于然谷，然谷者，然骨之下也，爲滎。

注于太谿，太谿者，内踝之後跟骨之上陷者之中也，爲輸。

行于復留，復留者，上踝二寸，動而不休也，爲經。

入于陰谷，陰谷者，輔骨之後，大筋之下，小筋之上也，按之應手，屈膝而得之，爲合。

足少陰經也。

案，涌泉，楊注云，《明堂》一名地衝也。　然骨，《明堂》一名龍泉，在足内踝前起大骨下陷中，即此大骨爲然骨。　太谿，《明堂》跟骨上動脈也。　復留，《明堂》一名昌陽，一名伏白，足少陰脈動不休也。　陰谷，《明堂》在膝内輔骨之後，按應手。謂按之手下覺異也。

膀胱出于至陰，至陰者，足小指之端也，爲井。

溜于通谷，通谷者，本節之前，爲滎。

注于束骨，束骨者，本節之後也，爲輸。

過于京骨，京骨者，外踝之下也，爲原。

行于崐崘，崐崘者，在外踝之後，跟骨之上也，爲經。

入于委中，委中者，膕中也，爲合，委而取之。

足太陽經也。

案，楊注云，齊下動氣者，人之生命，十二經之根本也，故名曰原。

三焦者，原氣之别使，主行三氣，經營五藏六府。

故原者，三焦之尊稱也，是以五藏六府皆有原也。

肺之原出大泉，心之原出大陵也，肝之原出大衝，脾之原出太白，腎之原出大谿，手少陰經原出神門，掌後兑骨之端。此皆以輸爲原者，以輸是三焦所行之氣留止處也。

六府原者，膽原出邱虚，胃原出衝陽，大腸原出合骨，小腸原出完骨，膀胱原出京骨，三焦原出陽池。六府者陽也，三焦行於諸陽，故置一輸名原，不應五時也。所以府有六輸，亦與三焦共一氣也。　高按，楊注十二經之根本也，今見日鈔本十二寫作十一，不似有壞脱，以五藏六府言之，及三焦别論者，作十一者或是也。又，氣留止處，止字，鈔本寫作之。　又，至陰，楊注云，《明堂》在足小指外側，去爪甲角如韭葉也。　通谷，《明堂》通谷者，小指外側，本節前陷中也。　束骨，《明堂》在足小指外側，本節後陷中也。　委中，《明堂》在膕中央約文中，動脈也。

膽出于竅陰，竅陰者，足小指次指之端也，爲井。

溜于俠谿，俠谿者，小指次指之閒也，爲滎。

注于臨泣，臨泣者，上行一寸半陷者中也，爲輸。

過于邱虛，邱虛者，外踝之下陷者之中也，爲原。

行于陽輔，陽輔者，外踝之上，輔骨之前，(及)絕骨之端也，爲經。

入于陽之陵泉，陽之陵泉者，(外)【在】膝外陷者中也，爲合，伸足而得之。

足少陽經也。

案，外字，今整理本編者據日鈔本改爲在。是。　竅陰，楊注云，《明堂》足小指次指端去爪甲角如韭葉。　俠谿，《明堂》小指次指歧骨閒本節前陷中。　臨泣，《明堂》在足小指次指本節【後】皮閒陷者中，去俠谿一寸半也。　邱虛，《明堂》外踝下如前陷者中，去臨泣三寸也。　陽輔，《明堂》無及，及卽兩處也。　陽之陵泉，《明堂》在膝下外廉也。　高按，今見日鈔本，臨泣穴一條注文下頁脚有一後字，揣摩文義，並伸足驗之，楊注引《明堂》文"皮閒"之前當補一後字，作"本節後皮閒陷者中"，下文陷谷穴下楊注引《明堂》作"外閒本節皮陷者中"，則文法一致，乃謂兩穴分別在兩指本節之間也。平按兩皮字《甲乙》均作後字，則不及《明堂》切準。　又，據楊注引《明堂》，經文陽輔穴一條，及字衍，宜刪。

胃出于厲兌，厲兌者，足大指之內，次指之端也，爲井。

溜于內庭，內庭者，次指外閒陷者中也，爲滎。

注于陷谷，陷谷者，中指內閒上行二寸陷者之中也，爲輸。

過于衝陽，衝陽者，足跗上五寸陷者中也，爲原，搖足而得之。

行于解谿，解谿者，上衝陽一寸半陷者中也，爲經。

入于下陵，下陵者，膝下三寸，䯒外，三里也，爲合。

復下三寸，爲巨虛上廉也。復下三寸，爲巨虛下廉也。大腸屬上，小腸屬下。

足陽明胃脈也，大腸小腸皆屬於此。

足陽明經也。

案，楊注云，人膝如陵，陵下三寸，一寸爲一里也。三里以下三寸之下，上下處，上際爲上廉，下際爲下廉，以在䯒骨外側，故名爲廉。足陽明脈行此虛中，大腸之氣在上廉中與陽明合，小腸之氣在下廉中與陽明合，故曰大腸屬上，小腸屬下也。　高按，三里，巨虛上下，並條口豐隆，乃治胃腸病，皆在陽明胃經。古人稱胃者，大腸小腸皆胃也。　又，厲兑，楊注云，《明堂》去爪甲角如韭葉也。　内庭，《明堂》足大指次指外閒也。　陷谷，《明堂》足大指次指外閒，本節皮陷者中，去内庭二寸也。　衝陽，《明堂》一名會原，足跗上五寸，骨閒動脈上，去陷谷三寸也。　解谿，《明堂》衝陽後一寸半腕上也。

三焦者，上合于手少陽，出于關衝，關衝者，手小指次指之端也，爲井。

溜于掖門，掖門者，小指之閒也，爲滎。

注于中渚，中渚者，本節之後也，爲輸。

過于陽池，陽池者，在腕上陷者之中也，爲原。

行于支溝，支溝者，腕上三寸，兩骨閒陷者中也，爲經。

入于天井，天井者，在肘外大骨之上陷者中也，爲合。屈肘而得之。

三焦下輸，在於足太陽之前，少陽之後，出於膕中外廉，名曰委陽，此太陽之絡也。

手少陽經也。

案，楊注云，陽池，《明堂》一名别陽，在手表，腕上陷中也。　又，天井，《明堂》在肘外大骨後肘後一寸，兩筋閒陷中也。　楊注又云，上焦如霧，中焦如漚，下焦如瀆，此三焦之氣上下皆通，故上輸在背，第十三椎下兩傍各一寸半，下輸在此太陽之閒，出膕外廉，足太陽絡三焦下行，氣聚之處，故曰下輸也。　高按，委陽爲三焦之下合穴，足太陽之絡在飛揚，手太陽之絡在支正。

足三焦者，太陽之所將，太陽之别也，上踝五寸而别，入貫腨腸，出於委陽，並太陽之正，入絡膀胱，【約】下焦。

盛則閉癃，虚則遺溺。遺溺則補，閉癃則寫。

案，此言三焦之下合並絡膀胱，三焦蒸騰仍出净府。盛於下者閉，當寫之，可從三焦之絡之合。虚於下者當補之，亦可從三焦而補。是水道之患在於三焦也。三焦小大腸言上合者，是位在於下而經脈在於手上也。　又，約下焦，約字原書脱，今據日鈔本補，楊注亦云節約膀胱。　楊注云，腨，遄免反，腓腸也。

小腸上合于手太陽，出于少澤，少澤者，小指之端也，爲井。

溜于前谷，前谷者，手小指本節之前陷者中也，爲滎。

注于後谿，後谿者，本節之後也，爲輸。

過于完骨，完骨者，在手外側腕骨之前也，爲原。

行于陽谷，陽谷者，在兑骨之下陷者中也，爲經。

入于小海，小海者，在肘内大骨之外，去肘端半寸陷者之中也，伸臂而得之，爲合。

手太陽經也。

案，腕，今見日鈔本寫作捥。　少澤，楊注云，《明堂》一名少吉，去爪甲下一分陷中。　前谷，《明堂》在手小指外側中也。　後谿，《明堂》在手小指外側本節後陷中也。　完骨，《明堂》在手外側腕前起骨下陷中，即此起骨爲腕骨，此經名完骨，胡端反。　陽谷，《明堂》在手外側，腕中兑骨之下也。　小海，《明堂》屈肘乃得之。

大腸上合于手陽明，出于商陽，商陽者，大指次指之端也，爲井。

溜于二閒，二閒，在本節之前，爲滎。

注于三閒，三閒，在本節之後，爲輸。

過于合谷，合谷者，在大指之閒也，爲原。

行于陽谿，陽谿者，在兩筋之閒陷者中，爲經。

入于曲池，曲池者，在肘外輔曲骨之中也，屈肘而得之，爲合。

手陽明經也。

案，商陽，楊注云，《明堂》一名而明，一名絕陽，大指次指内側，去爪甲角如韭葉也。　二閒，《明堂》在手大指次指本節前内側陷中也。　三閒，《明堂》一名少谷，在手大指次指本節後内側陷中也。　合谷，《明堂》一名虎口，在大指歧骨閒也。　陽谿，《明堂》一名中槐，在腕中上側兩筋閒也。

是謂五藏六府之輸，五五二十五輸，六六三十六輸。

六府皆出足三陽，上合於手者也。

案，手三陽之太陽小腸陽明大腸少陽三焦皆有下合穴，小大腸合於陽明胃，三焦合於太陽膀胱，故言六府皆出足三陽。　又，陰無原穴而以經爲原，陽有原穴在俞經之閒，故言有六輸。　楊注曰，心不受邪，手少陰無輸，故五藏各五輸，有二十五輸，依《明堂》手少陰有五輸，總有三十輸，六府有原輸，故有三十六輸，皆是藏府之氣送致聚於此穴，故名爲輸也。

缺盆之中，任脈也，名曰天突。

次任脈之側動脈，足陽明也，名曰人迎二。

【人迎】次脈手陽明也，名曰扶突二。

【扶突】次脈手太陽也，名曰天窗二。

【天窗】次脈足少陽也，名曰天容二。

【天容】次脈手少陽也，名曰天牖二。

【天牖】次脈足太陽也，名曰天柱二。

【天柱】次脈項中央之脈，督脈，名曰風府二。

掖內動脈，手太陰也，名曰天府。

掖下三寸，手心主也，名曰天池。

案，楊注云，此言脈在胷項頸掖之下，次以任脈在陰，居於前中，督脈在陽，處於後中。任之左右，六陽爲次。兩側掖下，二陰所行。此之十輸，脈之要者也。　高按，此處十輸闕足少陰腎太陰脾厥陰肝及手少陰心，言其次亦非今人之次，故此處或乃舉例說明，非必定位言其要也。　頸前任在喉結，次以足陽明手陽明，足少陽手少陽手太陽相交而手太陽趣前少陽居中，足少陽于頸部無輸而過。胷前任脈次足少陰足陽明足太陰，胷脇腹次如上，而足厥交錯太陰於外。背則督脈居中，唯傍以足太陽而上下其行，在肩則有手太陽之位。胷腹薄而藏府血氣內聚，于人爲陰，陽明胃爲之本。肩背肌肉豐厚血氣外張，于人爲陽，太陽膀胱主一身之表。　又，人迎扶突等穴名下刻本有小一號二字，今見日鈔本爲重文符，風府不當重，今試補之如上。

刺上關者，呿不能欠。刺下關者，欠不能呿。

案，楊注云，上關開口有空，刺之有傷，不得開口，故不能欠也。呿，邱庶反，張口也。　又云，下關合口有空，刺之有傷，不得合口，故不能呿也。　高按，此兩句與《靈樞·本輸》同。《素問·氣穴論》王注上關“《鍼經》所謂刺之則故不能欠者也”，下關“《鍼經》所謂刺之則欠不能故者也”。《甲乙經》卷之三“上關一名客主人……開口有孔……刺太深令人耳無所聞。”“下關在客主人下……合口有孔，張口即閉……刺入三分……耳中有乾擿抵不可灸。”皇甫氏未有欠呿之辨。　宋王惟一《補注銅人腧穴鍼灸圖經》卷三“客主人二穴一名上關……若鍼，必須側臥，張口取之乃得，禁不可鍼深，問曰何以不得鍼深，岐伯曰上關若刺深，令人欠而不得故，下關不得久留鍼，即故而不得欠，牙關急，是故上關不得刺深，下關不得久留鍼也。”又宋王執中《資生經》第一“上關二穴，若鍼，必須側臥張口取之乃得，禁鍼深，問曰何以不得鍼深，岐伯曰上關若刺深，令人欠而不得故，下關久留鍼，即欨而不得欠，牙關急，是故上關不得刺深，下關不得久留鍼也。”兩者小異。　明高武氏纂集《鍼灸聚英》卷一上，下關“鍼經云刺之則欠不能欨。耳中有乾聹擿之，不得灸。”卷一下，客主人“素問禁深刺，深則交脈破，爲內漏耳聾，又欠而不得欨。”楊繼洲《鍼灸大成》卷七“客主人…《素問》禁深刺，深則交脈破，爲內漏耳聾，欠而不得欨。”卷六“下關”無欠欨之言，亦無擿抵之言。　綜上，雖《甲乙經》未及，而《太素》《靈樞》及王注《素問》所引《鍼經》文皆大同。孫真人《備急千金要方》止言上關不可深刺。宋以來文亂而義失，是欠欨之言果無用哉。　欠也張口，欨也張口，欠之張口往往極大而合，欨之張口卻可微啟而閉，故欠欨有別。

刺犢鼻者，屈不能伸。刺內關者，伸不能屈。

案，楊注云，犢鼻在膝臏下骭上，俠解大筋中，刺之傷筋，筋病屈不能伸也，《明堂》無禁也。又云，內關在掌後去腕二寸，別走手少陽，手心主絡，《明堂》無禁，刺之傷骨，骨傷伸不能屈也。　高按，屈伸之說僅與《靈樞》同，他本均未及。綜上欠欨之論，似非如楊注乃是鍼刺所傷。

手陽明次在其外，不至曲頰一寸。

手太陽當曲頰。

足少陽在耳下曲頰之後。

手少陽出耳後上加完骨之上。

足太陽俠項大筋之中髮際。

陰尺動脈在五里，五輸之禁。

案，楊注云，陽爲寸，故陰爲尺。陰尺之中，五藏動脈在肘上五里，五輸大脈之上。《明堂》云，五里在肘上三寸，手陽明脈氣所發，行向裏，大脈中央禁不可刺，灸十壯，左取右，右取左。大脈，五藏大脈氣輸也，故禁刺不禁灸也。

肺合大腸，大腸【者】，傳導之府也。　案，依下文，脫一者字。

心合小腸，小腸者，受盛之府也。

肝合膽，膽者，中精之府也。

脾合胃，胃者，五穀之府也。

腎合膀胱，膀胱者，津液府也。少陰屬腎，（腎）上連肺，故將兩藏矣。

案，腎字疑衍，今見日鈔本爲重文符。是少陰之經上連肺，而非腎上連肺，是少陰將兩藏，而非腎將兩藏。今試刪之。　楊注云，足少陰脈貫肝入肺中，故曰上連也。腎受肺氣，腎便有二，將爲兩藏，《八十一難》曰，五藏亦有六者，謂腎有兩藏也。

三焦【者】，中瀆之府也，水道出，屬膀胱，是孤之府也。 案，楊注云，中，謂藏府中也。下焦如瀆，從上焦下氣，津液入于下焦，下焦津液流入膀胱之中，無藏爲合，故曰孤府也。 高按，此謂三焦爲孤府（顧觀光《素問校勘記》有明辨）。孤，獨特爲孤，無主亦爲孤。

此六府之所與合者也。

春取絡脈，諸滎，大經分肉之間，甚者深取，間者淺取之。

案，諸，猶之于也。取絡脈與取諸滎相並列，兩取之也。此乃依病之舍。

夏取諸輸，孫絡，肌肉皮膚之上。

案，取諸輸與取孫絡並列，兩取之也。此乃依氣之在。 楊注云，陽氣始長，熱薫腠理，内至於經，然猶脈疲氣弱，故取諸輸孫絡之分，腠理肌肉皮膚之上也。

秋取諸合，餘如春法。

案，務使病去。 楊注云，陰氣始殺，猶未能盛，故取於輸及以合也。春時陰氣衰少爲弱，陽氣初生爲微。秋時陽氣衰少爲弱，陰氣始生爲微，病間。病間，故如春法取絡滎，大經分間，亦隨病間甚淺深爲度也。

冬取諸井，諸輸之分，欲深而留之。

案，此乃依藏之所宜。欲深而留之，而，則也，以留代深刺。而，又且也，可深取之者亦留之。 楊注云，冬時足少陰氣急緊，足太陽伏沈，故取諸井以下陰氣，取滎以實陽氣，皆深爲之者也。 高按，四時所取，參見本卷《變輸》篇。

此四時之序，氣之所處，病之所舍，藏之所宜也。

案，每臨證也，必知四時之序，氣之所處，病之所舍，藏之所宜，方可言治。以針砭之速，尤當如此。湯丸散劑者或有一試投，鍼則即行即應，當慎之再慎。

轉筋者，立而取之，可令遂已。

痿厥者，張而刺之，可令立快。

案，轉筋，或寒凝血澀，或血氣互結而不通，立爲用，用則血氣來應，藉而取之則遂已，血氣通也。痿厥者，多弛而不用，故使張之而針，亦以易通也，遂令快然。 楊注云，人立，筋病痛聚，故立，燔鍼刺之。又云，手足痿厥，開張即得其輸，然後刺之。

變輸

平按，此篇自篇首至味主合，見《靈樞》卷七第四十四《順氣一日分爲四時》篇，又見《甲乙經》卷一第二。自問曰春取絡脈至末，見《素問》卷十六第六十一《水熱穴論》篇，又見《甲乙經》卷五第一上篇。

黄帝曰，余聞刺有五變，以主五輸，願聞其數。岐伯曰，
人有五藏，藏有五變，變有五輸，故五五二十五輸，以應五時。
黄帝曰，願聞五變。岐伯曰，
肝爲牡藏，其色青，其時春，其音角，其味酸，其日甲乙。
心爲牡藏，其色赤，其時夏，其日丙丁，其音徵，其味苦。
脾爲牝藏，其色黄，其時長夏，其日戊己，其音宫，其味甘。
肺爲牝藏，其色白，其音商，其時秋，其日庚辛，其味辛。
腎爲牝藏，其色黑，其時冬，其日壬癸，其音羽，其味鹹。
是謂五變。

案，其色其時其音其味其日爲五變之數，其日爲自身爲藏，故下文五變以藏色時音味。又，木火肝心爲陽藏，土金水脾肺腎爲陰藏者，陽數少一而偶，陰數多一而奇，此則于易理難通。若以脾土中央無所謂陰陽，則兩陽兩陰者亦于易理不匹。或古人以腎爲兩藏而分出命門火一端，以合之者乎。與其以腎分兩端，不若以血氣論其閒。血氣至陽，本乎先天，受後天所養，無所不在，摶五藏于一。故曰，益氣寧血，溫陽通絡，乃五藏活法。　論曰，血者，乃人身之至大一藏也，先于五藏而生，又生五藏，故在五行之外，如天地生五行，天地在五行之外也，其有形而無定形者，至陽之藏也，直接先天，藏而不守，其經營後天者，乃其無形之器用血氣也。三焦者，人身之最大府也，先五府而生，以人身軀幹爲形，交通上下内外而不守，以應血也，所謂上焦如霧中焦如漚下焦如瀆者，象血氣之用也，故五藏六府者，實六藏六府也，故三焦爲孤府者，實不孤也。

黄帝曰，以主五輸，奈何。岐伯曰，
藏主冬，冬刺井。色主春，春刺滎。時主夏，夏刺輸。
音主長夏，長夏刺經。味主秋，秋刺合。
是謂五變，以主五輸。

案，楊注云，冬時萬物收藏，故五藏主冬也。井，爲木也。木，春也。春時萬物始生，如井中泉水。冬時萬物始萌，如井水深未出，而刺之者，刺井微也。　高按，藏主冬者，謂五藏之藏在于冬也。

又云，春時萬物初生鮮華，故五色主春。滎，火也。火，夏也。夏時萬物滎長，如水流溢。春時萬物始生未滎，而刺之者，亦刺滎微也。

又云，夏時萬物滎華，四時之勝，故五時主夏。輸，土也。土，長夏也。長夏之時，萬物盛極，如水致聚。夏時滎(末)【未】盛極，而刺之者，亦刺輸微也。

又，長夏萬物滎盛，音律和四時之序，故五音主於長夏。經，金也。金，秋也。秋時萬物將衰。長夏之時，萬物盛而未衰，而刺之者，亦刺經微也。

又，秋時萬物皆熟，衆味並盛，故五味主秋也。合，水也。水，冬也。冬時萬物收藏，如水之入海。秋時萬物收而未藏，而刺之者，亦刺合微也。

高按，此冬井，春滎，夏輸，長夏經，秋合。楊氏以爲五時刺五輸以應藏之微者，或以未其時而取之則刺其幽隱也，恐不塙，是未知其精妙之微也，試爲之說，當分而論之也。冬日治病，需取藏者則以井，因藏已收藏，故取井不至於寫，又井然勿擾他藏之藏。春取藏宜於滎之分明。夏輸則達表裏，通藏府。長夏於經可知過與不及。秋於合則利於本經之收藏。此時序取藏之大法也。

黃帝曰，諸原安合，以致六輸。

岐伯曰，原，獨不應五時，以經合之，以應其數，故六六三十六輸。

案，諸原安合以致六輸，楊注云，五變合於五輸，原之一輸與何物合。　又云，六府者，陽也。人之命門之氣，乃是腎閒動氣，爲五藏六府十二經脈性命根，故名爲原。三焦者，原氣之別使，通行原之三氣，經營五藏六府，故原者，三焦之尊稱也，不應五時，與陽經而合，以應其數，故有六六三十六輸也。　平按，六輸，《甲乙》作五腧。　高按，《難經·六十二難》云，"然府者陽也，三焦行於諸陽，故置一俞名曰原，府有六者，亦與三焦共一氣也。"古人已明言人身血氣有不應于時序五行者，後人不可勉強拘泥，曲意圓說則猶不及。

黃帝曰，何謂藏主冬，時主夏，音主長夏，味主秋，色主春，願聞其故。

岐伯曰，病在藏者，取之井。　病變於色者，取之滎。

病時閒時甚者，取之輸。　病變於音者，取之經。

經滿而血者，病在胃。及以飲食不節得病者，取之於合。故命曰味主合。

是謂五變。

黄帝曰，善。

案，楊注云，井，木也。井主心下滿，是肝爲滿也。冬時心下滿病刺其井者，遺其本也。　高按，遺，發也。楊注此以肝心脾肺腎舉例而言，以病可知（可刺）可遺之於五輸也，非五輸必主其病然。下文言五藏病亦以五藏應五輸得五變之例，非必如此，當識。病以萬變千端，非以五五能盡言，得其法而勿泥於是言。

楊注又云，滎，火也。滎主身熱，是心爲熱也。春時身熱之病刺其滎者，亦遺其本也。

又云，輸，土也。輸主體重節痛，時閒時甚，是脾爲病也。夏時體重節痛，時閒時甚，刺其輸者，亦遺其本也。

又云，經，金也。金主喘欬寒熱，經血而滿，是肺爲病也。長夏喘欬寒熱，經血而滿，刺其經者，亦遺其本也。

又云，合，水也。合主逆氣而洩，是腎爲病也。秋時飲食不節，逆而洩，刺其合者，亦遺其本也。平按，胃，《甲乙》注云，亦作胷。

高按，以井分明於藏。變於色者變於血氣，故當從滎可取。閒時而作者，里外之變，可以輸達其所。以經可使和平，則音變可調。

問曰，春取絡脈分肉，何也。答曰，

春者木始治，肝氣生。肝氣急，其風疾，經脈常深。其氣少，不能深入，故取絡脈分肉閒也。

案，木始治，治者，主也，古文作乿，亂之萌也，言其萌動也。肝氣生者，肝氣動也，非謂他季無肝氣而至春乃生。肝氣急者其風疾，急，張也。

曰，夏取盛經分腠，何也。曰，

夏者火始治，心氣始長，脈瘦氣弱。陽氣流溢，薰熱分腠，内至於經，故取盛經分腠，絶膚而病去者，邪居淺也。所謂盛經者，陽脈也。

案，瘦，當作叜，廋也，隱匿深入曰廋。脈廋氣弱者，言心氣始長，血氣未盛于外。故夏陽外來，流溢薰熱，内至于經也。陽氣者，同上文風氣疾之風氣，夏之正風也。

曰，秋取經輸者，何也。曰，

秋者金始治，肺將初殺，金將勝火，陽氣在合，陰氣初勝。溼氣及體，陰氣未盛，未能深入，故取輸以寫陰邪，取合以虚陽邪，陽氣始衰，故取於合。

案，溼氣者，亦正風也。

曰，冬取井滎，何也。曰，

冬者水始治，腎方閉，陽氣衰少，陰氣緊。巨陽伏沈，陽脈乃去，故取井以下陰逆，取滎以實陽氣。故取井滎，春不鼽衄，此之謂也。

案，楊注云，緊，盛也。巨陽足太陽氣浮沈在骨也。　高按，緊，收也。下，去之也。　始治，猶未治也。春之其風疾，其氣少者。秋之初殺將勝，之陰氣初勝者。夏之陽氣流溢者。冬之陽衰陰緊，之巨陽伏沈者，皆言自然之氣也，正風也。人于自然，先接其氣，方能有應於內，故言初治，病機所伏也。

府病合輸

平按，此篇見《靈樞》卷一第四《邪氣藏府病形》篇。自五藏六府之氣至此胃脈也，見《甲乙經》卷四第二下篇。自大腸病者至取三里，見《甲乙經》卷九第七。自小腸病者至取巨虛上廉，見《甲乙經》卷九第八。自三焦病者至取之委中央，見《甲乙經》卷九第九。自膽病者至陽陵泉，見《甲乙經》卷九第五。自刺此者必中氣穴至末，見《甲乙經》卷五第一下篇。惟自大腸以下，《甲乙經》文義雖同，編次前後小異。

高按，自大腸病者，病字今整理本誤作府。

黃帝曰，余聞五藏六府之氣，滎輸所入爲合。今何道從入，（入）安連過，願聞其故。　案，今見日鈔本入字不重，今據改。

岐伯答曰，此陽脈之別，入于內，屬于府者也。

案，此言經脈血氣之由滎輸及于合，五輸之行也，井不待言，經脈之血氣由滎輸至于合，以連過經也。　平按，今何道從入，今字《靈樞》《甲乙》均作令。入安連過《甲乙經》作入安從道。　楊注云，此言合者，取三陽之脈，別屬府者稱合，不取陰脈。以陽脈內屬于府，邪入先至於府，後至于藏故也。

黃帝曰，滎輸與合，各有名乎。　案，名，子曰，必也正名乎。

岐伯答曰，滎輸治外經，合治內府。

案，楊注云，五藏六府，滎輸未至於內，故但療外經之病。此言合者，唯取陽經屬內府者，以療內府病也。　高按，滎輸治外經，合治內府者，外經言在外之經筋脈絡及脈所出入旁及，合治內府者，是內在本經之藏府也，以外經爲相對而言。

黃帝曰，治內府奈何。岐伯答曰，取之於合。

黃帝曰，合各有名乎。岐伯答曰，

胃合入于三里。大腸合入于巨虛上廉。小腸合入于巨虛下廉。三焦合入于委陽。膀胱合入于委中。膽合入于陽陵泉。

黃帝曰，取之奈何。答曰，

取之三里者，低跗。取之巨虛者，舉足。

取之委陽者，屈伸而索之。委中者，屈而取之。

陽陵泉者，正立(竪)【緊】膝，予之齊下，至委陽之陽取之。

案，予，于也。齊下者，齊膝下也。　又，正立竪膝，今見日鈔本寫作正立緊膝，緊字是，謂立而不屈膝也。

取諸外經者，揄伸而從之。

案，楊注，揄，與朱反，引也。　高按，從，縱也。伸展而放鬆。

黃帝曰，願聞六府之病。岐伯曰，

面熱者，足陽明病。魚絡血者，手陽明病。

兩跗之上脈堅若陷者，足陽明病，此胃脈也。

案，堅若陷者，若，猶或也。　又，魚絡屬陽明，跗上屬陽明，肝病有所見于此兩部者，亦當從胃陽明圖治。又，胃乃氣血之海，故又宜從血氣治肝。

大腸病者，腸中切痛而鳴濯濯，冬日重感於寒則泄，當齊而痛，不能久立，與胃同候，取巨虛上廉。

案，不能久立，能，勝任，堪也，耐也，腹中濯濯或洩痛而不耐久立，是胃中寒。　楊注云，當齊痛者迴腸，大腸也，大腸當齊，故病當齊痛也。與胃同候者，大腸之氣，與胃足陽明合巨虛上廉，故同候之。濯，徒角反，腸中水聲也。

胃病者，腹䐜脹，胃管當心而痛，上(交)【支】兩脅，鬲咽不通，飲食不下，取之三里。

案，楊注云，胃管當心痛者，胃脈足陽明之正，上至髀，入於腹裹，屬胃散脾，上通於心，上循咽，其足陽明大絡，循脛骨外廉，上絡頭，故胃管及當心而痛，上(交)【支】於脅，鬲中并咽并不得通也。　平按，上交，《靈樞》作上肢，《甲乙》作上楮。　高按，交，當作支。　鬲咽不通，鬲，阻隔之隔，或取本義，借指上焦或胷腔，則鬲咽者，咽也。胃病，咽不利而飲食不得入於鬲，此鬲熟腐飲食者，胃也。胃土壅實，支脅阻咽。　又，楊注鬲中并咽并不得通也，今整理本斷作“鬲中並咽，並不得通也。”今見日鈔本寫作“膈中并並不得通也。”

小腸病者，少腹痛，腰脊控尻而痛，時窘之後。當耳前熱，若寒甚，若獨眉上熱甚，及手小指次指之閒熱，若脈陷者，此其候手太陽也，取巨虛下廉。

案，楊注云，小腸當少腹附脊，左環葉積，故少腹腰脊控尻而痛，時急之，膹大便之處也。　平按，控尻，《靈樞》《甲乙》均作控睪。　高按，控尻爲小腸病，睪由肝經所環，控睪該在肝經。當，主也，“當國秉政”之當。若，或也。

三焦病者，腹氣滿，少腹尤堅，不得小便，窘急。溢則爲水，留則爲脹，候在足太陽之外大絡，絡在太陽少陽之閒，亦見於脈，取之委陽。

案，委中爲太陽之合，陽陵泉爲少陽之合，委陽在於其閒，爲三焦之合，故《甲乙經》三焦病條作委中者恐非。亦見於脈者，其病候亦見於三焦本經之循脈也。　溢則爲水，留則爲脹。此條病理當重視。

膀胱病，少腹偏腫而痛，以手按之，則欲小便而不得，肩上熱，(若脈陷，)及足小指外側及脛踝後皆熱，若脈陷，取之委中央。

案，偏，頗也，不盡也，偏腫者，大約如今人所謂局限性腫脹，楊注以爲少腹腫而不及大腹者，不塙。　平按，肩上熱，《甲乙經》作眉上熱。高按，今見日鈔本寫作眉上熱。又，本書卷第八云，膀胱足太陽之脈，“起於目內眥，上額交巔上”，“其支者，從顛入絡腦，還出別下項，循肩髆內俠脊。”是該經脈于眉上肩上皆有所及也。　又，若脈陷三字疑衍。　又，委中央者，乃承若脈陷而言，病絡陷而不可取，可尋之委中央之絡。又或委中穴也。委者，曲也，屈也，積也，順從也，又逶迤之委，委曲自得也，人之膝關節無病，則可逶迤自得，故委以借指膝關節之要。

膽病者，善太息，口苦，歐宿汁，心下澹澹恐，如人將捕之，嗌中吤吤然數唾，候在足少陽之本末，亦視其脈之陷下者灸之。其寒熱也，取之陽陵泉。

案，澹澹，動皃。吤，音戒。　楊注云，膽病則魂神不暢，故好太息。又云，膽熱溢水精，故口苦歐宿膽汁。　高按，楊注水精之謂，不知何所本，前《本輸》篇經云“膽者中精之府。”前卷第十《經脈標本》篇楊注云“膽之府，唯受所化木精汁三合。”故疑此水精當作木精。

黃帝曰，刺之，有道乎。

岐伯曰，刺此者，必中氣穴，毋中肉節。

中氣穴，則鍼遊于巷。中肉節，則肉膚痛。補寫反，則病益篤。

案，中肉節而不中氣穴，則有補寫相反之虞。

中筋,則筋緩。 案,補充一句,中筋則傷筋。

邪氣不出,與眞氣相薄,亂而不去,反還內著。用鍼不審,以順爲逆。 案,不中氣穴則邪氣不去。以順爲逆者,順逆相乖也。

黃帝曰,善。

氣穴

平按,此篇自篇首至天府下五寸,見《素問》卷十五第五十八《氣穴論》。

自問曰少陰何以主腎至夫寒甚則生熱,見《素問》卷十六第六十一《水熱穴論》。

自問曰少陰何以主腎至名曰風水,見《甲乙經》卷八第五。

自黃帝問於岐伯曰願聞五藏之輸至須其火滅也,見《靈樞》卷八第五十一《背腧》篇。

自欲知背輸至灸刺之度也,見《素問》卷七第二十四《血氣形志》篇。

自黃帝問於岐伯曰余以知氣穴之處至末,見《素問》卷十五第五十八《氣穴論》,又見《甲乙經》卷三第二。

高按,夫寒甚則生熱,刻本脫一甚字。末尾第二當作第一,今整理本作第一。

黃帝問岐伯曰,余聞氣穴三百六十五,以應一歲,未知其所謂,願卒聞之。

岐伯稽首再拜,曰,窘乎哉問也。其非聖帝,孰能窮其道焉。固請溢意,盡言其處。

黃帝捧手遵循而却,曰,夫子之開余道也,目未見其處,耳未聞其數,而目以明耳以聰矣。

岐伯曰,此所謂聖人易語,良馬易御。

黃帝曰,非聖人易語也,世言其眞數開人意也。今余所方問者,此眞數也,如發蒙解惑,未足以論也。然余願夫子溢志,盡言其處,(今)【令】皆解其意,請藏之金匱,不敢復出。 案,今當作令。今見日鈔本正寫作令。

岐伯再拜而起,曰,臣請言之。 案,臣請言之,今整理本脫一之字。

背與心相控而痛,所治天突與十椎,及上紀下紀。上紀者胃脘也。下紀者關元也。

案,楊注云,任脈上於脊裏,爲經絡海,其浮而外者,循腹裏當齊上胷,至咽喉,絡脣口,故背胷相控痛者,任脈之痛也。此等諸穴是任脈所貫,所以取之也。

邪擊陰陽左右,如此其病前後痛濇。胷脅而痛,不得息,不得臥,上氣,

短氣，偏痛。

脈滿起，邪出尻。脈絡胷，支心貫鬲，上肩加天突，邪下肩，交（十）【于】椎，下藏。

案，胷脅而痛，而，如也，若也（《經傳釋詞》）。偏痛，偏借爲徧字。　楊注云，量此脈行處生病，皆是督脈所爲。下藏者，下絡腎藏也。　平按，《素問》邪擊上有背胷二字，擊作繫，而痛作痛而，絡胷下有脅字，十椎下無藏字。　高按，依楊注，則楊氏所見與王冰所據有別。　又，交十椎下藏，今見日鈔本寫作交于椎下藏。今是之。

藏輸五十穴。府輸七十二穴。

熱輸五十九穴。水輸五十七穴。

頭上五行行五，五五二十五穴。

中侶兩傍傍五，凡十穴。　案，侶，脊也。今見日鈔本寫作䏰。

大杼上兩傍各一，凡二穴。

目瞳子浮白二穴。兩髀厭中二穴。　案，厭，笮也。

犢鼻二穴。耳中多所聞二穴。眉本二穴。

完骨二穴。項中央一穴。枕骨二穴。

上關二穴。大迎二穴。下關二穴。

天柱二穴。巨虛上下四穴。　案，今整理本天柱誤作天桂。

曲牙二穴。天突一穴。天府二穴。

天牖二穴。扶突二穴。天窗二穴。

肩解二穴。關元一穴。委陽二穴。

肩貞二穴。肩髃二穴。齊一穴。

肓輸二穴。背輸二穴。膺輸二穴。

分肉二穴。踝上横骨二穴。

陰陽喬四穴。　案，喬，今見日鈔本寫作蹻。

凡三百六十五穴，鍼之所由行也。　案，數不合，仍其舊。

水輸在諸分。熱輸在氣穴。寒輸在兩骸厭中，二穴。

案，楊注云，骸，核皆反，骨也。別本爲骫，於靡反，骨端曲皃也。　高按，骸厭，又稱爲骸關，厭關，膝解也。又，楊注骫字，今整理本作骪，骫骪骩三字同，音義同委，曲也，骨曲也。骫，骨㝃骫奊也（《說文》），奊，音義同衺，頭不正曰奊。《康熙字典》以骫字爲正。

大禁二十五，在天府下五寸。

案，楊注云，三百六十五穴中有大禁者，五里穴也。在臂天府以下五寸，五五二十五，往寫此穴氣，氣盡而死，故爲大禁。

問曰，少陰何以主腎，腎何以主水。

答曰，腎者，至陰也。【至】陰者，盛水也。腎者，少陰。少陰者，冬脈也。故其本在腎，其末在肺，皆積水也。

案，腎者至陰，言腎之在體爲用。 依文法文義，經文脱一至字，《素問》《甲乙》並作至陰者盛水也。 楊注云，至，極也。腎者，陰之極也。又云，陰氣舍水，故曰盛水。 高按，以盛爲載舍，則失之，盛者，盛大，與至極相對。言腎在藏至陰，盛水之主也。腎者少陰，言其經脈，其本在腎，其末在肺，少陰脈上連肺也。積，聚也。

問曰，腎何以能聚水而生病。

答曰，腎者，胃之關(閉)，關閉不利，故聚水而從其類，上下溢於皮膚，故爲胕腫。

案，前一關閉之閉乃是衍文，涉下而誤。關者，以木横持門戶也(《説文》)，亦卽守也，塞也，又會要也。 從其類者，水之爲病從水藏之腎也。此説胕腫之水在腎，由胃腸而來，治當健脾和胃，宣肺補腎，以利關閉。胕，足也，足腫曰胕。

問曰，諸水皆生於腎乎。

答曰，腎者，牝藏也。地氣上者，屬於腎而生水液，故曰至【陰】。

案，楊注云，故以腎爲極陰也。 平按，《素問》《甲乙》至下有陰字。可補。 高按，本書卷第三之《陰陽》篇云，積陰爲地。又云，雨出地氣。

勇而勞甚則腎汗出，汗出逢風，内不得入其藏，而外不得越於皮膚，客於(六)【玄】府，行於皮膚，傳爲胕腫，本之於腎，名曰風水。

案，客於六府，《素問》作玄府，是也。玄，水色也，水也，又大也，又有微妙義。玄府者，水之府也，大府也。客於玄府，行於皮膚，皮膚卽玄府也。猶今人之謂皮膚乃人之最大器官。

問曰，水輸五十七處者，是何所主也。 案，主，今見日鈔本寫作生。

答曰，腎輸五十七穴，積陰之所聚也，水所從出入也。

尻上五行行五者，此皆腎輸也。

故水病，下爲胕腫，大腹，而上爲喘呼，不得臥者，標本俱病也。故肺爲喘呼，腎爲水腫。肺爲逆，故不得臥。

分之相輸受者，水氣之所留也。

案，楊注云，腎以主水，肺以主氣，故曰分之，二氣通聚，故曰相輸受也。相輸受者，水之與氣並留止也。

伏菟上各二行行五者，此腎之所衝也。

三陰之所交，結於脚者也。

踝上各一行行六者，此腎脈之下行者也，名曰太衝。

凡五十七穴者，皆藏陰之終也，水之所客也。

案，藏陰之終水之所客者，腎爲至陰，故其五十七穴者，五藏之陰皆歸之，終于其閒也。客，水邪之客犯也，亦必由乎諸陰之所歸止，此正從其類也。 又，就水而言，肺爲標，腎爲本。此標本有上下表裏之義。就其治而言，當有脾胃腸府斡旋其中，使標本能相應。言分相輸受者，是標本不相應也。故當健脾以朮，益氣以參芪，通陽以桂枝者乎。若以交通則厚朴草果檳榔腹毛。列缺魚際中脘水分尻上是灸。 又，腎之所衝，衝，向也，道也。

黃帝問於岐伯曰，夫子言治熱病五十九輸，余論其意，未能別其處也，願聞其處，因聞其意。

岐伯曰，頭上五行行五，以越諸陽之熱逆者。

大杼，膺輸，缺盆，背輸，此八者，以寫胷中之熱。

氣街，三里，巨虛上下廉，此八者，以寫胃中之熱。

雲門，髃骨，委中，髓空，此八者，以寫四支之熱。

五藏輸傍五，此十者，以寫五藏之熱。

凡此五十九穴者，皆熱之左右也。

案，左右即主控，可調控者也，邪可犯，治可從。 楊注云，杼，徐呂反。

問曰，人傷於寒而傳爲熱，何也。

答曰，夫寒甚則生熱。

黃帝問於岐伯曰，願聞五藏之輸出於背者。岐伯對曰，

胷中大輸在杼骨之端。肺輸在三椎之閒。心輸在五椎之閒。

鬲輸在七椎之閒。肝輸在九椎之閒。脾輸在十一椎之閒。

腎輸在十四椎之閒。皆俠脊相去三寸所。

即欲而驗之，按其處，應中而痛解，乃其輸也。

案，楊注云，杼骨一名大杼，在於五藏六府輸上，故是胷之膻中氣之大輸者也。　高按，杼，音義同柱，柱骨，脊骨也。脊骨之端即是椎。又，各椎之閒，他本皆作下閒，義略勝。

灸之則可，刺之則可。

案，平按《靈樞》作刺之則不可。可參考。後世鍼灸書未明言不可刺，但多言中藏者敗亡，故須慎之。

氣盛則寫之，虛則補之。

以火補者，勿吹其火，須自滅也。

以火寫者，疾吹其火，傅其艾，須其火滅也。

案，補須緩，寫須疾。傅者，覆也，疾滅其火。

欲知背輸，先度其兩乳閒，中折之，更以他草度去其半已，即以兩禺相柱也，乃舉以度其背。

令其一禺居上，齊脊大椎，兩禺在下，當其下禺者，肺之輸也。

復下一度，心輸也。復下一度，右角肝輸也，左角脾輸也。

復下一度，腎輸也。是謂五藏之輸，灸刺之度也。

案，楊注云，以上言量背輸法也，

經不同者，但人七尺五寸之軀雖小，法於天地，無一經不盡也。

故天地造化，數乃無窮，人之輸穴之分，何可同哉。

昔神農氏錄天地閒金石草木三百六十種，法三百六十五日，濟時所用。其不錄者，或有人識用，或無人識者，蓋亦多矣。

次黃帝取人身體三百六十五穴，亦法三百六十五日。身體之上，移於分寸，左右差異，取病之輸，實亦不少。

至於《扁鵲灸經》，取穴及名字，卽大有不同。

近代秦承祖《明堂》，曹子氏《灸經》等，所承別本，處所及名，亦皆有異。而除疴遣疾，又復不少，正可以智量之，適病爲用，不可全言非也。而并爲非者，不知大方之論。

所以此之量法，聖人設教有異，未足怪之也。

以上楊注。高按，楊注所謂"以智量之，適病爲用。"足可醒人。

黄帝問於岐伯曰，余以知氣穴之處，游鍼之居，願聞孫絡谿谷，亦有所應乎。

岐伯曰，孫絡三百六十五穴會，以應一歲。以泣奇邪，以通營衛。

稽留營泣，氣濁血著，外爲發熱，内爲少氣。

疾寫毋怠，以通營衛。見而寫之，毋問所會。

案，奇邪，不正，非正屬于經脈者也。　十二經脈借孫絡以聯營衛，營衛不相泣，卽氣濁血著。濁，亂也，病也。著，居也，稽留也。氣亂于外則發熱。血稽於内則少氣，薄劣不足曰少，亦病也，氣，血氣也。　寫，輸寫也。營泣者，營衛血脈。

黄帝曰，善。願聞谿谷之會。

岐伯曰，分肉之大會爲谷，肉之小會曰谿，肉分之間，谿谷之會，以行營衛，以會大氣。

案，以會大氣，緊承谿谷之會而來，行營衛而會大氣。此會字，不當作舍。大氣乃謂血氣，此章生理，不當作邪氣解。

邪溢氣壅，脈熱肉敗，營衛不行，必將爲膿。内消骨髓，外破大䐃。留於節腠，必將爲敗。

案，溢者，滿而逸也。壅者，滿而塞也。皆有滿義者，盛也，即所謂邪盛正旺，氣血相并，爲敗爲膿。

積寒留舍，營衛不居，塞肉縮筋，時不得伸，内爲骨痹，外爲不仁，命曰不足，大寒留於谿谷。

案，居，止也，處也，安也，積也，蓄也。此言不居，是居也，居於積寒所舍之外而止也。　又，塞肉，塞者，壅滯也。又，塞，疑當作搴，與攓攐騫褰義通，拔取也，縮也。《素問》作卷。有作寒者，非。　此節言不足。

谿谷三百六十五會，亦應一歲。

其小痹淫溢，循脈往來，微鍼所及，與法相思。

案，楊注云，寒溼之氣，入於腠理，以爲微痹，淫溢流於脈中，循脈上下往來爲痛，可用小鍼相司爲當。　平按，依楊注思當作司，《素問》作相同。　高按，思當作伺，伺機而動之伺，察也，偵候也，參察也。與，猶以也。謂以常法相參察，而得其要得其治。　又，小痹之痹，未必如楊注所謂寒溼之痛也，痹，病也，小痹者微疾也，故微鍼可也，然必以法相伺。

黄帝曰，善。乃辟左右，再拜而起，曰，今日發蒙解惑，藏之金匱，不敢復出。乃藏之金蘭之室，署之曰氣穴所在。

岐伯曰，孫絡之脈別經者，其血盛而當寫者，亦三百六十五脈，並注於絡，傳注十二絡脈，非獨十四絡脈也，內解寫於中者十脈。 案，三百六十五脈即孫絡之脈。繇孫絡至絡至絡脈至經脈，血氣盛而傳注相次。寫，傳注也。 又，其血盛而當寫者，今見日鈔本寫作，其血而盛當寫者。

氣府

平按，此篇見《素問》卷十五第五十九《氣府論》篇，又見《甲乙經》卷三第一至第二十二，惟文法編次與此不同。

足太陽脈氣所發者，七十三穴。

兩眉頭各一。

入髮項二寸，閒半寸，傍五，相去二寸，其浮氣在皮中者，凡五行，行五，五五二十五。 案，楊注云，《明堂》傍相去一寸半。

項中大筋兩傍各一。風府兩傍各一。

俠脊以下至尻二十一節，十五閒，各有一。

委中以下至足小指傍，六輸。

案，入髮項二寸閒半寸，楊注云，額上入髮一寸，後從項入髮一寸，故曰入髮二寸，閒亦有一寸半處，故曰半寸也。古人文法如此。 又，大筋兩傍各一，筋下今見日鈔本無兩字。 高按，發，宣發，開泄也，進也，行也，去也。言氣由此宣發，邪由此得洩，治由此可行，補由此可進也。 又，此節平按引王冰《素問》注“兼氣浮薄相通者言之，當言九十三穴，非七十八穴。正經脈會發者七十八穴，浮薄相通者一十五穴，則其數也。” 又，手陽明脈條下楊注云“天窗去手陽明絡近，故得其氣也。”故孫絡者，經脈之氣浮薄在外部者也，即所謂“浮薄相通”者也，故能有三百六十五之會以象歲之一周，言身之周匝也。

足少陽脈氣所發者，五十二穴。

兩角上各二。耳前角上各一。客主人各一。

下關各一。耳下牙車之後各一。缺盆各一。

掖下三寸，脅下下至胠，八閒，各一。

髀樞中傍各一。

膝以下至足小指次指，各六輸。

案,耳下牙車之後,今見日鈔本無耳下之下字。　楊注有云,是則掖下三寸爲脅,脅下八閒之外爲胠,則胠脅之言可别矣。

足陽明脈氣所發者,六十二穴。

額顱髮際傍各三。面鼽骨空各一。大迎之骨穴各一。

缺盆外骨各一。膺中骨間各一。

俠鳩尾之外,當乳下三寸,俠胃脘,各五。

俠齊廣三寸各三。下齊二寸俠之各六。

氣街動脈各一。伏菟上各一。

三里以下至足中指,各八輸,分上所在穴空。

案,面鼽骨空各一,楊注云,鼽,渠留反,鼻表也。有云鼻塞病,非也。顴窌二穴八也。《明堂》雖不言氣發之陽明正别,上頗係目系,故至顴窌也。　今見《素問》面鼽骨空,王冰注云,謂四白穴也,在目下同身寸之一寸。

手太陽脈氣所發者,二十六穴。

目内眥各一。巨骨下骨穴各一。曲掖上骨穴各一。

柱骨出陷者各一。上天容四寸各一。肩解各一。

肩解下三寸者各一。肘以下至于手小指本,各六輸。

手陽明脈氣所發者,二十二穴。

鼻穴外廉項上各一。大迎骨空各一。

柱骨之會各一。髃骨之會各一。

肘以下至手大指次指本,各六輸。

案,足陽明脈氣所發者有大迎之骨穴各一,今又言大迎骨空各一,當辨之。

手少陽脈氣所發者,三十三穴。

鼽骨下各一。眉本各一。角上各一。下完骨後各一。

項中足太陽之前各一。扶突各一。

肩貞各一。肩貞下三寸分間各一。

肘以下至手小指次指本,各六輸。

督脈氣所發者，二十六穴。

項中央三。大椎以下至尻，二十節間各一。

骶下凡二十一節，脊椎法。

案，楊注云，項中央者，項内也，非唯當中也。故項内下行，瘖門一，天柱二，爲三也。上行，風府一，風池二，爲三。總有六穴也。督脈上入風池，即爲信也。　又云，骶，竹尸反，此經音低，尾窮骨（從）【後】骨爲正。大椎至骶二十一節有二十間，間有一穴，則二十六穴也。《明堂》從兑端上項下至瘖門有十三穴，大椎以下至骶骨長強二十一節有十一穴，凡二十四穴，督脈氣所發與此不同，未詳也。　高按，風池乃屬足少陽經，與風府平。可爲佐證。　又，骶下，疑當作下骶。存。　又，楊注此經音低尾窮骨從骨爲正，今見日鈔本，低字漶壞，從寫作後字。王念孫云，骶之言邸也，邸者後也（《廣雅疏證》）。可據改。

任脈之氣所發者，十八穴。

喉中央二。

鳩尾下三寸，胃腕五寸，胃腕以下下至横骨八寸，一一腹脈法。

案，胃腕，兩腕字，今見日鈔本寫作脘。　楊注云，《明堂》中央任脈氣所發穴合有二十六。

五藏之輸各五，凡五十穴。

足少陰舌下，厥陰毛中急脈各一。手少陰各一。

陰陽蹻各一。手足諸魚際氣所發者。

凡三百六十五穴。

案，急脈，王惟一《銅人經》、王執中《資生經》、高武《聚英》、楊繼洲《大成》等，均不録是穴。《素問》王冰注曰，急脈在陰髦中陰上兩傍，相去同身寸之二寸半，按之隱指，堅然，甚按則痛引上下也。其左者中寒，則上引少腹，下引陰丸，善爲痛，爲少腹急中寒。此兩脈皆厥陰之大絡通行其中，故曰厥陰急脈，即睪之系也。可灸而不可刺，病疝，少腹痛，即可灸。　今課本“恥骨聯合下旁開 2.5 寸，當氣沖穴外下方的腹股溝中。”　又，楊注云，總二十六脈，有三百八十四穴。此言三百六十五穴者，舉大數爲言，過與不及，不爲非也。三百八十四穴，乃是諸脈發穴之義，若準《明堂》，取穴不盡，仍有重取，以此。

高按，《太素》經所列氣穴氣府及輸穴經行等，以及下文之營衛周行骨度身度等，今人或已不用。如言氣之所發者，不限于某經某絡，以氣所在以病所徵爲判，故雖不見于今人之經穴者，則或在于今人所謂奇穴，或在于今人所謂民間療法，而失之于學院，今皆尊原文迻錄，備考備用。至于計數之或誤者，亦仍其舊，用者自明。

骨空

平按，此篇自篇首至末，見《素問》卷十六第六十《骨空論》篇。自督脈起少腹至治督脈，見《甲乙經》卷二第二，又見本書《督脈》篇。

黃帝問於岐伯曰，余聞風者，百病之始也，以鍼治之，奈何。

岐伯曰，風從外入，令人振寒，汗出，頭痛，身重，惡風寒。治在風府，調其陰陽，不足則補，有餘則寫。 案，楊注云，風府，受風要處也。

大風頸項痛，刺風府。風府在上椎。

大風汗出，灸譩譆。譩譆在背下，俠脊傍三寸所，厭之令病者呼譩譆，譩譆應手。 案，厭，同壓，重按之曰壓。

從風增風，刺眉頭。 案，增或作憎，失之。從爲正治，增爲反治，即不論補寫，皆可取眉頭。

失枕，在肩上之橫骨閒。

折使揄臂齊肘，正灸脊中，除胁絡季脅引少腹而痛。

脹，刺譩譆。

腰痛不可以轉搖，急引陰卵，刺九窌與痛上。九窌在腰尻分閒。

鼠瘻寒熱，還刺寒府。寒府在膝外解營。 案，楊注云，寒熱府在膝外解之營穴也，名曰髖關也。瘻音漏也。 高按，膝外解營，解者，舍也。營，帀居也，四圍曰營，又構也，亦舍也。所謂膝外解營者，膝關節周匝，外者，關節內外之外也。 又，他本尊王注以膝解爲骸關，此處楊氏謂髖關，髖者膝髖。高按，若以骸爲骨，則骸關當指全身骨之關，是也，膝之要緊正在於此。以解爲骨之解縫，甚至以膝解爲膝蓋者，亦爲一說。

取膝上外者，使之拜。取足心者，使之跪。 案，楊注云，凡取膝上外解使拜者，屈膝伏也。取涌泉者，屈膝至地身不伏爲跪也。

督脈起少腹以下骨中央。女子入繫庭孔，其孔，溺孔之端。其絡循陰器合纂閒，繞纂後，別繞臀至少陰，與巨陽中絡者合，【合】少陰上股內後

廉，貫脊屬腎。與太陽起於目内眥，上額交巔上，入絡腦，還出，别下項，循肩髆内，俠脊抵腰中，入循膂，絡腎而止。其男子，循莖下至篡，與女子等。其少腹直上者，貫齊中央，上貫心，入喉，上頤環脣，上繫兩目之下中央。 案，此督脈一段文字，與本書卷第十之《督脈》篇蕭氏所補，幾無差異，然前之篡今作纂。

此生病，從少腹上衝心而痛，不得前後，爲衝疝。其女子不字。癃，痔，遺溺，嗌乾。

督脈生病治督脈。治在骨上，甚者在齊下營。

案，楊注云，骨上，量是骶骨。骨上，督脈標也。齊下營者，督脈本也，營亦穴處也。 高按，前文云督脈起於腹中以下骨中央，只言一骨字，即恥骨也，未及骶骨云云。營，有穴窟之義，亦有治療經營之義，甚者在齊下營，謂在齊下求治也。督脈有别絡，循陰器者絡與厥陰肝，上股内後廉者合與少陰腎，别繞臀者絡巨陽膀胱，督脈之治在於骨上，骨上，少腹也，甚者齊下營，關元氣海中極曲骨是求。

其上氣有音者，治其喉中央，在缺盆中者。

其病上衝喉者治漸，漸者上俠頤。

蹇，膝伸不屈，治其楗。 案，楊注云，伸不得屈，骨病。蹇，紀偃反。在髀輔骨以上，横骨以下，名楗也。 高按，今見日鈔本，此條楊注有殘缺。

坐而膝痛，治其機。 案，楊注云，俠髖骨相接之處爲機。 高按，髋骨，膝骨，即髕骨也。

立而暑解，治其厭關。 案，楊注云，人立支節解處熱，治其厭關。厭關，骸關也，□膝骨相屬，屈伸之處也。

膝痛，痛及母指，治其膕。

坐而膝痛如物隱者，治其關。 案，楊注云，膕上髀樞爲關也。

膝痛不可屈伸，治其背内。

連骭若折，治陽明中輸窌。

若别，治巨陽少陽滎。

淫濼不能久立，治少陽之維。在外踝上四寸。 案，淫濼，謂脛淫濼，詳見卷二十八《痹論》篇。今見《素問》淫濼下有脛痠兩字。

輔骨上横骨下爲楗。

俠髖爲機。膝解爲骸關。 案，楊注云，髖，孔昆反，又音完。

俠膝之骨爲(患)【連】骸,骸下爲輔,輔上爲膕,膕上爲關。項横骨爲枕。 案,患骸,今見《素問》作連骸,患骸不義,當據改。今見《全上古三代秦漢三國六朝文》錄先唐文吴氏《虎賦》,有“續背連骸”句。又,今見《法苑珠林》有“連骸困苦”,“連骸拄骨”,及“連骸骨立”諸句。

水輸五十七穴者,

尻上五行,行五。伏菟上兩行,行五。左右各一行,行六穴。

髓空,腦後三分,在顱際兑骨之下。一在齗纂下,一在項中復骨下,一在脊骨上空,在風府上。

脊骨下空,在尻骨下空。

數髓空在面,俠鼻,或骨空在口下當兩肩。

兩髆骨空,在髆中之陽。

臂骨空在【臂】陽,去踝四寸,兩骨之間。

股骨上空在股陽,出上膝四寸。

胻骨空在輔骨之上端。

股際骨空在毛中動脈下。

尻骨空在髀骨之後,相去四寸。

遍骨有滲理,毋髓空,易髓無空。 案,經文臂骨空在陽,依上下文法,脱一臂字,當補。 又,遍,徧也,周也。滲,下漉也(《説文》),又,音義同浸,浸淫漸漬也(《集韻》)。理,文也。毋,無也。易者,移也。

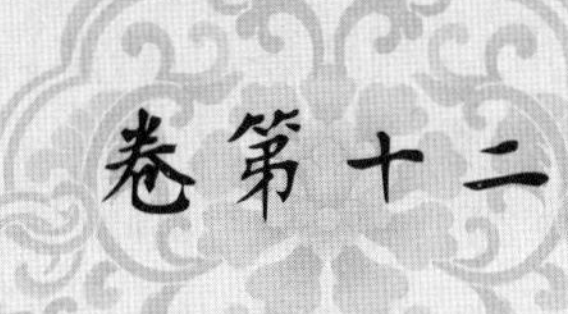

卷第十二

（卷首缺）

營衛氣

平按，此篇自溢於中以上殘脱不完，篇目亦不可考。其自黄帝曰營氣之道至肺流，凡二十字，從《靈樞》《甲乙》《營氣》篇補入。自溢於中以下至逆順之常也，見《靈樞》卷四第十六《營氣》篇，又見《甲乙經》卷一第十《營氣》篇。自黄帝曰願聞營衛之所行至末，見《靈樞》卷四第十八《營衛生會》篇，又見《甲乙經》卷一第十一《營衛三焦》篇。

黄帝曰，營氣之道，内穀爲寶。穀入於胃，乃傳之肺，流溢於中，布散於外，精專者行於經隧，常營毋已，終而復始，是謂天地之紀。

案，所謂精專者營氣，行於經隧。　楊注云，精專血氣，常營無已，名曰營氣也。

故氣從太陰出，注於陽明。上行至面，注足陽明。

下行至跗，注大指間，與太陰合，上行抵脾。

從脾注心中，循手少陰出掖，下臂，注小指之端，合手太陽。

上行乘掖出䪼内，注目内眥，上巔下項，合足太陽。

循脊下尻行，注小指之端，循足心，注足少陰。

上行注腎，從腎注心，外散於胷中。

循心注脈，出掖，下臂，入兩筋之間，入掌中，出中指之端。

還注小指次指之端，合手少陽。

上行注膻中，散於三焦。

從三焦注膽。出脅注足少陽，下行至跗上。

復從跗注大指間，合足厥陰。

上行至肝，從肝上注肺。上循喉嚨，入頏顙之竅，究於畜門。

其别者，上額循顛下項中，循脊入骶，是督脈也。

絡陰器，上過毛中，入臍中，上循腹裏，入缺盆，下注肺中。

復出太陰。此營氣之行，逆順之常也。

案，楊注云，問曰，肝脈足厥陰，上貫膈，布脅肋，循喉嚨之後，上入頏顙，連目系，上出額，與督脈會於顛。此言足厥陰脈循喉嚨究於畜門，循顛入骶等，是督脈者，未知督脈與足厥陰脈同異何如。答曰，足厥陰脈從肝上注肺，上循喉嚨上至於顛，與督脈會。督脈自從畜門上額至顛，下項入骶，與厥陰不同。此言別者上額循顛之言，乃是營氣行足厥陰至畜門，別於厥陰之脈，循督脈上額至顛，下項入骶，絡陰器，上循腹裏入缺盆，復別於督脈，注於肺中，復出手太陰之脈，此是營氣循列度數，常行之道，與足厥陰及督脈各異也。　又云，頏顙【之竅】，當會厭上雙孔。畜門，鼻孔也。逆順者，在手循陰而出，循陽而入。在足循陰而入，循陽而出，此爲營氣行逆順常也。　高按，循心注脈，平按《靈樞》《甲乙》均作循心主脈，非。　又，楊注頏顙下當補之竅二字。

黄帝曰，願聞營衛之所行，皆何道從行。

岐伯答曰，營出於中焦，衛出於上焦。　案，出，出行，生成。

黄帝曰，願聞三焦之所出。

岐伯曰，上焦出於胃，上口並咽。以上貫膈，布胷中，走掖，循太陰之分而行。還注陽明，上至舌，下足陽明。

案，並，同併，併也者，齊也，平等也。又音義同傍，依也，近也，旁也。上焦出于胃，出，生成也。上口並咽者，謂上焦之上界平咽，上口，上焦之上界也。出於胃，故貫膈。布胷中，故以咽爲上界。謂上焦出胃上口者，非。

常與營俱，行於陽二十五度，行於陰亦二十五度，一周也。故五十周而復大會於手太陰。

黄帝曰，人有熱，飲食下胃，其氣未定，汗則出，或出於面，或出於背，或出於身半，其不循營衛氣之道而出，何也。

岐伯曰，此外傷於風，内開腠理，毛蒸理洩，衛氣走之，固不得循其道。此氣慓悍滑疾，見開而出，故不得從其道。故命曰漏洩。

案，此節問答略嫌齟齬未安。今人句讀，熱飲食連讀，亦不安。一者熱飲食冷飲食之別他處不見。一者若以人有熱爲句，則答語中傷風與之可相吻合，熱者風熱之病也。再者，人因納熱飲熱食而汗出，似不必以漏洩病論之，故今以人有熱斷句。可再辨。　毛蒸理洩，毛，猶言皮也。　命曰漏洩者，漏洩乃是兩端，或漏，或洩。　又，楊注，慓，芳昭反，急也。悍，胡旦反，勇也。高按，楊注芳疑是旁字之誤。　又，其氣未定，依下文，當言衛氣未平，乃因外傷于風，內受飲食故也。

黃帝曰，願聞其中焦之所出。

岐伯曰，中焦亦並胃（口）【中】，出上焦之後。此所謂受氣者，泌糟粕，承津液，化其精微，上注於肺脈，乃化而爲血。以奉生身，莫貴於此。故獨得行於經隧，名曰營氣。

案，平按，胃口，《靈樞》作胃中。可據改。《靈樞》《甲乙》承津液作蒸津液。　楊注，泌音必。　高按，並，亦傍也。受氣，受，得也，用也，謂中焦之用也，有泌承化之能。肺脈，在肺之血脈也，而非經脈。泌，分也，別之也，詳說在下。糟粕，謂納入之穀食尚未化者，《淮南子》有云"是直聖人之糟粕耳。"故中焦受氣，納食承津液，分別糟粕，化精微而赤，爲血，上注肺脈以成血氣。故精微乃是血氣後天之養，人在胎中不納無承，受父母精元及母體之血氣者，乃先天血氣也。

黃帝曰，夫血之與氣，異名同類，何也。岐伯曰，

營衛者，精氣也。血者，神氣也。故血之與氣，異名同類焉。

故奪血者毋汗，奪氣者毋血。故人生有兩死，而毋兩生。

案，兩，再也，匹耦也。汗血同源，傷之而再者死，氣血爲一，奪之而再者亦死，不可治。或傷血，或傷氣，毋再奪者生，可治。　高按，營衛者精氣也，血者神氣也，皆血氣也，故有同類之謂。

黃帝曰，願聞下焦之所出。

岐伯答曰，下焦者，別迴腸，注於膀胱，而滲入焉。

故水穀者，常并居於胃中，成糟粕，而俱下於大腸，而成下焦。

滲而俱下，濟泌別汁，循下焦而滲入膀胱焉。

案，別迴腸，別，離也，分也。即離迴腸而下注膀胱者爲下焦。迴腸亦出於胃也，胃主中央，五藏六府皆稟氣焉。　又，成糟粕，成，盛也。此糟粕乃謂穀食經熟化後之殘滓餘汁，承上文中焦之泌糟粕而化，可佐證前文泌爲必，分別也，而非楊注之泌去也。　又，滲，下漉，抒浚也，濺也。濟，止也，成也，接濟也。泌別汁，此泌乃是楊注所謂泌去義也，故《甲乙經》寫作滲泄別汁。別汁，已別之汁，糟粕汁也，古人所謂"泲曰清，不泲曰糟"者。可知別而熟化在中焦，盛而滲泄在下焦也，卽中焦如漚下焦如瀆者也。 楊注云，迴腸，大腸也。 又，幷居，今整理本作並居。

黃帝曰，人飲酒亦入胃，穀未熟而小便獨先下，何也。

岐伯答曰，酒者，熟穀之液也，其氣悍以滑，故後穀入而先穀出焉。

黃帝曰，善。余聞上焦如霧，中焦如漚，下焦如瀆，此之謂也。

營衛氣行

平按，此篇自篇首至三飲而已，見《靈樞》卷十第七十一《邪客》篇，又見《甲乙經》卷十二第三。自黃帝曰余聞十二經脈至以數調之，見《靈樞》卷六第四十《陰陽清濁》篇。自黃帝曰願聞人【氣】之清濁至以數調之，又見《甲乙經》卷一第十二。自黃帝曰經脈十二者至末，見《靈樞》卷六第三十四《五亂》篇，又見《甲乙經》卷六第四《陰陽清濁順治逆亂大論》。

黃帝問伯高曰，夫邪氣之客於人也，或令人目不瞑，不臥出者，何氣使然。 案，臥出，出，去也，遠也，成也。臥出者，睡去也，謂睡臥踏實而安寧。《全上古三代秦漢三國六朝文·桓子新論中·祛蔽》有句，“死時忽如臥出者。”

伯高答曰，五穀入於胃也，其糟粕，精液，宗氣分爲三隧。

故宗氣積於胷中，出於喉嚨，以貫心肺而行呼吸焉。

高按，宗氣者，血氣之貫于心肺而摶于胷中者也。

營氣者，泌其津液，注之於脈，化而爲血，以營四末，内注五藏六府，以應刻數焉。 案，泌，分別也。

衛氣者，出其悍氣之慓疾，而先行四末分肉皮膚之閒，而不休者也。晝日行於陽，夜行於陰。其入於陰也，常從足少陰之分閒，行於五藏六府。

案，此章之論非以三隧爲意。 宗氣貫心肺而行呼吸，故言宗氣在胷中者，非是呼吸出入之氣也，是貫心肺之血氣也，有此宗氣，方有呼吸之意義。 又，注脈化血之津液須泌別而然，且所謂應刻數者，言可營四末注藏府之正常營氣（營氣之榮），必賴於血脈之充，賴於正常循環之節律。 衛氣雖行之不休，然亦晝在陽而夜入陰，在陽者可抵禦外邪，入於陰者可顧護藏府，常人養生，毋使作息亂也爲第一。 又，出其悍氣之慓疾，卽出其慓疾之悍氣也。

今厥氣客於藏府，則衛氣獨衛其外，衛其外則陽氣瞋，瞋則陰氣益少，陽喬滿，是以陽盛，故目不得瞑。

案，本書卷第十之《陰陽喬脈》篇云，氣不營則目不合。又云，陽氣盛則瞋目，陰氣盛則瞑目。　陽盛則陽不就于陰者，陰不能納陽。　又，今字，今見日鈔本寫作令。令，假令。今，猶若也（《釋詞》）。故不論作今作令，皆假設之辭也。

黄帝曰，善。治之奈何。

伯高曰，補其不足，寫其有餘，調其虛實，以通其道而去其邪。飲以半夏湯一齊，陰陽以通，其臥立至。

黄帝曰，善。此所謂決瀆壅塞，經絡大通，陰陽和得者也。願聞其方。

伯高曰，其湯方，以流水千里以外者八升，揚之萬遍，取其清五升煮之，炊以葦薪，大沸，量秫米一升，治半夏五合，徐炊，令竭爲一升半，去其滓，飲汁一小杯，日三，稍益，以知爲度。故其病新發者，覆杯則臥，汗出則已矣。久者，三飲而已。

黄帝曰，余聞十二經脈，以應十二經水。十二經水者，其五色各異，清濁不同，人之血氣若一，應之奈何。

岐伯曰，人之血氣苟能若一，則天下爲一矣，惡有亂者乎。

黄帝曰，余問一人，非問天下之衆。

岐伯曰，夫一人者，亦有亂氣。天下之衆，亦有亂氣，其□爲一耳。

黄帝曰，願聞人氣之清濁。

岐伯曰，受穀者濁，受氣者清。清者注陰，濁者注陽。

濁而清者上出於咽。清而濁者則下行。清濁相干，命曰亂氣。

案，干，犯也，并也。清濁相犯不一故亂，一者，統一，整體諧調謂一。　受穀者胃腸六府乃陽，受氣者心肺五藏爲陰。脾主運化，肝主疏洩，失之則或脹或泄，或積聚或譫妄，皆可曰亂氣。　又，濁而清者，由濁而清，言穀入六府承化爲精氣，先發上焦故出於咽。清而濁者，言五藏受氣布陳三焦，自上焦而下故曰其濁。而者，變化而然也。陰陽而言，陽者就陰，陰者趣陽，此乃變化然。

黄帝曰，夫陰清而陽濁，濁者有清，清者有濁，别之奈何。

案，濁者有清，清者有濁，即上文之清而濁者，濁而清者也。

岐伯曰，氣之大别，清者上注於肺，濁者下流於胃。

胃之清氣上，出於口。肺之濁氣下，注於經内，積於海。

案，胃之清氣者，乃前文之濁而清者，即可上輸於肺者。肺之濁氣者，亦是清而濁者，即可實四支者。出於口，疑是咽之誤，如前文。不論口咽，是言上焦之上極也。出者，成也，非謂外出離體，楊注以爲噫氣者誤。

黄帝曰，諸陽皆濁，何陽獨甚乎。岐伯曰，

手太陽獨受陽之濁。手太陰獨受陰之清。

其清者上，走空竅。其濁者下，行諸經。

諸陰皆清，足太陰獨受其濁。

案，諸陰皆清者，或以清爲静，以静爲養，所謂“潤物細無聲”，是其陰體之用。諸陽皆濁者，或以濁爲過爲動，所謂“飛沙走石”者乎，乃是陽動之用也。　又，以清上空竅爲陽者，言陽至其位，其用之果爲陰。以濁下爲陰者，是言陰在其體，其受之因爲陽。是故前文有“受穀者濁，濁者注陽”，是陽動以化陰。“受氣者清，清者注陰”，是陰静以承陽。　又，清濁，有有形之清濁，有無形之清濁。有形者若穀氣，無形者若精氣。不可泥於一端。古人言簡辭寡，後人各圓其説，故有各家，失之者亦衆矣。

黄帝曰，治之奈何。　案，治，治理。

岐伯曰，清者其氣滑，濁者其氣濇，此氣之常也。

故刺陽者，深而留之。刺陰者，淺而疾之。清濁相干者，以數調之。

案，陽動而濁，必有所載以奉陰命，深而留之，使陰陽相副。陰守而清，必有所養以承陽事，淺而疾者，毋使陰損，且應陽動。　陰陽相干則扶弱抑強，度而平之。數，楊注云理數，是。數者理也，法也。

黄帝曰，經脈十二者，别爲五行，分爲四時，何失而亂，何得而治。

岐伯曰，五行有序，四時有分，相順則治，相逆則亂。

黄帝曰，何謂相順。岐伯曰，

經脈十二者，以應十二月。十二月者，分爲四時。四時者，春夏秋冬。其氣各異，誉衛相隨，陰陽已和，清濁不相干，如是則順而治。

黄帝曰，何謂逆而亂。

岐伯曰，清氣在陰，濁氣在陽。營氣順行脈，衛氣逆行。

案，楊注亦以逆行爲衛氣之常，故此處當斷句成義，脈乃經脈，若以血脈論之，則血行逆順亦是相對成義。類如今人所謂動脈静脈者，其行亦相反。而其氣隨之，亦可分營衛者，中醫之精妙處。　又，楊注云，清氣在於脈内，爲營爲陰也。濁氣在於脈外，爲衛爲陽也。　故此句義爲，營氣順行脈内，衛氣逆行脈外。　故，清氣性陽，其居守在陰位，爲營，在脈内，順柔而行，静濡周身百骸。濁氣性陰，其用在脈外，内外上下開闔泆泄，全在於其滑疾慓悍，或禦外邪，或引邪内陷以其虚實。

清濁相干，亂於胷中，是謂大悗。

故氣亂於心，則煩心密嘿，俛首静伏。

亂於肺，則俛仰喘喝，接手以呼。

亂於腸胃，則爲霍亂。

亂於臂脛，則爲四厥。

亂於頭，則爲厥逆，頭重眩仆。

案，此曰五亂。　密，隱曲處也，私自也，静默亦曰密。嘿，嚜也，嚜，音寐。嚜嚜，不自得意（見《史記·屈原賈生列傳》賈生爲賦弔屈原，“于嗟嚜嚜兮，生之無故。”應劭注）。亂於心者在中，亂於肺者在上，亂於腸胃者在下。亂於臂脛者在四末。亂於頭者在顛頂。

黄帝曰，五亂者，刺之有道乎。

岐伯曰，有道以來，有道以去，審知其道，是謂身寶。

黄帝曰，善。願聞其□。

岐伯曰，氣在於心者，取之手少陰經，心主輸。

案，此在於心之心，或爲心藏，或指中心，若今人之胃膽胰諸病，其位在中央，古人亦常謂之心病，如惡心，燒心，故有心痛，亦有真心痛。　經者，經輸。

氣在於肺，取之手太陰滎，足少陰輸。

氣在於腸胃，取之足太陰，陽明。下者，取三里。

案，下者，病在腸胃，而見氣下氣陷，或氣虚者也。

氣在於頭，取之天柱，大杼。不知，取足太陽滎輸。

氣在於臂足，先去於血脈，後取陽明少陽之滎輸。

黄帝曰，補寫若何。

岐伯曰，徐入徐出，謂之導氣，補寫無形，所以謂之同精，是非有餘不足也，亂氣之相逆也。

案，治營衛氣亂，宜以導氣法，若補寫而無形，令二氣同精，卽陰陽同精也。其所以然者，非是營衛有有餘不足也，乃是亂氣之相逆耳。同則不亂不相逆，精則利正相宜。

黄帝曰，光乎哉，道。明乎哉，論。請著之玉板，命曰治亂。

營五十周

平按，此篇自黄帝曰余願聞五十營至末，見《靈樞》卷四第十五《五十營》篇，又見《甲乙經》卷一第九《氣息周身五十營四時日分漏刻》篇。　高按，日分，刻本誤作十分。

黄帝曰，余願聞五十營。岐伯答曰，

天周二十八宿，宿三十六分。

人氣行一周，一千八分。日行二十八分。

人經脈上下左右前後二十八脈，周身十六丈二尺，以應二十八宿。

漏水下百刻，以分晝夜。

故人一呼脈再動，氣行三寸。一吸脈亦再動，氣行三寸。

呼吸定息，氣行六寸。案，呼吸定息，以一呼一吸定爲一息。

十息，氣行六尺。日行二分。　案，楊注云，二分，謂二十七分分之四分也，人氣十息行亦未一分也，十三息半則一分矣。　高按，楊注四分，當作二分。

二百七十息，氣行十六丈二尺。氣行交通於中，一周於身，下水二刻。日行二十分。

五百四十息，氣行再周於身，下水四刻。日行四十分。

二千七百息，氣行十周於身，下水二十刻。日行五宿二十分。

一萬三千五百息，氣行五十營於身，水下百刻。日行二十八宿。漏水皆盡，脈終矣。

所謂交通者，并行一數。故五十營備，得盡天地之壽矣。

氣凡行八百一十丈。

案，得盡天地之壽，得，可也。壽，年也，命也，又讎也，賞也，用也。天地予人之賞用者，健康而已。營者，血氣之用。得血氣之健運，得一而順天應時，則可盡享健康之年。

衞五十周

平按，此篇自篇首至末，見《靈樞》卷十一第七十六《衞氣行》篇，《甲乙經》同上。

黄帝問於伯高曰，願聞衞氣之行，出入之合，何如。

伯高答曰，歲有十二月，日有十二辰。子午爲經，卯酉爲緯。

天周二十八宿而面有七星,四七二十八星,房昴爲緯,虚張爲經。

是故房至畢爲陽。昴至尾爲陰。陽主晝,陰主夜。

故衛氣之行,一日一夜五十周於身。晝日行於陽二十五周,夜行於陰二十五周於五藏。

是故平旦陰氣盡,陽氣出於目。目張則氣上行於頭,循項下足大陽,循背下至小指之端。

其散者,别於目兑眥。下手太陽,下至小指之端外側。

其散者,别目兑眥,下足少陽。注小指次指之閒。以上循手少陽之分,下至小指次指之閒。

别者,至耳前,合於頷脈,注足陽明。下行至跗上,入五指之閒。

其散者,從耳下,下手陽明大指之閒,入掌中。

其至於足也,入足心,出内踝下,行陰分,復合於目。爲一周。 案,今見日鈔本,此六句二十二字爲小字,混入楊注中。 散,布也,是言衛陽自平旦張目而啟,散布周身,非循一經兩經次第而行,乃是齊同散布。十二經脈之起於太陰肺之寸口者,是言經脈之精氣耳,此則衛陽之布行。

是故日行一舍,人氣行一周於身與十分身之八。

日行二舍,人氣行三周於身與十分身之六。

日行三舍,人氣行於身五周與十分身之四。

日行四舍,人氣行於身七周與十分身之二。

日行五舍,人氣行於身九周。

日行六舍,人氣行於身十周與十分身之八。

日行七舍,人氣行於身十二周(於身)與十分身之六。 案,於身二字衍。

日行十四舍,人氣行二十五周於身有奇分十分身之四。 案,有,又也。 楊注云奇分十分身之二,言四誤也。經文下文寫作十分身之二。

陽盡而陰受氣矣。

其始入於陰,常從足少陰注於腎,腎注於心,心注於肺,肺注於肝,肝注於脾,脾復注於腎,爲一周。

案,衛行于陰,自足少陰始,往復循環在五藏之閒,此在五藏之衛氣,主藏用之聯絡,如在于腎之水可上濟心火,心主血脈朝於肺,肺主氣息向下布散以應肝,肝調氣機以助脾運，而脾之後天補養腎之先天，而爲一身之守。故曰，再無它來之氣，此氣非藏氣，乃是營氣之使，衛氣之在于藏者，血氣也。

是故夜行一舍，人氣行於陰藏一周與十分藏之八。亦如陽之行二十五周而復合於目。

陰陽一日一夜，合有奇分，十分身之二與十分藏之二。是故，人之所以臥起之時有早晏者，奇分不盡故也。

黄帝曰，衛氣之在於身也，上下往來不以期，候氣而刺之，奈何。

伯高曰，分有多少，日有長短，春秋冬夏，各有分理。

然後常以平旦爲紀，以夜盡爲始。

是故，一日一夜，水下百刻，二十五刻者，半日之度也。

常如是毋已，日入而止，隨日之長短，各以爲紀，而刺之。

謹候其時，病可與期，失時反候，百病不治。

故曰，刺實者，刺其來也。刺虛者，刺其去也。

此言氣存亡之時，以候實虛而刺之。

案，證候，證者徵也，徵之所成，必有其兆。候者，伺於時也。故所謂證候，乃病之在其時所可驗證者，非病之本也，上工因證候察病因病機，知其來龍去脈，則明其本。故仲景之明在于察病之傳變，非獨證也。證兆者人人可見，是病之然也，症也，欲知其來龍去脈，明其所以然者，何其難也。

是故，謹候氣之所在而刺之，是謂逢時。

病在三陽，必候其氣之加，在於陽分而刺之。

病在於三陰，必候其氣之加，在於陰分而刺之。

案，其氣之加，是人之衛氣所在而非邪氣所倍也。　又，陽分陰分之分，乃是時分之分，非分布之分，亦非分野之分。

水下一刻，人氣在太陽。水下二刻，人氣在少陽。

水下三刻，人氣在陽明。水下四刻，人氣在陰分。　案，此條以下刻本均作大陽，今整理本改作太陽。今見日鈔本皆寫作大陽。

水下五刻，人氣在大陽。水下六刻，人氣在少陽。

水下七刻,人氣在陽明。水下八刻,人氣在陰分。
水下九刻,人氣在大陽。水下十刻,人氣在少陽。
水下十一刻,人氣在陽明。水下十二刻,人氣在陰分。
水下十三刻,人氣在大陽。水下十四刻,人氣在少陽。
水下十五刻,人氣在陽明。水下十六刻,人氣在陰分。
水下十七刻,人氣在大陽。水下十八刻,人氣在少陽。
水下十九刻,人氣在陽明。水下二十刻,人氣在陰分。
水下二十一刻,人氣在大陽。水下二十二刻,人氣在少陽。
水下二十三刻,人氣在陽明。水下二十四刻,人氣在陰分。
水下二十五刻,人氣在大陽,此半日之度也。

從房至畢十四舍。水下五十刻。日行半度。迴行一舍,水下三刻與七分刻之二。

大要曰,常以日之加於宿上也,人氣在大陽。

是故日行一舍,人氣行三陽與陰分,常如是無已,與天地同紀,紛紛盼盼,終而復始。一日一夜,下水百刻而盡矣。 案,盼,音義同葩,葩葩,繁華皃。 又,清張隱菴《黄帝内經靈樞集注》云,盼,普巴切,紛紛盼盼者,謂雜亂紛紜而仍有明白之分度也。張注略嫌牽強。

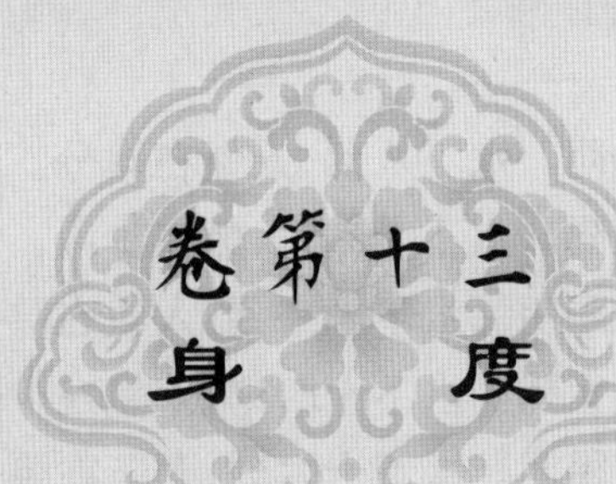

卷第十三 身度

經筋

平按，此篇自首至末，見《靈樞》卷四第十三《經筋》篇，又見《甲乙經》卷二第六《經筋》篇。

案，楊注辨經筋經脈云，十二經筋與十二經脈，俱稟三陰三陽行於手足，故分爲十二。但十二經脈主於血氣，内營五藏六府，外營頭身四支。十二經筋内行胷腹郭中，不入五藏六府。脈有經脈絡脈，筋有大筋小筋膜筋。十二筋起處與十二經脈流注並起於四末，然所起處有同有別。其有起維筋緩筋等，皆是大筋別名。凡十二筋起處結處及循結之處，皆撰爲圖畫示人，上具如別傳。

足大陽之筋，起於小指之上，結於踝，邪上，結於膝，

其下者，循足外側，結於踵，上循根，結於膕。

其別者，結於腨外，上膕中内廉，與膕中，并上，結於臀上，俠脊上項。

其支者，別，入，結於舌本。

其直者，結於枕骨，上頭下顔，結於鼻。

其直者，爲目上綱，下結於鼽。

其下支者，從掖後外廉結於肩髃。

其支者，入掖下，上出缺盆，上結於完骨。

其支者，出缺盆，邪上，出於鼽。 案，楊注云，小指上，謂足指表上也。結，曲也。筋行迴曲之處謂之結□結，經脈有卻，筋有結也。顔，眉上也。下結於鼽，鼽中出氣之孔謂之鼻也。鼻形謂之鼽也。 高按，邪，同衺，斜也，今見日鈔本寫作耶。 鼽，頄同。髃，髃，肩前骨。

其病，小指支，跟踵痛，膕攣，脊反折，項筋急，肩不舉，掖支，缺盆紉痛，不可左右搖。 案，支，《說文》徐鍇曰竹葉下垂也。又或支離分赴之曰支，又或拄也。或痿或強，獨不用者，皆可言支。　紉，螯，戾也，《方言》“擘，楚謂之紉。”《賈誼治安策》“病非徒瘇也，又苦蹠螯。”又胝也。《呂氏春秋》“陳有惡人長肘而螯。”故紉不當作紐。楊注，紉，女巾反，謂轉(展)【戾】痛也。

治在燔鍼刧刺，以知爲數，以痛爲輸，名曰仲春痹。

案，楊注云，所以惟知病差爲鍼度數，如病筋痛，一度刧刺不差，可三四度，量其病差爲數也。　又云，輸，謂孔穴也。言筋但以筋之所痛之處，即爲孔穴，不必要須依諸輸也。以筋爲陰陽氣之所資，中無有空，不得通於陰陽之氣上下往來，然邪入腠襲筋爲病，不能移輸，遂以病居痛處爲輸，故曰筋者無陰無陽，無左無右，以候痛也。《明堂》依穴療筋病者，此乃依脈引筋氣也。　楊注又云，聖人南面而立，上覆於天，下載於地，總法於道，造化萬物，故人法四大而生，所以人身俱應四大。故正月即是少陽，以陽始起，故曰少陽。六月少陽，以陽衰少，故曰少陽。二月大陽，以其陽大，故曰大陽。五月大陽，以陽正大，故曰大陽。三月四月陽明，二陽相合，故曰陽明。十二經筋，感寒溼風三種之氣所生諸病，皆曰筋痹。筋痹，燔鍼爲當，故偏用之。餘脈肉皮筋等痹，所宜各異也。　高按，楊注無左無右以候痛也，今見日鈔本寫作，無左以右候病也。　又，《道德經》第二十五章云，“有物混成，先天地生，寂兮寥兮獨立不改，周行而不殆，可以爲天下(地)母。吾不知其名字之曰道，強爲之(定)名曰大。大曰逝，逝曰遠，遠曰反。故道大天大地大，王亦大。域中又四大，而王居其一焉。人法地，地法天，天法道，道法自然。”楊注以人身俱應四大，乃謂取法自然者乎。

足少陽之筋，起於小指次指之上，上結外踝上，循胻外廉，結於膝外廉。

其支者，起於外輔骨，上走髀，前者結於伏菟之上，後者結於尻。

其直者，上眇乘季脅，上走掖前廉，繫於膺乳，結於缺盆。

其直者，上出掖，貫缺盆，出太陽之前，循耳後上額角，交顛上，下走頷，上結於頄。

其支者，結目外眥，爲外維。

案，眇，弭沼切，音杪，眇在季脅下俠脊兩旁虛耎處，腎外當眇。楊注，眇，季脅下也，以沼反。　又，楊注云，外維，大陽爲目上綱，陽明爲目下綱，少陽爲目外維。

其病，足小指次指支，轉筋，引膝外轉筋，膝不可屈伸，膕中筋急，前引髀，後引尻，上乘眇，季脅痛，上引缺盆膺乳，頸維筋急，從左之右，右目不可開，上過右角，並喬脈而行，左絡於右，故傷左角，右足不用，命曰維筋相交。

治在燔鍼刼刺，以知爲數，以痛爲輸，名曰孟春痹。

足陽明之筋，起於中三指，結於跗上，邪外上，加於輔骨，上結於膝外廉，直上結於髀樞，上循脅屬脊。 案，中三指，卽中指。

其直者，上循骭，結於膝。

其支者，結於外輔骨，合於少陽。

直者，上循伏菟，上結於髀，聚於陰器。上腹而布，至缺盆，結。上頸，上俠口，合於鼽下，結於鼻。上合於大陽，爲目上綱，陽明則爲目下綱。 案，爲，成也。陽明前省去上合。

其支者，從頰結於耳前。

其病，足中指支，骭轉筋，腳跳堅。伏菟轉筋，髀前腫，頽疝，腹筋急，引缺盆，頰口卒噼，急者目不合。熱則筋施縱，目不開。頰筋有寒則急，引頰移口。有熱則筋施，縱緩不勝，故噼。

案，骭轉筋，骭，脛骨，《靈樞》《甲乙》作脛。腳亦脛也。跳堅者，轉筋之狀。 伏菟轉筋髀前腫當爲一句。 頽或作㿗，㿗同癩。 引缺盆當斷句，筋病寒而急，故牽引于上，可至於缺盆而不至於頰，故下文再言頰筋有寒。 噼，當作辟，不正也，半也，所謂口眼喎邪者，口不正，目則或不合或不開，其用皆半也。頰筋與目之上下綱同病也，本篇末有"口目爲辟"之言。 不勝者，不任用也。

治之以馬膏，膏其急者。以白酒和桂，以塗其緩者，以桑鉤鉤之。卽以生桑炭置之坎中，高下與坐等，以膏熨急頰，且飲美酒，噉美炙。不飲酒者，自強也。爲之三拊而已。

案，鉤，今見日鈔本寫作釣。鉤釣可通，皆有引取之義，下文足少陰之筋一條，有"在內者熨引飲藥"，可參看。楊倞注《荀子》云"鉤之所用弛張也。"細玩上下文，則經文鉤字必衍其一也。所謂以桑者，以桑炭火也。故楊注以爲以桑木繫繩牽捥者，恐失之矣。 拊，卽上文之熨也，拊者，揗也，撫也，擊也，拍也。揗者摩也。重擊曰擊，輕擊曰拊。楊注，拊，摩也，音撫。 楊注云，馬爲金畜，剋木筋也，故馬膏療筋急病也。桂酒澳熱，故可療緩筋也。又云，以新桑木麄細如指，以繩繫之，拘其緩箱，挽急箱，仍於壁上爲坎，令與坐等。坎中生桑炭火，以馬膏塗其急箱，猶須飲酒噉炙，和其寒溫，如此摩拊飲噉，爲之至三，自得中平。 高按，今見日鈔本，楊注桂酒澳熱，桂字上有一字，右上形壞，右中有口，右下爲心，似寫作喩，或當作噫。

治在燔鍼刼刺，以知爲數，以痛爲輸，名曰季春痹。

足太陰之筋，起於大指之端內側，上結於內踝。 案，鈔本寫作大陰。

其直者，上結於膝內輔骨，上循陰股，結於髀，聚於陰器，上腹結於齊，循腹裏，結於脅，散於胷中。

其內者，著於脊。

其病，足大指支，內踝痛，轉筋痛，膝內輔痛，陰股引髀而痛，陰器紉痛，上引齊與兩脅痛，引膺中與脊內痛。

治在燔鍼刼刺，以知爲數，以痛爲輸，名曰仲秋痹。

足少陰之筋，起於小指之下，（並）【并】大陰之筋，邪走內踝之下，結於（踝）【踵】，與足大陰之筋合，而上結於內輔之下，（並）【并】大陰之筋而上，循陰股，結於陰器，循脊內俠膂，上至項，結於枕骨，與足太陽之筋合。

案，前文足大陽筋條楊注云，小指上謂足指表上，則小指之下當謂足指底下。 循脊內俠膂，脊，脊背。膂，呂之篆，脊骨也（《說文》）。 並大陰之筋，並字之上《甲乙經》有"入足心"三字，可參看。 又，結於踝，《靈樞》《甲乙經》作踵，當是，邪走內踝之下，踝下爲踵，少陰筋結，上則內踝有大陰之筋結，則并大陰而上。 兩並字，今見日鈔本均寫作并，是。

其病，足下轉筋，及所過而結者皆痛及轉筋，病在此者，主癇瘛及（痓）【痙】，在外者不能俛，在內者不能仰。故陽病者腰反折，不能俛，陰病者不能仰。

案，楊注云，瘛，充曳反。痓，擎井反，身強急也。在此，謂在足少陰也。在小兒稱癇，在大人多稱癲。背，爲外爲陽也，腹，爲內爲陰也。故病在背筋，筋急故不得低頭也。病在腹筋，筋急不得仰身也。 高按，足下，足底也。瘛，當作瘳，作癲作瘛作瘈均非，瘳，引縱曰瘳（《說文》），尺制切，牽也。痓，當同《靈樞》作痙字。 病在此者主癇，瘛及痙。乃謂或癇或瘛乃至於發痙也。

治在燔鍼刼刺，以知爲數，以痛爲輸。在內者熨引，飲藥，此筋折紉發數甚者死，不治，名曰孟秋痹。

案，此筋折紉發數甚者死不治，此紉必是盭字，曲也。 發，平按袁刻作緩。 高按，若發字作緩字，則當讀若【**此筋折盭，緩甚者死，不治。**】數字疑衍，若爲發不爲緩，則數字不誤。 又，此筋之病，或折或盭，其勢必急，以癇瘳，甚則發痙。若緩則症反，反則兇，故不治。況且，既是數發而且甚者，自是不治之證，不必多言，故而不可輕斷緩字誤。　又，燔鍼刼刺，以知爲數，以痛爲輸者，是治病在外之治法，在內者當熨、當引、當飲藥。引者，如前文足陽明筋病“以桑鉤之”，“以膏熨急頰”者，又撟引之法也。《史記·扁鵲傳》注索隱云，“謂爲按摩之法，夭撟引身，如熊顧鳥伸也。”楊注以引爲道引。　道引又作導引，遵引，服氣法也。于筋病用服氣法者，則不安。　又，足大陽之筋俠脊上項，其病則脊反折，是有外無內。足少陰之筋，循膂內俠脊，其病折盭，是有內有外。是筋受肝腎之養，今急病反緩且甚者，是外無剛強，內失所養，故不治。血氣衰於外，精津虧於內。

足厥陰之筋，起於大指之上，上結於內踝之前，上循脛，上結於內輔之下，上循陰股，結於陰器，結絡諸筋。　案，楊注以爲此乃宗筋之名由。

其病，足大指支，內踝之前痛，內輔痛，陰股痛，轉筋。陰器不用，傷於內則不起，傷於寒則陰縮入，傷於熱則縱挺不收。

治在行水，清陰氣。其病筋者，燔鍼刼刺，以知爲數，以痛爲輸，名曰季秋痹。　案，輸，今整理本誤作輔。

手大陽之筋，起於小指之上，上結於腕，上循臂內廉，結於肘內兑骨之後，彈之應於小指之上，上入結於掖下。

其支者，後走掖後廉，上繞肩甲，循頸，出足大陽之筋前，結於耳後完骨。

其支者，入耳中。

其直者，出耳上，下結於顄，上屬目外眥。

案，腕，今見日鈔本寫作捥，掖寫作腋。楊注云，手小指表名上。高按，下文手大陰筋一節又注云大指表名爲上，言表而未言明是手背或掌側。　楊注又云，肘兑【骨】，謂肘內箱尖骨，名曰兑骨。應，引也。　顄，楊注含感反，顄《康典》作苦感切音坎。《說文》云飯不飽面黃起行也。《廣韻》瘦也，又玉陷切音獺，顄長面也。《集韻》苦紺切音勘，食不飽也。　高按，耳前上爲顄下爲頷，出耳上稍向下及顄，又上目外眥，無及於頷，故此言顄不言頷，作頷則不當。

其病，手小指支痛，肘內兑骨後廉痛。循臂陰入掖下，掖下痛。掖後廉痛，繞肩，肩甲引頸而痛。應耳中鳴痛。引頷目瞑，良久乃能視。

案，循臂陰入掖下，循者，乃承前痛而來循。繞肩甲之繞亦然。肩字或衍，可讀作【**繞肩甲，引頸而痛。**】引頷目瞑，當作引顄目瞑。

頸筋急則爲筋瘘頸腫。寒熱在頸者，治在燔鍼刼刺，以知爲數，以痛爲輸。其爲腫者，傷而兑之。

其支者，上曲耳，循耳前，屬目外眥，上額結於角。

其病，當所過者支，轉筋。

治在燔鍼刼刺，以知爲數，以痛爲輸，名曰仲夏痹。

案，楊注云，筋瘘，此之謂也。筋瘘頸腫者，皆是寒熱之氣也。故療寒熱筋瘘頸腫者，可以鍼傷於兑骨後彈應小指之處，兑之令盡。兑，尖鋭盡端也。或爲傷復也。　又云，六月手之少陽，正月足之少陽，五月手之太陽，二月足之太陽，四月手之陽明，三月足之陽明，筋於此時感氣爲病，故曰仲夏等痹也。　可以鍼傷於兑骨，平按，傷字《靈樞》《甲乙》均作復。上曲耳，耳字《靈樞》作牙，《甲乙》注同。

手少陽之筋，起於小指次指之端，結於腕，上循臂，結於肘，上繞臑外廉，上肩走頸，合手大陽。

其支者，當曲頬入繫舌本。

其支者，上曲耳，循耳前，屬目外眥，上乘頷，結於角。

案，顑頷額當辨。所謂其支者，各有其異行處。　又，楊注云，曲頬，在頬曲骨端。(足)【手】少陽筋循頸向曲頬後，當曲頬入繫舌本，謂當風府下舌根後，故風府一名舌本也。

其病，當所過者支，轉筋，舌卷。

治在燔鍼刼刺，以知爲數，以痛爲輸。名曰季夏痹。

手陽明之筋，起於大指次指之端，結於捥上，循臂上結於肘外，上臑，結於髃。

其支者，繞肩甲，俠脊。

直者，從肩髃上頸。

其支者，上頬，結於頄。

其直者，上出手大陽之前，上左角，絡頭，下右顑。

其病，當所過者支，痛，及轉筋，肩不舉，頸不可左右視。

治在燔鍼刼刺，以知爲數，以痛爲輸。名曰孟夏痹。

案，楊注云，其筋左右交絡，故不得左右顧視。今經不言上右角絡頭下左顑，或可但言一邊也。　平按，顑，《靈樞》《甲乙》均作頷。

手大陰之筋，起於大指之上，循指上行，結於魚後，行寸口外側，上循臂，結於肘中，上臑内廉，入掖下，出缺盆，結肩前髃，上結缺盆，下絡胷裏，散貫賁，合賁下，下抵季肋。

案，上結缺盆疑當作上絡缺盆。　楊注云，並大陰脈行，故在臑也。肩端之骨名肩髃，是則在後，骨之前卽肩前髃也。　又云，賁，謂膈也。筋雖不入藏府，仍散於膈也。

其病，當所過者支，轉筋，痛。其成息賁者，脅急，吐血。

案，楊注云，息，謂喘息。肺之積，名息賁，在右脅下，大如杯，久不愈，令人洒淅振寒熱，喘欬，發肺癰也。　平按，其成息賁者，《靈樞》《甲乙》作甚成息賁。

治在燔鍼刼刺，以知爲數，以痛爲輸。名曰仲冬痹。

案，楊注云，十二月手之少陰，七月足之少陰，十一月手之大陰，八月足之大陰，十月手心主厥陰，九月足厥陰筋，於此時感氣爲病，名爲仲冬痹也。十二經脈，足之三陰三陽，配十二月，手之三陰三陽，配甲乙等數，與此十二經筋不同，良以陰陽之氣，成物無方故耳。

手心主之筋，起於中指，與大陰之筋並行，結於肘内廉，上臂陰，結掖下，下散，前後俠脅。

其支者，入掖下，散胷中，結於賁。

案，楊注云，結於膈也。　高按，下散胷中，下字當屬前。　平按，與大陰之筋並行《甲乙》作與大陽之經並行，賁，《靈樞》《甲乙》均做臂。

其病，當所過者支，轉筋，及胷痛，息賁。

治在燔鍼刼刺，以知爲數，以痛爲輸。名曰孟冬痹。

案，楊注云，當此筋所過之處爲痹，卽是所行之筋爲病也。　高按，痹，以筋之常病之名以示病也，非必風寒溼痹之病也。　又，平按，轉筋下《靈樞》有前字，《甲乙》有痛手心主前五字。高按，依文法，《甲乙》是。

手少陰之筋，起於小指之内側，結於兊骨，上結肘内廉，上入掖，交太陰，伏乳裏，結於胷中，循賁，下繫於齊。

案，循賁，今見日鈔本寫作循貫，平按《靈樞》《甲乙》作循臂。或以爲當是循貫賁下繫於齊。知者，若以賁爲膈，則膈可貫而下，不可循而下也。

其病，内急，心承伏梁，下爲肘綱。

案，楊注云，心之積名曰伏梁，起齊上，如臂，上至心下。其筋循膈下齊，在此痛下，故曰承也。人肘屈伸以此筋爲綱維，故曰肘綱也。　高按，所謂伏梁之狀，與巢氏《源候論》同。　又，肘綱，依文法，似乃病名。前文足陽明之筋條，有目上綱目下綱之謂，彼以綱言生理，此或是以生理言病理也。　又，今人注，綱有急收義，有理。

其病，當所過者則支，轉筋，筋痛。

治在燔鍼刼刺，以知爲數，以痛爲輸。

其成伏梁，唾膿血者，死，不治。

案，今見巢氏《諸病源候論·積聚病諸候·伏梁候》云，心之積，名曰伏梁。起於臍上，大如臂，診得心積，脈沈而芤。時上下無常處，病腹中熱而咽乾，心煩，掌中熱。甚即唾血，身瘛瘲。夏瘥冬劇。唾膿血者死。又，其脈牢強急者生，虛弱急者死。

經筋之病，寒則筋急，熱則施縱不收，陰萎不用也。

陽急則反折，陰急則俛不伸。

焠刺者，刺寒急，熱則筋縱，毋用燔鍼。

案，施，音義同弛，或以豉切，去聲，移也，延也。或作迤，逶迤。　楊注云，焠，十內反，謂燒鍼刺之也。又設問曰，熱病皆有行灸，筋熱爲病，何以不用火鍼。答曰，皮肉受於熱病，脈通而易，故須行灸，筋自受病，通之爲難，寒熱自在於筋，病以痛爲輸，不依餘輸也。　高按，自經筋之病至毋用燔鍼，爲插入語，以示強調，繇伏梁唾膿血不治而起。

名曰季冬痹。

案，楊注云，經筋之病下，總論十二經筋。此之一句，屬手少陰筋也。

足之陽明，手之大陽，筋急則口目爲辟，目眥急，不能卒視，治皆如右方。

案，楊注云，檢手太陽有耳中鳴，引頷，目瞑之言，無口目辟，亦可引頷即口目辟也。皆用前方寒急焠刺也。　高按，本條經文，口目爲辟，是言足之陽明。而目眥急不能卒視，是言手之太陽。楊注以爲二者同病辟與不視，則失之。

骨度

平按，此篇自篇首至末，見《靈樞》卷四第十四《骨度》篇，又見《甲乙經》卷二第七《骨度腸度腸胃所受》篇。

黄帝問伯高曰，脈度，言脈之長短，何以立之也。

伯高曰，先度其骨節之小大廣狹長短，而脈度定矣。

黄帝問曰，願聞衆人之度，人長七尺五寸者，其骨節之大小長短各幾何。

伯高答曰，頭之大骨圍二尺六寸，胷圍四尺五寸，腰圍四尺二寸。

髮所覆者，顱至項，長尺二寸。髮以下至頤，長一尺。

君子參折，結喉以下至缺盆中，長四寸。　案，君子參折，君子，謂男子。參折，參考謀取也，《集韻》參，謀度也。折，折中。謂以男子爲例，參考折中。

缺盆以下至髑骬，長九寸。過則肺大，不滿則肺小。

髑骬以下至天樞，長八寸。過則胃大，不滿則胃小。

天樞以下至横骨，長六寸半。過則迴腸廣長，不滿則短。

横骨長六寸半，下至内輔之上廉，長一尺八寸。

内輔之上廉以下至下廉，長三寸半。

内輔之下廉以下至内踝，長尺三寸。

内踝以下至地，長三寸。

膝膕以下至跗屬，長尺六寸。跗屬以下至地，長三寸。

故骨圍大則大，過小則不及。

角以下至柱骨，長一尺。行掖中不見者，長四寸。

掖以下至季脅，長尺二寸，季脅以下至髀樞，長六寸。

髀樞以下至膝中，長尺九寸，膝以下至外踝，長尺六寸。

外踝以下至京骨，長三寸，京骨以下至地，長一寸。

耳後當完骨者，廣九寸。耳前當耳門者，廣尺三寸。

兩顴之閒，相去七寸。兩乳之閒，廣九寸半。

兩髀之閒，廣六寸半。足長尺二寸，廣四寸半。

肩至肘，長尺七寸。肘至捥，長尺二寸半。

捥至中指本節，長四寸。本節至其末，長四寸半。

案，肘至捥長尺二寸半，二，今見日鈔本脱。

項髮以下至膂骨，長三寸半。

膂骨以下至尾骶，二十一節，長三尺。

上節長一寸四分分之一，奇分在下。

故上七節下至於膂骨，九寸八分分之七。

此衆人之骨度也，所以立經脈之長短也。

案，二十一節，今見日鈔本寫作二十二節。

是故，視其經絡之在於身也。

其見浮而堅者，其見明而大者，多血。

細而沈者，少氣也。

案，此所謂脈之浮堅明大以及細而沈者，常脈也，多血少氣皆非病態。不論氣之多少，言多血者以多血立言，謂少氣者以少氣爲論。

案，楊注云，衆人之中，又爲三等，七尺六寸以上名爲大人，七尺四寸以下名爲小人，七尺五寸名爲中人。今以中人爲法，則大人小人皆以爲定。何者，取一合七尺五寸人身量之，合有七十五分，則七尺六寸以上大人【本】，(亦)准爲七十五分，七尺四寸以下乃至嬰兒，亦准七十五分，以此爲定，分立經脈長短，並取空穴。

腸度

平按，此篇自篇首至三十二曲，見《靈樞》卷六第三十一《腸胃》篇。自黄帝曰願聞人之不食至末，見《靈樞》卷六第三十二《平人絕穀》篇。《甲乙》同上篇。

黄帝問伯高曰，余願聞六府傳穀者，腸胃之大小長短，受穀之多少，奈何。

伯高答曰，請盡言之，穀之所從出入，淺深遠近，長短之度。

脣至齒長九分，口廣二寸半。

齒以後至會厭，深三寸半，大容五合。

咽大二寸半，至胃長一尺六寸。

胃紆曲屈，伸之，長二尺六寸，大一尺五寸，徑五寸，大容三斗。

小腸後傅脊，左環葉積，其注於迴腸者，外傅於齊上，迴運環反十六曲，大二寸半，徑八分分之少半，長三丈二尺。

迴腸當齊，左環迴周，葉積而下，迴運環反十六曲，大四寸，徑一寸少半，長二丈一尺。

廣腸傅脊以受迴腸，左環葉積，上下辟，大八寸，徑二寸大半，長二尺

八寸。

腸胃所入至所出，長六丈四寸四分，其迴曲環反三十二曲。

案，葉積，葉，聚也，楚通語也(《方言》)。又同揲，亦積也，又摺疊(《王力》)。

黃帝曰，願聞人之不食七日而死，其故何也。

伯高曰，臣請言其故。

胃大尺五寸，徑五寸，長二尺六寸，橫屈受三斗，其中之穀常留者二斗，水一斗而滿。

上焦泄氣，出其精微，慓悍滑疾。下焦下溉諸腸。

案，泄，同洩，發散也。中焦出於胃也，故有向上向下之謂，此處上焦下焦之上下有上此焦下此焦之意味，此焦者胃之所在也，中焦也。溉，注也。

小腸大二寸半，徑八分分之少半，長三丈二尺，受一斗三合合之大半，穀四升，水六升三合合之大半。

迴腸大四寸，徑一寸少半，長二丈一尺，受一斗七升升之半，穀一斗，水七升升之半。 案，平按，徑一寸下《靈樞》《甲乙》有寸之二字。

廣腸大八寸，徑二寸大半，長二尺八寸，受九升三合八分合之一。

腸胃之長，凡長六丈四寸四分，受水穀六斗六升六合八分合之一，此腸胃所受水穀之數。

平人則不然，胃滿則腸虛，腸滿則胃虛，更滿更虛，故氣得上下，五藏安定，血脈和利，精神乃居。故神者，水穀之精氣。 案，則不然者，謂非恆盛受其六斗六升六合八分合之一也。 神者，水穀之精氣，故神氣者，血氣也。故胃者，後天之本也。

故腸胃之中，常留穀二斗四升，水一斗一升。

故平人日再後，後二升半，一日中五升，七日五七三斗五升，而留水穀盡矣。 案，後，排便。故《難經·四十三難》作“至圊”。

故平人不飲食七日而死者，水穀精氣津液皆盡矣，故七日而死矣。

脈度

平按，此篇自篇首至末，見《靈樞》卷四第十七《脈度》篇，又見《甲乙經》卷二第三

《脈度》篇。

黄帝問曰,願聞脈度。岐伯曰,

手足之六陽,從手至頭,五尺,五六三丈。

手之六陰,從手至胷中,三尺五寸,三六丈八尺,五六三尺,凡二丈一尺。

足之六陽,從足至頂,八尺,六八四丈八尺。

足之六陰,從足至胷中,六尺五寸,六六三丈六尺,五六三尺,凡三丈九尺。

蹻脈從足至目,七尺五寸,二七丈四尺,二五一尺,凡一丈五尺。

督脈任脈各四尺五寸,二四八尺,二五一尺,凡九尺。

凡都合,十六丈二尺,此氣之大經隧也。

案,平按,凡九尺三字,原鈔作九字,依《靈樞》《甲乙》及本經上文,應作凡九尺三字。

經脈爲裏,支而横者爲絡,絡之別者爲孫絡。

孫絡之盛而有血者,疾誅之。

盛者(徐)【條】寫之。虚者飲藥以補之。 案,此盛虚是言經脈血氣。徐寫之,今見日鈔本寫作條寫之。條寫有理,存。

高按,各度數今可不必詳究,然度法則須知之,乃古人識病之徑,以知古人未嘗不論解剖,是後來者之昧也。一則儒家體膚毛髮不可輕犯,一則道家唯修精神是求,一則理學家埋頭推演,而醫家終究未能脱離儒道理學之窠臼者,幸哉中醫乃成,悲夫其術焉善。

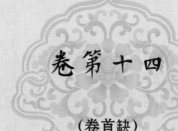

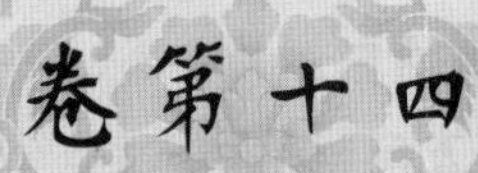

卷第十四

（卷首缺）

診候之一

平按，此篇自形氣相得者生以上殘缺，袁刻據《素問·三部九候論》自黄帝問曰余聞九鍼於夫子至胸中多氣者死補入。檢《素問》原文，自上部天至下部人足大陰也一段，詳本書篇末，乃宋臣林億等所移，玩《素問新校正》自明。此篇若據《素問》篇首補入，則上部天至下部人足太陰也一段，未免重復。茲據《素問》及《甲乙經》帝曰決死生奈何以下補入，證以《新校正》云全元起本名此篇爲決死生，於義亦合。

自形氣相得以下，見《素問》卷六第二十《三部九候論》，又見《甲乙經》卷四第三《三部九候》篇。

高按，足大陰足太陰影印刻本如此，今整理本均作足太陰，經文中影印本作足太陰。段末篇字影印本作論。又，自形氣相得以下句中氣字，影印本及今整理本均誤作義字。

帝曰，決死生奈何。 案，此乃針對已病之人，察其順逆而言。

岐伯曰，形盛脈細，少氣不足以息者危。形瘦脈大，胷中多氣者死。

案，形盛形瘦俱是病皃，非素體之形，言邪盛病著，及久病大病之象。七診之一。

形氣相得者生，參伍不調者病，以三部九候皆相失者死。

案，難治，不治曰死，可治者曰生。形氣相得者病脈不相違，有圖治之機。 參伍不調，參伍者言變化。參，三也，參差也，交互之義也。伍，相參伍也（《說文》），數五也，又隊伍之伍也。《易·繫辭上》“參伍以變，錯綜其數。通其變，遂成天地之文。極其數，遂定天下之象。非天下之至變，其孰能與於此。”朱子云“參伍”爲古語尤難曉，其辨在《周易本義》，可參看。又，《荀子·成相》“聽之經，明其請，參伍明，謹施賞刑。”楊倞注曰，參伍，猶錯襍也。 高按，今試解之曰，就變化而言，三有三者之變,五有五者之變,三五之間又有交互錯襍之變。然三與五各成其情,二者之間又必有理法相參,故言參伍者,亦必有章法明晰之謂也,故《易》有“通其變”“極其數”之說,荀子有“參伍明”,及“欲伍以參(《荀子·議兵》)”之論。

上下左右之脈,相應參舂者,病甚。上下左右相失,不可數者,死。

案,參,參差之參。舂,擣粟也。相應如參舂,或輕或重,或疾或緩,雖有相應但失規律,故病甚。相失不可數者,是無所相應,全失其數,故不治。

中部之候雖獨調,與衆藏相失者,死。

案,中部之候,乃後天之本,獨調者惟納可進,後尚行,然或羸或痰,或氣短,或眩暈,衆藏已不得中央脾胃之養,失其後天,則失正之基,乏血氣之源,故不治。

中部之候相減者,死。

案,中部之候相減者,中州衰亡,大勢將去,雖四藏尚強,脾胃氣衰,皆死候也。相,隨也。

高按,若以中部言脈,依楊注則當指手寸口脈象。則獨調與相減者,在于詳審于脈象。與藏府相失者,則在于察病形。二者不可失。則獨調亦占以獨字,與衆藏相失,故不治。

目内陷者,死。　案,精血竭矣。

黄帝曰,何以知病之所在。

岐伯對曰,察其九候,獨小者病。獨大者病。獨疾者病。獨遲者病。獨熱者病。獨寒者病。脈獨陷者病。

以左手上去踝五寸而按之,右手當踝而彈之,其應過五寸已上需然者,不病。

其應疾,中手渾渾然者,病。中手徐徐者,病。

其應上不能至五寸者,彈之不應者,死。

案,疾而渾渾然,謂其勢疾而盛,即彈即應渾然若一,有言渾渾然者如波相逐。徐徐者,謂逡巡遲緩皃,甚則若有若無。　需,《康典》引《六書統》作連繫,又以二而也,音人之切。《六書故》未采。《集韻》明言與需不同,故亦不當同蠕。楊注云,需,需動不盛也,需,而勉反。未詳其出處。《康典》有䫇字,䫇同顬,引《廣韻》音人朱切,《集韻》汝朱切,並音儒,耳穴動謂之䫇䫇 / 顬顬。　高按,依經文,彈之而應,中手疾而渾渾然如波者病,徐徐緩至甚至不上及五寸,或竟彈而無應者,皆病且或死候也。故作蠕蠕者非。　需然,或謂氣相連接皃也,義在強弱之間悠悠然也,若脈之有神者也,故楊注云動不盛也。　又或,原文即是兩而字,因緊疊而後人訛爲一字。而而然者，如如然，爾爾然/尒尒然也，與經文中渾渾然，徐徐者詞法一致，文義勝，可存。　又，古人有“而能然”之常用語，謂而可如此，可如彼也，此處謂應之如所彈，不疾不緩，如得常脈者不病，若或疾或徐者，卽或虛或實也，皆病。亦存一說。

脫肉身(不)去者死。

案，楊注云，去者，行也。脫肉羸瘦身弱不能行者爲死。　此條諸本各異，蕭氏云據楊注及他本謹補一不字。　高按，今見日鈔本無此不字，原書文字無誤。上下經文言脈也，此句亦言脈。身者，脈之形也。相離曰去。脫肉身去者，因肉大脫，脈身與皮膚肌肉相離也。　又，若不論脈，身爲人之身形，則脫肉身去者，可謂大肉盡脫而人失身形也。亦通。　又，若以身爲脈形，則肉脫而脈亦失其形者，亦可通。故不當加字。楊注不安。　又，上下文皆論診脈，此獨言身形者未必不可，或徑作大病久病削瘦脫形論之，亦未必不可。下文有形肉已脫，九候雖調猶死。可參看。此存一說。

中部乍疏乍數者，死。

其脈代而句者，病在絡脈。

案，楊注云，中部謂手太陰手陽明手少陰，乍有疏數爲死。　又云，中部之脈，手太陰，秋脈也。手少陰，夏脈也。秋脈王時，得於脾脈，土來乘金，名曰虛邪，故爲病也。夏脈王時得脾脈者，土來乘火，名曰實邪，故爲病也。夏脈其病皆在絡脈，可刺去血。

九候之相應也，上下若一，不得相失。一候後則病，二候後則病甚，三候後則病危。所謂後者，應不俱也。

案，楊注云，九候上下動脈，相應若一，不得相失忽然。八候相應俱動，一候在後，卽有一失，故病。二候在後，不與七候俱動，卽爲二失，故病甚也。三候在後，不與六候俱動，卽爲三失，故病危也。　高按，後者，脈應有先後遲至也。　又，不得相失，今見日鈔本寫作不得相去。

察其病藏，以知死生之期。

必先知經脈，然後知病脈。眞藏脈見勝者死。　案，見勝，見也。

足大陽氣絕者，其足不可屈伸，死，必戴眼。　案，戴眼，病危之徵。

黃帝曰，冬陰夏陽，奈何。岐伯對曰，

九候之脈，皆沈細懸絕者，爲陰，主冬，故以夜半死。

案，楊注云，深按得之曰沈，動猶引線曰細，來如斷繩故曰懸絕。九候之脈皆如此者，陰氣勝，陽氣外絕。陰氣獨行，有裏無表，死之於冬，陰極時也。夜半死者，陰極時也。　高按，爲陰爲陽，獨陰獨陽，亦可言指病氣獨盛，別其脈爲陰陽。

盛躁而喘數者，爲陽，主夏，以日中死。

案，楊注云，其氣洪大曰盛，去來動疾曰躁，因喘數而疾故曰喘數。九候皆如此者，皆陽氣勝，陰氣內絕。陽氣獨行，有表無裏，死之於夏，陽極時也。日中死者，陽極時也。　高按，喘，動也。　楊注陽氣獨行，今見日鈔本無行字。

是故寒熱者，以平旦死。

案，楊注云，脾病寒熱，死於平旦，平旦木也，木剋於土，故脾病至平旦死。　高按，今見日鈔本，此句九字混入楊注文中。　平按《素問》《甲乙》作寒熱病，《甲乙》無是故二字。

熱中及熱病，以日中死。

案，楊注云，肺中熱，傷寒熱病，皆是陽病，故死於日中，陽極時也。

風病者，以日夕死。

案，楊注云，風爲肝病，酉爲金時，金剋於木，故日夕死。

病水者，以夜半死。

案，楊注云，水病，陰病也。夜半子時，陰極死也。

其脈乍疏乍數，乍遲乍疾，以日乘四季死。

案，楊注云，脾者土也，王於四季，平和時，脈在中宮，靜而不見，有病見時，乍疏乍數，故以日乘四季時死也。

形肉已脫，九候雖調，猶死。

案，形肉已脫者，九候固不調，今言雖調者，乃重言不治也。

七診雖見，九候皆順者，不死。所言不死者，風氣之病及經間之病，似七診之病而非也，故言不死。

案，楊注云，見徵似於七診，非眞七診，所以脈順得生。

若有七診之病，其脈候亦敗者，死矣，必發噦噫。

案，楊注云，五藏先壞，其人必發噦而死也。　高按，可決死生者，七診有真假可疑，九候有逆順須辨。必發噦噫，當重視，胃氣敗矣，血氣竭矣。

必審問其故，所始，所病，與今之所方病，而後切循其脈，視其經絡浮沈，以上下逆順循之。

其脈疾者不病，其脈遲者病。脈不往來者，死。皮膚著者，死。

案，其脈疾者不病，其脈遲者病，謂脈疾不病者見遲則病，反之脈遲不病者見疾則病，此亦逆順判之，互文成義。　楊注云，上謂上部，下謂下部。亦上謂咽之左右,下謂手之左右寸口。脈從藏起,下向四支者名之爲順。脈從四支上向藏者,稱之爲逆。切循上下順逆之脈,疾行應數謂之不病,上下有失遲不應數謂之病也。手之三陰爲往,三陽爲來。足之三陽爲往,三陰爲來。皆不往來謂之死也。人之氣和皮肉相離絶,勁強相著者死也。

黄帝曰,其可治者,奈何。岐伯對曰,

經病治其經。孫絡病者,治其孫絡。血病身有痛者,而治其經絡。

案,而,猶乃也。

眞病者,在奇邪。奇邪之脈,則繆刺之。

案,楊注云,眞,正也。當藏自受邪,病不從傳來,故曰正病。奇邪,謂是大經之上,奇,大絡也,宜行繆刺,左右平取也。　平按,眞病《素問》《甲乙》作其病。　高按,依楊注,所謂眞病爲正病者,如眞心痛,眞頭痛等。所謂奇邪者,乃指眞藏之大絡,而非十二經脈之正,故曰奇。　或,若據《素問》《甲乙》,則當讀作【**其病在奇邪之脈者,則繆刺之**。】文義略安。

留(瘦)【廋】不移,節而刺。

案,楊注云,留,久也。久瘦有病之人,不可頓刺,可節量刺之。　高按,留瘦,後人多誤會。瘦當作廋,庱也,隱匿也,深入者也。今人瘦弱之瘦,古作瘐,或稱臞或癯。留廋不移者,謂病之遷淹深入而不移。留,或謂積病也。節而刺,節有兩義,一則量其適而刺,一則言節次而治。

上實下虛者,切順之,索其經絡脈,刺出其血以通之。

案,順之者,循之也,尋之也。索,取也。

瞳子高者,大陽不足。戴眼者,大陽絶。此決死生之要,不可不察也。

手指及手外踝上五寸指間留鍼。　案,此大陽不足刺法。

上部天,兩額之動脈也。

上部地,兩頰之動脈也。

上部人,耳前之動脈也。

案,楊注云,上部之天,兩額足少陽陽明二脈之動,候頭角氣。上部之地,兩頰足陽明在大迎中動,候口齒氣。上部之人,目後耳前,手大陽手少陽足少陽三脈,在和窌中動,候耳目之氣也。

中部天，手大陰也。

中部地，手陽明也。

中部人，手少陰也。

案，楊注云，中部之天，手大陰脈，動在中府天府俠白尺澤四處，以候肺氣。中部之地，手陽明脈，檢經無動處，呂廣注《八十一難》云，動在口邊以爲候者，候大腸氣。中部之人，手少陰，動在極泉少海二處，以候心氣也。

下部天，足厥陰也。

下部地，足少陰也。

下部人，足大陰也。

案，楊注云，下部之天，足厥陰脈，動在曲骨行閒衝門三處，以候肝氣。下部之地，足少陰脈，動在大谿一處，以候腎氣。下部之人，足大陰脈，動在中府箕門五里陰廣衝門雲門六處，以候脾氣。十二經脈，手心主無別，心藏不入九候，手大陽手少陽足大陽足少陽足陽明，此五皆是五藏表經，候藏知表，故不入，越於九候也。

高按，三部九候者，經脈輸穴也，皮部藏府也，然神色變化，器用盛衰，皆須察驗，方可判死生。

四時脈形

平按，此篇自篇首至末，見《素問》卷六第十九《玉機眞藏論》篇，又見《甲乙經》卷四《經脈》第一上篇。

黃帝問岐伯曰，春脈如弦，何如而弦。岐伯曰，

春脈者，肝脈也。東方木也，萬物所以始生也。

故其氣來，濡弱輭虛而滑，端直以長，故曰弦。反此者病。

黃帝曰，何如而反。岐伯曰，

其氣來，實而強，此謂大過，病在外。

其氣來，不實而微，此謂不及，病在中。

黃帝曰，春脈大過與不及，其病皆何如。岐伯曰，

大過，則令人喜忘，忽忽眩冒，而癲疾。

其不及，則令人胷痛引背，下則兩脅胠滿。

黃帝曰，善哉。

案，弦脈之象在端直以長。春氣始動則濡弱耎虛而滑者，滑是生機，端直以長者乃是外勢，是生氣。　楊注云，凡人之身，與天地陰陽四時之氣皆同，故内身外物雖殊，春氣俱發，肝氣春王。故春脈來，比草木初出，其若琴弦之調品者，不大緩，不大急，不大虚，不大實，不濇不曲，肝氣亦然，濡潤柔弱，輭小浮虚，輕滑端直，而尺部之上長至一寸，故比之弦。輭，如遄反。

高按，後人以弦爲緊張者，失之。

實而強者，内外俱盛，故曰大過。春見此則病在外。

不實而微者，内外俱弱，故曰不及。春見此則病在内。

大過者，内外皆實。喜忘，或作善怒，義勝。不及者，本藏府氣不及應於時也。上不及於心胷則作胷痹，血氣不㞐。下不及於胃則見兩脅胠滿，肝膽鬱滯。大過者邪盛，不及乃是正虚。

又，脈之來去説，來者顯正氣，去則示邪氣。來則言其（己身）所出，去則言其所受。春脈在發不在收，故言來不言去。夏脈之去濳涵秋收之機，微有其義而已，故去衰爲吉，去盛爲病。

黄帝問岐伯曰，夏脈如鈎，何如而鈎。岐伯對曰，

夏脈者，心脈也。南方火也，萬物所以盛長也。

故其氣來盛去衰，故曰鈎。反此者病。

黄帝曰，何如而反。岐伯曰，

其氣來盛去亦盛，此謂大過，病在外。

其氣來不盛，去反盛，此謂不及，病在中。

黄帝曰，夏脈大過與不及，其病皆何如。岐伯曰，

大過，則令人身熱而骨痛，爲浸淫。

其不及，則令人煩心，上見噬唾，下爲氣。

黄帝曰，善哉。

案，楊注云，夏陽氣盛，萬物不勝盛長，遂復垂下，故曰鉤也。夏脈從内起，上至於手，不勝其盛，迴而衰遲，故比之鉤也。又云，陽虚陰盛，故心煩也。心脈入心中，繫舌本，故上見噬唾。噬，市滯反，謂嚼唾也。氣謂廣腸洩氣也。　平按，《素問》《甲乙》噬唾作欬唾，下爲氣作下爲氣洩。

高按，鈎當作鉤。夏主長，故來盛去衰，其名曰鉤，已見收意。來盛者長勢旺也，去衰者，是見有所收也，陽中有陰也。所謂來不盛去反盛者，是因來者不盛，而去者相對爲盛。

大過者有外侮，但外張揚而内無收斂，其氣盛故曰大過，故作熱。骨痛者，是有浸淫之病，骨痹尪痹者是也。宿受之溼，著於骨而未得盡去，今受所迫交爭而痛。非必骨痛，舉一隅耳。

今人養生，在於溫補脾腎，通陽而調燮血氣。

黃帝問於岐伯曰，秋脈如浮，何如而浮。岐伯對曰，

秋脈者，肺脈也。西方金也，萬物所以收也。

故其氣來，輕虛以浮。其氣來急，去皆散，故曰浮。反此者病。

黃帝曰，何如而反。岐伯曰，

其氣來，毛而中央堅，兩傍虛，此謂大過，病在外。

其氣來，毛而微，此謂不及，病在中。

黃帝曰，秋脈大過與不及，其病皆何如。岐伯曰，

大過，則令人氣逆而背痛，温温然。

其不及，則令人喘呼而欬，上氣，見血，下聞病音。

黃帝曰，善哉。

案，楊注云，其脈來，如以手按毛，毛中央堅，此爲陽盛，病在大腸手陽明，故曰在外。如手按毛，毛中央微，肺氣衰微，故曰在中也。　又云，府陽氣盛，則氣逆連背痛。温温然，熱不甚也。　下聞病音，楊注云，下聞胷中喘呼氣聲也。　温温然，平按，《素問》《甲乙》作慍慍然。

高按，楊注言某經脈者恐嫌狹隘。又，柔和寬緩可曰温温然，痛而不甚不急也。氣逆而背痛温温然，則氣逆躁狂皇皇然者不治。

後人言秋脈毛者，毛，浮也，如毛附波焉，輕虛以浮。

其氣來急去皆散者，言天氣也。來急是言肅殺之義，急而欲其收也。散者是不著於形，秋無著形而形自成也。

其氣來而中堅者，秋氣至而內無收，反堅以應，是不知秋意，由內強不知收。兩傍虛者，是肅殺著於形，故言大過。其病必現於外。

其脈微者，外自輕浮內無所成，不及在中。

喘呼而欬，上氣見血，下聞病音，納少便結者難醫。

黃帝問於岐伯曰，冬脈如營，何如而營。岐伯對曰，

冬脈，腎脈也，【北方水也，】萬物所以藏也。

故其氣來，沈以(搏)【摶】，故曰營。反此者病。

黃帝曰，何如而反。岐伯曰，

其氣來如彈石者，此謂大過，病在外。

其氣去如毛者，此謂不及，病在中。　案，來去不宜分論。

黄帝曰，冬脈大過與不及，其病皆何如。岐伯曰，

大過，則令人解㑊，腹痛，而少氣，不欲言。

不及，則令人心如懸，病飢，脊中痛，少腹滿，小便變。

黄帝曰，善哉。

案，北方水也，四字脱。 楊注云，營，聚也。謂萬物收藏歸根，氣亦得深，搏骨沈聚內營，故曰如營也。

高按，營者，駐也，止也，有所聚也。得其所聚方可有所經營，有所榮養。搏，當作摶。 有云動脈石者，亦在此摶字也，摶而沈聚。 今見《素問》引《新校正》云，按《甲乙經》搏字爲濡，當從《甲乙經》爲濡，何以言之，脉沈而濡。濡，古軟字。乃冬脈之平調，脉若沈而搏擊於手，則冬脉之太過脉也。故言當從《甲乙經》濡字。又越人云，冬脉石者，北方水也，萬物之所藏，盛冬之時，水凝如石，故其脉來沈濡而滑，故曰石也(《難經·十五難》)。 高按，冬脈如石者，是水中之石，輕取則濡，有滑意，沈取則眞氣摶而實。 又，彈石，重在言其來勢如彈丸，堅實而急，有發無收。 又，氣去如毛者，毛浮於皮，雖有去意而實有所附，是有收而不及成也(不得摶)，病在於內。解㑊，諸家多辨爲懈怠。《說文》段氏注㑊字下以爲醫經解㑊之㑊本字爲㑊，《康典》㑊字下有食㑊，善食而瘦。未具出處，或㑊當作佚。

冬脈大過，其氣來如彈石，病在外。大過則令人解㑊，腹痛，而少氣不欲言。內結而無濡沈水營之應則作痛少氣。在外收煞太過則肢體懈惰，此非虛也，當從脈辨，治以桂枝通陽可乎。

冬脈不及，其氣去如毛者，病在中。"如毛"楊注云一曰"數"，或是，以如毛浮散，其形似數，冬脈不足以摶而流連於浮表，不足也。其治或當以熟地黄山茱萸爲宜乎。

黄帝曰，四時之序，逆順之變，異矣，然脾脈獨何主乎。

岐伯曰，脾者土也，孤藏以灌四傍者也。

黄帝曰，然則脾之善惡，亦可得見乎。

岐伯曰，善者不可見，惡者可見。

黄帝曰，惡者何如可見也。

岐伯曰，其來如水流者，此謂大過，病在外。

其來如鳥之啄者，此謂不及，病在中。

黄帝曰，夫子之言脾之孤藏也，中央土也，以灌四傍，其大過與不及，其

病皆何如。

岐伯曰，大過，則令人四支不舉。

其不及，則令人九竅不通，名曰重強。

案，楊注云，善謂平和不病之脈也。弦鉤浮營四脈見時，皆爲脾胃之氣滋灌俱見，故四藏脈常得和平。然則脾脈以他爲善，自更無善也，故曰善者不可見也。惡者，病脈也，脾受邪氣，脈見關中，診之得知，故曰可見也。

高按，水流者言脈來滑利不羈，土壅滛重，四支不舉。鳥啄無恆，或逮或不逮，或疾或緩，或輕或重，其氣不續，失其所布。脾乃升清之藏，今氣不布則九竅不通。　又，重強，楊注云，脾虛受病，不得行氣於九竅，故不通也。不行氣於身，故身重而強也，巨兩反。楊注未安。試解之曰，重強乃總述大過不及，四支不舉爲重，九竅不通曰強。通，達也。失其和柔曰強，脾土不足而木失所達也。

黃帝懼然，起，再拜稽首，曰，吾得脈之大要，天下至數。

脈變，揆度奇恆，道在於一數，神轉而不迴。迴則不轉，乃失其機。至數之要，(迫)【迫】近以微。

著之玉版，藏之於府，每旦讀之，名曰生機。

案，迫，今見日鈔本寫作廹，是。廹，同迴，遠也。　此段文字語焉不詳，今試解之曰，道在於一數者，守於一，合于數，機也。神，謂血氣。微，亦機也。轉與迴，皆有回旋轉動之義，然轉有摶意，迴有亂意。故轉而摶者守其一，迴而亂者失其一，故曰失其機。

真藏脈形

平按，此篇自篇首至末，見《素問》卷六第十九《玉機真藏論》篇，又見《甲乙經》卷八第一《五藏傳病發寒熱》篇。

高按，讀此篇，若以大骨大肉爲先天後天之形養，以胷中氣爲宗氣，則領其會矣。

大骨枯槀，大肉陷下，胷中氣滿，喘息不便，其氣動形，期六月死。眞藏見，乃予之期日。

大骨枯槀，大肉陷下，胷中氣滿，喘息不便，內痛引肩項，期一月死。眞藏見，乃予之期日。

大骨枯槀，大肉陷下，胷中氣滿，喘息不便，內痛引肩項，身熱，脫肉破

䐃，眞藏見，十月之内死。

大骨枯槀，大肉陷下，肩隨内消，動作益衰，眞藏未見，期一歲死。見其眞藏，乃予之期日。

大骨枯槀，大肉陷下，胷中氣滿，肉痛，中不便，肩項身熱，破䐃脱肉，目匡陷，眞藏見，目不見人，立死。其見人者，至其所不勝之時，則死。

案，十月之内死，依上下文義，十月宜作十日。　又，楊注云，兩肩垂下，曰隨。　高按，隨，同墮。消，弱也，如見割削，筋力弱也（《釋名·釋疾病》）。

急虚身，卒至五藏絶閉，脈道不通，氣不往來，辟於隨溺，不可爲期。其脈絶不來，若人一息五六至，其形肉不脱，眞藏雖不見，猶死也。

案，楊注云，四時虚邪，名曰經虚。八風從其虚之鄉來，令人暴病卒死，名急虚身。辟於隨溺，辟，卑至反，除也。謂不得隨意溺也。如此急虚之病亦有生者，故不可與爲死期也。　高按，楊注失之。急虚身，急，急迫，病也。虚，謝希逸《宋孝武宣貴妃誄》云，"世覆沖華，國虚淵令。"呂延濟曰，虚，絶也（《六臣注文選》）。又，枚叔《七發》云，"虚中重聽，惡聞人聲。"呂向曰，虚中，精氣竭也（《六臣注文選》）。　故，急虚身者，乃卒然急病精氣竭絶之症。　辟於隨溺，辟，通譬。譬若墮墜或溺水，使人驟然氣閉脈絶。今見《素問》作譬於墮溺。　又，若人一息五六至，插入語，緊承不來，若者，不若也。謂急虚中人，雖不可與期，然脈絶不來，或脈失常數者，雖形肉不脱眞藏脈不見，猶死也。

眞肝脈至，中外急，如循刀刃，清清然，如按瑟弦，【其】色青白不澤，毛折，乃死。

案，楊注云，清，寒也。如以衣帶盛繩，引帶不引繩，即外急也。引繩不引帶，即内急也。繩帶俱引，即内外急也。　高按，如循刀刃者謂外急，清清然如按瑟弦者中急。　又，《漢書·五行志》云，雨旱寒奥，亦以風爲本，四氣皆亂，故其罰常風也。常風傷物，故其極凶短折也。傷人曰凶，禽獸曰短，草木曰折。　故，毛膚損傷，枯焦失榮，曰毛折。　又，依下文文法，色青前脱一其字。

眞心脈至，堅而揣，如循薏（芑）【苢】，累累然，其色赤黑不澤，毛折，乃死。　案，苢，苡也，本書作芑，非。

眞肺脈至，大而虚，如毛羽中人膚然，其色赤白不澤，毛折，乃死。

眞腎（色）【脈】至，揣而絶，如循彈石，辟辟然，其色黄黑不澤，毛折，乃

死。 案，刻本色字誤，當作脈，今見日鈔本正寫作脈字。今整理本失察。

眞脾脈至，弱而乍疏乍數然，其色青黄不澤，毛折，乃死。 案，乍疏乍數，言其弱也，故曰然。

諸眞藏脈見者，皆死，不治。

高按，死不治，經文中常語也，又常常不可連讀，死者，卽死候，謂病情極危重。不治，一則病重而無法可治，與死同訓爲難治。一則謂勿枉圖治，卽經云“治之無功矣”。故云死不治者，未必卽死，未必無治，古人強調病重難治耳。

四時脈診

平按，此篇自篇首至名曰逆四時，見《素問》卷六第十九《玉機真藏論》篇，又見《甲乙經》卷四《經脈》第一下篇。

自黄帝問於岐伯曰脈其四時至持脈之大法也，見《素問》卷五第十七《脈要精微論》篇，《甲乙》同上。

又自是故陰盛則夢涉大水至肺氣甚則夢哀，見《甲乙》卷六第八《正邪襲內生夢大論》。

自春得秋脈至末，見《素問》卷七第二十三《宣明五氣》篇，又見《甲乙》卷四《經脈》第一中篇。

凡治病，察其形氣色澤，脈之盛衰，病之新故，乃治之，無後其時。

案，楊注云，凡療病者，以此五診，診病使當，爲合其時，不當，爲後其時也。 高按，後，前後也，先後也。無後其時者，乃言勿錯失其機也。

形氣相得，謂之可治。脈色澤以浮，謂之易已。脈順四時，謂之可治。脈弱以滑，是有胃氣，命曰易治。趣之以時。

案，澤，潤澤榮活。浮，當作孚，孚，信也。言脈色相孚，信而不背。楊注以爲浮輕，恐未安。

形氣相失，謂之難治。色夭不澤，謂之難已。脈實以堅，謂之益甚。脈逆四時，謂之不治。必察四難而明告之，勿趣以時。

案，楊注云，此之四診，趣之爲難，可明告病人，宜以變常設於療法，不得依常趣之以時也。 平按《甲乙》無必察四難以下十二字。

所謂逆四時者，春得肺脈1。**夏得腎脈**2。**秋得心脈**3。**冬得脾脈**4。**其至皆懸絕沈濇者**5，**命曰逆四時，未有藏形。**

春夏脈沈濇6。**秋冬而脈浮大**7。**病熱脈清靜**8。**洩而脈大**9。

脫血而脈實10。**病在中而脈實堅**11。**病在外而脈不實堅**12**，爲難治，名曰逆四時。**

案，未有藏形者，謂脈來無五藏四時當有之形狀徵象。故所謂逆者，亂也，失其常也，以四時之序代言脈之常數，故所舉一十二種，皆可謂逆四時也，難治。

黄帝問於岐伯曰，脈其四時動，奈何(知)。【如】病所在，奈何知。病之所變，奈何知。病乍在內，奈何知。病乍在外，奈何知。請問此六者，可得聞乎。

案，楊注云，當是脫一問也。　又，黄帝所問第一知字，今見日鈔本寫作如。

岐伯對曰，請言其與天轉運，

夫萬物之外，六合之內，天地之變，陰陽之應，彼春之暖，爲夏之暑，彼秋之急，爲冬之怒，四變之動，脈與之上下。以春應中規，夏應中矩，秋應中衡，冬應中權。

案，脈與之上下，上下者，言變化也，相應之如上下沈浮之顯然。所謂規矩衡權，非獨脈之應也，乃生物之應於四時也。　彼春之暖，今見《素問》引《新校正》云，按全元起注本暖作緩。　高按，彼者，此之對也，由彼及此。則由暖及暑，作緩則文義不安。況所謂天地之變陰陽之應。陰陽者，寒暑也。　又，爲冬之怒，怒字或當爲烈字之誤，烈，通冽，亦通厲，皆有冷峻犀利之義，而怒爲東方肝木之氣，不當在冬。況冽有內藏之精，怒惟外揚之氣者乎。楊注云，冬之三月，陰氣嚴烈，乃是秋涼增長爲之也。故怒字宜改。今見《素問》作“彼秋之忿，爲冬之怒。”文法文義與上文陰陽之應之春暖夏暑不合。

是故冬至四十五日，陽氣微上，陰氣微下。

夏至四十五日，陽氣微下，陰氣微上。

案，冬至，至陰也，夏至，至陽也。一歲之中，以冬至夏至言陰陽之極，上下沈浮言其變動，規矩衡權言其形態。微上配微下，微下含微上者，陰中有陽，陽中有陰。所謂極則反，極則變，如陰陽互根，上下沈浮之間亦必互動，故而能成規矩衡權之形態。此皆生理。

陰陽有時，與脈爲期。期而相失，知脈所分，分之有期，故知死時。

案，陰陽有時者，謂寒暑更迭之規律也。與脈爲期者，即前文所謂脈與之上下也，爲期者應之以信。雖應而有變失信，脈與四時陰陽不相得，則當知脈有所異。脈之所變或有其期，期者度也，可判預後。分者，異也，別也，明也。

微妙在脈，亦不可不察。察之有紀，從陰陽始。始之有經，從五行生。生之有度，四時爲數。循數勿失，與天地如一。得一之誠，以知死生。

案，微妙，微者幾也，妙也者，神妙也。紀經度數，乃微妙之所在，難以盡言，故曰與天地如一，天地者，陰陽寒暑四時也。

是故，聲合五音，色合五行，脈合陰陽。

是故，陰盛則夢涉大水恐懼。陽盛則夢大火燔灼。陰陽俱盛，則夢相殺毁傷。

上盛則夢飛揚，下盛則夢墮墜。

甚飽則夢予，甚飢則夢取。

肝氣甚則夢怒，肺氣甚則夢哀。

短蟲多則夢衆，長蟲多則夢相擊破傷。 案，破傷，今見日鈔本寫作被傷。《素問》作毁傷。

是故持脈有道，虚静爲保。

案，保，守也，安也，養也，恃也，任也。或作寳，亦通。

春日浮，如魚之游，在皮。

夏日在膚，泛泛乎萬物有餘。

秋日下膚，蟄蟲將去。

冬日在骨，蟄蟲固密，君子居室。

案，泛泛，廣闊皃。　平按《甲乙》《素問》皮作波，固密作周密。又，前文長短蟲之蟲字，今見日鈔本寫作虫，此蟄蟲之蟲字寫作虽。

故曰，知内者，按而紀之。知外者，終而始之。

案，楊注云，秋冬脈氣爲陰，在内，故按得綱紀。春夏脈氣爲陽，在外，故趣得終始也。春夏之脈，爲秋冬脈終，即爲陽之始也。　高按，此互文見義也，謂欲知内外者，按而紀之終而始之也。紀者，絲别也，别理絲數曰紀，又紀者基也，會也，緒也，極也，識也。知内者，是知藏府血氣之陰陽五行之綱紀，切脈而紀之。知外者，是知四時寒暑之如環反復，終始更迭，陰陽之互根互生，消長作息也。故切脈察病，當内知藏府血氣之消息，外知四時寒暑之消長，此持脈之道，虚静方保。　又，經文兩而字，今見日鈔本寫作如字。如，猶而也（《釋詞》）。

此六者，持脈之大法也。

春得秋脈。夏得冬脈。秋得春脈。冬得夏脈。陰出之陽，陽病善怒。不治，是謂五邪，皆同命，死，不治。

人迎脈口診

平按，此篇自篇首至無勞用力也，見《靈樞》卷八第四十八《禁服》篇，又見《甲乙經》卷四《經脈》第一上篇。

自雷公曰病之益甚至傷於食飲，見《靈樞》卷八第四十九《五色》篇，《甲乙》同上。

自一日一夜五十營至乍數乍疏也，見《靈樞》卷二第五《根結》篇，《甲乙》同上。

自黃帝曰氣口何以獨爲五藏主氣至治之無功矣，見《素問》卷三第十一《五藏別論》篇，又見《甲乙》卷二《十二經脈絡脈支別》第一下篇。

自凡刺之道至取之其經，見《靈樞》卷二第九《終始》篇，又見《甲乙》卷五第五《鍼道終始》篇。

自人迎一盛至命曰關格，又見《素問》卷三第九《六節藏象論》篇。

自黃帝問於岐伯曰人病胃管至故胃管爲癰帝曰善，見《素問》卷十三第四十六《病能【論】》篇，又見《甲乙》卷十一第八《邪氣聚於下脘發內癰》篇。

自安臥至末，見《靈樞》卷十一第七十四《論疾診尺》篇，又見《甲乙》卷十一第六《五氣溢發消渴黃癉》篇。

雷公問於黃帝曰，細子得之受業，通《九鍼》六十篇，旦暮勤服之，近者編絶，遠者簡垢，然尚諷誦弗置，未盡解於意矣。《外揣》言渾束爲一，未知其所謂也。夫大則無外，小則無內，大小無極，高下無度，束之奈何。

案，《九鍼》《外揣》，皆上古名篇也。服，習也，行之也，事也，用也。渾，盛雜無序，不凝聚。束，收也。渾束爲一者，知有無外無內無極無度之渾，而不知其束如何，一者，無閒也。　楊注云，南方來者，《九鍼》之道有六十篇。　近遠，楊注以今者遠，古者近，取之古經也。

士之才力，或有厚薄，知慮褊淺，不能博大深奥，自強於學，未若細子，細子恐其散於後世，絶於子孫也，敢問約之，奈何。

案，約，要也。雖不能博大深奥，亦求其精要，勿使散佚。

黃帝答曰，善乎哉，問也。此先師所禁，坐私傳之也，割臂歃血爲盟也，子若欲得之，何不齊乎。

案，坐，止也，罪也，猶因也。私傳，私，卽下文無道行私之私也，恐傳于無道也。歃，歠也，歙也。卽啜也，飲也。此以下三齊字，何不齊乎，齊，見賢思齊。齊宿，齊室，皆同齋。古齊齋同也，齋，潔也莊也恭也，敬也，齋戒者洗心曰齋，又燕居之室曰齋。

雷公再拜而起，曰，請聞命矣。

於是乃齊宿三日，而請曰，敢問今日正陽，細子願以受盟。

黃帝乃與俱入齊室，割臂歃血。

黃帝祝曰，今日正陽，歃血傳方，敢背此言者，必受其殃。

雷公再拜，曰，細子受之。

黃帝乃左握其手，右授之書，曰，愼之，愼之。

吾爲子言之，

凡刺之理，經脈爲始。營其所行，知其度量。

內次五藏，別其六府。

審察衞氣，爲百病母。

調其虛實乃止，寫其血絡，血絡盡而不殆。

案，血絡二字疑衍，當讀作【**調其虛實乃止，寫其血絡，盡而不殆。**】盡，同進。《老子·道德經》云，“知足不辱，知止不殆。”調虛實，寫血絡當是兩端。今見《靈樞》云“寫其血絡，血盡不殆矣。”可參看。

雷公曰，此皆細子之所以通也，未知其所約也。

案，約，纏束綢繆，言其法制。

黃帝曰，夫約方者，猶約囊也。囊滿不約則輸洩，方成弗約則神弗與俱。

案，約方，方，法也，術也。約方者，使法術成制，總結方法而成規律法則。　又，末九字，今見日鈔本寫作，方成非約則神弗俱與。《靈樞》作，方成弗約則神與弗俱。

雷公曰，願爲下材者，勿滿而約之。

黃帝曰，未滿而知約之以爲工，不可以天下師焉。

案，滿，全也。未滿而約者，謂方法技術未得全驗而欲成法則者，不可爲師。由博返約，博而不足，約則無成。

雷公曰，願聞爲工。　高按，求術不求道。

黃帝曰，寸口主中，人迎主外。兩者相應，俱往俱來，若引繩，小大齊等。

案,楊注云,按,此《九卷》《素問》,肺藏手太陰脈動於兩手寸口中,兩手尺中。夫言口者,通氣者也。寸口通於手太陰氣,故曰寸口。氣行之處亦曰氣口,寸口氣口更無異也。中,謂五藏,藏爲陰也。五藏之氣,循手太陰脈見於寸口,故寸口脈主於中也。

楊注又云,結喉兩箱,足陽明脈,迎受五藏六府之氣以養於人,故曰人迎。《下經》曰,人迎,胃脈也。又云,任脈之側動脈,足陽明,名曰人迎。《明堂經》曰,頸之大動脈,動應於手,俠結喉,以候五藏之氣。人迎胃脈,六府之長,動在於外,候之知內,故曰主外。寸口居下,在於兩手,以爲陰也。人迎在上,居喉兩(旁)【傍】,以爲陽也。《九卷·終始》篇曰,平人者,不病也。不病者,脈口人迎應四時也。應四時者,上下相應,俱往俱來也。脈口,謂是手太陰脈行氣寸口,故寸口脈口亦無異也。既上下俱往俱來,豈以二手爲上下也。又《九卷·終始》篇云,人迎與太陰脈口俱盛四倍以上,命曰關格。卽知手太陰無人迎也。又《素問》第五卷云胃管癰診,岐伯曰,當得胃脈沈細,胃沈細者氣逆,氣逆者人迎甚盛,盛則熱。人迎者胃脈也,逆盛則熱,聚於胃口而不行,故胃管爲癰。此經所言人迎寸口之處數十有餘,竟無左手寸口以爲人迎,右手關以上爲寸口,而舊來相承,與人診脈,縱有小知,得之別注,人多以此致信,竟無依據,不可行也。　高按,楊注《素問》第五卷胃管癰診者,今見在《素問》卷十三病能論篇第四十六,《新校正》云,按全元起本在第五卷。胃管,《素問》作胃脘,今見日鈔本寫作胃營。又,楊注氣逆者人迎甚盛,氣逆,鈔本寫作逆氣。

高按,相較於寸口,人迎在頭胷之閒,其位近心近胃,察而知宗氣胃氣之盛衰,而推演在外之所成,是察內知外。寸口在末,遠心肺胃腎,但受血氣所營,察而知營衛之變,而知藏府盛衰,是察外知內也。　又,古人的有左人迎右寸口之說,且左手心肝腎(相火),右手肺脾腎(命門)者,亦可以近心遠心論,近者察其動,遠者涵其運。近心者體陰用陽,遠心者體在陽而用在陰。

春夏人迎微大,秋冬寸口微大,如此者,名曰平人。

案,楊注云,譬彼引繩之動,大小齊等。細尋其動,非無小異,故此牽此動之端爲大,彼端微小。彼動之端爲大,此端微小。脈亦如之,上下雖一,因呼吸而動。以春夏之陽,秋冬之陰,故微有大小。春夏陽氣盛實,故脈順之微大爲平。秋冬陰氣盛實,故脈順之微大爲平。平者,和氣無病者也。

人迎大一倍於寸口,病在少陽。

人迎二倍，病在大陽。人迎三倍，病在陽明。

盛則爲熱，虛則爲寒。緊則爲痛痹。代則乍甚乍間。

盛則寫之，虛則補之。緊痛則取之分肉。

代則取血絡，且飲藥。陷下則灸之。

不盛不虛，以經取之，名曰經刺。

案，代者，更也，替也。又，不還曰代。高按，闕而有之曰代，或有之也，故無所還，故稱乍。乍者，暫也，初也，忽也，亦或也。言代言乍者，無規律之謂也。

楊注云，計春夏人迎大於寸口少半已去，少陽卽已有病，其病猶微，故未言之，成倍方言，以病（成）【盛】可名，故曰病在少陽，言一倍等。按不病之人，寸口人迎脈動大小一種，春夏之時，人迎之動微大寸口以（爲）平好。人迎之脈漸大小半大半至於一倍，卽知少陽有病。少陽盛氣未大，故得過陰一倍，名曰少陽之病，致使人迎之脈一倍大於寸口。少陽病氣漸盛，過於陰氣二倍，名曰大陽之病，則人迎之脈二倍大於寸口。大陽病氣漸盛，過於陰氣三倍，名曰陽明之病，則人迎之脈三倍大於寸口也。　高按，楊注名曰少陽之病，今見日鈔本寫作名曰少陽病之。

人迎四倍者，且大且數，名曰外格，死，不治。

必審按其本末，察其寒熱，以驗其藏府之病。

寸口大於人迎一倍，病在厥陰。

寸口二倍，病在少陰。寸口三倍，病在太陰。

盛則脹滿，寒中，食不化。虛則熱中，出糜，少氣，溺色變。

緊則爲痹。代則乍痛乍止。

盛則寫之，虛則補之。緊則先刺，而後灸之。代則取血絡而洩之。

陷下則徒灸之。陷下者，脈血結於中，中有着血，血寒，故宜灸。

不盛不虛，以經取之。

案，徒，楊注，空也，諸脈陷下不見，是脈中寒，血結聚，宜空灸之，不假先刺也。　高按，徒，但也，獨也。

寸口四倍，名曰內關。內關者，且大且數，死，不治。

必察其本末之寒溫，以驗其藏府之病。

通其滎輸，乃可傳於大數。

大數曰，盛則徒寫，虛則徒補。緊則灸刺，且飲藥。

陷下則徒灸之。不盛不虛，以經取之。

所謂經治者，飲藥，亦曰灸刺。

脈急則引。脈代以弱，則欲安静，無勞用力也。

案，此節爲總結。通其榮輸，通者，通曉，明也。　傳於大數，於，與也。大數，要法也。本篇下文經云"必先通十二經脈之所生病，而後可得傳于終始矣"。　經治，或曰從經尋治，以經脈藏府之理圖治。亦或以治爲亂，所謂經治，卽經病也。　飲藥亦曰灸刺者，既飲藥，又可灸刺。　大數曰，諸本曰字作日者皆誤。　又，引，楊注云，挽也，寸口脈急，可以鍼導引令和也。高按，引者，導引也，經文未見有以鍼引者，當以導引術爲是。　又，脈代虛弱之人，静養將息之法當重視。

雷公曰，病之益甚，與其方衰，何如。

黄帝曰，外内皆在焉。

切其脈口，滑小緊以沈者，其病益甚，在中。

人迎氣，大緊以浮者，其病益甚，在外。

其脈口，滑而浮者，病日損。人迎，沈而滑者，病日損。

其脈口，滑以沈者，其病日進，在内。

其人迎脈，滑盛以浮者，其病日進，在外。

脈之浮沈，及人迎【與】寸口氣，小大等者，其病難已。

病之在藏，沈而大者，易已，小爲逆。

病之在府，浮而大者，病易已。

案，小爲逆者，是浮而小。藏在内，其氣宜斂不宜散，今浮而且小者，危也。在府不言逆者，同理，府病之脈沈而小者爲逆。古人言簡。　又，人迎與寸口氣，刻本脱一與字，據今見日鈔本補。

人迎盛緊者，傷於寒。

脈口盛緊者，傷於食飲。

案，脈口卽寸口，主内。人迎主外。故傷於寒者外，傷於食者内也。

一日一夜五十營，以營五藏之精。不應數者，名曰狂生。

所謂五十營者，五藏皆受氣也。

持其脈口，數其至也，五十動而不一代者，五藏皆受氣矣。

四十動而一代者，一藏無氣矣。三十動而一代者，二藏無氣矣。

二十動而一代者，三藏無氣矣。十動而一代者，四藏無氣矣。

不滿十動而一代者，五藏無氣矣。予之短期。

案，狂生，狂，亂也，無常曰狂。狂生者，血氣營之不周，其生氣所至也無常，卽下文之代也。或有病者也。　又，無氣，乃承受氣而來，是失血氣之營在先，非獨謂某藏氣絕也。　數動一代者，卽上文之狂生也。　五藏無氣故期之乃短。短者，言長短也，促也，不足曰短，有所過失亦曰短。

要在終始。所謂五十動而不一代者，以爲常也，以知五藏之期也。

予之短期者，乍數乍疏也。

案，期，信也，限也，序也，待也，期約也。疏，今見日鈔本寫作疎。

黃帝曰，氣口何以獨爲五藏主氣。岐伯曰，

胃者，水穀之海也，六府之大也。五味入口，藏於胃，以養五氣。

氣口，亦太陰也。是以五藏六府之氣味，皆出於胃變，見於氣口。

案，楊注云，胃爲水穀之海，六府之長。出五味以養藏府血氣，衞氣行手太陰脈至於氣口，五藏六府善惡皆是衞氣所將，而來會手太陰，見於氣口，故曰變見也。　高按，大，長者爲大也。五味者，穀食也。藏於胃，深納蓄積爲藏，亦言胃之大也。五氣者，五藏之氣也，五藏皆稟氣于胃。　又，變，當屬上，胃變者，中焦之變化也。

故五藏，氣入於鼻，藏於心肺，心肺有病，而鼻爲之不利也。

故曰，凡治病者，必察其上下，(適)【過】其脈候，觀其志意，與其病能。

案，察體，診脈，知情之所欲不便，及其病狀。　又，適其脈候，適，今見日鈔本作過，楊注曰上察人迎下診寸口適於脈候。適過可通，責也，督責其過與不足，亦察也。楊注未安。

乃拘於鬼神者，不可與言至治。

案，心存疑慮者不可求全。

惡於鑱石者，不可與言至巧。

案，有所畏懼者不與論其道。　楊注，鑱，仕監反，鈹也。

治病不許治者，病不必治也，治之無功矣。

案，自許者可不予治。

凡刺之道，畢於終始。明知終始，五藏爲紀，陰陽定矣。

案，終始，當言經絡，而非血氣陰陽。竟察經絡之有終有始，明知經絡終始之往復接交，以五藏爲紀，則變化有定理也。《周易·乾》“大明終始”，《集解》引荀爽曰，乾起於坎而終於離，坤起於離而終於坎，離坎者，乾坤之家，而陰陽之府，故曰大明終始也。

陰者主藏，陽者主府。 案，藏，收藏。府，府護。外曰府，内曰藏。

陽受氣於四末，陰受氣於五藏。

案，以經脈論之，則手足三陽自末而起行至頭面軀幹，陰經自胷腹走四支也。以血氣論之，則此兩受字當同授字，即所謂清陽實四支，濁陰歸六府之實之歸。楊注云，清陽實於四支，濁陰者走於六府，故陽受氣於四末也。清陰起於五藏，濁陽者營於四支，故陰受氣於五藏也。

故寫者迎之，補者隨之，知迎知隨，氣可令和。和氣之方，必通陰陽。五藏爲陰，六府爲陽。

案，迎，逆也，兩者相對，必寫其氣。隨，順也，兩者相加，必壯其勢。

傳之後代，以血爲盟。敬之者昌，慢之者亡。無道行私，必得夭殃。

案，不知醫理，而枉逞私意者，無道行私四字當重看。即前文謂先師所禁也。

謹奉天道，請言終始。

終始者，經脈爲紀，持其脈口人迎，以知陰陽有餘不足，平與不平，天道畢矣。

案，此處明言終始乃是經脈之紀，與前文五藏爲紀不同。持其脈口人迎，持今見日鈔本寫作待，待持可通，守也，恃也，執也。此謂謹守診脈之法。本書卷十五之《色脈尺診》篇云“善調尺者，不待於寸口。善調脈者，不待於色。”《尺診》篇云“余欲無視色持脈，獨調其尺。”

所謂平人者，不病。不病者，脈口人迎應四時也，上下相應而俱往俱來也，六經之脈不結動也，本末之寒溫相守司也，形肉血氣必相稱也，是謂平人。

案，依平按《甲乙經》之文，末兩句當作【**本末相遇，寒溫相守也，司其形肉，血氣必相稱也。**】本末者，經脈之終始也。遇者，合也，耦也，交接也。相守，謂寒溫無偏頗也，寒溫，陽與陰也，陽爲陰之使，陰爲陽之守。司，司見，察也，伺也。

高按，所謂平人不病者，脈口人迎應於四時，上下相應，經脈不結，本末相貫，寒熱不孤，形體血氣兩無相違，必與經脈相稱。

少氣者，脈口人迎，俱少而不稱尺寸也。

如是，則陰陽俱不足，補陽則陰竭，寫陰則陽脱。

如是者，可將以甘藥。不愈，可飲以至齊。

如此者弗灸，不已，因而寫之，則五藏氣壞矣。

案，俱少，俱小也。稱，昌證切，音秤，適物之宜也，相等也。至齊者，峻劑也。

今見《靈樞》"如是者，可將以甘藥，不可飲以至劑。如此者，弗灸，不已者因而寫之，則五藏氣壞矣。"文義略勝，可參考，下文亦有論及。

今人察脈稱尺寸者鮮矣。少氣陰陽俱不足者，血氣少也，不可貪功而妄補強瀉，但緩進徐圖而將息之。

人迎一盛，病在足少陽。一盛而躁，在手少陽。

人迎二盛，病在足太陽。二盛而躁，在手大陽。

人迎三盛，病在足陽明。三盛而躁，在手陽明。

人迎四盛，且大且數者，名曰溢陽，溢陽爲外格。

案，躁，動也。《釋名·釋言語》躁，燥也，物燥乃動而飛揚也。　故盛而躁者在手，下文有"躁取之上"之謂。　楊注，躁，手道反，擾也。高按，《國語集解·齊語》"驕躁淫暴"注，《一切經音義》引賈逵曰，躁，擾也。

脈口一盛，病在足厥陰。一盛而躁，在手心主。

脈口二盛，病在足少陰。二盛而躁，在手少陰。

脈口三盛，病在足大陰。三盛而躁，在手(少)【大】陰。

脈口四盛，且大且數者，命曰溢陰，爲内關。内關不通，死，不治。

人迎與大陰脈口俱盛四倍以上者，命曰關格。關格者與之短期。

人迎一盛，寫足少陽，而補足厥陰。二寫一補，日一取之，必切而驗之。躁，取之上，氣和乃止。

人迎二盛，寫足大陽，而補足少陰。二寫一補，二日一取之，必切而驗之。躁，取之上，氣和乃止。

人迎三盛，寫足陽明，而補足大陰。二寫一補，日二取之，必切而驗之。躁，取之上，氣和乃止。

案，楊注云，其補寫法，陽盛陰虚，二寫於陽，一補於陰。陰盛陽虚，一寫於陰，二補於陽。然則陽盛得二寫，陽虛得二補，陰盛得一寫，陰虛得一補，療陽得多，療陰得少，何也。陰氣遲緩，故補寫在漸。陽氣急疾，故補寫在頓，倍於療陽也。

脈口一盛，寫足厥陰，而補足少陽。二補一寫，日一取之，必切而驗之。躁，取之上，氣和乃止。

脈口二盛，寫足少陰，而補足大陽。二補一寫，二日一取之，必切而驗之。躁，取之上，氣和乃止。

脈口三盛，寫足大陰，而補足陽明。二補一寫，日二取之，必切而驗之。躁，取之上，氣和乃止。

所以日二取之者，大陰主胃，大富於穀氣，故日二取。

案，楊注云，一取，一度補寫也。足大陽盛，足少陰虛，足少陰盛，足大陽虛，此二經者，氣血最少，故二日一補寫也。足少陽盛，足厥陰虛，足厥陰盛，足少陽虛，此二經者，血氣次多，故日一補寫也。足陽明盛，足太陰虛，足太陰盛，足陽明虛，此二經者，血氣最富，故日二補寫。以爲例准。厥陰血氣最少，少陰次多，太陰最多，此中少陰二日一取，厥陰一日一取，太陰一日二取，或經錯耳。

高按，經明言，必切而驗之，又云氣和乃止者，毋泥于文也。

人迎脈口，俱盛三倍以上，命曰陰陽俱溢。如是者，不開則血脈閉塞，氣無所行，流淫於中，五藏內傷。

案，溢，器滿曰溢，盈溢者宜靜，宜開而疏導之，而不宜使躁動大洩，故下文有灸而變易之說。開者，解也，通也，啟也，發也。此陰陽俱溢，與關格有別。

如此者，因而灸之，則變易而爲他疾矣。

案，不當灸。前文少氣陰陽俱不足者弗灸，文法一致。然陰陽俱溢者宜開啟，陰陽俱不足者宜將息。

凡刺之道，氣調而止，補陰寫陽，音氣並章，耳目聰明。反此者，血氣不行身中。

案，楊注云，夫寫陰爲易，補陰爲難。補陽爲易，寫陽爲難。刺法補陰瀉陽，二氣和者即可停止也。

高按，補陰寫陽，不足者爲陰，有餘者陽。補法爲陰，寫法爲陽。又，補陰瀉陽，亦可概言陰陽虛實補寫。楊注難易之説亦是一端。　又，所謂以補爲陰者，言在藏，補則須緩圖徐進。以寫爲陽者，言在府，凡寫必以疾速強去爲用。 血氣不行身中，行者，用也，踐其實也。

所謂氣至而有効者，寫則益虛。虛者，脈大如其故，而不堅也。堅如其故者，適雖言快，病未去也。

補則益實，實者，脈大如其故，而益堅也。大如其故而不堅者，適雖言快，病未去也。

案，補當實其虛，寫當虛其實，氣至而調，病必衰去，不求適快。實則虛之，堅爲病氣。虛則實之，堅其血氣。

故補則實，寫則虛，痛雖不隨鍼，病必衰去。

案，此四句亦見於本書卷第二十二之《三刺》篇。則，而也。痛亦病也。 鍼下或有一減字者，似是而非也。不隨鍼者，謂病不隨附鍼去而去也，然必有所衰減也。 又，鍼，今見日鈔本大都寫作針。針，刺也。

必先通十二經脈之所生病，而後可得傳(於)【于】終始矣。

案，此即前文“通其滎輸，乃可傳於大數”之義。 於，今見日鈔本寫作于，予也，與也。

故陰陽不相移，虛實不相傾，取之其經。 案，持鍼刺病，須補寫分明，調氣而止，毋矯枉過正，毋虛虛實實。 傾移兩字互義。

黄帝問於岐伯曰，人病胃管癰者，診當何如。

岐伯曰，診此者當得胃脈，其脈當沈細，沈細者氣逆。逆者，人迎甚盛，盛則熱。人迎者，胃脈也，逆而盛，則熱聚於胃口而不行，故胃管爲癰。

黄帝曰，善。

案，人病胃管癰，癰，今見日鈔本寫作痛。故胃管爲癰，癰，鈔本寫作瘫。

安臥，小便黄赤，脈小而濇者，不嗜食。

人病，其寸口之脈與人迎之脈，大小及其浮沈等者，病難已也。

案，《脈經》卷一第七云，“人無二脈，病死不愈。”此之謂也。

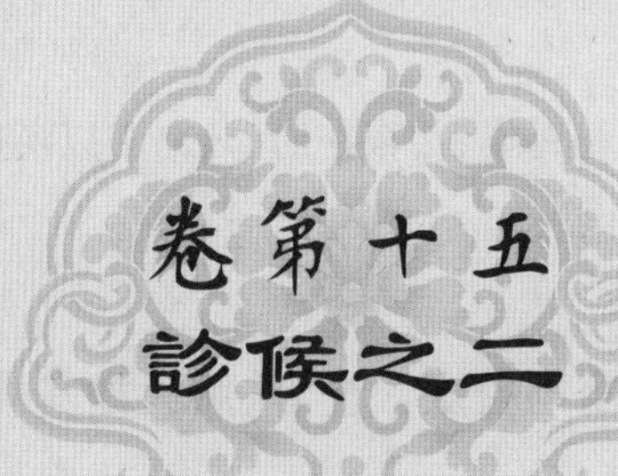

卷第十五 診候之二

色脈診

平按,此篇自篇首至失神者亡黄帝曰善,見《素問》卷四第十三《移精變氣論》篇。自黄帝曰余聞揆度奇恒至診要畢矣,見《素問》卷四第十五《玉版論要》篇。自診病之始至末,見《素問》卷三第十《五藏生成》篇,又見《甲乙經》卷六第九《五味所宜五藏生成大論》,又見《甲乙經》卷四第一下篇。

高按,五藏生成今整理本誤作五藏生病。

黄帝問於岐伯曰,余欲臨病人,觀死生,決嫌疑,欲知其要,如日月之光,可得聞乎。岐伯曰,

色脈者,上帝之所貴也,先師之所傳也。

上古之時,使貸季理色脈,而通神明,合之金木水火土,四時陰陽八風。(六)合不離其常,變化相移,以觀其妙,以知其要。

欲知其要,則色脈是矣。色以應日,脈以應月。

帝求其要,則其要已。

夫色脈之變化,以應四時之勝。此上帝之所貴,以合於神明也。

所以遠死而近生也。上道以長命曰聖王。

案,貸季,傳上古時有僦貸季者,乃岐伯師。　又,平按,六合,原文闕六字,依《素問》補。高按,細讀經文,六字不當存,合字屬下,合不離其常,應上文合金木水火土之合。且六合乃謂天地四方也,與色脈無涉,本經下文亦不言六合之象。　又,合不離其常者,非是合之而使有常,乃謂因各有其恆性而合之也,失常則無合。離,失也,背也。

中古之治病,病至而治之湯液,十日以去八風五痹之病。十日不已,治以草荄,草荄之枝。本末爲眇,標本已得,邪氣乃服。

案，楊注云，荄，古來反，草根莖也。眇，亡紹反，藥草根莖療病之要也。服湯液十日不已，可服藥草根莖枝葉，丸散醪醴，又得病本藥末，故邪氣皆伏也。 高按，眇，細小也，盡也，好也，成也。楊注病本藥末者，病藥之本末也，謂知病知藥也。

暮代之治病也則不然，治不本四時，不知日月，不審逆順。病形已成，乃欲微鍼治其外，湯液治其內。粗工凶凶，以爲可攻，舊病未已，新病復起。

案，暮代，近代也，即當今也。粗工凶凶者，無道行私之一狀也。 楊注云，凶，許容反，惡勇也。

黃帝曰，願聞要道。岐伯曰，

治之要極，無失脈色，用之不惑，治之大則。

逆順倒行，標本不得，亡神（失）【去】國。

去故就新，乃得眞人。

案，所亡者貴，曰亡神。所亡者大，曰去國。去故就新者，推陳出新也。眞人者，謂無病之本原也。 又，失國，今見日鈔本寫作去國，去亦亡也，失也。則亡神去國者，皆謂失其本也。

黃帝曰，余聞其要於夫子，夫子言不離脈色。脈色，此余之所知也。

岐伯曰，治之極於一。

黃帝曰，何謂一。岐伯曰，一者，因得之。

黃帝曰，奈何。岐伯曰，

閉戶塞牖，繫之病者，數問其情，以順其意。得神者昌，失神者亡。

黃帝曰，善。

案，順，理也，循也，推演也。神，一也，因也，本也。得其一因則可圖治，失其一因則不可治。昌，慶也，可圖治也。亡者，失之也，不可治也。此言醫者之求診圖治之法則，非是判別病人之死活。繫之病者，謂醫者當專志于病人病情。

黃帝曰，余聞揆度奇恒，所指不同，用之奈何。岐伯曰，

揆度者，度病之淺深也。奇恒者，言奇恒病。

請言道之至數，五色脈變，揆度奇恒，道在於一。

神轉不迴，迴則不轉，乃失其機。

至數之要,(迫)【適】近以微,著之玉版,命曰合生機。

案,迫近,今見日鈔本同。非。當同前文作適近以微。

客色見,上下左右,各在其要。

其色見淺者,湯液主治,十日已。

其見深者,必齊主治,二十一日已。

其見大深者,醪酒主治,百日已。其色夭,面兑,不爲治。

百日盡已,然脈短氣絕,死。病溫最甚死。

案,楊注云,人之五時正王色上,相乘色見,名曰客色,客色見面,上下左右各當正色所乘要處者,有病也。

高按,各在其要,言所謂客色,無論在上下左右,凡可爲客者,即是。要,得也。有所乘之主方可爲客,此所謂在其要也。　又,色夭面兑,以夭爲惡敗固然,色惡敗而形脱者,精氣絕矣,故不治。然以夭爲妖艷愉盛亦非不可,色盛形脱,即形色相失者,危候也,不治。亦通。　又,百日盡已,已,同矣。

色見上下左右,各在其要,上爲逆,下爲順。

女子右爲逆,左爲順。男子左爲逆,右爲順。

易,重陽死,重陰死。

案,上貴下卑,男貴左,女貴右,今客色氣來,以卑犯貴者爲逆,其在卑位者順。此古人識病之法也。

陰陽反他,治在權衡相奪,奇恆事也。

陰陽反他,揆度事也。

案,當作【**陰陽反他,奇恆事也。治在權衡相奪,揆度事也。**】反他,他,異也。同它,佗,音迤。或語辭乎,今吳語有此音。又辨之曰,陰陽反他者,謂所見之陽非所見之陰當匹配之陽也。

搏脈,痹辟,寒熱之交。

脈孤爲消。虛爲洩,爲奪血。

孤爲逆,虛爲順。

案,楊注云,脈動之時,二脈相搏附而動,不能相去者,此爲痹辟之病,是寒熱之氣相交搏也。　又云,陰陽之脈各獨見爲孤,如足少陽脈氣獨見,無厥陰者,病爲消癉也。　又云,病洩利奪血者,其脈虛也。　又云,陰陽各獨見,其時盛者,爲逆。獨見虚者，氣易和，故爲順也。　高按，搏脈痹辟乃是兩端，搏脈者，薄脈也，謂迫于脈也。痹辟者，痹之聚也。《史記·扁鵲倉公列傳》云“則邪氣辟矣”，注，司馬貞索隱曰，辟音必亦反，猶聚也。　此二者皆是寒熱交爭之徵。

行奇恒之法，以大陰爲始，行所不勝曰逆，逆則死。

行所勝曰順，順則活。

八風四時之勝，終而復始。逆行一過，不復數。診要畢矣。

案，行奇恒之法者，即如前文，乃察其陰陽之順逆也。可讀作【八風四時之勝，以太陰爲始，終而復始，行所不勝曰逆，逆則死，行所勝曰順，順則活。行奇恒之法，逆行一過不復數，診要畢矣。】又，一過，當以楊注爲是。楊注云，八風四時順行所勝也，若逆行一勝，爲一過也，再過爲死，故不數也。假令肝病，肺氣來乘爲一過，再過即死也，故不至於數也。此爲診要理極，故爲畢也。

診病之始，五決爲紀，欲得其始，先建其母。所謂五決者，五脈也。

案，決，突也，當言五處脈象，趺陽，人迎，寸口之寸關尺也。楊注以爲五藏脈者，不塙。　先建其母者，知其本源也，建，明也，立也，察也。母，牧也，本也，所由來也，所以然者也。

是以頭痛癲疾，下虚上實，過在少陰巨陽，甚則入腎。

徇蒙招尤，目瞑耳聾，下實上虚，過在少陽厥陰，甚則入肝。

案，前賢已論，徇蒙，同眴矇。招尤，即招搖。眴同旬，旬，目搖也(《説文》)。　高按，少陽其動在上，病多疾迅，因虚而動則往往渾蒙不清，招搖不定。則徇蒙招尤亦非獨謂耳目之病也。瞑，開闔目數搖也(《説文》)，目動曰瞑(《康典》)。聾者，非絕然無聞也，亦有聞而不别，聽而不察之義，亦不確然也。故目瞑耳聾，即徇蒙招尤也。　又，平按，引《素問新校正》云，徇蒙者，謂目瞼瞤動疾數而矇暗也。　又，高按，眴矇招搖之解或未安。徧示曰徇，冒亂爲蒙，徇蒙者，言人徧體若在蒙籠之中。招尤，在上曰招，招亦舉也，尤者過也，罪也，苦也。若人在蒙籠之中，舉動而尤苦，故有目瞑耳聾。存一説。

腹滿䐜脹，支鬲胠，下厥上冒，過在足太陰陽明。

欬嗽上氣，厥在胷中，過在手陽明太陰。

心煩頭痛，病在鬲中，過在手巨陽少陰。

夫脈之小大滑濇浮沈，可以指别也。五藏之象，可以類推。

上醫相音,可以意識。五色微診,可以目察。能合脈色,可以萬全。

赤。脈之至也,喘而堅。診之有積氣在中,時害於食,名曰心痹。得之外疾思慮而心虛,故邪從之。

案,喘而堅,喘同湍,急流曰湍,又,動也。下文喘而浮之喘同。積氣在中,中,内府也。外疾思慮而心虛,疾,苦也。外與心相對,外則有思慮太過之苦。内則有血氣虛損之耗。邪從之者,乘於有虛也。　又,楊注云,積者陰氣,聚者陽氣。積者五藏所生,聚者六府所成。積者其始有常處,聚者發無根本,無所留止也。

白。脈之至也,喘而浮。上虛下實,驚。有積氣在胷中,喘而虛,名曰肺痹。寒熱。得之醉而使内。

案,楊注云,白脈,秋脈。秋脈如浮,其氣來輕虛以浮,來急去散,以爲平好。今雖得浮,然動如人喘,即知肺氣并心,心實故驚,肺虛故有積氣在於胷中,出氣多噓,名曰肺痹。亦以肺虛故病寒熱也。　高按,依楊注,喘而虛,虛同噓,喘而出氣之聲也。　楊注出氣多噓,噓字,日鈔本寫作虛。

黄。脈之至也,大而虛。有積氣在腹中,有厥氣,名曰厥疝。女子同法。得之疾使四支,汗出當風。

案,疾者,驟然也。

青。脈之至也,長而左右彈。有積氣在心下,支肤,名曰肝痹。得之寒溼,與疝同法。腰痛,足清,頭痛。

案,清,同凊,寒也,冷也。下文清水同。

黑。脈之至也,上堅而大。有積氣在腹中與陰,名曰腎痹。得之沐浴清水而卧。

凡相五色之奇脈,面黄目青,面黄目赤,面黄目白,面黄目黑者,皆不死。

案,五色之奇脈,之,猶於也,猶與也(《釋詞》)。　楊注以黄色爲脾胃土,有生氣,故不死。是。

面青目赤,面赤目白,面青目黑,面黑目白,面赤目青者,皆死。

案,赤色見脈動疾而堅,乃有積氣在中,害於食,曰心痹。曰害食者似胃病,可從心治,心者亦胃也。

白色見脈動疾而浮,可見上虛下實之驚之喘之寒熱,積氣在胷中可謂肺痹。

得之醉而使內者，未必皆在肺也。

黄色見脈大而虚，可診見積氣在腹中，可謂厥疝，則未必全是脾病。

青色見脈長而左右彈者，可診得有積氣在心下支胠，爲肝痹者，得之寒溼，肝病不過其一端。

黑色見脈上堅而大者，上者，尺部也。可診得有積氣在腹中與陰，陰者可謂深入，名曰腎痹，取義不過以深沈，非謂必是腎病。

故云，言赤白黄青黑，應於心肺脾肝腎，及火金土木水者，乃古人識病之法，治病之由，故本書下一篇有云欲識五藏病形變化必先定色脈之應其病乃可别也之説，非即絶對之病機，唯一之病因，獨見之病症也，故後世有虚實八綱之説，血氣三焦之辨。所謂見微知著者固然，爲醫者更當有見著知微之智，方可謂工。微者幾也，其在血氣，後人臨證言病機，洋洋大觀而失其微者衆矣。

色脈尺診

平按，此篇自篇首至末，見《靈樞》卷一第四《邪氣藏府病形》篇，又見《甲乙》卷四第二上篇。

黄帝曰，邪之中人，其病形何如。

岐伯答曰，虚邪之中身也，洫泝動形。

正邪之中人也微，先見於色，不知于身，若有若無，若亡若存，有形無形，莫知其情。

黄帝曰，善。

案，楊注云，虚邪，謂八虚邪風也。正邪，謂四時風也。四時之風，生養萬物，故爲正也。八虚之風，從虚鄉來，傷損於物，故曰虚風。虚正二風，性非穀氣，因腠理開輒入，故曰邪風。虚邪中人，入腠理，如水逆流於洫，毛立動形，故爲人病。正邪中人，微而難識先見，不覺於身，故輕而易去也。

高按，楊注有得。然以不知不覺，微而難識爲輕而易去則又未必。所謂虚邪者有兩端，一則必因血氣之虚而受之，其氣非關四時寒暑，全在體虚。一則雖血氣不虚然邪氣強盛，卒然冒犯之而見虚損傷身之症，即所謂洫泝動形者是也，虚者，損之也。此虚邪無關乎四時寒暑，全在於邪氣之盛與人之虚受也。而所謂正邪，在於四時寒暑之内，日常起居之中，類乎人之正常之狀，不知調攝，則雖有所犯而難自覺也，其犯也必浸淫日久，或由淺而深，淹留不去，往往成沉痾大病。若知調攝，見著知微，得以早圖，或可一治，否則多成難治不治。　又，洫泝，泝字，今見日鈔本寫作沂。

黄帝問岐伯曰，余聞之，見其色，知其病，命曰明。按其脈，知其病，命曰神。問其病，而知其處，命曰工。余願聞之，見而知之，按而得之，問而極之，爲之奈何。

岐伯答曰，夫色脈與尺之相應也，如桴鼓影響之相應也，不得相失也。

此亦本末根葉之出候也，故根死則葉枯矣。色脈形肉不得相失也。

故知一則爲工，知二則爲神，知三則神且明矣。

案，出候，表候也。又，生成亦謂之出。《難經·六十一難》云，經言望而知之謂之神，聞而知之謂之聖，問而知之謂之工，切脈而知之謂之巧。

楊注云，故但知問極一者，唯可【有】爲工。知問及脈二者，爲神。知問及脈，並能察色，稱曰神明也。　高按，一二三者，色脈形肉也。若論及神明，則所謂知一二三者，當有一生二二生三三生萬物之寓意。卽所謂神明，能識病知病處，能知其所以病，亦能推而演之，知其變化。　又，楊注但知問極一者，極一，今見日鈔本同。細玩之所謂極一而唯工者，或乃以臨床療效爲終極目標者乎。

黄帝曰，願卒聞之。岐伯答曰，

色青者其脈弦。色赤者其脈鈎。色黄者其脈代。色白者其脈毛。色黑者其脈石。

見其色而不得其脈，反得其相勝之脈，則死矣。

得其相生之脈，則病已矣。

案，舉例言色脈相得。相得，卽相合，相適，相生也。色脈相得或得相生，則雖病易已。色脈不相得者難治，反得其相勝者不治。　其色，謂病色也。　高按，今見日鈔本，鈎寫作勾。正字當作鉤，或句。

黄帝問岐伯曰，五藏之所生，變化之病形，何如。

岐伯答曰，必先定其五色五脈之應，其病乃可別也。

黄帝問曰，色脈已定，別之奈何。

岐伯答曰，調其脈之緩急小大滑濇，而病變定矣。

案，調，徒弔切，度也，算也，求也，察之也。調查之調。下文調尺調脈之調同此。　楊注云，觀其六變。

黄帝問曰，調之奈何。岐伯答曰，

脈急者，尺之皮膚亦急。

脈緩者，尺之皮膚亦緩。

脈小者，尺之皮膚亦減，而少氣。 案，參見下篇尺診。

脈大者，尺之皮膚亦賁而起。 案，賁，音義同奮。

脈滑者，尺之皮膚亦滑。

脈濇者，尺之皮膚亦濇。

凡此六變者，有微有甚。 案，此察脈及尺膚之粗法也。

楊注云，脈急者，寸口脈急也。尺之皮膚者，從尺澤至關，此爲尺分也。尺分之中，關後一寸動脈，以爲診候尺脈之部也。一寸以後至尺澤，稱曰尺之皮膚。尺皮膚下，手太陰脈氣從藏來，至指端，從指端還入於藏。故尺下皮膚，與尺寸脈六變同也。皮膚者，以手捫循，尺皮膚急，與寸口脈同。

故善調尺者，不待於寸口。善調脈者，不待于色。 案，待，恃也。此是要害處。所謂知機變也。

能參合而行之者，可以爲上工，上工十全九。

行二者爲中工，中工十全七。行一者爲下工，下工十全六。

尺診

平按，此篇自篇首至末，見《靈樞》卷十一第七十四《論疾診尺》篇，又見《甲乙經》卷四第二上篇，惟編次小異。

黄帝問於岐伯曰，余欲無視色持脈，獨調其尺，以言其病，從外知内，爲之奈何。

岐伯答曰，審其尺之緩急小大滑濇，肉之堅脆，而病形定矣。

視人之目果上微(癰)【癕】，如新卧起狀，其頸脈動，時欬，按其手足上，窅而不起者，風水膚脹也。

案，楊注云，目果，眼瞼也。癰，微腫起也。頸脈，足陽明人迎也，動不以手按之，見其動也。窅，(焉)【烏】蓼反，深也。　高按，目果上，果同裹，上者謂上眼瞼。　手足上，手背足背及踝腕也。　又，刻本經文及楊注兩癰字，今見日鈔本寫作癕。

尺濇以淖澤者，風也。

案，楊注云，尺分之中有潤，故澀也。淖澤，光澤也。此風之候也。　高按，此句《靈樞》作"尺膚滑，其淖澤者，風也。"《甲乙經》作"尺膚濇以淖澤者，風也。"《脈經》卷第四引作"尺膚滑以淖澤者，風也。"可參看。

尺肉弱者，解㑊安臥。脱肉者，寒熱，不治。

案，弱，虛弱無力，故解㑊而臥則得自安。肉脱虛羸，若發寒熱則不治。

尺膚滑，澤脂者，風也。

案，楊注云，尺之膚滑而潤澤有脂者，內有風也。

尺膚濇者，風痹。

尺膚麤如枯魚之鱗者，水泆飲也。

案，楊注云，泆飲，謂是甚渴暴飲，水泆腸胃之外，皮膚之中，名曰泆飲。　高按，泆，同溢，水泆飲者，水液失常，蕩溢爲飲也。　麤字，今見日鈔本統統寫作麄。

尺膚熱甚，脈盛躁者，病（澀）【溫】也。其脈盛而滑者，汗且出也。

案，澀字，今見日鈔本均寫作濕。今見《靈樞》《甲乙》均作溫，可據改。

尺膚寒甚，脈小者，洩，少氣也。

尺膚炬然先熱，後寒者，寒熱也。

案，炬，《易·説卦》云，"日以炬之。"古有司炬氏。炬然者，赫然也，言其熱也顯著。

尺膚先寒，久持之而熱者，亦寒熱候者也。

肘所獨熱者，腰以上熱。手所獨熱者，腰以下熱。

肘前獨熱者，膺前熱。肘後獨熱者，背熱。

臂中獨熱者，腰腹熱。

肘後麤以下三四寸者，腹中有蟲。

案，所，處也。　楊注云，從肘後下向臂三四寸許，皮膚麤起，是腹中有蟲之候也。　平按，麤《甲乙》作廉。《靈樞》《甲乙》寸下有熱字，腹均作腸。　高按，蟲病常見皮膚之變。

掌中熱者，腸中熱。掌中寒者，腹中寒。

魚上白肉有青血脈者，胃中有寒。

尺炬然熱，人迎大者，當奪血。

尺堅大，脈小甚，少氣，悗，有因加，立死。　案，因，由也，亦有因襲重複之義，此處指致病因素。有，同又，再也。

尺寸診

平按，此篇自篇首至末，見《素問》卷五第十八《平人氣象論》篇，又見《甲乙經》卷四第一，惟編次小異。

黄帝問岐伯曰，平人何如。

對曰，人一呼脈再動，人一吸脈亦再動，命曰平人。平人者，不病也。

醫不病，故爲病人平息以論法也。 案，爲，去聲。

人一呼脈一動，人一吸脈一動者，曰少氣。 案，人，平人，醫者也。脈動，謂病人脈。下同。

人一呼脈三動，一吸脈三動，而躁，及尺熱，曰病溫。尺不熱，脈滑曰風，濇曰痹。

人一呼脈四至，曰死。脈絶不至，曰死。乍疏乍數，曰死。

平人之常氣稟於胃，胃者平人之常氣也，人無胃氣曰逆，逆曰死。

案，人無胃氣者，謂脈無胃氣也。

春，胃微弦曰平。弦多胃少曰肝病。但弦無胃曰死。

胃而有毛曰秋病，毛甚曰（金）【今】病。

藏眞散於肝，肝藏筋之氣。

案，楊注云，胃者，人迎胃脈也。五藏之脈，弦鉤代浮石，皆見於人迎胃脈之中。胃脈即是足陽明脈，主於水穀，爲五藏六府十二經脈之長，所以五藏之脈欲見之時，皆以胃氣將至人迎也。胃氣之狀，柔弱是也。故人迎五脈見時，但弦鉤代毛石各各自見，無柔弱者，即五藏各失胃氣，故脈獨見，獨見當死。

高按，藏眞者，藏府之眞元，人體之元氣，唯血氣是也。其有守有動，以自養以護生。守者固於命門，動者應於四時而散而通而高而下。 又，今病者，胃氣雖在，所不勝之客氣爲盛，當下病也，下文皆有今字。平按《素問》《甲乙》作今。楊注時已是異文。

夏，胃微鉤曰平。鉤多胃少曰心病。但鉤無胃曰死。

胃而有石曰冬病，石甚曰今病。

藏眞痛於心，心藏血脈之氣。

案，痛，通也，通在膚脈中也（《釋名·釋疾病》）。

長夏，胃微耎弱曰平。胃少弱多曰脾病。但代無胃曰死。
耎弱有石曰冬病，弱甚曰今病。
藏眞傳於脾，脾藏肌肉之氣。

秋，胃微毛曰平。胃少毛多曰肺病。但毛無胃曰死。
毛而有弦曰春病，弦甚曰今病。
藏眞高於肺，以行營衞，陰洩曰死。

冬，胃微石曰平。胃少石多曰腎病。但石無胃曰死。
石而有鉤曰夏病，鉤甚曰今病。
藏眞下於腎，腎藏骨髓之氣。

案，春不見秋，冬勿得夏。所謂今病，是刻下卽病，勿以四時再論。　又，藏眞，人之血氣，散通傳高下于各藏，而爲各藏所主之氣，故血氣營于藏府，則成藏府之氣血也。

胃之大絡，名曰虛里，貫鬲絡肺，出於左乳下，其動應(衣)【手】，【脈之宗氣也】。

案，其動應手，本書原文作應衣，乃涉下之誤。應手者，手捫之可覺其動。應衣者，可見衣隨之動，則動過盛矣，故曰氣洩。　又，依行文及《素問》《甲乙》經文，其動應手之下，當有【脈之宗氣也】一句，今補之令善。　又，胃之大絡者，猶若心之大絡也。心者君主之官，主五藏六府。胃者圍也，又爲五藏之根本，五藏皆稟氣于胃，故心胃有同語者。

【乳之下其動應於衣，宗氣洩。】

案，此十一字，亂入下文寸口脈象文中，今試移於此，文義略暢。

脈宗氣盛，喘數絕者，則病在中。結而橫，有積矣。【喘數】絕不至，曰死。

案，楊注云，宗，尊也。此之大絡，一身之中血氣所尊，故曰宗氣。其脈動如人喘數而絕者，病在藏中也。　高按，喘，脈疾動曰喘。　病在中，中，內也。　又，絕不至，承上而言，當作喘數絕不至。下文有【喘數絕不至曰死】一句，位當在此。

欲知寸口脈太過與不及，
寸口之脈中手，短者，曰頭痛。

(乳之下,其動應於衣,宗氣洩。) 案,此句十一字疑錯置於此。

寸口之脈中手,長者,足脛痛。

(喘數絕不至,曰死。) 案,此句七字位不當。

寸口脈中手,如從下上擊者,曰肩背痛。

寸口脈中手,沈而緊者,曰病在中。

寸口脈浮而盛者,病在外。

【寸口脈沈而喘,曰寒熱。】 案,此句由下移來,略通暢。

寸口脈沈而弱,曰寒熱,及疝瘕,少腹痛。

寸口之脈沈而横堅,曰胠下有積,腹中有横積,痛。

寸口脈盛滑堅者,病曰甚,在外。

脈小,實而堅者,病曰甚,在内。

有胃氣而和者,病曰無他。 案,無他,即不甚也。

脈小弱以濇者,謂之久病。

脈(濇)浮而大疾者,謂之新病。 案,脈濇浮,疑濇字涉上而衍。謂之新病,謂,今見日鈔本寫作爲。

脈滑曰風。脈緩而滑曰熱中。

脈濇曰痹。脈盛而緊曰脹。

脈順陰陽,病易已。

脈逆陰陽,脱者,病難已。

脈逆四時,病難已。

脈急者,曰疝瘕,少腹痛。

案,前文有“寸口脈沈而弱,曰寒熱及疝瘕,少腹痛。”可相參看。

(寸口脈沈而喘曰寒熱。) 案,疑此句位不當,上移至寸口脈下。

(臂多青脈曰脱血。) 案,疑此句位不當,移在尺脈盛下。

尺脈緩濇者,謂之解㑊,安臥。

尺脈盛,謂之脱血。【臂多青脈,曰脱血。】

尺濇脈滑,謂之多汗。

尺寒脈細，謂之後洩。

脈尺麤，常熱者，謂之熱中。

肝見庚辛，死。心見壬癸，死。脾見甲乙，死。肺見丙丁，死。腎見戊己，死。是謂眞藏見，皆死。

頸脈動疾，喘欬，曰水。目果微腫，如臥起之狀，曰水。足脛腫，曰水。

目黄者，曰黄疸也。溺黄，安臥者，曰黄疸。

已食如飢者，胃疸也。

案，胃疸，疸當作癉，熱而消者爲癉。　楊注云，胃中熱消食，故已食如飢，胃疸病。

面腫，曰風。

女子手少陰脈動甚者，任子也。

脈有逆順，四時未有藏形。

春夏而脈瘦者，秋冬浮大。　案，瘦，當作廋，隱匿也，與浮大相對。

風熱而脈盛，洩而脱血。　案，熱，今整理本誤爲逆字。　楊注云，脈盛者，風熱之病也。又云，風熱之病虚，故多脱洩，血脱也。　平按，盛《素問》作静。

脈實者病在中，脈虚者病在外。　案，楊注以中爲藏，以外爲府。

脈濇堅，皆難治，命曰，反四時者也。

人以水穀爲本，故人絶水穀則死。脈無胃氣亦死。

所謂無胃氣者，但得眞藏脈，不得胃氣也，所謂肝不弦，腎不石也。

太陽脈至，鴻大以長。

少陽脈至，乍疏乍數，乍短乍長。

陽明脈至，浮大而短。是謂三陽脈也。

五藏脈診

平按，此篇自肝脈弦至是謂五藏脈，見《素問》卷七第二十三《宣明五氣》篇，又見《甲乙經》卷四第一《經脈》上篇。

自平心脈來至腎死，見《素問》卷五第十八《平人氣象論》篇，《甲乙》同上。

自岐伯曰心脈揣堅而長至身寒有痹，見《素問》卷五第十七《脈要精微論》篇，又見《甲乙經》卷四第一中下篇。

自黄帝曰請問脈之緩急至調其甘藥，見《靈樞》卷一第四《邪氣藏府病形》篇，又見《甲乙經》卷四第二《病形脈診》下篇。

自肝滿腎滿至末，見《素問》卷十三第四十八《大奇論》篇。自肝滿腎滿至偏枯，又見《甲乙經》卷十一第八。自心脈滿大至末，又見《甲乙經》卷四第一《經脈》下篇。

高按，病形脈診，刻本誤作病形脈論。

肝脈弦，心脈句，脾脈代，肺脈毛，腎脈石，是謂五藏脈。

案，句，有去有來，來去皆滑利有曲。　又，脾旺四時而不爲四時主，故其脈代，懷柔而讓，退養萬方，其德大焉，故可爲後天本。

楊注云，肝心脾三脈，《素問》《九卷》上下更無別名。肺脈稱毛，又名浮。腎脈稱石，又名營，是五脈同異。若隨事比類，名乃衆多也。

平心脈來，累累如連珠，如循琅玕，曰心平。夏，以胃氣爲本。

病心脈來，喘喘連屬，其中微曲，曰心病。

死心脈來，前曲後居，如操帶句，曰心死。

案，瑯玕，亦珠也。脈來如連珠，循之每動如瑯玕，言其確然分明也。喘，同轉，喘喘卽轉轉，轉轉連屬其中微曲者，不若平脈累累如連珠之來去確然分明，故爲病。　居者，蹲也，處也，留滯也，無來去也。楊注云，居，直也。　高按，較之轉轉微曲，前曲後居之如句者，更失其摶轉更甚于強直，故曰死。

平肺脈來，厭厭聶聶，如落榆莢，曰肺平。秋，以胃氣爲本。

病肺脈來，不下不上，如循雞羽，曰肺病。

死肺脈來，如物之浮，如風之吹毛，曰肺死。

案，死肺脈者，失於腎水之納，浮於脾土之培養，所謂脾氣散精上歸於肺，今浮不歸。　厭者迫也，覆壓也，服從也，滿足也。厭厭者，安也，久也，《詩·小雅·湛露》云“厭厭夜飲，不醉無歸。”又安靜也，《詩·秦風·小戎》“厭厭良人，秩秩德音。”　聶聶，聶，攝也，通擛，木葉動皃。擛擛者，動皃。　厭厭聶聶，安靜若伏，又擛擛而動。榆莢自然而落相交錯疊于地，循之則厭厭聶聶。《難經·十五難》云，氣來厭厭聶聶，如循榆葉，曰平。益實而滑，如循長竿，曰病。急而勁，益強，如新張弓弦，曰死。

平肝脈來，濡弱招招，如揭長竿，曰肝平。春，以胃氣爲本。

病肝脈來，盈實而滑，如循長竿，曰肝病。

死肝脈來，急而益勁，如新張弦，曰肝死。

案，長竿，其體實長，其身則滑。舉則招招濡弱，言其勢也。　死肝之脈，失腎水之涵而急勁，虧於肝血之涵養。新張之弦，一發則絕。

平脾脈來，和柔相離，如雞踐地，曰脾平。長夏，以胃氣爲本。

病脾脈來，實而盈數，如雞舉足，曰脾病。

死脾脈來，堅兑如烏之喙，如鳥之距，如水之流，如屋之漏，曰脾死。

案，離，同麗，耦也，兩相匹配可曰離，相附著可謂麗。和柔相離如雞踐地者，含勢而來，至則柔而附和。如雞舉足，爪聚則全收，略無虚握，故曰實。盈者，足也，全也。又，雞足舉則全收身下，盡不可見，謂其去則斷然無跡。此存一説。　喙，或作啄，烏喙又作烏頭之别稱。距，雞距，通拒。言死脾脈來堅兑然，如喙如啄則驟然來去，如驚如促，忽又不來，不得逆料。雞距則堅實短小，緊附于足而無收放。水流則有去不回，屋漏則無根，時續不繼也。　死脾脈者，失德爭勝，後天已絕。

楊注云，按，脾脈和柔，胃氣也。相離，中閒空者，代也。如雞行踐地，跡中閒空也。中閒代者，善不見也。　又云，實而盈數，如雞之舉足，爪聚，中閒不空，聚而惡見，比之無代，故是脾病也。

平腎脈來，喘喘累累，如旬，按之而堅，曰腎平。冬，以胃氣爲本。

病腎脈來，如引葛，按之而益堅，曰腎病。

死腎脈來，發如奪索，辟辟如彈石，曰腎死。

案，楊注云，旬，平也。手下堅實而平，此爲石脈之形，故爲平也。有本爲揣揣果果之也。　平按，如旬《素問》《甲乙》同作如鉤。

高按，《禮記·樂記》曰“累累乎端如貫珠。”《文心雕龍·聲律》曰“辭靡於耳，累累如貫珠矣。”喘喘者，轉轉也，言其動也，累累分明。旬，均也。累累分明而平均，石脈。　死腎脈來，發如奪索，索繩緊張，忽有一絕，則奪然而去。又辟辟彈石如者，觸之緊實，倏然疾逝而去。故曰絕也。

岐伯曰，心脈揣，堅而長，當病舌卷，不能言。

其耎而散者，當消渴，自已。

案，楊注云，揣，動也。長，謂寸口脈長一寸也。此爲心脈盛動堅，心脈上至舌下，故盛動堅，舌卷不能言。　又云，動而堅者病舌卷，耎而散者病消渴。以有胃氣，故自已。由手少陰貫腎絡肺繫舌本故也。　當消渴，平按，《甲乙》當作病，《素問》消渴作消環。　依楊注及上下文，或是【**其耎而散者，當病消渴，環自已。**】環者，旋也，緩也。楊注謂有胃氣，是。上下文有當病二字。　又，揣，同喘。

肺脈揣，堅而長，當病唾血。

其耎而散者，當病灌汗，至令不復散發。

案，灌汗，汗如注也。至令不復散發，散發者，肺之功用者乎，大汗而肺氣泄，肺虛則失其散發。下文腎脈病作至今不復。

肝脈揣，堅而長，色不青，當病墜若搏，因血在脅下，令人善喘。

若耎而散者，其色澤，當病溢飲。

溢飲者，渴暴多飲，而易入肌皮，腸胃之外。

案，病墜若搏，卽病若墜若搏，若，猶及也，與也，猶或也（均見《釋詞》）。搏，擊也，鬬也。病若墮墜或擊鬬之傷，致血結脅下，故令人喘。澤，光潤也，是水氣之泛泛者。古人以爲渴而暴飲者則水溢爲飲，色澤者飲溢在肌皮之間，腸胃之外也。　平按，易《甲乙》作溢。有理。　高按，肝木失其疏洩，故脈耎而散，是疏洩之過極也，故脾土不固，不能壅遏水飲，以致於溢飲，故脾虛水腫，治脾兼以治肝。　又，而易入肌皮，而，猶則也。易，變易，因病而易。又，容易之易。

胃脈揣，堅而長，其色赤，當病折髀。

其耎而散者，當病食痹，臏痛。

案，楊注云，胃虛不消水穀，故食積胃中爲痹而痛。又脈行膝，故病膝臏痛。臏，膝端骨也。　高按，胃脈耎散而食痹者，言食積不通則可，未必痛也。

脾脈揣，堅而長，其色黄，當病少氣。

其耎而散，色不澤者，當病足胻腫，若水狀。

案，肝之溢飲者色澤，脾之水病者色不澤。

腎脈揣，堅而長，其色黄而赤，當病折腰。

其耎而散者，當病少血，至今不復。

案，腎之爲病，其色黄而赤者，必是虛虧，今脈來反揣堅而長者，是折腰，故脈耎而散者，必少血氣，腎病及于血氣者不可復。　平按，《甲乙》今作令。

黄帝問於岐伯曰，故病，五藏發動，因傷色，各何以知其久暴，至之病乎。

岐伯對曰，悉乎哉問也，

故其脈小，色不奪者，新病也。

故其脈不奪，其色奪者，久病也。

故其脈與五色俱奪者，此久病也。

故其脈與五色俱不奪者，新病也。

案，小奪皆爲失其常也，病也，非必言大小之小，予奪之奪。

故肝與腎脈並至，其色蒼赤，當病擊傷不見血，(見血)而溼若水中也。

案，楊注云，弦石俱至而色見青赤，其人當病被擊內傷。其傷見色，故青赤也。若被擊出血，血溼若居水中者，此爲候也。　高按，見血二字疑衍。色蒼赤，乃面色。而，猶若也，則也，及也。而溼若水中也者，及病溼而若人中水害者也，中，音艸，中傷。擊傷不見血者惡血在內，歸于肝，及其內傷溼困者病水，在于腎，故肝腎脈並至。

尺內兩旁，則季脅也。尺外以候腎。尺裏以候腹中。

跗上以候胷中。前候前，後候後。

跗上，鬲上也。鬲下者，腹中事也。

麤發者，陰不足，陽大有餘，爲熱中，跗之下也。

案，楊注云，尺之皮膚文理麤發者，是陰衰陽盛，熱氣薰膚，致使皮膚麤起，故爲熱中。　高按，麤發，麤，大也，略也，同粗，常語有“粗發其端”，略發其端也，或有初發之義。麤發者陰不足，卽麤發陰不足者。陰略不足，而陽大有餘，命爲熱中，其診在跗上，病在跗之下，鬲下，腹中也。

來疾去徐者，上實下虛，爲厥，瘨疾。

來徐去疾，上虛下實，爲惡風。

有俱沈細數者，少陰厥。

沈細數，散者，寒熱也。

浮而散者，爲眴仆。　案，楊注云，眴，玄遍反，目搖。

諸浮而躁者，皆在陽，則爲熱。其右躁者，在左手。

諸細而沈者，皆在陰，則爲骨痛。其有靜者，在足。

數動一代者，病在陽之脈，溏洩，及便膿血。

案，楊注云，三動已去稱數，數動一代息者，陽脈虛也。故數動一息，卽是陰實陽虛，故溏洩便膿血也。　高按，依楊注，經文一代下或脫一息字。

諸過者，切之濇者，陽氣有餘也。滑者，陰氣有餘也。

案，諸過者，氣布滿過脈形，陽氣有餘也，切之脈來反濇，必是陰血不足也，此不足，是因陽有餘而不足。切之滑者，則是陰血亦有餘也，此有餘，是陽有餘之所附也。　楊注云，陽氣有餘稱過，陽過之脈應浮而滑，更濇者，以其陽氣太盛，故極反成濇。陰脈沈濇，今反滑者，以陰過極，反成滑也。

陽氣有餘，爲身熱無汗。陰氣有餘，爲多汗身寒。

案，楊注云，陽盛有餘，極反爲陰，外閉腠理，故汗不出，其身熱也。　又云，陰氣有餘，極反爲陽，外開腠理，故汗多出，其身寒也。　高按，陽有餘則陰不足，故無汗。陰有餘則陽不足，故身寒。

推而外之，内而不外，有心腹積。

推而内之，外而不内者，有熱。

推而上之，上而不下，腰足清。

推而下之，下而不上者，頭項痛。

案，此節乃診脈識病之要，非干藏府内外事。　推者，切脈推尋也。外者爲脈形，内者謂血氣。以寸口脈論之，則上爲關前，下爲關後。　内而不外者，是脈中血氣内斂而不散，血氣内搏而衛氣不布，故可有腹中積聚。　外而不内者則反之，血氣不足于内而衛氣發散于外，故熱病，内爲消，外爲越。　上而不下，下部不足，故腰足清。下而不上，上部不足，故頭項痛。

按之至骨，脈氣少者，腰脊痛，而身寒有痹。

黄帝曰，請問脈之緩急小大滑濇之病形何如。

岐伯曰，臣請言五藏之變病也。

心脈急甚者爲瘛。微急爲心痛引背，食不下。

緩甚爲狂笑。微緩爲伏梁，在心下，上下【行】，時唾血。

大甚爲喉吤。微大爲心痹引背，善淚出。

小甚爲善噦。微小爲消癉。

滑甚爲善渴。微滑爲心疝引齊，少腹鳴。

濇甚爲瘖。微濇爲血溢，維厥，耳鳴，癲疾。

案，楊注云，心脈微緩，即知心下熱聚，以爲伏梁之病，大如人臂，從齊上至於心，伏在心下，下至於齊，如彼橋梁，故曰伏梁。其氣上下行，來衝心有傷，故時唾血。　又云，小而不盛曰微。小者，陰也。心氣内熱而有寒來擊，遂内熱更甚，發爲消癉。癉，熱也。内熱消瘦，故曰消癉。癉，音丹。

高按，消癉，下文楊注云消肌肉。 又，急，緩急之急，緊急之急，非急疾之急也。 又，上下行時唾血，行字脱，今整理本編者依楊注平按補入，今見日鈔本有行字，當補。上下行者，或見于上，或見在下也。 又，以下肺肝等脈名，當指四季五時脈而言也。心脈卽夏時脈也。 又，所謂某脈某病，乃因其病而見其脈也，如消癉因爲心病者，則可見心脈微小。

肺脈急【甚】爲癲疾。微急爲肺寒熱，怠惰，欬唾血，引腰背胷，若鼻宿肉不通。

案，楊注云，肺脈，毛脈，有弦急，是爲冷氣上衝，陽瞋發熱在上，上實下虚，故爲癲疾。 又云，肺以惡寒弦急，卽是有寒乘肺，肺陽與寒交戰，則二俱作病，爲肺寒熱也。肺病不行於氣，身體怠惰。肺得寒故發欬。欬甚傷中，故唾血。欬復引腰及背輸而痛。肺病出氣壅塞，因卽鼻中生於宿肉也。 高按，若，或也，及也。 依平按，及文法，甚字當補。

緩甚爲多汗。微緩爲痿，漏風，頭以下汗出不可止【也】。

案，平按，漏風《靈樞》《甲乙》同作瘻偏風。 高按，若是，則當【**微緩爲痿瘻偏風**】成句。則偏風與頭以下汗出相合。 又，今見日鈔本，句末有一也字。

大甚爲脛腫。微大爲肺痹，引胷背，起惡日。

案，楊注云，肺氣甚故曰肺大甚也。肺脈手太陰與足太陰相通，足太陰行脛，故肺氣熱甚，上實下虚，故爲脛腫也。 高按，肺脈大甚是肺氣大虚之象，肺爲水之上源，通調水道主肅降，肺氣虚則水氣有下無上，所謂上虚下實。 楊注又云，肺氣微大，又得秋時寒氣，故發爲痹痛，前引胷，後引背輸。以是陰病，故引胷背，起不用見日光也。惡，焉故反。 高按，肺脈微大乃是氣虚不甚，失其宣通故爲痹，痹者不通，未必作痛，肺在胷背之中，是故相引不利。起惡日，起者，立也，作也，興也，行也，發也。日，或作日光，可引申爲陽熱。惡，嫌也，畏也，苦之也。起惡日者，肺氣不足，水不上承，陰不濟陽，若有所興作，則更嫌陽熱。 又，引胷背起惡日者，若肺痹痛引胷背，則可與期日也，謂預後不良。存。

小甚爲洩。微小爲消癉。 案，耗氣傷津亦可曰洩，非獨洩利也。

滑甚爲息賁上氣。微滑爲上下出血。

案，楊注云，滑盛，陽氣盛也。陽盛擊陰爲積，左右箱近膈，猶如覆盃，令人上氣喘息，故曰息賁。賁，膈也，音奔。 高按，賁，音義同奮。

濇甚爲歐血。微濇爲鼠瘻，在頸支腋之閒。下不勝其上，其能喜酸。

案，楊注云，氣爲陽也，血爲陰也。濇爲陽也，今得濇脈，即知血盛衝於肺府陽絡，陽絡傷，便歐血也。　又云，微濇，血微盛也。血微盛者，循肺府手陽明脈上頸爲瘻，又循肺手太陰脈下支腋之閒爲瘻。其脈下虛不勝上實，金實遂欲剋木，爲味故喜酸也。酸，木味也。　高按，下不勝其上者，陰不濟陽也。　又，支掖，今見日鈔本寫作皮掖。

肝脈急甚爲惡言。微急爲肥氣，在脅下，若覆杯。

案，楊注云，診得弦脈急者，是寒氣來乘於肝，魂神煩亂，故惡出言語也。　又云，肝脈微急，是肝受寒氣。積在左脅之下，狀若覆杯，名曰肥氣。　高按，楊注肝之積在左脅下。

緩甚爲喜歐。微緩爲水，瘕，痹也。

案，楊注云，緩甚者，肝熱，氣衝咽，故喜歐也。　又云，陽氣微熱，肝氣壅塞，飲溢爲水，或結爲瘕，或聚爲痹。　楊注以脈緩爲肝熱者，與今人之說迴異。

大甚爲內癰，善歐，衄。微大爲肝痹，陰縮，欬引少腹。

案，今見日鈔本寫作“微大爲肝痹縮”，無陰字。　楊注云陰寒故筋縮。

小甚爲多飲。微小爲消癉。

滑甚爲頹疝。微滑爲遺溺。

濇甚爲溢飲。微濇爲瘛，攣筋。

脾脈急甚爲(瘛)【瘈】瘲。微急爲鬲中，食飲入而還出，後沃沫。

緩甚爲痿厥。微緩爲風痿，四支不用，心慧然若無病。

大甚爲擊仆。微大爲疝氣，腹裹大膿血，在腸胃之外。

小甚爲寒熱。微小爲消癉。

滑甚爲頹癃。微滑爲蟲毒，蛕蝎，腹熱。

案，楊注云，滑甚者，陽氣盛，熱也。陰氣虛弱，發爲頹癃。癃，淋也，音隆。　又云，微滑，陽氣微盛有熱也。蛕，胡灰反，腹中長蟲也。蝎，胡竭反，謂腹中蟲如桑蠹也。陽盛有熱，腹內生此二蟲爲病，絞作腹中。　平按，頹癃，《靈樞》《甲乙》同作㿗癃。　高按，頹㿗音義同。

濇甚爲腸頹。微濇爲內潰，多下膿血。

案，楊注云，頹，徒迴反。脈濇，氣少血多而寒，故冷氣衝下，廣腸脫出，名曰腸頹，亦婦人帶下病也。微濇，是血多聚於腹中，潰壞而下膿血也。

腎脈急甚爲骨癲疾。微急爲沈厥，足不收，不得前後。

案，平按，沈厥上下《靈樞》《甲乙》分别有奔豚二字。　楊注云，診得石脈急甚【脈】者，是(謂)【爲】寒氣乘腎，陽氣走骨而上，上實下虚，故骨癲也。　高按，骨癲疾，或當作兩端，爲骨病，爲癲疾。

緩甚爲折脊。微緩爲洞。洞者，食不化，下嗌還出。

案，還，同旋卽之旋。脾病鬲中亦見"食飲入而還出"，則鬲中之出爲吐，洞者之出爲瀉。

大甚爲陰痿。微大爲石水，起齊以下至少腹，垂垂然。上至胃管，死不治。

案，楊注云，大甚，多氣少血，太陽氣盛，少陰血少，精血少，故陰痿不起也。太陽氣盛血少，津液不得下通，結而爲水，在少腹之中。垂垂，少腹垂也。其水若至胃脘，盛極，故死也。

小甚爲洞洩。微小爲消癉。

案，楊注云，腎氣小甚，是血氣皆少也。腎之血氣皆少，則上下俱冷，故食入口還出，故曰洞洩。

滑甚爲癃㿉。微滑爲骨痿，坐不能起，起【則】目毋所見。

濇甚爲大癰。微濇爲不月，沈痔。

案，楊注云，沈，内也。　高按，沈，深也。

黄帝曰，病之六變者，刺之奈何。岐伯曰，

諸急者多寒，緩者多熱。大者多氣少血，小者血氣皆少。

案，諸急者多寒，急乃緊急之急。諸緩者多熱，緩乃和緩之緩。大者多氣少血，大乃浮大爲虚之大。

滑者陽氣盛，微有熱。濇者多血少氣，微有寒。

是故，刺急者，深内，而久留之。

刺緩者，淺内，而疾發鍼，以其熱。

刺大者，微寫其氣，毋出其血。

刺滑者，疾發鍼而淺内之，以寫其陽氣而去其熱。

刺濇者，必中其脈，隨其逆順而久留之。必先捫而循之，以發鍼疾按其痏，毋令其血出，以和其脈。

案，楊注云，脈濇，卽多血也。以其多血，故先須以手捫循，然後刺之，中其脈血。隨其逆(冷)【順】者,久而留鍼。以其氣少,恐其洩氣,故發鍼已,疾按其痏。痏,于軌反,謂瘡瘢之也。　高按,以發鍼,今整理本以作已。楊注冷字當改。

諸小者,陰陽形氣俱不足,勿取以鍼,調其甘藥。

案,楊注云,諸脈小者,五藏之陰,六府之陽,及骨肉形,並其氣海之氣,四者皆悉虛少。若引陰補陽,是則陰竭。引陽補陰,即使陽盡。陰陽既竭,形氣又微,用鍼必死。宜以甘味之藥,調其脾氣,脾胃氣和,即四藏可生也。

肝滿腎滿肺滿,皆實,皆爲腫。

案,癰,或作雍,同壅也,聚也。氣壅否結。此節癰腫,滿實,其義互見。

肺之癰,喘,兩脅滿。

肝癰,兩胠滿,臥則驚,不得小便。

案,楊注,兩胠,謂在側箱兩肋下空處。肝府足少陽脈行在脅下,故肝癰兩胠滿也。足少陽別脈上肝貫心,故熱盛爲癰,因即心驚也。肝脈環陰,故肝病熱甚,不得小便。有本作小和,字誤。

腎癰,胠下至少腹滿,脛有大小,髀胻大跛,易偏枯。

案,楊注云,督脈上至十四椎屬於帶脈,行兩胠,故從兩胠至少腹滿。以少陰脈虛,受病行於兩腳,故脛大小,髀胻大跛。左右二腳更病,故爲易也,又爲偏枯病也。胻稱膝胻股胻髀胻,謂胻通膝上下也。　高按,髀胻大跛,大,甚也,過也。大又可爲語辭。胻,同骱。大跛即跛也。跛,彼義切,偏任曰跛。當讀作【髀胻大跛,易偏枯。】謂脛有大小則髀胻有所偏任,易致偏枯也。楊注以易爲左右更病者,于理未安。　又,孫氏《札迻》,易,當讀爲施,同弛,緩也。跛易連讀,乃是一病。可參考。　又,于氏《香草續校書》解偏枯痿易,以爲易當讀作瘍,引《廣雅·釋詁》瘍,病也。

心脈滿大,癇瘛,筋攣。

案,楊注云,心脈滿實仍大,是則多氣熱盛,故發小兒癇病。以其少血,陰氣不足,故寒而筋攣也。

肝脈小急,癇瘛,筋攣。

案,楊注云,小則陰陽二氣不足,急即爲寒,是爲虛寒,熱乘爲癇,及寒爲筋攣。

肝脈驚暴,有所驚駭,脈不至,若瘖,不治自已。

案,平按,驚暴,《素問》作騖暴,《甲乙》作瞀暴。　高按,瞀,氐目謹視(《說文》)。又瞀者,有眩惑冒亂之義。音冒。　騖,亂馳也(《說文》)。又,疾也,奔也,上也，飛也（均見《匯纂》）。音敉。當從《素問》作鶩，此段當讀作【**肝脈鶩，暴有所驚駭，脈不至，若瘖，不治自已。**】暴者，驟然也。經下文有【脈至如數，使人暴驚，三四日自已。】因暴受驚駭而作瘖者，可自已也。若，或也。

腎脈小急，肝脈小急，心脈不鼓，皆爲瘕。

腎脈大急沈，肝脈大急沈，皆爲疝。 案，疝，腹痛也，病也。

心脈揣滑急，爲心疝。肺脈沈揣，爲肺疝。

案，楊注云，揣，動也。滑，陽氣盛而微熱。急爲多寒。心氣寒，寒盛而微熱，寒勝故結爲心疝也。 又云，肺脈應虚浮，今更沈，寒多，故爲肺（疝）【病】也。 高按，疝，亦病也。心病肺病而見腹痛，或病人腹痛，診其寸口脈，心部肺部變者，可謂心疝肺疝。

脾脈外鼓，沈，爲腸辟，久自已。

肝脈小緩，爲腸辟，易治。

腎脈小揣沈，爲腸辟，下血，溫，身熱者死。

心肝辟，亦下血。二藏同病者可治，其身熱者死，熱見七日死。

案，鼓者，郭也，廓也，動也。下文有，脈來懸句浮爲脈鼓。 爲，發病也。 辟，必益切，法也，罪也，誅也，除也，避也，逡巡也。又旁辟切，開也，通也，拓地也，偏也，邪也，偏僻也。又有澼字，普擊切，漂也，腸間水（《集韻》）。故辟有洩去之義，故腸辟，腸澼義同，皆言經腸而去，或如水洩，或作洞洩者。 又，心肝辟，心辟之心當言胃，肝木犯胃，兩去則兩安，故曰可治。 楊注云，心肝二氣共爲腸辟下血，是母子相扶，故可療也。身熱以胃氣散去，遠至七日，死。

胃脈沈鼓濇，胃外鼓大，心脈小堅急，皆鬲，偏枯。男子發左，女子發右。不瘖，舌轉，可治，三十日起。其順者，瘖三歲起。年不滿二十者，三歲死。

案，楊注云，胃脈足陽明，陽也。胃脈反更沈細，鼓動而濇。濇，寒也。其脈向外而鼓，其氣傷多，如此診得足陽明脈沈鼓而寒，向外鼓而氣多。又得心脈，血氣俱少，堅實而寒。然則胃之與心，二者同病，名鬲。偏枯，男子發於左箱，女子發於右箱。若瘖不能言，舌不轉者死。若能言轉舌者，療之，三十日能行。雖瘖舌轉，順者三年得差。若年不至二十，得前病者，三年而死也。

高按，此胃脈當寸口診脈之法也，胃脈在關上，胃外者，寸與尺之間也。心脈者，寸脈也。濇者不滑，言胃脈沈，欲鼓而不得，是血氣不足故也。 又，鬲者隔也，上下阻隔曰鬲，左右不通爲偏枯。 又，鬲，音歷，本義鼎，釜也。又，款足者謂之鬲（《爾雅·釋器》），鼎足相去疏闊者名曰鬲。足中空不實者，名曰鬲也（《史記·郊祀志上》顔師古注引蘇林曰)。疏闊中空可謂鬲也。則皆鬲二字成句,謂胃氣心陰皆疏空也,氣血虚也,可發偏枯。存一説。

脈至而揣,血,衄,身有熱者,死。

脈來懸句浮,爲脈鼓。

案,楊注云,夏秋二脈並至,以爲脈鼓。

高按,懸句浮者,如懸句而浮。懸句,言其起勢在外有所牽而欲有所得,浮者,言其在上在表在其形鼓也。爲脈鼓,今見《甲乙經》作爲熱,《素問》作爲常脈。

脈至如喘,名曰氣厥者,不知與人言。

案,當讀作,【脈至如喘,不知與人言者,名曰氣厥。】 又,氣厥,今整理本誤作氣逆。

脈至如數,使人暴驚,三四日自已。 案,使,假若也。

脈至浮合,浮合如數,一息十至以上,是與經氣予不足,微見,九十日死。

案,《難經》云,關之前者,陽之動也。熊氏注曰,關前寸口,陽脈之動,當現九分而浮,合陽奇九數。關後尺部,陰脈之動,當見一寸而沈,合陰偶十數。二者之脈皆爲平也。(《史記日本古注疏證·扁鵲倉公列傳》引,《難經》原文出三難。) 高按,浮合,合者,完全也,亦即脈至可數,其每至皆完全,故可數也。予,預也,欲也。予不足者,將有不足也。

脈至如火新燃,是心精之予奪也,草乾死。

案,草乾木葉落等,楊注分別云,草乾,水時被剋。木葉落,金時被剋。棗華,土時被剋。榆莢,木時被剋。禾熟,秋金時被剋。霜雪,水時被剋。韮莢華,土時被剋,一曰韮英也。

脈至如散采,肝氣予虚也,木葉落死。

案,散,讀若傘。采,物也。散物不收,散而無治,肝氣予虚也。 散采,楊注云,有本爲藂棘散葉。高按,今見《素問》作散葉,《甲乙經》作叢棘。

脈至省容,省容者,脈寒如鼓也,是腎氣予不足也,懸去棗華死。

案,省,所景切生,上聲。《釋名》省,嗇也,曜嗇約少之言也。容,用也,合事宜之用也。高按,省容者,脈形減而欲逞其用,故若寒而欲如鼓,腎氣將不足也。 又,今整理本脱省容二字。

脈至如丸泥，胃精予不足也，榆莢落而死。

案，丸，通垸，轉也，轉可通摶。《說文》丸，傾仄而轉者。胃脈本當緩而微滑暢，持之以恆，今如轉泥者，是軟弱遲疑，滯而不暢，故其氣敗矣。泥，浮大虛弱，遲滯不前。

脈至如橫格，是膽氣予不足也，禾熟而死。

脈至如弦縷，胞精予不足也。病善言，下霜而死。不言，可治。

脈至如交莢，交莢者，左右傍至也，微見，三十日而死。

案，交莢，或當作交夾，故曰左右傍至，如左右交替而來，雖有其數，然其氣不續也，若有若離。 又，莢，或當作茦，同莿，艸芒曰茦。今見《甲乙經》作交棘，《素問》作交漆。

脈至如泉浮，鼓胞中，太陽氣予不足也，少氣，味韭華死。

脈至如委土之狀，按之不得，肌氣予不足，五色先見黑白，累發，死。

脈至如懸離，懸離者，浮揣，切之益大，十二輸之予不足也，水凝而死亟。

案，懸離者，絕分也。懸，同縣。《史記·高祖本紀》"縣隔千里。"離，散也，別也，麗也，析也，兩分曰離。凝，仌，冰也。《禮記·明堂位》"垂之和鍾，叔之離磬，女媧之笙簧。"注曰和，離，謂次序其聲縣也。平按引《素問新校正》元起注云，懸離者，言脈與肉不相得也。

脈至如偃刀，偃刀者浮小急，按之堅急大，五藏宛（熟）【熱】，寒熱獨幷於腎也，如此其人不得坐，立春而死。

案，五藏宛熟，宛，同菀，薀也，鬱積也。熟當是熱字之誤，今見日鈔本正寫作熱，五藏鬱熱也。寒熱二字當屬下。

脈至如丸滑不直手，按之不得也，膽氣予不足也，棗葉生而死。

案，前文丸泥是虛弱遲滯，此丸滑是虛浮滑利也，皆不治。丸，圜也。不直，不值也。手按之不得其數也。《詩·商頌·殷武》曰，"陟彼景山，松柏丸丸。"毛傳，丸丸，易直也。

脈至如華者，令人善恐，不欲坐臥，行立常聽，小腸予不足也，季秋而死。 案，不欲坐臥，行立常聽，乃言善恐之狀。

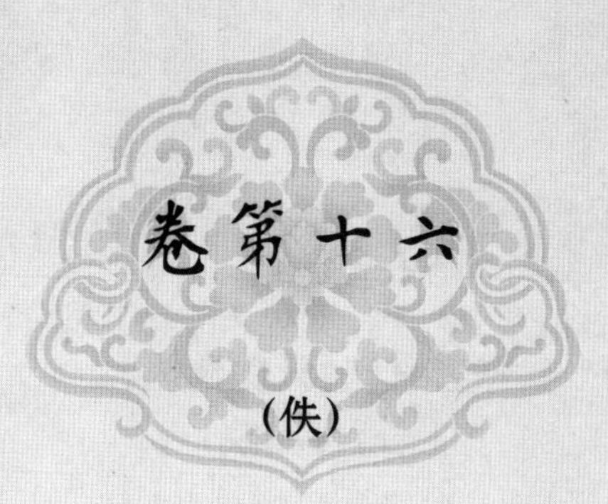

卷第十六

（佚）

卷第十七

（卷首缺，只餘卷尾，篇目亦缺）

證候之一

平按，此篇自此五色之死也以上殘缺，篇目亦不可考，故自心之合脈也至白如枯骨者死，從《素問·五藏生成》篇補入。自此五色之死也至鍼之緣而去也，見《素問》卷三第十《五藏生成》篇，又見《甲乙經》卷一第十五，惟編次小異。自目色赤至末，見《靈樞》卷十一第七十四《論疾診尺》篇，又見《甲乙經》卷十二第四。

高按，今見日鈔本闕此篇。

心之合，脈也。其榮，色也。其主，腎也。

肺之合，皮也。其榮，毛也。其主，心也。

肝之合，筋也。其榮，爪也。其主，肺也。

脾之合，肉也。其榮，脣也。其主，肝也。

腎之合，骨也。其榮，髮也。其主，脾也。

案，合，同也，配也，會也，答也。榮，其在表之華。主，賓之對也，尊主也。己所不勝而又克制己者，可爲主。此主字可補充五行生克之義。

是故，多食鹹，則脈凝泣而變色。

多食苦，則皮槀而毛拔。

多食辛，則筋急而爪枯。

多食酸，則肉胝䐢而脣揭。

多食甘，則骨痛而髮落。

此五味之所傷也。

案，胝，繭也，皮厚也。䐢，皺也。揭，反也，《戰國策·韓策》云，“脣揭者其齒寒。”或作竭，壞也。　揭，見根皃，《詩·大雅·蕩》曰“顛沛之揭。”凡舉皆可言揭，如揭竿而起。　又，《千金要方》卷七十九五藏不可食忌法云，多食酸則皮槀而毛夭，多食苦則筋急而爪枯，多食甘則骨痛而髮落，多食辛則肉胝而脣褰，多食鹹則脈凝泣而色變。可參看。

故心欲苦，肺欲辛，肝欲酸，脾欲甘，腎欲鹹。

此五味之合五藏之氣也。

故色見青如草茲者死，黃如枳實者死，黑如炲者死，赤如衃血者死，白如枯骨者死。此五色之死也。

案，《爾雅·釋器》蓐，謂之茲。蓐席，草成席則其色敗壞。炲，煙灰。

青如翠羽者生，黑如烏羽者生，赤如雞冠者生，黃如蠏腹者生，白如豕膏者生。此五色見而生者也。　案，五色鮮活者生。

生於心，如以縞裹朱。生於肺，如以縞裹紅。生於肝，如以縞裹紺。

生於脾，如以縞裹栝樓。生於腎，如以縞裹紫。

此五藏所生之榮也。　案，五藏色含蓄者生生。

味當五藏，白當肺，辛。赤當心，苦。青當肝，酸。黃當脾，甘。黑當腎，鹹。

故白當皮，赤當脈，黃當肉，青當筋，黑當骨。　案，當，合也。

諸脈者，皆屬於目。諸髓者，皆屬於腦。諸筋者，皆屬於肝。

諸血者，皆屬於心。諸氣者，皆屬於肺。

此四支八谿之朝夕也。

故人臥，血歸於肝。肝受血而能視。足受血而能步。掌受血而能握。指受血而能捕。

案，受血者，受血氣也。凡藏府之用，筋骨之能，手足之巧，無不在於受此血氣者也。故血氣之在於藏府者，則各爲藏府之氣血，在筋骨四支者，則各爲筋骨四支之氣血，在經脈者，則爲經脈之氣血，又以脈內脈外分營衛也。故血氣健則人安寧，雖病不妨生也。

臥出而風吹之，血涘而膚者，爲痹。

涘於脈者，爲泣。涘於足者，爲厥。

此五者，血行而不得反其故空，爲厥痹。

案，楊注云，有三無五，五當字誤也。　高按，不得反其故空，故空是其所由來之處，故，舊故也，本也。有來無反則涘。　故空，今見《素問》作空故，故字屬下。

人有大谷十二，分小谿三百五十四，名小十二關。此皆衛氣之所留止，邪氣之所容也，鍼之，緣而去之。

案，楊注云，小曰谿，大曰谷，谿谷皆流水處也。故十二經脈名爲大谷，三百六十五絡名曰小谿，據前後體例，無五十四。手足十二大節，名十二關。此等谿谷關節，皆是氣之行止之處，故爲衛氣所留，邪氣所容，緣此，鍼石行之以去諸疾也。　高按，十二分，分字當屬下。　名小十二關，恐其前有脱文，或以分小谿處名小十二關。　又，邪氣之所容也，本書卷第十一之《氣穴》篇云，谿谷之會，以行營衛，以會大氣。楊注"舍邪之大氣"，或據此。　緣，因也，循也。緣而去之者，謂邪氣因鍼而去。

目色赤者病在心，白在肺，青在肝，黄在脾，黑在腎。

黄色不可名者，病在胷中。

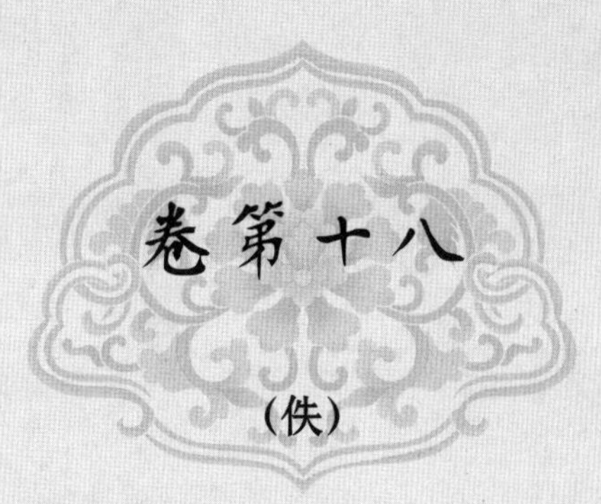

卷第十八

（佚）

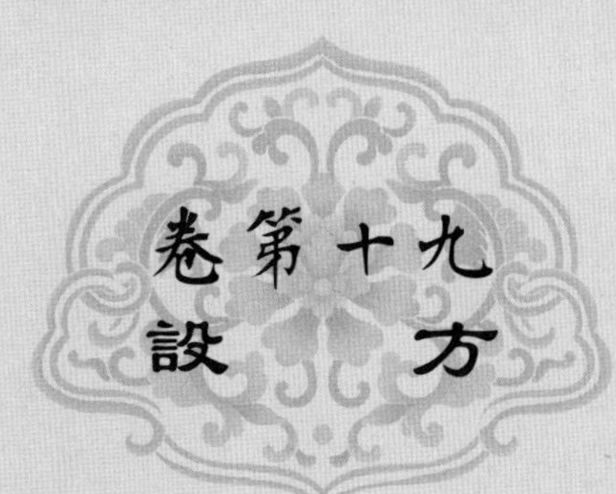

卷第十九 設方

知古今

平按,此篇自篇首至末,見《素問》卷四第十四《湯液醪醴論》篇。

黃帝問於岐伯曰,爲五穀湯液及醪醴,奈何。

岐伯對曰,必以稻米,炊之稻薪。稻米者完,稻薪者堅。曰,此得之天之和,高下之宜,故能至完。伐取得時,故能至堅。

黃帝問於岐伯曰,上古聖人作湯液醪醴,爲而不用,何也。

【答】**曰,上古聖人作爲湯液醪醴者,以爲備耳。夫上古作湯液,故爲而弗服。中古之世,德稍衰也,邪氣時至,服之萬全。**

案,作,始也,創始也。

【問】**曰,今之世不必已,何也。曰當今之世必齊毒藥攻其中,鑱石鍼艾治其外,形弊血盡而功不立者,何也。** 案,兩問。

【答】**曰,神不使。**

【問曰,】**何謂神不使。**

【答】**曰,鍼石者,道也。精神越,志意散,故病不可愈也。今精壞神去,營衞不可復收。何者,視欲無窮,而憂患不止,故精氣施壞,營湓衞除,故神去之,而病之所以不愈者也。**

案,何者,自問自答。 高按,此篇問答少句首語,試補之。

知要道

平按,此篇自篇首至末,見《靈樞》卷七第四十五《外揣》篇,又見《甲乙經》卷五第七。

黄帝曰，余聞《九鍼》《九篇》，余親受其調，頗得其意。

夫九鍼者，始於一而終於九，然未得其要道也。

案，始於一者，道。終於九者，術。由道而術，未知其所以然者也。

夫九鍼者，小之則無內，大之則無外，深不可爲下，高不可爲蓋，恍惚無窮，流溢亡極。 案，爲，助詞，深不可下，高不可蓋。

余知其合於天道人事，四時之變也，然余願聞雜之豪毛，渾束爲一，可乎。 案，雜，或作襍，《說文》五彩相合也。《易·坤》云，"夫玄黄者天地之雜也。"《易·繫辭下》"雜物撰德"，王弼云，雜，聚也。

岐伯曰，明乎哉，問也。非獨鍼焉，夫治國亦然。

黄帝曰，余聞鍼道，非國事也。岐伯曰，

夫治國者，夫唯道焉。非道，何可小大深淺雜合而爲一乎哉。

黄帝曰，願卒聞之。

岐伯曰，日與月焉，水與鏡焉，鼓與響焉。

夫日月之明，不失其彰。水鏡之察，不失其形。鼓響之應，不後其聲。

治則動搖應和，盡得其情。

案，治，不亂曰治，整飭也，正也，和也。

黄帝曰，窘乎哉。照照之明，不可蔽也。

其不可蔽者，不失陰陽也。 案，疑此句爲衍入之注文。

合而察之，切而驗之，見而得之，若清水明鏡，不失其形也。

案，合而察之者，合之所照照而察其理也。切而驗之者，切中其理而實驗之。見而得之者，經實驗復見其合於所察之理者，方謂有所得也。

五音不彰，五色不明，五藏波蕩。若是則外內相襲，若鼓應桴，響之應聲，影之似形也。 案，此言亂也，病也。

故遠者司外揣內，近者司內揣外。

案，所謂遠者司外，是見彰顯於外之候症，可把握可揣度而知其內裏藏府之變。近者司內揣外是由神色舌脈知其所病在何藏府，而度其將發之症見也。本書卷第十四之《四時脈形》篇云，至數之要，迫近以微。

是謂陰陽之極，天地之蓋。請藏之靈蘭之室，弗敢使洩。

案，蓋，猶皆也，全也，大略也，猶於是也(《匯纂》)。

知方地

平按，此篇自篇首至末，見《素問》卷四第十二《異法方宜論》篇，又見《甲乙經》卷六第二，又見日本《醫心方》卷一《治病大體》第一。

黄帝問於岐伯曰，醫之治病也，一病而治各不同，皆愈，何也。

岐伯曰，地勢使然。

故東方之域，天地之法始生也，魚鹽之地，濱海傍水，其民嗜魚而食鹹，皆安其處，美其食。

案，魚鹽，魚同漁，鹽不當改爲鹽。鹽，音古，鹽池之地，非謂粗鹽也。

魚者使人熱中，鹽者勝血，故其民皆黑色疏理。

故其病皆爲癰瘍，其治宜砭石。故砭石者，亦從東方來。

西方者，金玉之域，沙石之處也，天地之所收引也，其民陵居而多風，水土剛強。

其民不衣而疊篇，其民笮食而脂肥，故邪不能傷其形體。

案，疊，今見日鈔本有旁注云，切徒物反，重也。《素問》作褐，切側陌反。今整理本誤作疊。疊當是氎字之省，徒協切，重也。白氎布，毛織細緻，桂氏《札樸》卷第三白疊布條辨之詳。篇，當作徧，謂全身徧裹。又，笮，壓也，笮食者言食物之質密實不虚，與衣氎之緻密對應。

其病皆生於内，其治宜毒藥。毒藥者，亦從西方來。

北方者，天地所閉藏之域也，其地高陵居，風寒冰凍。

案，冰凍，平按《素問》《甲乙》作冰冽。楊注云，有本凍爲湖，量北方無湖也。高按，料湖字或乃洌字之誤，而洌又是冽之誤。冽亦寒也，作冽義勝。

其民樂野處而乳食。 案，樂，以常爲安也。

藏寒生病，其治宜灸焫。灸焫者，亦從北方來。

南方者，天地所養長，陽氣之所盛處也，其地污下，水土弱，霧露之所聚也。

案，楊注，污下，溼也。高按，污，深也(《集韻》)。又同汙，或寫作汚，停水也，洿也。

其民嗜酸而食胕，故其民緻理而色赤。

案，胕，音義同腐。楊注云，胕，快付反，義當腐。高按，楊注快字疑誤，或當作扶。

其病攣痹，其治宜微鍼。故九鍼者，亦從南方來。

中央者，其地平以溼，天地所生物色者衆。

案，溼，幽溼也，从一，覆也，覆土而有水，故溼也(《說文》)。當與濕隰兩字有別。

其民食雜而不勞，故其病多痿厥，寒熱。

其治宜導引按蹻。故按蹻，亦從中央出。

案，楊注云，蹻，巨紹反。人之食雜則寒溫非理，故多得寒熱之病。不勞則血氣不通，故多得痿厥之病。故導引按蹻則寒熱咸和，血氣流通，此非但愈斯二疾，萬病皆可用之。蹻，又九紹反，舉平也。　高按，所謂食雜不勞是言其無所偏勝者，故其病內則有虛實見痿厥，外則平常寒熱也，皆隨其人其受而病，故治其本者以導引按蹻，不必求之偏激之法也。

故聖人雜合以治，各得其所。故治所以異而病皆愈者，得病之情，知治之大體也。　案，大體，大法也。

知形志所宜

平按，此篇自形樂志苦至出氣惡血，見《素問》卷七第二十四《血氣形志》篇，又見《靈樞》卷十二第七十八《九鍼論》，又見《甲乙經》卷六第二，又見日本《醫心方》卷一《治病大體》第一。自陽明多血氣至末，《素問》《靈樞》見同前篇。又自陽明多血氣至少陰少血多氣，《靈樞》卷十第六十五《五音五味》篇亦有此文。

形樂志苦，病生於脈，治之以灸刺。

形苦志樂，病生於筋，治之以熨引。

形樂志樂，病生於肉，治之以鍼石。

形苦志苦，病生於咽喝，治之以藥。

形數驚恐，筋脈不通，病生於不仁，治之以按摩，醪藥。

是謂五形。

案，形，察其體態容色。志，識也，問其所不適。苦，疾也。樂，疾不自知也。　又，病生於咽喝者，借以指藏府也。　楊注以五形分別應之以心肝脾肺腎。

故曰，刺陽明出血氣，刺太陽出血惡氣，刺少陽出氣惡血。

刺太陰出血氣，刺厥陰出血惡氣，刺少陰出氣惡血。

陽明多血氣，太陽多血少氣，少陽多氣少血。

太陰多血氣，厥陰多血少氣，少陰少血多氣。

案，陽明者，胃與大腸，有盛容，有傳導排出接送來往，必多血氣，稍稍出其血氣諒無大礙。

太陽者，膀胱與小腸，其血受氣而主運化，氣化精微，故必血旺而氣貴，以氣爲用，故不得寫其氣。

少陽者，膽與三焦，主決斷通調，以氣爲甚，血爲貴也，以守將軍，以載氣機上下内外，故不得出血。血不足則恐軍心將敗。

太陰者，脾與肺，生血主後天者脾，吐納肅降主宗氣者肺。刺之出血氣少許亦無恙。

厥陰者，肝與心包，肝體陰用陽主藏血，疏洩調節氣機。心包者心之藩籬，皆多血而貴氣，以氣爲用。

少陰腎與心，腎藏先天之精主一身之血，精卽血也，失血卽是奪精。心者，五藏六府之君，主血脈，失血卽是傷心，固不可也。

足陽明太陰爲表裏，少陽厥陰爲表裏，太陽少陰爲表裏，是謂足之陰陽也。

手陽明太陰爲表裏，少陽心主爲表裏，太陽少陰爲表裏，是謂手之陰陽也。

凡治病，必先去其血，去其所苦，伺之所欲，然後寫有餘，補不足。

案，先去其血，去其所苦者，謂治其標。然後寫有餘補不足者，謂治其本。伺之所欲者，謂察治病之所需，其有三端，一者，察病人之所便所不便而明虚實，而知病本。一者，察前治之效，以求補寫之機。一者，察病而知預後，知治之所止也。　又，去，與知字草體知形似或誤，若作知字，則謂治病必先知血氣之偏勝，知其所苦所欲，再伺其機而行補寫。亦是一解。存。

知祝由

平按，此篇自篇首至末，見《素問》卷四第十三《移精變氣論》篇。

黃帝問於岐伯曰，余聞古之治病者，唯其移精變氣，可祝由而已也。今世治病，毒藥治其內，鍼石治其外，或愈或不愈，何也。

案，移精變氣者，祝由之用也。祝由，祝者，悅神讚詞。由者，引邪氣而往去也。所謂移精變氣，乃主持祝由者頌神辭而移神靈之精於己，並變己之氣息以肖神靈，口頌祝詞，引去病者邪氣。

岐伯曰，往古民人，居禽獸之間，動作以避寒，陰居以避暑。內無眷慕之累，外無申宦之形。此恬惔之世，邪不能深入也，故毒藥不治其內，鍼石不治其外，故可移精祝由而已也。

案，往古民人，民，氓也，田民野人曰氓。楊注云，既爲恬惔之世，有性莫不恬惔自得。恬然自得，內無眷慕之情。惔然至樂，外無申宦之役。申宦不役於軀，故外物不形。眷慕不勞於志，故內欲不累。　高按，形，通刑，二字古常通用。刑，罰也，罪也，害也。與累字相對成文。　申宦，申，重也，再令曰申，即三令五申之申也。又，用事亦曰申。宦者官也，使也。申宦者謂來申令之官使也，申宦之刑，即或強加之勞役稅賦也。古擊壤歌云，"日出而作，日入而息，鑿井而飲，耕田而食，帝力於我何有哉(《古詩源》)。"此申宦之形，即可謂帝力之有也。　又，申宦，方言表示歎息埋怨，病痛呻吟者有此語，《百喻經》寫作呻喚，則申宦之形，或謂勞作之苦，下文有"苦形傷其外"之語。

當今世不然，憂患琢其內，苦形傷其外。又失四時之逆順，寒暑之宜。賊風數至，陰虛邪朝夕。內至五藏骨髓，外傷空竅肌膚。故所以小病必甚，大病必死者，故祝由不能已也。

案，琢，消磨也。虛邪朝夕者，朝夕相加也。陰者內也，乃陰謀之陰。　楊注云，眷慕起於心則憂其內，申宦苦其形則傷於外也。　高按，憂患苦形與外邪內傷各爲兩端。

黃帝曰，善。

知鍼石

平按，此篇自篇首至神無營於衆物，見《素問》卷八第二十五《寶命全形論》篇，又見

《甲乙》卷五第四。

自黄帝曰願聞禁數至逆之有咎，見《素問》卷十四第五十二《刺禁論》篇，《甲乙》同上。

自黄帝曰願聞九鍼【之解】虚實之道至四方各作解，見《素問》卷十四第五十四《鍼解》篇，又見《甲乙》卷五第四及卷五第二，惟意是而編次不同。

自黄帝問岐伯曰有病頸癰者至末，見《素問》卷十三第四十六《病能論》篇，又見《甲乙經》卷十一第九。

黄帝問岐伯曰，天覆地載，萬物悉備，莫貴於人。人以天地之氣生，四時之法成。君王衆庶，盡欲全形。形之所疾，莫知其情，留淫日深，著於骨髓。心私患之，余欲以鍼除其疾病，爲之奈何。

案，盡欲全形，全形而盡天年，是古人對健康的基本認識。

岐伯曰，夫鹽之(味)鹹者，其氣(令)器津洩。弦絶者，其音嘶敗。木陳者，其葉落發。病深者，其聲噦。

案，楊注云，言欲識病微者，須知其候。鹽之在器中津洩於外，見津而知鹽之有鹹也，聲嘶知琴瑟之弦將絶，葉落知陳木之已蠹，舉此三物衰壞之微，以比聲噦，識病深之候也。　今見日鈔本無味令兩字。　洩，同泄，洩泄。　依上下文法，前兩句當讀作【**夫鹽鹹者，其器津洩。**】木陳者其葉落發一句，頗有糾紛，曲園香草皆爲之辨。陳，或作敷。葉落發，他本或作葉落，或作葉發，于氏更以發作廢，皆不安。高按，陳者，舊也。木陳者，舊木也，多指已伐之木，成材之木。葉落發，落，廢也，死也，傷也(《匯纂》)。落發者，即不發也，謂舊木者葉不發也。

人有此三者，是謂壞府，毒藥毋嬰治，短鍼毋取。此皆絶皮傷肉，血氣爭異。

案，楊注云，人有聲噦，同三譬者，謂是府壞之候也。府者中府，謂五藏也。壞者，則聲噦也。中府壞者，病之深也。其病既深，故鍼藥不能取也，以其皮肉血氣各不相得故之也。　俞曲園辨曰，疑此皆絶皮傷肉血氣爭異十字，當在人有此三者之上(見《讀書餘録》)。亦未安。高按，三者，謂過味津洩，弦絶音敗，木舊廢發，皆不可復也。壞府承上文病深而言，此皆等十字乃總其不治之因。

黄帝曰，余念其病，心爲之亂惑。反甚其病，不可更代，百姓聞之爲殘賊，爲之奈何。

岐伯曰，夫人生於地，懸命於天，天地合氣，命之曰人。

案，夫人生於地懸命於天者，天地合氣，命之曰人。

人能應四時者，天地爲之父母。荷主萬物者，謂之天子。

案，天子，天地之子，人也。人能應四時以天地爲父母者，方可言荷主萬物而爲天地之子。荷，何也。何者，任也，當也，擔負也。

天有陰陽，人有十二節。天有寒暑，人有虛實。

案，天有陰陽人有十二節，言其必然。天有寒暑人有虛實，言其陰陽變化，非實對也。故曰，

能經天地陰陽之化者，不失四時。 案，經，經營也，用也，踐行也。

能知十二節之理者，聖智不能欺。 案，聖智者不過如此。欺，陵也。楊注云，欺，加也。

能存八動之變者，五勝更立。

案，八動之變，八方風氣之變化。五勝，五行相勝遞生，亦謂變動。八動之變，五勝更立者，皆言生生之機也。 楊注云，八動，八節之氣也。八節之氣，合金木水火土五行之氣，更廢更立，血氣亦然。

能達虛實之數者，獨出獨入，呿吟至微，秋毫在目。

案，楊注云，呿，音去，卽露齒出氣。高按，呿，開口也。吟，唫，閉口也，或本字。呿吟者，言語也，亦可謂呼吸之間也。故楊注云，其言也，呿吟至眞微妙之道。楊注又云，其智也，目察秋毫深細之理。 又，下文楊注虛實呿吟之談甚妙。 又，獨者，和寡也。出入者，謂出入醫道醫術之間也。楊注以獨出獨入解爲出入生死，牽強。下文有"道無鬼神，獨往獨來"句，可對參。

黄帝曰，人生有形，不離陰陽。天地合氣，别爲九野，分爲四時。月有小大，日有短長。萬物並至，不可勝量。虛實呿吟，敢問其方。

案，楊注云，從道生一，謂之朴也。一分爲二，謂天地也。從二生三，謂陰陽和氣也。從三以生萬物，分爲九野四時日月，乃至萬物。一一諸物，皆爲陰陽氣之所至，故所至處不可勝量。不可量物，並有虛實，虛實之談，請言其道。方，道也。

岐伯曰，木得金而伐，火得水而滅，土得水而達，萬物盡然，不可勝竭。

案，楊注云，言陰陽相分，五行相剋，還復相資。如金以剋木，水以剋火，土以剋水。始土剋水，得水通易，餘四時皆然，並以所剋爲資，萬物皆爾也。 平按，土得水而達，《素問》水作木，而達下《素問》有金得火而缺，水得土而絕二句。 高按，土得木而達，于鬯以爲達字當取《說文》本義，行不相遇，卽不通也，平常之通達乃是反義爲訓。且不通之達，義與上下文之伐滅缺絕爲一類(《香草續校書》)。存。 又，楊注云，五行相剋還復相資。亦有理。

故鍼有懸布天下者五也，黔首共飲食，莫知之也。

一曰治神。二曰治養身。三曰知毒藥，藥爲眞。四曰制砭石大小。五曰知輸藏血氣之診。五法俱立，各有所先。

案，飲食，今見日鈔本寫作餘食，楊注作飲食。今見《靈樞》經寫作飲食。餘，或當作飵，食也，相謁食也，音乍。古飯飵飲飻等字，篆書形相近，均具食義。　砭石大小，今見日鈔本寫作砭石小大。

治神，楊注云，魂神意魄志，以神爲主。故皆名神。欲爲鍼者，先須理神也。故人無悲哀動中則魂不傷，肝得無病，秋無難也。無怵惕思慮則神不傷，心得無病，冬無難也。無愁憂不解則意不傷，脾得無病，春無難也。無喜樂不極則魄不傷，肺得無病，夏無難也。無盛怒者則志不傷，腎得無病，季夏無難也。是以五過不起於心，則神清性明，五神各安其藏，則壽近遐算，此則鍼布理神之旨也。乃是崆峒廣成子之道也。　高按，楊注甚得之，悲哀喜樂者皆人之常情，過則傷人。楊注文中喜樂不極，不極，謂無節制也。

治養身，楊注云，飲食男女，節之以限，風寒暑溼，攝之以時，有異單豹巖穴之害，即內養身也。實恕慈以愛人，和塵勞而不迹，有殊張毅高門之傷，即外養身也。內外之養周備，則不求生而久生，無期壽而壽長也。此則鍼布養身之極也。玄元皇帝曰，太上養神，其次養形。斯之謂也。　平按，單豹張毅事，見《淮南子·人閒訓》。　高按，楊注所謂玄元皇帝語，不見于《老子》，而亦見於《淮南子》。本書他處楊注引玄元皇帝語亦不見於《老子》，恐有他本，或楊氏所記之失，或托名也。

知毒藥藥爲眞，楊注云，藥有三種，上藥養神，中藥養性，下藥療病。此經宗旨，養神養性，唯去怵惕之慮嗜欲之勞，其生自壽，不必假於鍼藥者也。有病生中，無出毒藥，以爲眞惡，故須知之。　高按，藥爲眞，眞通正也，因知毒藥，故知用藥必用眞正者也。　又，各有所先者，各有所本也。

今末世之刺，虛者實之，滿者泄之，此皆衆工所共知之。

高按，此，今見日鈔本寫作比。或可讀作【虛者實之，滿者泄之之比，皆衆工所共知之。】比者，類也。

若夫法天則地，隨應而動者，知之者若響，隨之者若影，道無鬼神，獨往獨來。

案，楊注云，應天地之動者，謂之道也。有道【之】者，其鬼不神。故與道往來，無假於鬼神也。

黄帝曰，願聞其道。岐伯曰，

凡刺之眞，必先治神，五藏已定，九候已備，迺緩存鍼。

案，眞，正也，道也。存，圖也。

衆脈弗見，衆凶弗聞，外内相得，毋以形先，可(梲)【杌】往來，迺施於人。

案，衆脈，自古診脈指下難明，各人見智，故有衆脈之説。衆凶，前文有粗工凶凶之説，亦指臨病衆説紛紜，不得其要。故曰弗見弗聞，當察外知内，内外相得，毋惑于形，知其病因病機，方可施治。形，病人徵狀，故衆脈衆凶，又可謂臨證所見經脈浮絡之狀，與病人所訴説之苦。先，本也，毋以所見所聞爲本，當察病因病機之來龍去脈。

梲，楊注云，五骨反，動也。平按《素問》《甲乙》作玩。高按，《説文》梲，木杖也。梲又與脱捝可通假，捝，音鋭，動，拭也。脱者解脱也。《方言》"解，梲也。"《荀子·禮論》"凡禮，始乎梲。"若此，則梲字與楊注及《素問》《甲乙》之玩字相去甚遠，究經文"往來"之義，往來者，可謂經脈血氣之往來，可謂迎隨補寫之往來，亦可謂病因病機之來龍去脈，則焉可脱乎。今見日鈔本，梲字寫如梚字，注文寫如杬字，細讀楊注五骨反及《素問》《甲乙》之作玩者，則本字當爲杌字，或扤字。杌，五忽切，通扤，搖動也(《集韻》)。《史記·扁鵲倉公列傳》"案扤毒熨"注，《索隱》云，"扤音玩，亦謂按摩而玩弄身體使調也。"又，抏，與玩同，《荀子·王霸》"縣樂奢泰游抏之脩。"楊倞注曰，抏與玩同。又，古人刻字鈔書，凡字扌旁與木旁常相亂。綜上，梲字及鈔本經文皆誤，今改爲杌。

人有虚實，五虚勿近，五實勿遠。

案，此言取捨。　楊注云，五謂皮肉脈筋骨也。此五皆虚，勿近寫之。此五皆實，勿遠而不寫。　高按，近者急功，遠者緩圖。

至其當發，間不容眴，手動若務，鍼燿而眴。

案，此言知機。　楊注，眴音舜。

静意視義，觀適之變，是謂冥冥，莫知其形。　案，以下言其技巧。

見其烏烏，見其稷稷，從見其飛，不見其雜。

伏如横弩，起如發機。

案，楊注云，烏烏稷稷，鳳凰雄雌聲也。鳳凰羣雜而飛，雄雌相和，不見其雜。有觀鳳者，别其聲殊，辨其形異，故曰不雜。譬善用鍼者，妙見鍼下氣之虚實，了然不亂也。　高按，古樂府《木蘭詩》曰，雄兔腳撲朔，雌兔眼迷離，兩兔傍地走，安能辨我是雄雌。　從，由也，就也。譬若施鍼之先，辨虛實正邪則明，九鍼之形則異，一旦發鍼，渾然若一，又何須辨。　又，横者，强横。　醫者持鍼，凝心定志，若將發之强弩，待機而動，間不容晌。

黄帝曰，何如而虛，何如而實。岐伯曰，

刺虛者，須其實也。刺實者，須其虛也。終氣以至，慎守勿失。深淺在志，遠近若一。形如臨深淵，手如握虎，神無營於衆物。

案，遠近若一，此遠近，非是五虛勿近，五實勿遠之遠近。病有遠近新舊，治之有緩急遠近，急者近，緩者遠。取穴有病所循經乃至繆刺之遠近。刺之有淺深之遠近。人有親疏之遠近。其若一者，即所謂如臨深，如握虎，神不得旁騖也。淵，迴水，深泉。

黄帝曰，願聞禁數。岐伯曰，藏有要害，不可不察。

肝生於左。肺藏於右。心部於表。腎治於裏，脾爲之使，胃爲之市。

鬲肓之上，中有父母。七節之傍，中有志心。

順之有福，逆之有咎。

案，父母者主生生，志心者作魂魄。鬲肓七節者，軀體骨骼也，皆有所重，非獨心肺腎神。　高按，左右者，升降之道路也。肝生於左者，肝之用在左，生，動也，肝之動曰升。肺藏于右者，肺司呼吸朝百脈，藏血氣，布津液，其用如降，故曰在右。又，隱匿曰藏，或言肺之用隱于右也。藏又與臧同，臧者善也。　心部於表者，心主血脈無所不至也，以表之廣而言血氣無所不至，察在表之氣血可知心氣之足不足，部，統率也。　腎治於裏者，存先天之元，藏精納氣，上濟心陽，下司二便，推陳出新，故曰治于裏也。故胃爲之市，脾爲之使也。市者，買賣交易之所，人物襍聚之處，有利也，有所求也。五味入，化精微，血氣成，糟粕出者，胃與脾也。又，市者，恃也，五藏之所依賴者也。

黄帝曰，願聞九鍼之解，虛實之道。岐伯曰，

刺虛則實之者，鍼下熱也。滿而泄之者，鍼下寒也。

宛陳則除之者，出惡血也。

邪勝則虛之者，出鍼勿按也。

徐而疾則實者，徐出鍼而疾按也。

疾如徐則虛者，疾出鍼而徐按之也。

言實與虛者，寒溫氣多少也。

案，承上文鍼下熱。氣，邪氣也。

若無若有者，疾不可知也。

案，承上文行鍼疾緩。謂行鍼疾緩舉重若輕，令病人若無所覺。

察後與先者，知病先後。

案，察施鍼先後之宜者，須知病之先後也，病之先後者，標本緩急也。

爲虛與實者，工守勿失其法。若得若失者，離其法。

案，爲，平聲，治也，事也。知虛實而守補寫之宜，乃是法度，若有遲疑則失之。

虛實之要，九鍼最妙者，爲其各有所宜。

補寫之時者，與氣開閉相合也。

九鍼之名，各不同形者，鍼官其所之當補寫。

案，九鍼之名在其形，其用在所當之宜。故申言之曰

刺其實須其虛者，留鍼，陰氣降至，迺去鍼也。

案，須者，意欲也，求也，索也，待也，俟也。陰氣者，病氣也。

刺其虛須其實者，陽氣降至，鍼下熱，迺去鍼也。

案，陽氣者，正氣也。　平按兩降字《素問》並作隆字。　高按，疑當作陰氣降至，陽氣隆至。陰氣者邪氣實也，需洩而使下。陽氣者正氣之不足也，需補而使盛。下文

降之已至，愼守勿失者，勿變更。

案，得氣鍼下，毋失其法，勿變補寫。

深淺在志者，知病之內外也。近遠如一者，深淺其候等也。

案，等者，與病候等也，故楊注云，不令過與不及。

形如臨深淵者，不敢墮也。手如握虎者，欲其壯也。

神毋營於衆物者，靜志觀病人，毋左右視也。

義毋邪下者，欲瞻病人目，制其神，令氣易行也。

案，楊注云，不自御神，爲義邪下。　高按，義通儀，容儀，威儀也。邪，偏衺不正。下，離而不就可謂下，卑而不尊亦曰下。儀毋邪下，是醫者儀容須正，不即不離，不卑不亢。下者，又施鍼之所在也。醫者不可執意于所針之處，且宜時時欲瞻

病人目，使病者之意之神亦無旁貸，則氣易行也。

所謂三里者，下膝三寸也。所謂付之者，舉膝，分易見也。

巨虛者，搖喬足胻，獨陷者也。下廉者，陷者也。

案，付，一作分。付之者，與之也，使易得也。此兩段言取穴之法，不合上下文，疑錯置。

黃帝問岐伯曰，余聞九鍼，上應天地四時陰陽，願聞其方。令可傳於後世而以爲常。

岐伯曰，夫一天二地三人，四時五音六律，七星八風九野，人形亦應之，鍼各有所宜，故曰九鍼。

人皮應天，人肉應地，人脈應人。人之筋應時，人聲應音，人陰陽合氣應律，人齒面目應星，人出入氣口應風，人九竅三百六十五絡應野。

故一鍼皮，二鍼肉，三鍼脈，四鍼筋，五鍼骨，六鍼調陰陽，七鍼益精，八鍼除風，九鍼通九竅，除三百六十五節氣，此之謂也，各有所主也。

人心意應八風，人邪氣應天地。人面應七星，人髮齒耳目五聲應五音六律，人陰陽脈血氣應地，人肝目應之九，九竅三百六十五。

案，人邪氣，今見日鈔本寫作人耶氣。邪正相倚，如陰陽相傾移，言人邪氣者，卽謂人之正氣也。于天地爲邪，于人爲正，亦反義成訓者也。或別之天地八正之氣而言者乎。此解略嫌牽強。則疑邪或耶者，或乃形字之誤，若作【**人形氣應天地**】則文義俱勝，形氣對心意而言。《知官能》篇有形氣之論。　又，脈血氣，鈔本寫作脈面氣。　又，人肝目應之九九竅三百六十五，鈔本九字不重，依上文，或脫一野字，當作【**人肝目應之九野，九竅三百六十五。**】楊注云，肝主於目，在天爲日月，數當九，故九竅合九野三百六十五數也。高按，目應九野者，謂目之所望也無邊。

人一，以觀動靜。

天二，以候五色。七星應之以候髮毋澤也。

五音一，以候宮商角徵羽。六律有餘不足應之。

二地一，以候高下有餘。九野一，節輸應之，以候閉。

三人變一，分候齒。泄多血少。

十分角之變。五分以候緩急。六分不足。三分寒關節。

人九，分四時節，人寒溫燥溼。四時一應之，以候相反一。

四方各作解。

案，前人均謂文簡脱壞，文義晦澀，難得的解，今亦原文録之，并以楊注開隔爲句讀，今見日鈔本亦完如此。

黄帝問岐伯曰，有病頸癰者，或石治之，或以鍼灸治之，而皆已，其眞安在。岐伯曰，此同名異等者也。

夫癰，氣之息者，宜以鍼開除去。

夫氣盛血聚，宜石而寫之。皆所謂同病異治者。

案，或以鍼灸治之，灸字疑衍。夫癰當斷，下分氣之息和氣盛血聚兩端而言。息，塞也，塞，滿也（《釋名》）。同名異等，等，亦候也，同名異候，異候異治也。當讀作【**夫癰，氣之息者，宜以鍼開除去。氣盛血聚者，宜石而寫之。**】鍼以纖細輕靈可調氣閉，石以堅兑重濁，可寫血氣之壅。

知湯藥

平按，此篇自篇首至末，見《素問》卷四第十四《湯液醪醴論》篇。

黄帝問岐伯曰，法病之始生也，極微極精，必先舍於皮膚。

今良工皆稱曰，病成名曰逆，則鍼石不能治也，良藥不能及也。

今良工皆持法守其數，親戚兄弟遠近，音聲日聞於耳，五色日見於目，而病不愈者，亦可謂不蚤乎。岐伯曰，

案，第二今良工，今字疑當作令，郎丁切，平聲，使也。　遠近，謂不論遠近也，親疏遠近，偏指近，可日聞日見者。

病爲本，工爲標，標本不得，邪氣不服，此之謂也。

案，標本不得者，病與工所識不相與也，非謂早晚，是其識其治不當也。

黄帝問曰，其病有不從豪毛生，而五藏傷以竭，津液虛廓，其魂魄獨，孤精於内，氣耗於外，形別不與衣相保，此四亟急而動中，是氣巨於内，而形施於外，治之奈何。

案，其，猶若也。　形別者，形之各不同者，謂軀幹四支各有其形。　保，附也，守,安也,下文楊注云衣肉不相保附。　亟,急也,取其中堅内動也(《易·説卦》孔氏正義)。　氣巨於内,巨,同距,若雞距,起也,至也,拒也。　四亟急動中,藏府血氣横逆於内也。形施於外,施,弛也。　又,其病有不從豪毛生,今見日鈔本寫作,其病不有從豪毛生。

岐伯曰,卒治權衡,去宛陳,莖微動,中四亟,溼衣繆處以復其形。

開鬼門,潔静府,精以時,服五湯,有五疏,修五藏。故精自生,形自盛,骨肉相保,巨氣迺平。

案,卒,楊注云終也。高按,卒,既也,已也。　又,繆,楊注云,異也,衣肉不相保附,故曰繆處。高按,繆,音義同樛,木下曲曰樛,衣之下垂曲者,得水溼則可自復其形。謂治權衡,中四亟,猶如衣繆得溼,自復其形。　治,平也。　又,楊注云,開鬼門,五神通之者也。又云,潔,清静也,心之不濁亂。　高按,精以時,卽時以精也,精,擇也,潔也,善之也。潔静府而時善之。　楊注又云,藥有五味,以合五行,相剋相生,以爲補寫,五氣得有疏通,以修五藏也。　高按,鬼門,或作魄門,皆未得,鬼門卽鬼神之門,卽陰陽造化,變化之門也。潔清静之府,時時精善之,譬若服五湯,又五蔬,修五藏也。故可生精盛形。巨氣迺平,巨氣,卽前文所謂氣巨於内者。

黄帝曰,善哉。

知官能

平按,此篇自篇首至末,見《靈樞》卷十一第七十三《官能》篇,又見《甲乙經》卷五第四《鍼道》篇。

黄帝問岐伯曰,余聞《九鍼》於夫子,衆多矣,不可勝數,余推而論之,以爲一紀。余司誦之,子聽其理,非則語余,請受其道,令可久傳,後世無患。得其人乃傳,非其人勿言。　案,受,授也。

岐伯稽首再拜,曰,請聽聖王之道。

黄帝曰,用鍼之理,

必知形氣之所在 1,**左右上下** 2,**陰陽表裏** 3,**血氣多少** 4,**行之逆順** 5,**出入之合** 6,**誅伐有過** 7。

案,形氣者,有其形必有其氣。所在者,所存也。誅,責也。過,失也,病也,有餘不足皆可謂之過。

知解結 8，**知補虚寫實，上下之氣** 9。　案，上下者，血氣之逆順也。

明於四海，審其所在 10。**審寒熱淋露** 11，**滎輸異處** 12，**審於調氣** 13。

案，本書卷第五之《四海合》篇岐伯曰，必先明知陰陽表裏營輸所在，四海定矣。此之謂也。欲調四海血氣，在于明辨滎輸所異。

明於經隧 14，**左右支絡，盡知其會** 15。**寒與熱爭，能合而調之** 16。**虚與實鄰，和決而通之** 17。**左右不調，把而行之。**

案，左右者，上下之道也。

明於逆順，迺知可治 18。**陰陽不奇，故知起時** 19。**審於本末，察其寒熱。得邪所在，萬刺不殆。**

案，不奇，謂陰陽之道恆。陰陽不奇，不奇卽不奇耦，知陰陽失序之機，則可知其所始所興祟也。　又，奇，言詐也，權詐也，權術也，陰陽不奇，是言疾病之變雖可非一，但其理可辨，不我欺詐也，故可知起始，可審本末。存。

知官九鍼，刺道畢矣 20。**明於五輸，徐疾所在** 21。**屈伸出入，皆有條理** 22。

案，承上啟下。五輸，概言氣穴。徐疾者言補寫。屈伸出入言取穴施鍼。皆有條理者，皆有法度也。

言陰與陽，合於五行 23。**五藏六府，亦有所藏** 24。**四時八風，盡有陰陽。各得其位，合於明堂。各處色部** 25，**五藏六府** 26。

案，此謂知其常。　陰與陽，之所以爲陰，之所以爲陽，及其爲陰陽者也。　楊注，明堂，鼻也。　高按，明堂，當指《明堂》經書所載，先賢之言也。若以合於鼻準爲說，則各處色部無法交代。

察其所痛，左右上下 27，**知其寒溫，何經所在** 28。**審尺之寒溫滑濇，知其所苦** 29。

案，此謂達其變。後世但知切寸口之脈，而失察尺膚之寒溫滑濇。　痛，病也。苦，亦病也。

鬲有上下，知氣所在 30。**先得其道，希而疏之。稍深以留之，故能徐之** 31。

案，先得其道，道者，經脈隧道也。辨氣者當先察在鬲上鬲下。　希，摩也，施也。疏，通也。平按《甲乙》作布而涿之。布，施也。涿，琢也，摩也。所謂補法，先察得其經脈隧道所在，以手摩之疏導之，鍼則宜稍深入而留，徐徐補之。

大熱在上，推而下之。從下上者，引而去之。

視前病者，常先取之 32。

案，前，先也，先導者也，常先取之者，古人往往以病之前後定標本也。　又，言常者，則有非常，上熱爲急當先發越之推寫之，上熱不急則先取前病以治本。古人明辨。

大寒在外，留而補之。入於中者，從合寫之 33。

鍼所不爲，火之所宜 34。

案，大寒，謂外感寒邪，補而御之，使勿犯于內。寒入於中，中，內府也，則從其所合而寫之。合，又合輸，本書卷第十一之《府病合輸》篇云，治內府者，取之于合。寒之爲病，火所常宜。

上氣不足，推而揚之。下氣不足，積而從之 35。

陰陽皆虛，火自當之。

案，上乃上升之上，非上方之上。推者，進之也。所謂“前牽爲輓，後送爲推。”助使進也，補。揚，舉之，發之，彰顯之。下，乃下降之下。積者，聚也，纍也，物堆疊則自下，從之。此亦補法。　又，楊注云，火氣強盛，能補二虛。是也。故後人于《古今醫鑑》中言，陰陽兩虛，唯補其陽，陽生而陰長。氣血俱病，只調其氣，氣行而血隨。

厥而寒甚，骨廉陷下。寒過於膝，下陵三里。陰絡所過，得之留止。

寒入於中，推而行之。經陷下，火卽當之 36。

結絡堅緊，火之所治 37。

案，經陷下，經，脈也。　又，結絡堅緊者，前文有知解結，此之謂也。楊注，絡脈結而堅緊，血寒。　高按，古人常勞力爲生，食不常精，居不常溫，常病于寒，故反複言說。

不知所苦，兩蹻之下。

男陽女陰，良工所禁。鍼論畢矣 38。

案，不知所苦，當有兩端，一言病者，一言醫者。蹻，翹也。舉足行高曰蹻，或有強盛皃，驕皃。陰陽蹻者，舉助陰陽，令其盛也。兩蹻四經之系，乃爲一。　又，兩蹻之下，陰則照海交信，陽則申脈仆參附陽。　楊注以爲二蹻之治，男宜取陰，女宜取陽。卽男陽女陰二蹻之脈不可取之。　又，本書卷第二十四《虛實所生》篇云，“病不知所痛，兩蹻爲上。”楊注云，諸骨病不定知於病之所在者，可取足少陰兩陰蹻，兩陰蹻是足少陰脈主骨者也。　可參看。

用鍼之服，必有法則。　案，楊注云，服，學習也。

上視天光，下司八正，以辟奇邪 39**，而觀百姓。**

案，辟，除也，避也。觀，示也。觀又假借爲勸。

審於虛實，無犯其邪。

是天之露，遇歲之虛。救而弗勝，反受其殃。

故曰，必知天忌，乃言鍼意 40。

案，審於虛實，審，明辨，詳審。虛實，義有兩端，一則謂人體血氣虛實之變，即病機也。一則謂補不足寫有餘，調虛實也。　無犯其邪，邪，害也，害乃要害，緊要處也。故本書卷第五之《四海合》篇岐伯曰，審守其輸而調其虛實，毋犯其害，順者得復，逆者必敗。又，邪或爲語辭，鈔本寫作耶，無犯其邪者，無犯之也，即無犯虛虛實實之過也。亦通。　又，是天之露，是，直也（《說文》），遭也。是，猶夫也（《釋詞》）。露，天所以潤澤萬物者曰露，又覆也，暴露也，又敗也，疲憊也。夫天之露者，天之氣也。遭天之露者，遭遇天災，若天行之疫，與遇歲之虛相對成文。兩義皆通。　勝，任也，堪也，稱也，猶當也，亦克也。救而弗勝，承上文之義，則謂治之不當也。故天露歲虛者，猶言天氣四時之疲敗，人力難與抗衡，一旦致病，施治不當，則必受其殃，故立天忌之言。

法於往古，驗於來今。觀於窈冥，通於無窮。

粗之所不見，良工之所貴。莫知其形，若神髣髴 41。

案，法於往古者，即上文所謂合於《明堂》也。粗之所不見，省一工字。《莊子》所謂“至道之精，窈窈冥冥。至道之極，昏昏默默。”于醫則皆可視爲虛辭，于理，則由不知而知，由知而無知。道家語也。

邪氣之中人也，洫泝動形。

案，今見日鈔本頁眉批注，上呼域反，所以通水於川也。下蘓故反，水欲下，違而上也。十餘字，當是洫泝之注解。另，上字上有一字若玉字，不可詳，泝字之解同《集韻》，今存之。本書卷第二十四《虛實補寫》篇楊注云，水逆流曰泝，則泝與溯同。

正邪之中人也微，先見於色，不知於身，若無若亡若存，在形無形，莫知其精 42。

是故上工之取氣也，迺救其萌牙。下工守其已成，因敗其形 43。

案，楊注云，邪氣初客，未病之病，名曰萌牙。

是故工之用鍼也，知氣之所在，而守其門戶 44。

明於調氣，補寫所在，除疾之意，所取之處 45。

案，除疾，除，或乃徐字之誤，一者除疾之說經文別處不見，一者徐疾乃施鍼常語。存疑。

寫必用員，切而傳之，其氣迺行。

疾入徐出，邪氣迺出。伸而迎之，搖大其穴，氣出迺疾。

案，傳之，謂施鍼，本書卷第二十二之《刺法》篇云"轉鍼導氣。"傳與轉同。伸，通申，復也，再也。

補必用方，外引其皮，令當其門。

左引其樞，右推其膚，微旋而徐推之。

必端以正，安以靜。堅心無解，欲微以留。

氣下而疾出之，推其皮，蓋其外門，眞氣迺存46。

用鍼之要，無忘養神47。

案，楊注云，員謂之規，法天而動，寫氣者也。方謂之矩，法地而靜，補氣者也。樞，謂鍼動也。寫必用方，補必用員，彼出《素問》，此是《九卷》方圓之法，神明之中，調氣變不同故爾。 楊注又云，以上四十七章，《內經》之大總，黃帝受之於岐伯，故誦之以閱所聞也。 高按，楊氏所言四十七章者，今以小數字符標出，尊前人而存予後來參考。

雷公問於黃帝曰，《鍼論》曰，得其人迺傳，非其人勿言。何以知其可傳。

黃帝曰，各得其人，任之其能，故能明其事。

雷公曰，願聞官能奈何。

黃帝曰，明目者，可使視也。聰耳者，可使聽音。

接疾辭給者，可使傳論而語餘人。

安靜手巧而心審諦者，可使行鍼艾，理血氣而調諸逆順，察陰陽而兼諸方。

緩節柔筋而心和調者，可使導引行氣。

疾毒，言語輕人者，可使唾癰祝病。

案，疾毒者，不好遣方用藥。言語輕人，言必尊鬼神而輕人，故可使行祝由也。

爪苦手毒，爲事善傷者，可使按積抑痹。

案，力大者。按，今見日鈔本寫作案。案按相通，即前文案語所引《史記》"案抏毒熨"之案。按者，安之，止之，抑之，下之，遏之，擊之。

各得其能，方迺可行，其名迺章。不得其人，其功不成，其師無名。故曰，得其人迺言，非其人勿傳，此之謂。

手毒者，可使試按龜。置龜於器之下而按其上，五十日而死矣。甘手者，復生如故。

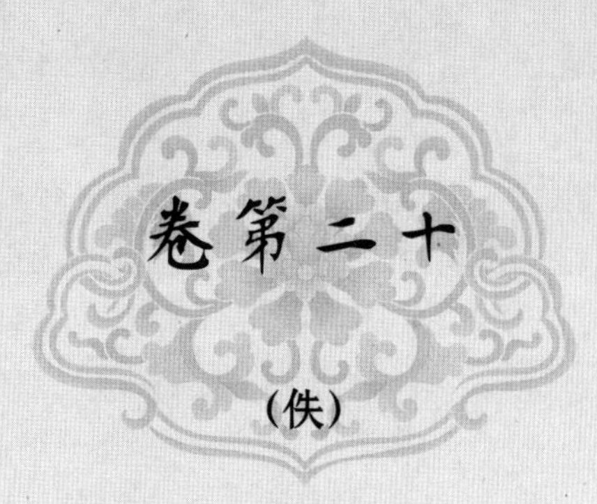

卷第二十

（佚）

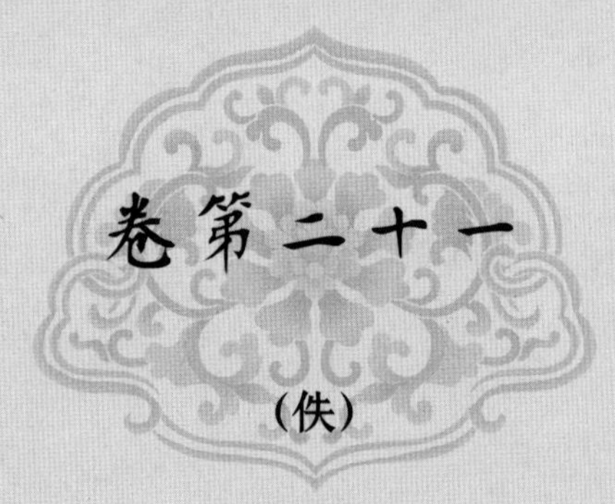

卷第二十一

（佚）

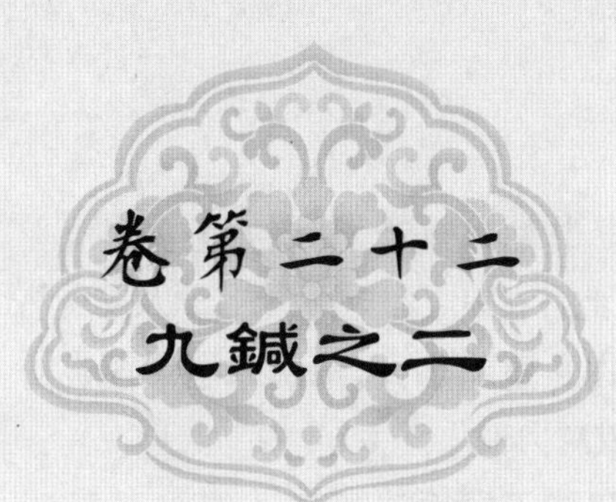

卷第二十二 九鍼之二

刺法

平按，此篇自黄帝曰持鍼縱舍奈何以上，袁刻及別鈔本均缺。楊惺吾氏日本卷子鈔本自篇目刺法左一行上二字仍缺，第三字至第七字，有問岐伯曰余五字，以下至注半反衝也上復缺，計共缺六行，每行十八字，除去問岐伯曰余五字，并問字上所空二格外，下共缺一百零一字，應空一百零一格。

自黄帝曰持鍼縱舍奈何至故拘攣，見《靈樞》卷十第七十一《邪客》篇，又見《甲乙經》卷五第七。

自黄帝問岐伯曰余聞鍼道於夫子至則經可通也，見《靈樞》卷六第三十八《逆順肥瘦》篇，又見《甲乙經》卷五第六。

自黄帝問曰逆順五體至末，見《靈樞》卷二第五《根結》篇，《甲乙經》同上。

□□**問岐伯曰余**□□□　案，楊注殘餘八字，云，半反，衝也。謂衝皮也。

黄帝曰，持鍼縱舍，奈何。

岐伯對曰，必先明知十二經之本末，膚之寒熱，脈之盛衰滑濇。

案，楊注云，起處爲本，出處爲末。　高按，此本末，概言生理病理，即下文“難治其本末”之本末也。膚，尺膚也。

其脈滑而盛者，病日進。虛而細者，久而持。大以濇者，爲痛痹。陰陽如一者，瘤，難治其本末。

案，進，言多變化。久而持，言少變化。　大以濇，大者氣盛，濇者血滯。陰陽如一，或左右，或沈浮，或關前關後皆可言陰陽。瘤，他本或作病，依楊注，當爲瘤。

治，理也，辨也。

上熱者，病尚在。其熱以衰者，其病亦去矣。

案，上熱，發熱也，此言在表之邪。楊注云，頭及皮膚熱也。

因持其尺，察其肉之堅脆小大，滑濇寒溫燥溼也。

案，察其肉者，察其膚肉也。

因視目之五色，以知五藏而決死生。

案，楊注殘闕，五藏之精華，並歸於目，心□□□□□藏□□。　高按，決死生者，謂察病之輕重緩急，明其難治易治也。

視其血脈，察其五色，以知其寒熱痛痹。

案，視其血脈者，視其浮絡也。

黄帝曰，持鍼縱舍，余未得其意也。

岐伯曰，持鍼之道，欲端以正，安以靜。先知虛實，而行疾徐。

左指執骨，右手修之，毋與肉果之。

案，骨，榦也，體也，言鍼榦，鍼體也。修，楊注作脩，他本或作循，修字義勝。果，楊注音顆。　高按，果者，裹也。謂毋使鍼肉相裹。

寫欲端以正，補必閉膚。

案，重申端正閉膚者，惟恐傷及正氣也。

轉鍼導氣，邪得淫泆，眞氣得居。

案，淫泆者，使邪氣蕩浮四散，毋使凝結內斂，故眞氣得安。居者，安處也。　邪不自去，故使之溢散不聚，以待正氣之復，則可御之寫之。　故云，邪毋使聚，眞勿使散。寫邪者，去其勢也。補正者，聚其力也。

黄帝曰，扦皮開腠理，奈何。　案，扦，插也。

岐伯曰，因其分肉，在別其膚，微內而徐端之，適神不散，邪氣得去。

案，因，因循。在，助詞。

黄帝曰，善【之】。

黄帝問岐伯曰，人有八虛，各何以候。岐伯答曰，以候五藏。

案，楊注云，八虛者，兩肘兩腋兩髀兩膕。此之虛，故曰八虛。以其虛，故眞邪二氣留過，故爲機關之室。眞過則機關動利，邪留則不得屈伸，故此八虛，候五藏之氣也。　高按，虛，卽機關之室也。

黄帝曰，候之奈何。岐伯曰，

肺心有邪，其氣留於兩肘。

肝有邪，其氣留於兩腋。

脾有邪，其氣留於兩髀。

腎有邪，其氣留於兩膕。

凡此八虛者，皆機關之室，眞氣之所過，血絡之所游。邪氣惡血，因不得住留，留則傷筋絡，骨節機關不得屈伸，故痀攣。

黄帝問岐伯曰，余聞鍼道於夫子，衆多畢悉矣，夫子之應若失，而據未有堅然者，夫子之問學熟乎，將審察於物而生乎。

岐伯答曰，聖人之爲道者，上合於天，下合於地，中合於人事。必有明法，以起度數，法式檢押，乃後可傳焉。

案，檢押，當作檢柙，法度也，束也，規矩也。

故匠人不能釋尺寸而意短長，廢繩墨而起水平也。工人不能置規而爲圓，去矩而爲方。

知用此者，固自然之物，易用之教，逆順之常。

黄帝曰，願聞自然，奈何。岐伯曰，

臨深決水，不用功力而水可竭也。循掘決衝，而經可通。

此言氣之滑澀，血之清濁，行之逆順。

案，自然而然者在其勢，人力在其所決，可決之處和當決之機。明其處機，可與説血氣之逆順矣。　又，自然而然者，在於有出路。

黄帝曰，願聞人之白黑肥瘦少長，各有數乎。岐伯曰，

年質壯大，血氣充盈，膚革堅固，因加以邪，刺此者，深而留之。

案，因，緣也，假若也。

廣肩，腋項肉薄，皮厚而黑色，脣臨臨然，其血黑而濁，其氣澀，其爲人貪於取與。刺此者，深而留之，多益其數。

案，《易·周易序卦》云，“有事然後可大，故受之以臨。”臨者，大也。　臨臨，高大皃。柳宗元《平淮夷雅二篇之方城》云，“方城臨臨。”

黄帝曰，刺瘦人，奈何。岐伯曰，

刺瘦人者，薄皮色，少肉，廉廉然，薄脣輕言，其血清氣滑，易脫於氣，易損於血。刺此者，淺而疾之。 案，廉廉然，棱棱分明皃。

黄帝曰，刺常人，奈何。岐伯曰，

視其白黑，各爲調之。其端正長厚者，其血氣和調。刺此者，無失常數之。

黄帝曰，刺壯士眞骨者，奈何。岐伯曰，

刺壯士眞骨，堅肉緩節，監監然，此人重，則氣濇血濁。刺此者，深而留之，多益其數。勁則氣滑血清，刺此，淺而疾之。

案，眞骨，謂有勇力者。監，示也，監監然者，謂動作之閒，肉節有力，確然可見也，

黄帝曰，刺嬰兒，奈何。岐伯曰，

嬰兒者，其肉脆，血少氣弱。刺此者，以豪鍼，淺刺而疾發鍼，日再可也。

黄帝曰，臨深決水，奈何。

岐伯曰，血清氣滑，疾寫之，則氣竭焉。

黄帝曰，循掘決衝，奈何。

岐伯曰，血濁氣濇，疾寫之，則經可通也。

案，衝，通道也。《管子·君臣》云，“決之則行，塞之則止。”掘，或同堀，堀，突起皃。

黄帝問曰，逆順五體，言人骨節之小大。肉之堅脆。皮之薄厚。血之清濁，氣之滑濇。脈之長短，血之多少，經絡之數。余已知之矣，此皆布衣匹夫之士也。 案，五體者，骨節，肉，皮，血氣，脈。

夫王公大人，血食之君，身體柔脆，肌肉耎弱，血氣慓悍滑利，其刺之徐疾淺深多少，可得同乎。

岐伯答曰，夫膏粱菽藿之味，何可同也。

氣滑則出疾，氣濇則鍼大而入深。深則欲留，淺則欲疾。

案，欲，須也。菽藿，今見日鈔本寫作莽藿。

以此觀之，刺布衣者深以留，刺大人者微以徐，此皆因氣慓悍滑利者也。 案，徐，謂徐圖緩進，毋求急功。

黄帝問曰，形氣之逆順奈何。岐伯答曰，

形氣不足，病氣有餘，是邪勝也，急寫之。

形氣有餘，病氣不足，急補之。

案，所謂病氣者，乃可謂正邪相爭之勢氣也。

形氣不足，病氣不足，此陰陽氣俱不足也，不可刺之，刺之則重不足。重不足，則陰陽俱竭，血氣皆盡，五藏空虚，筋骨髓枯，老者絕滅，壯者不復也。

形氣有餘，病氣有餘，此謂陰陽【氣】俱有餘也，急寫其邪，調其實虚。 案，依上文，脱一氣字。 又，調其實虚，卽下文"調陰與陽"，非獨寫有餘補不足者也。

故曰，有餘者寫之，不足者補之，此之謂也。

案，在于形氣與病氣也。

故曰，刺不知逆順，眞邪相薄。 案，薄，迫也。

滿而補之，則陰陽四溢，腸胃充郭，肝肺内瞋，陰陽相錯。

案，郭，廓也，開也，張也，《方言》云，張小使大曰廓。瞋，怒也，張目，亦張也。皆言滿而補之之過。 又，陰陽者，陰陽氣，正邪之爭也。

虚而寫之，則經脈空虚，血氣竭枯，腸胃懾辟，皮膚薄著，毛腠夭焦，予之死期。

案，虚而寫之者，重不足也。 懾辟，楊注云，腸胃無氣也。懾，紙輒反。 高按，懾，持也，收斂也。辟，去也，除也。《文選·張協七命》"萬辟千灌"注，辟謂疊之。辟又同襞，襞積。《廣雅·釋詁四》"襞，襵，詘也"念孫疏證云，凡物申則長，詘則短，故詘謂之懾辟，短亦謂之懾辟。本書卷第二十四《虚實所生》篇寫作懾辟。 此謂重不足之下腸胃之不足也，與楊注合。 又，重不足，血氣枯竭，血氣者，君主之象也，今君主重不足，則腸胃專懾，雖見進食，或撑脹不下，或洞洩如去，皆不可爲血氣用也。存一說。

故曰，用鍼之要，在乎知調。

調陰與陽，精氣乃光。合形與氣，使神内藏。

案，楊注云，光，章盛皃。

故曰，上工平氣，中工亂經，下工絕氣危生。故下工不可不愼也。

案，亂經，亂，治也。下工非不可取也，是必愼也。工，功也。平氣于萌芽可謂上功，調經理血而愈病可建中功，致絕氣危生而圖治則多下功無功矣。

必審其五藏變化之病，五脈之應，經絡之實虚，皮之柔麤，而後取之。

案，五藏變化有常有病，病則必審五脈之應，經絡之虚實，皮之柔麤，而後圖治。取之者，取治之之法也。　又，知變化之機者，上工也。察五脈之應，經絡之實虚者，中工也。及見皮之柔麤者，下工也乎。

九鍼所主

平按，此篇自篇首至末，見《靈樞》卷二第七《官鍼》篇，又見《甲乙經》卷五第二，惟編次前後略異。

高按，篇名，今見日鈔本寫作，九針所生。

九鍼之要，官鍼最妙。九鍼之宜，各有所爲。

長短大小，各有所施，不得其用，病不能移。

案，大小，今見日鈔本寫作小大。

病淺鍼深，内傷良肉，皮膚爲癰。

病深鍼淺，病氣不寫，反爲大膿。

病小鍼大，氣寫大疾，必後爲害。　案，大疾，使疾更甚。

病大鍼小，大氣不寫，亦(復)【後】爲敗。

案，大氣，病氣也。復字，今見日鈔本寫作後，可改。

高按，要者，簡要。妙，亦要也，緊要，精妙也。官者，識其有別，任之所宜，謂之官。謂九鍼之道，簡要言之，則在任鍼之法，各有所宜。

夫鍼之宜，大者大寫，小者不移，已言其過，請言其所施。　案，已言其過者，言至多矣。

病在皮膚無常處者，取以鑱鍼於病所，膚白勿取。

案，楊注以爲痛處皮膚當色赤，故白處痛移，不可取也。不塙。膚白，或痛爲虚，或病在深，不可以鑱鍼寫也。無常處，謂無定處也，亦曰不論何處。

病在分肉閒者，取以員鍼於病所。

病在脈氣，少當補者，取以鍉鍼于井滎分輸。

病爲大膿者，取以鈹鍼。　案，平按，鈹鍼，《靈樞》《甲乙》作鈹鍼。

病痹氣暴發者，取以員利鍼。

痹病，氣痛而不去者，取以豪鍼。　案，氣痛，前文“氣之息者。”

病在中者，取以長鍼。

病爲水腫，不能過關節者，取以大鍼。

病在五藏，固居者，取以鋒鍼，寫於井滎分輸，取以四時。

案，楊注云，鑱鍼，頭大末兑，主寫陽氣，故皮膚痛無常處，陽氣盛也。

員鍼之狀，鋒如卵，揩摩分間，内不傷肌，以寫分氣也。

鍉鍼之狀，鋒如黍粟之兑，主當行補於井滎之輸，以致於氣也。

鈹鍼之狀，末如劍鋒，以取大膿也。

員利鍼，狀如氂。氂，毛也。用取暴痹。

豪鍼之狀，尖如蟁蝱之喙，静以徐往，留之養神，以取痛痹也。

長鍼之狀，鋒利身薄，以取藏中遠痹也。

大鍼之狀，尖如筳，筳如平筳，其鋒微圓，以通關節也。

鋒鍼之狀，刃三隅，以發固居之疾，寫於井滎分輸，取以四時也。

三刺

平按，此篇自所謂三刺至不可以爲工也，見《靈樞》卷二第七《官鍼》篇，又見《甲乙經》卷五第二。自凡刺之屬三刺至穀至末，見《靈樞》卷二第九《終始》篇，又見《甲乙經》卷五第五。

所謂三刺則穀氣出者，先淺刺絕皮，以出陽邪。

再刺則陰邪出者，少益深，絕皮致肌肉，未入分間也。

已入分肉之間，則穀氣出。

故《刺法》曰，始刺淺之，以逐邪氣而來血氣。

後刺深之，以致陰氣之邪。

最後刺極深之，以下穀氣。此之謂也。

案，此段乃刺之基礎。陽邪陰邪者，邪之淺深之謂也。淺刺來血氣，謂血氣之在衛者，來者復也，反正爲主。深刺致陰氣之邪，陰氣，血氣之在營在藏府者，邪，或當作語氣詞，今見日鈔本一概寫作耶，且句末常以“之也”爲助。來血氣，致陰氣，下穀氣，來致下三字同義。穀氣者，胃氣，眞血氣也。

故用鍼者，不知年之所加，氣之衰盛，虚實之所起，不可以爲工也。 案，刺法既立，再能辨人識病，方可爲工。工者，巧也，善也。

凡刺之屬，三刺至穀。邪僻妄合，陰陽易居。逆順相反，沈浮異處。四時不得，稽留淫泆，須鍼而去。

案，邪僻妄合，楊注云，陰陽二邪，妄與正氣相合。　又云，府藏一氣相乘，名曰易居。　逆順相反者，營氣逆肺，衛氣順脈，以爲相反。　又云，春脈或沈，冬脈或浮，故曰異處。　四時不得者，謂四時脈不相順。　稽留淫泆者，言血氣或有稽留壅遏，或有淫泆過度。《刺法》篇云“轉鍼導氣，邪得淫泆。”《五邪刺》篇“小者益陽，大者必去。”則或以“淫泆”謂邪之小者可刺之使溢散。

高按，邪僻妄合，僻亦邪也，邪僻者，邪也。妄者，亂也。合者，加也，卽邪氣妄亂，加之于身。　陰陽易居，陰陽，表裏上下藏府血氣皆可謂陰陽。易者，變化。居，居之切，語辭也。　逆順相反，反者，違背也，謂當順者反逆，當上者反下，當在表者反入內。　《呂氏春秋·誣徒》云“若晏陰喜怒無處”，高誘注曰，處，常也。故沈浮異處者，沈浮失常也。　四時不得者，四時寒暑不相與。　稽留淫泆者謂邪僻也。　故自邪僻妄合至稽留淫泆，乃言病之所成。　又，陰陽易居，今見日鈔本寫作陽陰易居。

一刺則陽邪出，再刺則陰邪出，三刺則穀氣至。穀氣至而止。

案，申言知止。下文“氣至乃休”，止休同，休有美善之義，可參。

所謂穀氣至者，已補而實，已寫而虛，故以知穀氣至也。

案，此章尤爲重要。穀氣至者，血氣將平也，故下文云，穀氣來也徐而和。

邪氣獨去者，陰與陽未能調，而病知愈也。

案，能，猶及也。知，見也。

故曰補則實，寫則虛。痛雖不隨鍼減，（病）【高】必衰去矣。

案，當補者得補而實其虛，須寫者得寫而虛其邪，乃知病機而治之也。後兩句，今見日鈔本不字有損壞，寫作，**【痛雖不隨針，高必衰去矣。】**高字義勝，可從改。痛，病也，高言其勢，病雖不減，其勢可衰。以病必衰去而痛未減，則于義不安。

陰盛而陽虛，先補其陽，後寫其陰而和之。

陰虛而陽盛，先補其陰，後寫其陽而和之。

案，此陰陽偏盛之和調之法則，非是標本緩急之圖治法則。和，相應也（《說文》），平也，齊也。　楊注以爲補重虛難而寫重實易，故以補爲先。

（三脈重足大指之間。） 案，此句八字當下移。

必審其實虛。虛而寫之是謂重虛。重虛，病益甚。 案，毋重虛重實。

凡刺此者，以指按之，脈動而實，且病者，疾寫之。虛而徐者，則補之。反此者病益甚。

【三脈重足大指之間】，其重也，陽明在上，厥陰在中，太陰在下。 案，前文一句八字，移此。

膺輸中膺，背輸中背。

肩髆虛者，取之上。 案，髆，肩甲也。楊注云，補肩髃肩井等穴曰取之上也。 髆或作膊。有作肩髀者，非。

重舌，刺舌柱，以鈹鍼。

手屈而不伸者，其病在筋。伸而不屈者，其病在骨。在骨守骨，在筋守筋。

案，守，護也。《詩·大雅·鳧鷖序》"能持盈守成"，孔穎達正義曰，執而不釋謂之持，主而不失謂之守，持是手執之，守是身護之。

補須一方實，深取之，希按其痏，以極出其邪氣。一方虛，淺刺之，以養其脈，疾按其痏，無使邪氣得入。

案，句首補須二字，楊注云，量此補下脫一寫字。楊注又云，方，處也。欲行寫者，須其寫處是實，然後得爲寫也。深取之者，令（其）出氣多也。希，遲也。按其痏者，遲按鍼傷之處，使氣泄也。 楊注又云，行於補者，須補處是虛也。淺刺者，惡其洩氣，所以不深也。以養其脈者，留鍼養其所取之經也。按其痏者，按鍼傷之處，疾關其門，使邪氣不入，正氣不出也。 高按，補虛一方實，補，治也，非謂補寫之補。

邪氣來也，堅而疾。穀氣來也，徐而和。 案，要緊處。來者，候其至也。

脈實者，深刺之，以洩其氣。

脈虛者，淺刺之，使精氣無得出，以養其脈，獨出其邪氣。 案，獨出其邪氣，獨，語助辭（劉淇《助字辨略》）。

刺諸痛者,深刺之。諸痛者,其脈皆實。 案,諸痛脈實者可深刺之。

從腰以上者,手太陰陽明皆主之。

從腰以下者,足太陰陽明皆主之。

病在上者下取之,病在下者高取之。

病在頭者取之足。病在腰者取之膕。

案,頭部乃大會,腰部乃機樞,此特指出,以别於前文之腰以上腰以下之説。 又或,從腰以上腰以下手足太陰陽明之主者,病理也。其治以上下高取之法,特以頭腰爲例申明之。

病生于頭者頭重,生于手者臂重,生于足者足重,治病者先刺其病所從生者。

春氣在豪毛,夏氣在膚,秋氣在分肉,冬氣在筋骨,刺此病者,各以其時爲齊。

案,刺此病者,此病謂病其淺深應四時者也。 齊,整也,和也,等也,類也。又,齊者,辨也,《易·繫辭》云,齊小大者存乎卦。 時,序也,是也,言其當也,善也。

故刺肥人者,以秋冬之齊。刺瘦人者,以春夏之齊。

案,雖病不應于時,然人應于天也者,若肥瘦之人氣常有淺深者是也。 又,經文肥字,今見日鈔本寫作肌。

病痛者,陰也。痛而以手按之不得者,陰也。深刺之。

案,病痛者陰也,謂致痛之病多陰,如寒。按之不得者陰,陰,在内也,隱也,隱者,匿也,伏也,痛也。隱訓爲痛,乃古人常用語也。

按之不得義有兩端,一則按之反不痛,虚也,不論近遠,當補。一則按之痛,但不得有形之積,邪伏在裏,可寫。皆宜深刺。

又,此以痛爲陰之痛,固非紅腫熱痛等癰瘍之痛,明矣。

病在上者,陽也。在下者,陰也。

案,上下既有腰以上下之上下者,亦有在表者爲上在裏者爲下,有陽爲上陰爲下之上下也。故以痛癢申言之。

癢者,陽也,淺刺之。

案,此以痛癢而論,癢者淺而思動,痛者深而有定,以此論陰陽也。

病先起於陰者,先治其陰,而後治其陽。

病先起於陽者，先治其陽，而後治其陰。

刺熱厥者，留鍼，反爲寒。

刺寒厥者，留鍼，反爲熱。

案，楊注云，留久者，則无熱，動鍼留之爲寒。无寒，靜鍼留之爲熱也。　高按，今見日鈔本，此節楊氏注文字損壞，无熱寫作先熱，清晰可辨。

刺熱厥者，二陰一陽。刺寒厥者，二陽一陰。

所謂二陰者，二刺陰也。一陽者，一刺陽也。

案，楊注云，皮爲陽分也，肌肉爲陰分也。刺熱厥者，二度刺陰，留，補其陰也。一度刺陽，留，寫其陽也。刺寒反之。

久病者，邪氣入深。刺久病者，深内而久留之。閒日而復刺之。

先調其左右，去其血脈，刺道畢矣。

案，楊注云，病久益深，物理之恆，故非深取久留。不可去之。邪氣不能速出，故須閒日而取。取之氣，調左右，血絡刺而去之，可謂盡刺之理者也。

凡刺之法，必察其形氣。

形肉未脱，少氣而脈又躁，躁厥者，必爲繆刺之。

散氣可收，聚氣可希。

案，楊注云，形肉未脱，察其形也。少氣，察其氣也。脈躁，察其脈也。有此三種所由，必須繆刺大絡，左刺右，右刺左也。　高按，繆，音義有五（《匯纂》），此處當居虬切，音糾，交錯之形也，絞也。絞者交也，卽楊注所謂左刺右右刺左。《論語·泰伯》云，“直而無禮則絞。”前賢訓絞爲刺，絞刺人之非也，雖刺人非之刺與鍼刺疾病之刺不同，而絞繆之通用，及左治右右治左則同也。刺人非之絞，則謂非當面直刺也，可作《論語》一注。　楊注，希，散也。平按，希《靈樞》《甲乙》作布，疑誤。卻是未必，布亦散也，謂使聚者得布散。　又，散氣可收，聚氣可希者，卽前文所謂邪得淫泆，眞氣得居也。

深居靜處，與神往來。閉戶塞牖，魂魄不散。專意一神，精氣不分。無聞人聲，以收其精。必一其神，令之在鍼。淺而留之，微而浮之。以移其神，氣至乃休。

案，此言醫者持鍼，當修神志以臨病。　必一其神，一，全也。　淺而留之者，雖淺刺而能有所守，不獨爲淺刺則妄寫也，留，守也。　微而浮之者，雖微刺不得若有若無。在水上曰浮，浮者罰也，雖醒之以微刺然必有所責罰也。浮亦孚也，信也，雖微而必求效曰孚，故曰不得若有若無。　或曰，雖淺而必有所守，雖微而必有所取。　氣至乃休，休，止也，美善也。　又，末八字乃蕭氏從《靈樞》《甲乙》所移補闕。

男內女外，堅巨勿出，謹守勿內，是謂得氣。

案，內，納也，入也，推也。出，外也，伸也，引也。今見《難經·七十八難》云，"得氣，因推而內之是謂補，動而伸之是謂寫。不得氣，乃與男外女內。"謂不得氣者與男外女內，與本書男內女外謂之得氣者合。《難經本義》滑壽云，"若停鍼候氣，久而不至，乃與男子則淺其鍼，而候之衛氣之分。女子則深其鍼，而候之榮氣之分。"《難經集註》引楊曰"衛爲陽，陽爲外，故云男外。榮爲陰，陰爲內，故云女內也。"引丁曰"謂左手先按所刺之穴……男子陽氣行於外，女子陰氣行於內。男子則輕手按其穴，女子則重手按其穴。過時而氣不至，不應其左手者，皆不可刺之也。"《針灸大成》卷四楊氏《經絡迎隨設爲問答》篇云，氣"更不至者，用男內女外之法，男即輕手按穴，謹守勿內。女即重手按穴，堅拒勿出。所以然者，持鍼居內是陰部，持鍼居外是陽部，淺深不同，左手按穴，是要分明。"可相參玩。

三變刺

平按，此篇自篇首至末，見《靈樞》卷二第六《壽夭剛柔》篇，又見《甲乙經》卷十第一。

黃帝問曰，余聞刺有三變，何謂三變。

伯高答曰，有刺營者，有刺衛者，有刺寒痹之留經者。

案，變，權變，耦變。《三國志·魏書》"司馬懿臨危制變。"《劉子·明權章》"循理守常曰道，臨危制變曰權。"《文子·道德》"聖人者，應時權變，見形施宜(權變或作耦變)。"

黃帝問曰，刺三者奈何。伯高曰，

刺營者出血，刺衛者出氣，刺寒痹者內熱。

案，使出血分之邪，出氣分之邪，使內熱而散寒邪。皆權變之法也。

黄帝問曰，營衛寒痹之爲病，奈何。伯高答曰，

營之生病也，寒熱，少氣，血上下行。

衛之生病也，氣痛，時來時去。怫愾賁響，風寒客於腸胃之中。

寒痹之爲病也，留而不去，時痛，而皮不(行)【仁】。

案，楊注，怫愾，上扶物反，下訢氣反，氣盛滿皃。賁響，腹脹皃也。　又，平按，皮不行《靈樞》《甲乙》俱作皮不仁。今見日鈔本正寫作仁，當改。　又，營之生病也，今見日鈔本寫作，營之主病也。　高按，皮不仁有二義，一則痹而不通，皮膚麻木不仁。一則痹痛在深，而皮不痛。以後者義略勝。

黄帝問曰，刺寒痹內熱，奈何。伯高曰，

刺布衣者，必火焠。刺大人者，藥熨之。

案，布衣者氣壯善行，痹當以火開之，必自行速。大人者氣弱多鬱，緩緩熨透，方可借力而行。

黄帝問曰，藥熨之，奈何。伯高曰，

用醇酒二十升，蜀椒四升，乾薑一升，桂一升。凡四種，皆㕮咀，漬酒中。用綿絮一斤，細白布四丈，皆並內酒中。置酒馬矢熅中，蓋封塗，勿使泄，五日五夜，出布綿絮，曝乾復漬，以盡其汁。每漬必晬其日，乃出乾。

並用滓與綿絮，複布爲複巾，長六七尺，爲六七巾。即用，之生桑炭炙巾，以熨寒痹所刺之處，令熱入于病所。寒，復炙巾以熨之，三十遍而止。即汗出，炙巾以拭身，亦三十遍而止。起步內中，無見風。

每刺必熨如此法，病已矣。此所謂內熱者也。

案，複，重也，有裏曰複，無裏曰襌。複，褚衣，以綿裝衣曰褚。複布爲複巾者，以布爲複巾而裝以綿絮。　即用，將用也。　之生桑炭炙巾，之，就也，以也。炙，或當作炙，二者義相近，粗辨之則灸病之灸在灼一點，炙肉之炙在炮全面。

五刺

平按，此篇自篇首至末，見《靈樞》卷二第七《官鍼》篇，又見《甲乙經》卷五第二。

凡刺有五，以應五藏。

一曰半刺。半刺者，淺內而疾發鍼，(毋)令鍼傷多，如拔髮爪，以取皮氣，此肺之應。

案，今整理本編者按，令字前有毋字者衍文，刪之。今見日鈔本無此毋字，可刪。　高按，傷多，意爲治療區域同時多點淺刺。淺而傷多，則如以爪拔髮，取皮氣之應也。

二曰豹文刺。豹文刺者，刺左右前後，鍼之中脈爲故，以取經絡之血者，此心之應也。

案，正刺繆刺循經刺者，在於循經上下，左右或前後言者，謂非循經取之也。　故，法也，則也，又謀也，又同巧。或故者，爲豹文之成也。以，因也。

三曰關刺。關刺者，直刺左右，盡筋上，以取筋痹，慎無出血，此肝之應也。或曰開刺，一曰豈刺。

案，取，治也。豈，同闓，開也。又，豈與竪同。

四曰合刺。合刺者，左右雞足，鍼於分肉之間，以取肌痹，此脾之應也。

案，楊注云，刺身左右分肉之間，痏如雞足之跡，以合分肉間之氣，故曰合刺也。

五曰輸刺。輸刺者，直入直出，深內之至骨，以取骨痹，此腎之應也。

五藏刺

平按，此篇自篇首至末，見《靈樞》卷五第二十《五邪》篇，又見《甲乙經》卷九自第三至第八等篇。

邪在肺，則病皮膚，寒熱，上氣，喘，汗出，欬動肩背。

取之膺中外輸，背三椎五椎之傍，以手疾按之快然，乃刺之。取之缺盆中以起之。

案，楊注云，膺中內輸在膺前也。膺中外輸，肺輸也，在背第三椎兩傍，心輸在第五椎兩傍，各相去三寸，按之快然，此爲輸也。肺之五病，取於肺輸及肺缺盆中也。　平按，以起之，《靈樞》《甲乙》作以越之。　高按，以手疾按之快然一句是重點。疾，力也，壯也。　起，猶發也，行也，起之者，去之也。

邪在肝，則兩脅中痛，寒中，惡血在內，行者善瘛，節時腫。

取之行間，以引脅下。補三里，以溫胃中。取血脈，以散惡血。取耳間青脈，以去其瘈。

案，平按，行者善瘛節時腫，《甲乙》作胻節時腫善瘛。義略勝。　瘛，瘈，瘲同，掣也。與瘲相對，引縱也。　又，惡血在內者，則腫痛，則眩暈，則爲失血，則爲善瘛。

邪在脾胃，則肌肉痛。

陽氣有餘，陰氣不足，則熱中，善飢。

陽氣不足，陰氣有餘，則寒中，腸鳴，腹痛。

陰陽俱有餘，若俱不足，則有寒有熱。

皆調於三里。

案，若俱不足，若，猶或也，猶及也，與也（《釋詞》）。

邪在腎，則骨痛，陰痹。陰痹者，按如不得。腹脹，腰痛，大便難，肩背頸項痛，時眩。

取之涌泉崑崙，視有血者，盡取之。

案，陰者，隱也，故按如不得。

邪在心，則病心痛，喜悲，時眩仆。

視有餘不足，而調之其輸。

五節刺

平按，此篇自篇首至末，見《靈樞》卷十一第七十五《刺節眞邪》篇。

自黄帝曰刺節言振埃至血變而止，見《甲乙經》卷九第三。

自黄帝曰刺節言發矇至必應（其鍼）【於鍼也】，見《甲乙經》卷十二第五。

自黄帝曰刺節言去爪至故命曰去爪，見《甲乙經》卷九第十（二）【一】。

自黄帝曰刺節言徹衣至疾於徹衣，見《甲乙經》卷七第一。

自黄帝曰刺節言解惑至疾如解惑，見《甲乙經》卷十第二【下】。

黄帝問於岐伯曰，余聞刺有五節，奈何。

岐伯對曰，固有五節，一曰振埃。二曰發矇。三曰去爪。四曰徹衣。五曰解惑。

案，楊注云，節，約也。謂刺道節約也。此言其名也。高按，節約，即簡約。　又，去爪，下文楊注以爲或水字之誤。平按皇甫氏作去衣，義勝。衣，隱也。今見《甲乙經》作去衣。

黄帝曰，子言五節，余未知其意。岐伯曰，

振埃者，刺外經，去陽病也。

案，楊注云，外經者，十二經脈入府藏者以爲内經，行於四支及皮膚者以爲外經也。

發矇者，刺府輸，去府病也。

案，楊注云，六府三十六輸，皆爲府輸也。

去爪者，刺關節之支絡也。

案，楊注云，關，四支也。四關諸節，人餘(大)【六】節也。支絡，孫絡也。　平按，楊注人餘恐係人身之誤。　高按，餘同余，余，身也。《爾雅·釋詁》"朕余躬，身也。"又，楊注大節，今見日鈔本寫作六節。《周禮·秋官·小行人》云，"達天下之六節，山國用虎節，土國用人節，澤國用龍節，皆以金爲之。道路用旌節，門關用符節，都鄙用管節，皆以竹爲之。"《周禮·夏官·趣馬》"簡其六節"，《正義》引王應電云，"六節，謂行止進退馳驟。"可參考。則作六節者義略勝，可據改。

徹衣者，盡刺諸陽之奇輸也。

案，楊注云，諸陽奇輸謂五十九刺，故曰盡也。

解惑者，盡知調陰陽，補寫，有餘不足，相傾移也。

案，楊注云，寫陰補陽，寫陽補陰，使平，故曰相傾移也。　高按，調，調察之調，察也。所謂解惑，在於察陰與陽，補與寫，有餘與不足，各有傾移之變。明察盡知，故曰解惑。

黄帝曰，《刺節》言振埃，夫子乃言刺外經去陽病，余不知其所謂也，願卒聞之。

岐伯曰，振埃者，陽氣大逆，滿於胷中，煩瞋，肩息，大氣逆上，喘喝坐伏，病惡埃煙，䬪不得息。請言振埃而疾於振埃也。

案，楊注云，埃，塵微也。謂此三種陽疾，惡於埃塵煙氣，其病令人氣滿閉塞得喘息，言其埃也。䬪，音噎也。　高按，䬪，食不下，飯窒也。《楚辭·九思》"仰長歎兮氣䬪結。"吉，謹也，拮結䬪同源字(王力《同源字典》)。　又，振者，舉也，起也，拔也，止也。又如振衣之振。《日知錄·左傳注》"昭十八年，振除火災。振，如振衣之振，猶火之著於衣，振之則去也。"又，而疾於振埃，而，《靈樞》作尚，本書下文亦作尚。請言振埃尚疾於振埃也者，雖譬若振埃而立言，治病則更求疾於振埃也。下文或可同解。

黄帝曰，善。取之何如。岐伯曰，取之天容也。

案，楊注云，天容，在耳下曲頰後，足少陽脈氣所發也。　高按，今天容穴屬手太陽小腸經。依其所治,經文天容當作天突爲安,今見《靈樞》亦作天容。

黄帝曰,其欬,上氣,窮詘胷痛者,取之奈何。

岐伯曰,取之廉泉也。

案,楊注云,詘音屈。窮詘,氣不申也。廉泉,在頷下結喉上也。廉,斂鹽反。　高按,楊注頷,今整理本誤作頜。頷下卽頷,頸也。

黄帝曰,取之有數乎。

岐伯曰,取天容者,無過一里而止。取廉泉者,血變而止。

案,楊注云,一里,一寸也。故《明堂》刺天容□一寸也。　高按,刺天容,内鍼不可至寸,刺天突可不逾寸。

黄帝曰,善。

黄帝曰,《刺節》言發矇,余未得其意。夫發矇者,耳無所聞,目無所見。夫子乃言刺府輸,何使然。願聞其故。

岐伯曰,妙乎哉,問也。此刺之約,鍼之極也,神明類也。口說書卷,猶不敢及也。請言發矇,尚疾於發矇也。

案,楊注云,岐伯望請自言發矇之速也。

黄帝曰,善。願手受之。岐伯曰,

刺此者,必於日中,刺其聽宫,中其眸子,聲聞於耳,此其輸也。

黄帝曰,善。何謂聲聞於耳。岐伯曰,

邪刺,以手堅按其兩鼻竅而疾偃,其聲必應於鍼也。

黄帝曰,善。此所謂弗見爲之,而無目視見,而取之,神明得者矣。

案,楊注云,日中正陽,故開耳目取日中也。手太陽脈支者至目兑眥,卻入耳中。手足少陽脈支者,從耳後入耳中,出走耳前至目兑眥。故此三脈皆會耳目聽宫,俱連目中眸子。眸子,目中瞳子也。刺聽宫輸時,矇朧速愈,故得聲聞於耳也。鍼聽宫時按鼻仰臥者,感氣合出於耳目,卽耳通目明矣。此之妙者,得之於神明,非由有目而見者也。　高按,經文而無目視見五字疑衍,或插入語也。《靈樞》同。試讀作【此所謂弗見爲之而取之,神明得者矣。】取之者,得之也,謂聲聞於耳也。　又,中其眸子者,以眸子爲的,卽邪刺之方向,邪,通斜。　又,堅按,堅,固定,穩定。按者,安也,置也。疾偃,疾,快速。偃,通堰,壅塞也。堅按疾偃者,謂以兩手指穩於兩鼻翼,快速偃壓,使鼻腔内氣衝向内,故可聞之於耳。楊注以偃爲偃臥則失之。　又,楊注,日中正陽故開耳目取日中也,十二字,今見日鈔本寫作,目中正陽故聞耳目取目中也。

黄帝曰,《刺節》言去爪,夫子乃言刺關節之支絡,願卒聞之。

岐伯曰,腰脊者,身之大關節也。股胻者,人之所以趨翔也。

莖垂者,中身之機,陰精之候,津液之道也。

案,由腰股胻垂莖言其重要,治之須去衣,去隱也。無涉於爪甲,故作去衣義勝于去爪。然如下文言論水道,及楊注之疑,又或作水,今《甲乙經》整理者以爲作水義勝。　又,趨翔,急行曰趨,翔者動也,有舞動之義,亦有回顧之意,或作趨蹌,謂行動之自如。　楊注云,爪,謂人之爪甲,肝之應也。肝足厥陰脈,循於陰器,故陰器有病如爪之餘,須去之也。或水字錯爲爪字耳。

故飲食不節,喜怒不時,津液内溢,乃下溜於睾,水道不通,日大不休,俛仰不便,趨翔不能,此病滎然有水,不上不下,鈹石所取。形不可匿,常不得蔽,故命曰去爪。

案,楊注云,飲食不節,言飲食過度。言其喜怒不時,反春夏也。　又云,言飲食多,水溢,流入陰器囊中也。睾音高。　又云,水道既閉,日日長大也。滎然,水聚也。不上者上氣不通,不下者小便及氣下不洩也。　高按,滎,絕小水也(《説文》)。又,澤也。　不可匿,不得蔽,故曰去衣義勝。

黄帝曰,善。

黄帝曰,《刺節》言徹衣,夫子乃言盡刺諸陽之奇輸,未有常處也,願卒聞之。

岐伯曰,是陽氣有餘而陰氣不足,陰氣不足則内熱,陽氣有餘則外熱。與熱相薄,熱於懷炭,外重絲帛衣不可近身,又不可近席,腠理閉塞,不汗,舌焦,脣槀腊,嗌乾欲飲,不讓美惡也。

案,楊注云,藏之陰氣在内,府之陽氣在外。陰氣在外,陰氣不足,陽乘之,故内熱薄停也。重絲帛衣,複衣也。腊,肉乾也。内熱(甚)【盛】渴,故飲不擇美惡也。腊,性亦反。　與熱相薄,平按《靈樞》作内熱相薄,《甲乙》作兩熱相薄。　高按,與者,黨與也。相親,想從,相敵,皆可曰與。又,與者,猶共也,合也,和也,偕也。故與熱者,既有兩熱相合相偕之義,亦有相敵相薄之義。鈔本與字寫作与。

高按,今見日鈔本,經文陰氣不足則内熱,不足二字重文,乃衍誤。又不可近席,寫作又可不近席,乃鈔寫錯誤。　又,楊注陰氣在外,疑乃是陽氣有餘之誤,陰氣在内而不足,故陽氣由外乘内而内熱。古人鈔書之誤若此,不可不詳察細讀。

黄帝曰，善。取之奈何。

岐伯曰，取之其府，大杼三痏，有刺中膂以去其熱，補手足太陰以出其汗，熱去汗希，疾於徹衣。

案，楊注云，大杼内輸皆是足太陽脈氣所發，寫陽氣之要穴也。　又云，手太陰主氣，足太陰主穀氣。此二陰氣不足，爲陽所乘，陰氣不洩，以爲熱病，故寫盛陽，補此二陰，陽去，二陰得實，陰氣得通，流液，故汗出熱去，得愈，疾於徹衣，故曰徹衣也。　高按，其府，謂熱之舍也。平按《靈樞》《甲乙》作天府，非。　有刺，有，又也。

黄帝曰善。

黄帝曰，《刺節》言解惑，夫子乃言盡知調陰陽，補寫有餘不足相傾移也，惑何以解之。

岐伯曰，大風在身，血脈偏虚，虚者不足，實者有餘。輕重不得，傾側宛伏，不知東西，又不知南北，乍上乍下，乍反覆，顛倒無常，甚於迷惑。

黄帝曰，善。取之奈何。

岐伯曰，寫其有餘，補其不足，陰陽平復，用鍼若此，疾(如)【於】解惑。

案，楊注云，大風，謂是痱風等病也。　又云，手足及身不能傾側也，宛，謂宛轉也。　不知南北下注云，心無知也。　又甚於迷惑下注云，志昏性失也。　高按，此陰陽若離，虚實雜兼也。傾側宛伏，傾側，傾移轉側。宛伏，鬱蘊潛伏。

黄帝曰，善。請藏之靈蘭之室，不敢妄出也。

五邪刺

平按，此篇自篇首至末，見《靈樞》卷十一第七十五《刺節眞邪》篇。

又自黄帝曰余聞刺有五邪至眞氣存，見《甲乙經》卷五第二。

自請言解論至此所謂引而下之者也，見《甲乙經》卷七第三。

自大熱偏身至所謂推而散之者也，見《甲乙經》卷七第二。

自黄帝曰有一脈生數十病者至末，見《甲乙經》卷十第一下篇。唯自當是之時善行水者以下至末，袁刻及別鈔本均缺，平從日本仁和寺宫御所藏《殘卷》十三紙中檢出補入，經文楊注，缺而復完，洵堪寶貴也。

黄帝曰，余聞刺有五邪，何謂五邪。岐伯曰，

疾有時癰者，有容大者，有狹小者，有熱者，有寒者，是謂五邪。

案，平按，時癰，《靈樞》《甲乙》作持癰。　高按，時癰，不時癰也。　又，時癰或當作時雍，時雍者，太平時和，乃借指病微淺而身無礙。若病顯，則有小大寒熱之别。存一説。　謂，今見日鈔本寫作語。

黄帝曰，刺五邪，奈何。

岐伯曰，凡刺五邪之方，不過五章。

癉熱消滅。腫聚散亡。寒痹益溫。小者益陽。大者必去。請道其方。

案，楊注，癉，熱病也，音丹。　高按，癉，《説文》《爾雅》均作勞病解，消耗之義，是也。凡消耗性疾病，或疾病之消耗階段，均可謂之癉。因發熱而消耗，或消耗伴有發熱者，稱之爲癉熱。　益者，加也，補也。　陽，同揚，使彰顯，使消散。《刺法》篇"轉鍼導氣，邪得淫泆。"

凡刺癰邪，無迎隴，易俗移性，不得膿。詭道更行，行去其鄉。不安其處，所乃散亡。

案，楊注云，隴，大盛也。癰之大盛將有膿，不可迎而寫之也。　楊注又云，易其常行法度之俗，移其先有寒溫之性，更量膿之所在，上下正傍，以得爲限，故曰去其鄉，不安於處一，病乃散亡也。　高按，俗，習也，常也，續也。詭道者，變化也。兩行字，前者謂行詭道，後者謂行其法。處，爲人處世之處也。癰疽之爲病，有發者，有陷者，有成膿者，有成筋游絲者，故其治也必以詭道，知變化，奪病之欲行及其向背，使其不得自處。　又，平按，《靈樞》《甲乙》脱一行字。又，楊注，移其先有寒溫之性，有字，今見日鈔本寫作爲。

諸陰陽過癰所者，取之其輸，寫之。

案，楊注云，諸陰陽之脈過癰所者，可取癰之所由之輸寫之也。　高按，循所過經脈，其輸有致其癰者，有可寫其病者，取之。

凡刺大邪曰以小，洩奪有餘乃益虚。(慄)【慓】其道，鍼干其邪肌肉親，視之無有反其眞。刺諸陽分肉閒。

案，楊注云，大邪者實邪也，行寫爲易，故小洩之，益虚取和也。於鍼之道，戰慄謹肅，以鍼干邪，使邪氣得去，肌肉相附也。親，附也。　又云，視邪氣無有反其眞氣，乃止也。　又，刺諸陽分肉閒，楊注云，刺大邪所在也。

高按，慄，今見日鈔本寫作慓。慓，音飄，通剽。剽，砭刺也(《説文》)，又劫也，截也。剽其道者，砭鍼其經絡也，故可以鍼干其邪。　試解之曰，大邪，言其邪甚。以小，使其衰減曰小，故曰洩曰奪。乃益虚者，洩奪邪之甚者，即是補益正之虚也。

再鍼其經絡，干其邪，令肌肉親，營衛和也。察其有無反正，量邪之已去與否也。

使大而小者，洩其實也，使小而大者，補其虛也。小，減其勢也。大，壯其氣也。曰以小，曰以大者，謂治則也。

凡刺小邪曰以大，補其不足乃無害。視其所在迎之界。遠近盡至不得外。侵而行之乃自費。刺分肉之間也。

案，楊注云，小邪，虛邪也，行補爲難也，故曰大補，使其實也。　又云，界，畔際也。視虛(實)【邪】畔界，量眞氣遠近，須引至虛中令實，不得外而不至也。　又云，侵，過也。補須實，知即止，補過即損正氣。費，損也。　又，刺分肉之間，楊注云，刺小邪所在也。

高按，依楊注，大邪謂邪實爲著，小邪謂正虛爲著。乃無害，病小者扶正而邪自去，邪去則無害，非謂補之無害。補其不足者常須以湯藥，并鍼以刺病之所。界，既是病所，又是正邪之爭處，刺之以去邪氣。迎，逆也，迓也，即刺之也。外，失之曰外。費，損也，或作拂，除也。侵，漸進也。乃，而也。侵而行之乃自費者，補宜圖緩，漸次而進，其病自損也。

凡刺熱邪越而滄，出遊不歸乃無病，爲開道乎辟門戶，使邪得出疾乃已。

案，楊注云，刺熱之道，寫越走氣，□覺滄然，熱氣不歸，病則愈也。　又云，辟，開也。　高按，滄，或當作滄，寒也。本書卷第一之《順養》篇有寒毋滄滄句。

凡刺寒邪(日)【曰】以溫，徐往疾去致其神，門戶已閉氣不分，虛實得調眞氣存。

案，楊注云，刺寒之道，日日使溫，徐往而入，得溫氣已，去疾而出鍼，以致神氣爲意也。　高按，日以溫，當作曰以溫，亦言治法也。

黄帝曰，官鍼奈何。

岐伯曰，刺癰者用鈹鍼。刺大者用鋒鍼。刺小者用員利鍼。刺熱者用鑱鍼。刺寒者用豪鍼。

請言解論，與天地相應，四時相副，人參天地，故可爲解。

下有漸洳，上生葦蒲，此所以知形氣之多少也。

案，楊注云，洳，汝據反。漸洳，潤溼之氣也。見葦蒲之茂悴，知漸洳之多少。觀人(形)【身】之強弱，識血氣之盛衰。　高按，《漢書·東方朔傳》“塗者，漸洳徑也。”顔師古注，漸洳，浸溼也，漸音子廉反，洳音人庶反。

陰陽者，寒暑也。

熱則滋而在上，根荄少汁，人氣在外，皮膚緩，腠理開，血氣(洩)【減】，汗大洩，肉淖澤。

案，楊注云，春夏，陽而暑也。草木，陽氣滋其枝葉，根莖少汁也。荄，莖也。有本荄爲葉者，非也。人亦如之，氣溢於外，皮腠開湊，大汗洩出，血氣內(竭)【減】。　高按，經文血氣洩，今見日鈔本寫作，血氣減。

寒則地凍水冰，人氣在中，皮膚緻，腠理閉，汗不出，血氣強，肉堅濇。　案，楊注云，秋冬，陰而寒也，陽氣下降，寒氣在地，地凍水冰，人氣亦然，暖氣入藏，陰氣在於皮膚，故腠理閉塞，血□□□肉堅濇也。　平按，以下從殘篇中檢出補入。

當是之時，善行水者，不能往冰。善穿地者，不能鑿凍。善用鍼者，亦不能取四厥。　案，水冰地凍四厥，不可卒有所爲者，其理一也。

而脈渼結，堅搏不往來者，亦未可即柔。故行水者，必待天溫，冰釋凍解，而水可行，地可穿也。

案，而脈渼結，而，猶若也，如也(《釋詞》)。更舉例而言。此脈乃水脈之脈，下文方言人脈。渼，水厓。搏，持也，至也，謂堅而恆持，故無往來。

人脈猶是也，治厥者，必先熨，調和其經，常與腋肘，與腳項，與脊以調之，火氣通，血脈乃行。然後視其病脈，淖澤者，刺而平之，堅緊者，破而散之，氣下乃止。

案，與，于也。腳項者，脛踝也。氣下乃止，下，通達四支曰下，病氣已除亦曰下。　又，楊注云，若行水穿地者，必待春夏也。冬月用鍼者，須薑椒桂酒之巾熨，令經脈淖澤調適，然後可行鍼。凡兩掌兩腋兩肘，兩腳膕膝，項之與脊□之□□經脈有所行要處□熨通脈道也。　高按，楊注有兩掌，經文有常字，《靈樞》《甲乙》亦作掌，平按以爲經文誤鈔。不安，常字若作掌，則與字欠安。讀作【調和其經，掌與腋，肘與腳，項與脊，以調之，】則文法亦不安。恐楊注文爲後人所改，或楊注特加兩掌，而與常字無涉，料乃楊注演繹也，如加膕膝。

此所以解結者也。

高按，解論，先言陰陽應四時之序。

用鍼之類，在於調氣。

氣積於胃，以通營衞，各行其道。

案，楊注云，胃受水穀，以生於氣，故水穀之氣積於此也。衞氣起胃之□□，營氣起於胃之内口。營行於脈中,衛行脈外。今用鍼調於胃氣,通於營衛,使各行其道也。　高按,氣積於胃,積,積畜,蘊蓄也,厚也,生也。《莊子·知北遊》"彼爲積散非積散也。"成玄英云,生來爲積,死去爲散(《莊子集解》)。

宗氣留於海,其下者,注於氣街。其上者,走於息道。

案,楊注云,穀入於胃,其氣清者上注於肺,濁者下流於胃,胃之氣上出於口,以爲噫氣,肺之宗氣留積氣海,乃胷間動氣也。動氣下者,注於氣街,生肺脈者也。又云,肺之清氣積於海者,走於息道,以爲呼吸也。　高按,宗氣留於海,留,同上文氣積於胃之積。下注於氣街,則古人以身之軀幹爲上,以四支爲下。以中央爲上,以邊界爲下。

故厥在於足,宗氣不下,脈中之血涘而止。弗之火調,弗能取之。

案,血涘而止,而,因而,進而。弗之火調,之,以也,又或爲結構助詞。取,卽調也,治也。

用鍼者,必先察其經絡之實虛,切如循之,按而彈之,視其變動者,乃後取而下之。

案,切、循、按、彈者,乃診法也。切者,取也,定其位也。循以察長短大小有否歧支。按,沈取之。彈,浮取之。如而爲助詞,切如循之,卽切之循之。按而彈之,卽按之彈之也。　又,變動者,病也。後取而下之者,謂先識病,後治療也。　又,此章楊注有虛則按其所鍼之處一句,今整理本虛字誤作虎。

六經調者,謂之不病,雖病,謂之自已也。

一經上實下虛而不通者,此必有横絡盛,加于大經,令之不通,視而寫之。

案,楊注云,一經,十二經中隨是何經也。大經隨身上下,故爲從也。絡脈傍引,故爲横也。正經上實下虛者,必是横絡受邪,盛加大經以爲病者,必視寫之,故爲解結也。　平按,《甲乙》寫之下有通而決之四字。　高按,横,戶孟切,去聲,強横横行之横,不循法度可謂之横,逆亂亦可謂之横。横絡者,失常之絡也,亦或病絡也。此乃絡病而經不通,亦當有經病而横絡盛者,楊注所謂縱横之義或是後者。　又,令之不通,令亦可作今。　視,察也。

此所謂解結者也。

高按,解論再言用鍼調氣。乃及於具體。

上寒下熱,先刺其項太陽,久留之,已則熨項與肩胛,令熱下合乃(止)【上】。所謂推而上之者也。

案，楊注上下以腰別之，云，久留鍼者，推別熱而使之上也。熱既聚於肩項，須令和之，故熨，使下之也，推熱令上，故曰推而上之也。　高按，令熱下合乃止，止乃上之誤，涉下文氣下乃止而誤也。　又，項太陽者，其氣下行，今熨令熱，上寒既散，脈氣乃通，脈氣通則下者下上者自上也，此謂合，則下熱上而散去，此乃脈氣所推也。

上熱下寒，視其虛脈而陷下於經絡者，取之，氣下乃止。此所謂引而下之者也。

案，察其脈有虛陷者，在下部於虛所在之經絡取之，使氣下，乃可愈。虛脈，謂虛寒之脈陷下者，今寒在下，取之使熱自上而來，故曰引也。

大熱徧身，狂而妄見妄聞妄言，視足陽明及大絡取之，虛者補之，血實者寫之。　案，虛而痿者取陽明，熱而狂妄者亦取陽明。

因令偃臥，居其頭前，以兩手四指俠按頸動脈，久持之，卷而切推，下至缺盆中，復上如前，熱去乃止。所謂推而散之者也。

案，此法當留意。　楊注云，因令偃臥，以手按人迎之脈□下至缺盆中，復上來去，使熱氣洩盡，乃可休止，故曰推而散之也。有本爲腹上如前，恐錯也。

黄帝曰，有一脈生數十病者，或痛或癰或寒熱或癢痹或不仁，變化無窮，其故何也。

岐伯曰，此皆邪氣之所生也。　案，脈徵已別，必當辨病知邪。

十二刺（亡）

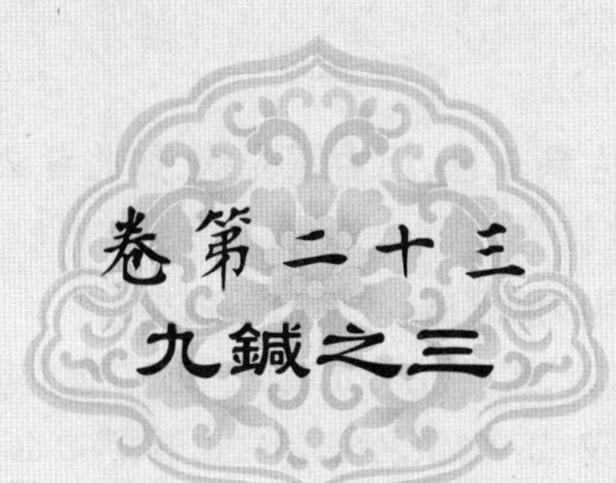

卷第二十三
九鍼之三

量繆刺

平按，此篇自篇首至末，見《素問》卷十八第六十三《繆刺論》篇，又見《甲乙經》卷五第三。

黄帝問岐伯曰，余聞繆刺，未得意也，何謂繆刺。

岐伯曰，夫邪之客於形也，必先舍於皮毛。

留而不去，入舍於孫脈。留而不去，入舍於絡脈。

留而不去，入舍於經脈，内連五藏，散於腸胃。

陰陽更盛，五藏乃傷。此邪之從皮毛而入，極於五藏之次也。

如此則治其經焉。

案，留者稽留。舍亦稽留。　内連五藏散於腸胃者，言經脈之所在也。又，經脈雖連五藏，其病狀多在六府。又，内連五藏散於腸胃者，言從皮毛至胷腹之内也。陰陽更盛者，謂寒暑交替之過者。邪在經脈則有藏府之病機，寒暑過氣則是藏府之病因。此外之因也。

今邪客於皮毛，入舍於孫絡，留而不去，閉塞不通，不得入於經，流溢於大絡，而生奇病焉。

案，今，猶若也。奇，不正曰奇，無序曰奇。奇病，謂非正經之病，謂無上文所言之次而爲病者也。　又，大絡，在于孫絡與經脈別絡之間也。

夫邪客大絡者，左注右，右注左，上下與經相干，布於四末。其氣無常處，不入於經輸，命曰繆刺。　案，其治曰繆刺。

黄帝曰，願聞繆刺，以左取右，以右取左，爲之奈何，其與巨刺，何以別之。

岐伯曰，邪客於經也，左盛則右病，右盛則左病。

病亦有易移者，左病未已，而右脈先病，如此者必巨刺之。必中其中經，非絡脈也。

故絡病者，其痛與經脈繆處，故名曰繆刺矣。

案，巨刺，即正刺。巨，規巨，有方正義也。正，方正不曲謂之正，直也。又，巨者，大也。正者亦大。又，正者，決之也，治之也，釐辨之也。相對於繆刺，正刺即所謂"必中其中經，非絡脈也。" 又，射侯中曰正。正刺者，直取病脈，中病之所，以邪在本經。繆刺，交取所絡，糾其所亂。 又，其痛與經脈繆處，與，于也。繆處，即交結處也。 又，依楊注，下文諸經之絡，皆在本書卷第九之《十五絡脈》篇中，所謂各經之別者也。

黄帝曰，願聞繆刺奈何，取之如何。岐伯曰，

邪客於足少陰之絡，令人卒心痛，暴脹，胷脅支滿。

毋積者，刺然骨之前，出其血。如食頃而已。

左取右，右取左。病新發者，五日已。

案，楊注云，足少陰直脈，從腎上入肺中，支者，從(肝)【肺】出絡心，注胷中，故卒心痛也。從腎而上，故暴脹也。注於胷中，胷脅支滿也。以足少陰大鍾之絡傍經而上，故少陰脈行處，絡爲病也。 又云，聚，陽病也。積，陰病也。其所發之病，未積之時，刺然骨前出血也。然骨在足內踝下大骨，刺此大骨之前絡脈也。 高按，成積聚則不得刺然骨出血。 又，心痛者，當心而痛，中心痛也。

邪客於手少陽之絡，令人喉痹，舌卷，口乾，煩心，臂內廉痛，手不及頭。

刺小指次指爪甲上，內去端如韭葉，各一痏，壯者立已，老者有頃已。

左取右，右取左，此新病數日者也。

案，楊注云，手少陽外關之絡，從外關上繞臂內廉，上注胷，合心主之脈。胷中之氣上薰，故喉痹舌卷口乾煩心，臂內廉痛，手不上頭也。老者氣血衰，故有頃已【之】也。 高按，本書卷第八之《經脈》篇云，三焦手少陽之脈，布膻中，散絡心包，下鬲徧屬三焦。又卷九《十五絡脈》篇云，手少陽之別，名曰外關，去腕二寸，外繞臂，注胷中，合心主。皆未言喉痹舌卷，不言口乾煩心，不言臂內廉，今參上下文意，此繆刺之絡病者，皆非正經別絡之病也，專指可繆刺之絡也。 又，經文反復言病新發，新病數日者，繆刺之治宜早不宜遲也，恐遲則邪由絡及經也，則非繆刺之所宜。

邪客於足厥陰之絡，令人卒疝暴痛。

刺足大指爪甲上與肉交者，各一痏，男子立已，女子有頃乃已。

左取右，右取左。

案，楊注云，疝痛者，陰之病也。女子陰氣不勝於陽，故有頃已也。　高按，陰病者，助陽以治之，女子陽弱，故有頃已，或可灸之而愈。此疝痛，謂少腹急痛。疝，腹痛（《説文》）。又，心痛曰疝，疝，詵也，氣詵詵然上入而痛也（《釋名·釋疾病》）。陰腫又曰疝，亦言詵也，詵詵引小腹急痛也（《釋名·釋疾病》）。顔師古注《急就章》云，疝，腹中氣疾上下引也（王先謙《釋名疏證補》引）。

邪客於足大陽之絡，令人頭項痛，肩痛。

刺足小指爪甲上與肉交者，各一痏，立已。不已，刺外踝下三痏。

左取右，右取左。

邪客於手陽明之絡，令人氣滿胷中，喘息而支胠，胷中熱。

刺手大指次指爪甲上去端如韭葉，各一痏。

左取右，右取左，如食頃已。

邪客於臂掌之閒，不可得屈。

刺其踝後，先以指按之，痛，乃刺之。

以月死生爲痏數，月生一日一痏，二日二痏，十六日十四痏。

案，楊注以爲此乃手陽明絡。　以月死生數者，月初一日爲數一，初二日爲數二，如此月十五日爲數十五，至月十六日則爲數十四，月十七日則爲數十三，以此類推至月末。月之朔望，古人常以死生論之，王國維先生著有《生霸死霸考》。

邪客於陽蹻，令人目痛從内眥始。

刺外踝之下半寸所合，各二痏。

左刺右，右刺左，如行十里頃而已。

人有所墮墜，惡血在内，腹中滿脹，不得前後，先飲利藥。

此上傷厥陰之脈，下傷少陰之絡。

刺足内踝之下然骨之前血脈出血，刺足跗上動脈。不已，刺三毛上，各

一痏,見血立已。

左刺右,右刺左。

善悲善驚不樂,刺如右方。

案,楊注云,人有墮傷,惡血在腹中,不得大小便者,可飲破血之湯,利而出之。若不愈,可刺。　又云,厥陰之脈入眼,故傷厥陰,虛而善悲及不樂也。志主驚懼,故傷少陰之脈,令人驚喜。俱用前方,刺三處也。　高按,此善悲善驚不樂者,亦當酌情先藥後刺。言刺如右方者,料此不樂乃內有瘀滯使然,失治誤治唯恐發狂作癲。情志之病,化痰疏肝,勿忘袪瘀。右方者,前方也,方,法也。　又,楊注令人驚喜,當作喜驚。

邪客於手陽明之絡,令人耳聾,時不聞。

刺手大指次指爪甲上去端如韭葉,各一痏,立聞。

不已,刺中指爪甲上與肉交者,立聞。

其不時聞者,不可刺也。

案,楊注云,不時聞者,病成不可療。　高按,時不聞,時,旹也,是時也,卽時而病者也,可繆刺之。　不時聞,時聞時不聞曰不時聞。先不聞,不多時而復聞,卽移時而聞,亦可曰不時聞。　故受邪卒聾者可刺,移時而聞者,則不可刺。前文有毋積者刺之,此言不時聞者不可刺,皆是繆刺所不勝,非無治也。

耳中生風者,亦刺之如此數,左刺右,右刺左。　案,數者,法也,方也。

痹,往來行,無常處者,在分肉(間),【問】痛而刺之,以月死生爲數。

案,閒,原文作間,今見日鈔本,寫作問。高按,作問字義勝,可從改。謂痹在分肉,行無常處,問其痛處,卽察其痛處,亦卽上文所謂以指按之痛者,而刺之。問,亦向也。

用鍼者,隨氣盛衰,以爲痏數。

鍼過其月數則脱氣,不及月數則氣不寫。

左刺右,右刺左。病已止。不已,復刺如法。

月生一日一痏,二日二痏,十五日十五痏,十六日十四痏。

邪客於足陽明之絡,令人鼽衄,下齒寒。

刺中指爪甲上與肉交者，各一痏。

左刺右，右刺左。

案，楊注云，足陽明豐隆之絡，别者上絡頸，合諸經之氣，下絡喉嗌，故從鼽入於下齒，所以邪客令人鼽衄，下齒冷也。手陽明經入下齒中，足陽明經入上齒中，不入下齒，今言齒寒者，足陽明絡入下齒也。又，尋絡之生病處，不是大絡行處者，乃是大絡支分，小絡發病者也。　本條下蕭氏平之按評語甚得之。

邪客於足少陽之絡，令人脅痛，欬，汗出。

刺足小指次指爪甲上與肉交者，各一痏，不得息立已。汗出立止。

欬者，温衣飲食，一日已。　案，刺欬者將息之法。

左刺右，右刺左，病立已。不已，復刺之如法。

案，楊注云，又足少陽光明之絡，去足踝五寸，别走厥陰，下絡足跗，不至於脅。足少陽正别者，入季脅之閒，循胷裏，屬膽，散之上肝，貫心，上挾咽，故脅痛也。貫心上肺，故欬也。貫心，故汗出也。與肉交處刺絡，邪客處。不得息者，亦肺病也。肺以惡寒，故刺出血已，須温衣暖飲食也。　高按，不得息立已者，恐是謂在一息之閒，病已已也。存。

邪客於足少陰之絡，令人咽痛不可内食，無故善怒，氣上走賁上。

刺足下中央之脈，各三痏，凡六刺，立已。

左刺右，右刺左。

案，楊注云，賁，膈也。足下中央有涌泉穴，少陰脈也。　高按，氣逆賁上取足下。

邪客於足大陰之絡，令人腰痛，引少腹控胗，不可以仰息。

刺其腰尻之解，兩胂之上。

以月死生爲痏數，發鍼立已。

左刺右，右刺左。

案，楊注云，尻解之兩胂上，此絡之腰，刺也。胂，【膑】，以眞反。　高按，今見日鈔本，楊注胂下有一脯字，恐是膑字之誤。胂膑音義同。膑，夷眞切，音寅，夾脊肉，《易》通作夤（《集韻》）。又《康典》引《玉篇》云，脊肉。

邪客於足太陽之絡，令人拘攣背急，引脅而痛，内引心而痛。

刺之從項始，數脊椎，俠背疾按之，應手而痛，刺之傍，三痏立已。

案，俠背，楊注作俠脊，今整理本編者加按語並改爲脊字。高按，脊字恐未安。楊注云，以兩手俠脊當椎而按之，痛處卽是足太陽絡，其輸兩傍各刺三痏。當椎按之恐不塙，按之痛者當在背，所謂俠背者，俠脊之背也，而刺之傍者，痛處之傍也，非謂背腧之傍，背痛處向脊卽向内傍，乃是也。背字今不改。　疾按之，疾，力也。

邪客於足少陽之絡，令人留於樞中痛，髀不舉。

刺樞中，以豪鍼，寒則久留鍼，以月死生爲痏數，立已。

案，楊注云，又足少陽光明之絡，去踝五寸，別走少陰，不至樞中。足少陽正別繞髀入毛際，合厥陰，別者，入季肋閒，故髀樞中久痛及髀不舉也。留，停久也。豪鍼，如毫毛也，如（蟲蝱）【蚊宝】喙也，靜以徐往，微養之，久留，以取痛痹也。

治諸經，刺之。所過者不痛，則繆刺之。

案，諸，之也，于也。　若痛，將治于經，然循其經按之而不痛，則當繆刺之。本篇下文，“有痛而經不病者，繆刺之。”

耳聾，刺手陽明。不已，刺其通脈出耳前者。

案，楊注云，巨刺手陽明並商陽等穴不已，巨刺手太陽出走耳聽會之穴也。

（齒齲）【齲】，刺手陽明。不已，刺其脈入齒中者，立已。

案，楊注云，刺手陽明輸三閒等穴不已，刺手陽明兌端穴。　高按，齒齲二字，今見日鈔本寫作一齲字。齵，齒不正。齲，齒蠹，朽也，病也。刺之可立已者，乃謂因齲之齒痛也。

邪客於五藏之閒，其病也，脈引而痛，時來時止。

視其病脈，繆刺之，於手足爪甲上。視其脈，出其血。

閒日一刺，一刺不已，五刺已。

案，楊注云，五藏之脈，引而有痛，視其左右病脈所在，可繆刺之。手足爪甲上，十二經脈井之絡脈，故取之也。亦是取經井以療絡病也。

繆傳，刺上齒。

案，五字略突兀。上齒，或乃手足陽明或諸絡左右之繆處者乎。

齒脣寒痛，視其手背脈，血者去之，足陽明中指爪甲上一痏，手大指次指爪甲上各一痏，立已。

左取右，右取左。

嗌中腫，不能内唾，時不能出唾者，繆刺然骨之前出血，立已。

左刺右，右刺左。

案，時，猶或也。咽喉至賁，肝腎主之，肺胃所受也。

邪客於手足少陰太陰足陽明絡，此五絡皆會於耳中，上絡左角。

五絡俱竭，令人身脈皆動，而形無知也，其狀如尸厥。

刺足大指内側甲下，去端如韭葉，

後刺足心，

後刺足中指甲上，各一痏。

後刺手大指之内，去端如韭葉，

後刺少陰兑骨之端，各一痏，立已。

不已，以竹筒吹其兩耳【中】，鬄其左角之髮方寸，燔治，飲以美酒一杯，不能飲者灌之，立止。

案，楊注，左角，陽也。　又云，此之五絡，爲身綱紀，故此脈絕，諸脈亂動，形不知人，與尸厥死之相似，非尸厥也。　又云，所刺五處分別爲隱白，涌泉，厲兑，少商，神門穴也。　又云，此前五刺，皆中其經穴，以調絡病。　又云，鬄，恥歷反，除也。耳中，五絡會處也。左角，五絡絡處也。　高按，邪客於手足少陰太陰足陽明絡，今見日鈔本，脱太陰兩字，則不足五之數也。　又，經文吹其兩耳中，本書刻本脱一中字，今整理本失察。

凡刺之數，必先視其經脈，切而順之。

審其虚實而調之。不調者，經刺之。

有痛而經不病者，繆刺之。

因視皮部有血絡者，盡取之。此繆刺之數也。

案，切而順之者，即切循之也。經刺之，即巨刺之也。　楊注，數，法也。

量氣刺

平按，此篇自篇首至末，見《靈樞》卷十第六十七《行鍼》篇。自或神動而氣先鍼行至末，又見《甲乙經》卷一第十六。

黃帝問於岐伯曰，余聞九鍼於夫子而行之百姓，百姓之血氣各不同形。

或神動而氣先鍼行。或氣與鍼相逢。或鍼已出氣獨行。

或數刺乃知。或發鍼而氣逆。或數刺病益劇。

凡此六者，各不同形，願聞其方。

岐伯曰，重陽之人，其神易動，其氣易往也。

黃帝曰，何謂重陽之人。

岐伯曰，重陽之人，(熇熇)【矯矯】蒿蒿，言語善疾，舉足善高。

心肺之藏氣有餘。陽氣滑盛而揚，故神動而氣先行。

案，楊注云，重陽之人，謂陽有餘也。(熇)【燆】，相傳許嬌反。(熇熇)【燆燆】蒿蒿，言其人疏悦也。　又云，五藏陰陽者，心肺爲陽，肝脾腎爲陰，故心肺有餘爲重陽也。重陽之人，其神纔動，其氣卽行，以陽氣多也，故見持鍼欲刺，神動，其氣卽行，不待鍼入，其人與之刺微爲易也。　平按，熇熇，《甲乙》作矯矯。　高按，熇，今見日鈔本經文及楊注皆寫作燆。

高按，鈔本作燆者或乃誤寫，刻本或因涉下文"無刺熇熇之熱"而誤爲熇。　燆，牽幺切，火行。又同熇，虛嬌切，音囂，炎氣也(《集韻》)。矯矯者，武皃，《毛詩正義》"矯矯虎臣。"番番矯矯，勇也(《爾雅注疏》)。其他如，有龍矯矯，矯矯俊臣，矯矯元戎，矯矯壯節，矯矯秀姿，矯矯勝羣，輕騎矯矯，等，皆古人常用語，高大孔武者也，經文亦云舉足善高。審經文此處文義無涉乎火熱之炎，故當作矯矯爲是，今從改。　又，蒿，《禮記·祭義》"其氣發揚於上爲昭明，焄蒿悽愴，此百物之精也，神之著也。"鄭玄注曰，焄，謂香臭也。蒿，謂氣烝出貌也。　焄，音薰。

黃帝曰，重陽之人，而神不先行者，何也。

岐伯曰，此人頗有陰者。

案，頗者，偏也，稍也，略之少者也，甚也，疑詞同叵。此當解作少。乃相對重陽多陽而言少也。

黃帝曰，何以知其頗有陰也。

岐伯曰，多陽者多喜，多陰者多怒。數怒者易解，故曰頗有陰。

其陰陽之合難，故其神不能先行也。

案，雖重陽而陰偏少，雖數怒而易解，此陰不匹陽，故曰合難。　又，重陽，多陽，頗有陰，及多陰者諸般情況，皆不宜作病態看。　楊注云，欲知重陽仍有陰者，候之可知，但人多陽者其(心)【必】多喜，多陰者多怒，仍有數怒易解，卽是重陽有陰人也。重陽有陰人其氣不得先鍼行。　高按，依上文，心肺有餘者重陽多陽，則肝脾腎有餘者重陰多陰。多喜多怒，乃謂易喜易怒，善喜善怒也。則頗有陰者，乃謂肝脾腎有所不足也，藏有不足，故神不易動。　又，神者，神氣，血氣也。有不足者，血氣弱，故不易動。故正虛邪不盛者，其交爭也不章。

黃帝曰，其氣與鍼相逢，奈何。

岐伯曰，陰陽和調而血氣淖澤滑利，鍼入而氣出疾，而相逢也。

案，出者，行也，迎也，動也，生也，顯現也，此不作出入之出解。　楊注云，陰陽和平之人，以其氣和，故鍼入卽氣應相逢者也。

黃帝曰，鍼以出而氣獨行者，何氣使然。

岐伯曰，其陰氣多而陽氣少，陰氣沈而陽氣浮。

沈者藏，故鍼以出，氣乃隨其後，故獨行也。

案，隨其後者，出鍼已而氣方行，効在鍼以後也。　楊注云，多陰少陽之人，陰氣深而內藏，故出鍼後，氣獨行也。高按，多陰少陽乃謂其氣不易動，非謂獨行之氣是陰氣。下文亦然。行，亦卽數刺乃知之知也。

黃帝曰，數刺乃知者，何氣使然。

岐伯曰，此人多陰而少陽，其氣沈而氣注難，故數刺乃知也。

案，此陰更多氣更沈者。沈，有沉重義。注，鍾也，聚也，引也，輸寫也。知，覺也。　楊注云，知者，病愈也。其人陰多陽少，其氣難宣，故數刺方愈也。

黃帝曰，鍼入而逆者，何氣使然。

岐伯曰，其氣逆，與其數刺病益甚者，非陰陽之氣浮沈之勢也，此皆粗之所敗，工之所失，其形氣無過焉。

案，楊注云，刺之令人氣逆，又刺之病甚者，皆是醫士不知氣之浮沈，非是陰陽形氣之過也。　高按，粗之所敗，工之所失者，卽粗工失敗。既不明醫理不識病情，又不諳鍼道不知技巧。

量順刺

平按，此篇自篇首至末，見《靈樞》卷八第五十五《逆順》篇。自刺法曰無刺熇熇之熱至不治已病，見《甲乙經》卷五第一。自伯高曰兵法無迎逢逢之氣至與脈相逆者，又見日本《醫心方》卷一。

黄帝問伯高曰，余聞氣有逆順，脈有盛衰，刺有大約，可得聞乎。

案，約，要也。前篇有九鍼之要。

伯高對曰，氣之逆順者，所以應天下陰陽四時五行也。

案，楊注云，知逆順，謂知四時五行逆順之氣，依而刺也。 高按，應，當也，答也，從也。所以應乎陰陽四時五行者，有應答之義，亦猶如之，類之。氣之逆順，言其變化，譬如寒暑四時五行者也。天下，天地閒也。

脈之盛衰者，所以候血氣之虛實，有餘不足。

案，楊注云，知候脈，謂候寸口人迎血氣虛實也。 高按，脈者，血氣之候。

刺之大約者，必明知病之可刺，與其未可刺，與其已不可刺也。

案，楊注云，知刺法，謂知此病可刺，此未可刺，此【已】不可刺也。約，法也。 高按，明知，謂確切掌握。須知來龍去脈，有已不可刺者，已字是重點。楊注脱一已字。

黄帝曰，候之奈何。伯高曰，

《兵法》【曰】，無迎（逢逢）【逢逢】之氣，無擊堂堂之陳。

《刺法》曰，無刺熇熇之熱。無刺漉漉之汗。無刺渾渾之脈。無刺病與脈相逆者。

案，《孫子·軍爭》云，無邀正正之旗，勿擊堂堂之陳。 逢，音義同蓬，《詩·大雅·靈臺》曰鼉鼓逢逢，逢逢，鼓音和也。所謂一鼓作氣，其氣正盛也。蓬者，盛也，則逢亦有張滿之義。今見刻本寫作逢，日鈔本寫作逢。 楊注，逢，蒲東反，兵盛氣也。 楊注又云，熇，呼（篤）【蔦】反，熱熾盛也。堂堂，兵盛皃。兵之氣色盛者，未可即擊，待其衰然後擊之。刺法亦爾，邪氣盛者，消息按摩，折其大氣，然後刺之，故曰無刺熇熇熱也。 又云，漉漉者，血氣泄甚，大虛，故不可刺之也。 又云，渾渾，濁亂也。凡候脈濁亂者，莫知所病，故不可刺也。 又云，形病脈不病，脈病形不病，名曰相反。逆，反也。

高按，熇熇，參見前《量氣刺》篇按語。熇熇熱者大熱，謂邪極盛。漉漉汗者大汗，謂正至虛。脈渾渾者氣亂，謂正邪錯褋。脈病相逆者爭，兩氣相持也。逆，迎迓交接曰逆之，迎敵而戰曰逆之。邪盛極者針之易使狂越，正至虛者刺之易致厥死，正邪相持者刺之則恐兩壞，變症紛然。　又，漉漉之汗，謂大汗竭汗也，漉有竭盡之義，與盝盝同（《方言箋疏》《爾雅義疏》）。故漉漉之汗，與今人常語溼漉漉不同。　又，楊注“邪氣盛者，消息按摩，折其大氣，然後刺之。”是對下文“刺其已衰”的最好注解。　又，楊注熇，呼蔦反。蔦字刻本誤作篤，今整理本失察。蔦，都了切，又多嘯切。

黄帝曰，候其可刺，奈何。伯高曰，

上工，刺其未生者也。其次，刺其未盛者也。其次，刺其已衰者。

案，此三種刺，皆上工可爲。知其所未生，是知其將有所生。知其未盛，是知其將有所盛。知其已衰，是知其所以衰也。此所謂達變。

下工，刺其方襲也。與其形之盛者也。與其病之與脈相逆者也。

案，非不可治也，是下工不知機變爾。　楊注云，方，正，方襲重也。正病重疊，病形復盛，病脈相反，刺之，以爲下工者也。

故曰，方其盛也，勿敢毁傷。刺其已衰，事必大昌。　案，勸之以申。

故曰，上工治不病，不治已病。此之謂也。

案，楊注云，不病，未病之病也。得之。　高按，無迎逢逢，無擊堂堂，古人以避其鋒芒爲不治者，非無治也，是有所不爲也。不治已病者，謂不以治已病爲工，謂不使病已成而圖治求功，非謂見已病而不治之也。今人狺狺，作“治未病”大論者，失之遠矣。

疽癰逆順刺

平按，此篇自篇首至末，見《靈樞》卷九第六十《玉版》篇。自黄帝曰病生之時至末，又見《甲乙經》卷十一第九。

黄帝曰，余以少鍼爲細物也，夫子乃上合之於天，下合之於地，中合之於人，余以爲過鍼之意矣，願聞其說。

岐伯曰，何物大於鍼者乎。

案，少，小也，下文有“鍼小能取之乎。”　楊注云，物，道也。高按，物即物也，未必以道論之，合三才者方可言道，何物之道大乎鍼道哉。　過鍼之意，過，誇大。

意，同義，宜也。

夫大於鍼者，唯五兵者焉。五兵者，死備也，非生之備也

案，以鍼爲兇器，行之有痏，故譬之以五兵有傷。死備，備于死。生之備，備于生也。備，預設也。因五兵之施必見死傷，故其設爲死。九鍼之施爲去病得生，故其設爲生。以備乎生死立論甚妙。目中有病無人，則失醫者本義。

且夫人者，天地之鎮塞也，其可不參乎。

案，其可不參乎，其，語辭。可，何也，又猶敢也，言可者謂不可也，言敢者猶不敢也。不可不參，不敢不參也。

夫治人者，亦唯鍼焉。夫鍼【之】與五兵，其孰小乎。

案，今見日鈔本有一之字。

黄帝曰，病生之時，有喜怒不測，飲食不節。陰氣不足，陽氣有餘。營氣不行，乃發爲癰疽。陰陽氣不通，兩熱相薄，乃化爲膿。

鍼小，能取之乎。

案，楊注云，癰生所由，凡有四種。測，度也。喜怒無度，爭氣聚，生癰一也。飲食不依節度，縱情不擇寒溫，爲癰二也。藏陰氣虚，府陽氣實，陽氣實盛，生癰三也。邪客於血，聚而不行，生癰四也。癰疽一也，癰之久者敗骨，名曰疽也。　高按，病生之時，時，常也，乃謂常見之病因病機也。陰不足可爲癰，陽有餘亦可爲癰。喜怒不測，謂喜怒無節制。　又，今見日鈔本，經文“乃發爲癰疽”，其下楊注“癰生所由”之癰字亂入經文，刻本寫作“乃發爲疽癰”，今改正之。

岐伯曰，聖人不能使化者，爲邪之不可留也。

故兩軍相當，旗幟相望，白刃陳於中野者，此非一日之謀也。

能使其人，令行禁止，卒無白刃之難者，非一日之務也，須久之方得也。

夫至使身被癰疽之病，膿血之聚者，不亦離道遠乎。

夫癰疽之生也，膿血之成也，不從天下，不從地出，積微之所生也。

故聖人之治，自於未有形也，愚者遭其已成也。

案，楊注云，幟，昌志反，幡也。聖人不能使身化爲病者，以聖人理之未亂，其邪不可留於身也。故譬白刃，陳於中野，謀之在久。士卒無難，習之日遠。癰疽不生，調中多日。故身遭癰疽之病，去和性之道遠矣。夫積石成山，積水成川，積罪成禍，積氣成癰，非從天下地出，皆由不去脆微，故得斯患也。聖人不爾，於國，理之未亂，於身，約之於未病。不同愚人，渴而掘井，鬬方鑄兵也。　高按，不能使化者，不使病之成形也，下文云“聖人不使以成”。化者，生也，成也。邪之不可留，留，稽留，留則有形，亦成也。謂當早圖之，因須久之方得，故當豫也。此篇依從上篇而來，特以兵事言病之治，不類他篇之風。問答明白，痛快淋漓如此。

黃帝曰，其以有形不子遭，膿以成不子見，爲之奈何。

岐伯曰，膿以成，十死一生。

案，楊注云，癰生於節，背及腹内，膿成不可療，故十死一生。　高按，死，謂難治，古人死於感染者衆，故有此論，今人不當以死生之死而論。今之詬病中醫者，多無常識，今之誇言中醫者，又焉知古今。

故聖人不使以成，而明爲良方，著之竹帛，使能者踵之，傳之後世，無有終時者，爲其不遭子也。

案，不遭子者，不遭子之遭也，謂使後來醫者不再遭遇已成膿之病也。良方，良法也。

黃帝曰，其以有膿血而後遭子，可造以小鍼治乎。岐伯曰，

以小治小者其功小，以大治大者多害。

故其以成膿者，其唯砭石（排）【鈹】鋒之所取也。

案，以爲鍼道小而治小病則其功固小。以爲鍼道大而治大病如已成膿之癰疽者，則其害亦多矣。故言取而不言治。　刻本鈹誤作排，今整理本亦失察。

黃帝曰，多害者，其不可全乎。　案，既言多害，則病可愈否。

岐伯曰，其在逆順焉。

黃帝曰，願聞逆順。

岐伯曰，以爲傷者，白眼青，黑眼小，是一逆也。

内藥而歐，是二逆也。腹痛渴甚，是三逆也。

肩項中不便，是四逆也。音嘶色脫，是五逆也。

除此者，爲順矣。

案，此五逆，凡有所損傷而見者，皆爲逆，非獨傷於砭石鍼灸者。　高按，經文以爲傷者白眼青，今見日鈔本寫作以爲傷其者白眼青，今見《靈樞》《甲乙》均寫作以爲傷者其白眼青。

量絡刺

平按，此篇自篇首至末，見《靈樞》卷六第三十九《血絡論》篇，又見《甲乙經》卷一第十四。

黄帝曰，願聞奇邪而不在經者。

岐伯曰，血絡是也。

案，不在經者，不在正經，亦不在正經之絡別支繆諸可名之處。其亦如經絡然，廣布皮膚內外可見或不可見，其病亦有上下表裏淺深及其分部，然不可名者，以常和無病則毋論，病乃稱曰血絡。此種血絡謂之奇邪而不在經者。

黄帝曰，刺血絡而仆者，何也。血出而射者，何也。

血出黑而濁者，何也。血清，半爲汁者，何也。

發鍼而腫者，何也。血出多，若少，而面色蒼蒼然者，何也。

發鍼，面色不變而煩悶者，何也。多出血，而不動摇者，何也。

願聞其故。

岐伯曰，脈氣盛而血虚者，刺之則脱氣，脱氣則仆。

案，楊注云，脈中氣多血少，血持於氣，刺之氣血俱出，其血先虚而復脱氣，氣血俱奪，故仆也。　高按，脈氣者神氣也。盛者，滿也，張也。血虚者，血氣不足也。脱，離也，去其所附曰脱。今鍼方入而神氣驟離，又血氣不足，故仆。此《量氣刺》所謂神動之又一端也。

血氣俱盛而陰氣多者，其血滑，刺之則射之。

案，楊注云，陰多爲澀，故陰字錯也。高按，陰之志在外，陽之意向內。陰氣者，血氣，血之氣也。

陽氣蓄積，久留而不寫者，其血黑以濁，故不能射。

案，楊注云，熱氣久留瘫蒸，故血黑而濁也。　高按，陽氣蓄積久則血黑以濁，與血氣俱盛陰氣多者滑相對，故曰不能射，乃生理之狀也。故所謂陰氣，即是血之精微之氣，濡養之氣，血之氣也。　而，且也。　又，血之迴也慢，故有蓄積之謂。　又，若以今人動静脈論之，則静脈多表淺可見爲陽，精微濡養之氣少，其行慢，有蓄積之象，自末梢淺處來而往深處去，所謂內斂之志。動脈則往往深而不可見爲陰，其動也疾，謂陰氣多者乃血之精微濡養之氣足，自內裏向表淺末梢來，所謂外廓之意。此古人之智也。

新飲而液滲於絡，而未合和血也，故血出而汁別焉。其不新飲者，身中有水，久則爲腫。

案，楊注云，新水未變爲血，所以別行。舊水留而不寫，以爲水腫。　高按，見血有別汁，或新飲未能合和於血，或已病水而尚未見于形。　又，新飲不新飲，若解爲痰飲之飲亦通。不新飲者，非新飲病也，故可謂之久。存。

陰氣積於陽，則其氣因於絡，故刺之，血未出而氣先行，故腫。

案，楊注云，陰氣久積陽絡之中，刺之陰血澀而未行，陽氣先行，故腫。　高按，此陰氣亦作血氣，其在衞者聚於陽絡，刺之則先血而動，動不暢則鼓，故腫。今日論之，或乃爲皮下出血。

陰陽之氣，新相得而未和合，因而寫，則陰陽俱脱，表裏相離，故脱色，面蒼然。

案，楊注云，得，遇也。陰陽成和則表裏相持，未合刺之，故俱脱離，所以脱色，面色青。　高按，陰陽之氣，謂血氣與鍼氣也，鍼氣爲陽，血氣爲陰。新相得，初相遇也。未和合，未相應和也。寫，轉寫。離者，并也。鍼入卽大寫其輸，血氣未與鍼氣相應和，則兩氣相并，其發如脱。

刺之血多，色不變而煩悶者，刺絡中虛經，虛經之屬於陰者陰脱，故煩悶。

案，楊注云，刺絡血者，邪盡血變。血多其色不變，其心悶者，以其刺屬藏虛經，陰氣有脱，致使心悶也。　高按，色，面色，卽上文脱色之色。中，去聲。虛經，虛卽虛邪之虛，可令人虛者也。屬於陰者，陰，卽富含精微之血脈，今人謂之動脈者也，今誤中而血出多，陰氣脱，陽氣浮而未脱，故煩而色不脱。脱者，走散也。

陰陽相得而合，爲痹者，此爲內溢於經，外注於絡，如是者陰陽俱有餘，雖多出血，弗能虛也。

案，陰陽相得，與前文相應，乃謂血氣之在經脈者，與鍼氣之在絡者。合，接合。爲，治也，理也。痹，病也。內，謂血氣，人之正氣，由內而盛故曰溢於經。外，鍼氣，由絡而入故曰注於絡。二者皆足而和合，故雖多出血而弗能虛人。　又，若以邪正之交而論，則邪盛而居絡叩經，正強而據經振絡，各爲內外，當其相持，故無陡然之虛也。

高按，以上諸條，文義貫暢完整。所申之理，皆古人之意，與今人之識有異，不可勉強劃一。故雖曰刺絡者小，亦必切循而細察之。

黄帝曰，相之，奈何。岐伯曰，

血脈盛者，堅橫以赤，上下無處，小者如鍼，大者如箸，卽而寫之萬全。地無失數，失數而反，各如其度。

案，相者，察也。　無處，無定處也。　箸，筯，筯也。　地，但也，第也。　楊注，數，理也。高按，若以數爲理，則失理不可反，今言失數而反各如其度者，數，乃鍼之痏數之數，失於痏數之差，或失於穴之上下左右，皆可反省其所病與治所失者，再求于所需之度也。　此量絡刺也。

黄帝曰，鍼入，如肉著者，何也。

岐伯曰，熱氣因於鍼則鍼熱，熱則肉著鍼，故堅焉。

案，楊注云，膚肌氣熱，故令鍼熱，【鍼熱】則肉著，轉之爲難，可動鍼久留，熱去鍼寒，自然相離之也。　高按，或當讀作**【熱氣因於鍼則肉著鍼，故堅焉。】**膚肌之熱氣驟得鍼入而相搏，急附之則堅緊也。熱氣者，局部之血氣也，非必病氣也，常人亦有之。可與前篇重陽神動對參。　又，刻本楊注脱鍼熱二字，今據所見日鈔本補之。

雜刺

平按，此篇自篇首至人迎候陽，見《靈樞》卷四第十九《四時氣》篇。

自刺家不診至末，見《素問》卷十四第五十五《長刺節論》篇。

又自篇首至必深以留之，見《甲乙經》卷五第一。

自風水膚脹至盡取之，見《甲乙經》卷八第四。

自飧洩至熱行乃止，見《甲乙經》卷十一第（四）【五】。　高按，平按誤，今整理本失察。

自溫瘧至五十九刺，見《甲乙經》卷七第五。

自轉筋於陽至皆卒鍼，見《甲乙經》卷十【一】第四。　高按，平按誤。今整理本失察。

自徒水至百三十五日，見《甲乙經》卷八第四。

自著（皮）【痹】至取其里骨，見《甲乙經》卷十第一。　高按，平按誤。今整理本徑改。

自爲肝脹中至虚補之，見《甲乙經》卷九第七。

自癘風者至無食他食，見《甲乙經》卷十一第九。

自腹中常鳴至三里，見《甲乙經》卷九第七。

自少腹控睾至以調之，見《甲乙經》卷九第八。

自善歐至以去其邪，見《甲乙經》卷九第五。

自飲食不下至則散而去之，見《甲乙經》卷九第七。

自少腹病腫至取三里，見《甲乙經》卷九第九。

自治癰腫者至爲故止，見《甲乙經》卷十一第九。

自病在小腹至炅病已也，亦見《甲乙經》卷九第九。

自病在筋至骨熱病已，見《甲乙經》卷十第一。

自病在諸陽脈至病已止，見《甲乙經》卷十一第二。

自病風至百日而已，見《甲乙經》卷七第一中篇。

自病大風至末，見《甲乙經》卷十第二。

黄帝問於岐伯曰，夫四時之氣，各不同形，百病之起，皆有所生，灸刺之道，何者可寶。

案，楊注云，一則四時不同，二則生病有異，灸刺總而要之，何者爲貴。　高按，形，象也，四時之氣本無形象，有爲於物方顯其形，今言各不同形者，施於人身爲病也，卽下文之各有所在，百病因于四時之氣者，各有所在之因。

岐伯對曰，四時之氣，各有所在，灸刺之道，得氣穴爲寶。

案，楊注云，灸刺所貴，以得於四時之氣也。　高按，各有所在，在，居也，處也，施加之亦可謂在。氣穴，四時之氣合於病體之所，由是而得病機。

故春取經，血脈分肉之閒，甚者深刺之，閒者淺取之。

案，取經，經者，五輸之經輸也，乃經氣所流行之處，在血脈分肉之閒也，春則陽動，故取之流行。

夏取盛經孫絡，取分閒，絕皮膚。

案，盛經者病所在也，取分閒絕皮膚者，取穴分閒，絕，開也，絕皮膚者，遲按令邪氣洩。

秋取經輸，邪(氣)在府，取之合。　案，今見日鈔本無氣字。

冬取井滎，必深以留之。

案，楊注云，冬時，蓋藏血氣在中，內著骨髓，通於五藏，故取井已下陰氣逆，取滎以實陽氣也。　已，以也。

風水膚脹，爲五十(九)【七】痏。腹皮之血者，盡取之。　案，本經卷第十一《氣穴》篇云，熱輸五十九穴，水輸五十七穴。當據改。

飡洩，補三陰之上。補陰之陵泉，皆久留之，熱行乃止。

案，楊注云，飡洩病虚冷，皆補足三陰，上取關元等，下取陰陵泉也。

溫瘧，汗不出，爲五十九刺。　案，《靈樞》此條在風水膚脹之上。

轉筋於陽，理其陽，卒鍼之。轉筋於陰，理其陰，皆卒鍼。

案，卒，焠也，楊注云以燔鍼。

徒水，先取環谷下三寸，以鈹鍼之，已刺而鍼之，筩而內之，入而復之，

以盡其水。必堅束之，緩則煩悗，束急則安靜。

閒日一刺之，水盡乃止。

飲閉藥，方刺之時徒飲之。

方飲無食，方食無飲，無食他食，百三十五日。

案，楊注云，悗，紆元反。此水刺法。環谷，當是齊中也。齊下三寸，關元之穴也。鈹關元，内筒引水，水去人虚，當堅束身令實，復飲補藥，飲之與食相去而進，閒日刺之，不可頓去，水盡乃止，禁如藥法，一百三十五日乃得愈。徒，空也。空飲無食也。　高按，徒水者，謂以腹水爲急者。方飲無食，方食無飲，無食他食，乃將息之法也，方，正也，將也。　又，筒，同筩。緩急者猶今人謂束帶之松緊也。　又，經文【以鈹鍼之，已刺而鍼之，筒而内之，入而復之，以盡其水。】各本文異，今見日鈔本鍼字寫作針，針者刺也。細玩之，則當讀若【**以鈹針之，已刺而針之以筒，内之入腹，以盡其水。**】鈹，鈹鍼也。下文明言閒日一刺，則“入而復之”文義不通，故作腹者義勝。此刺腹水法不讓今人。

著痹不去，久寒不已，卒取其里骨。

案，楊注云，此著(皮)【痹】刺。卒鍼，燔鍼，準上經卒當爲焠，刺痹法也。里骨，謂與著痹同里之骨，名曰里骨，以其痹深，故取此骨也。　高按，里骨，里，居也，卽著痹所著之骨也，以久寒痹深，故當焠至其骨乃效。

爲骭脹，中不便，取三里，盛寫之，虚補之。

案，楊注云，骭，腳脛也。脛寒爲脹，取三里，補寫爲要也。　骭，原書作骬乃筆誤，今整理本編者據日鈔本改。　高按，骭，音幹，脅也(《廣韻》)。骭脹中不便，乃謂脅腹脹滿不適，故可取三里以斡旋之。楊注曰脛寒可也，言脛脹則不安。

癘風者，索刺其腫上，以刺，以兑鍼兑其處，按出其惡氣，腫盡乃止。常食方食，無食他食。

案，楊注云，索，蘇作反，散也。刺癘風腫上也。已，復兑頭之鍼以兑其處，去鍼以手按之，出其惡氣，食如禁法也。　高按，方，法也。

腹中常鳴，氣上衝胷，喘，不能久立，邪在大腸。

刺肓之原，巨虚上廉，三里。

案，楊注云，大腸手陽明脈，絡肺下膈屬大腸，故邪氣在大腸，循手陽明脈上衝胷，不能久立也。賁，膈也。膈之原，出鳩尾也。巨虚上廉與大腸合，以足陽明上連手陽明，故取巨虚上廉，並取三里也。　高按，今見《靈樞·九鍼十二原》云，膏之原，出於鳩尾。又云，肓之原，出於脖胦。

少腹控睾，引腰脊，上衝心，邪在小腸者。連睾系，屬於脊，貫肝肺，絡心系。氣盛則厥逆，上衝腸胃，動肝，散於肓，結於齊。

故取之肓原，以散之。刺太陰，以予之。

取厥陰以下，取巨虚下廉，以去之。

按其所過之經，以調之。

案，楊注云，睾音高。小腸傅脊，左環葉積，其注於迴腸者，外傅於齊上。小腸之脈，絡心，循咽下膈抵胃，屬小腸。故得連睾系，屬於脊，貫肝肺，絡心系也。是以邪氣客小腸，氣盛則厥逆，上衝腸胃，動於肝氣，散於肓，結於齊也，取肓原。肓原，脖胦也，齊上一寸五分也。　今整理本編者按，《甲乙》卷三第十九云，氣海，一名脖胦，一名下肓，在齊下一寸五分。

高按，氣海穴，名脖胦名下肓，在齊下一寸五分，古今同。若依楊注，則脖胦亦爲氣海穴之別名，非也。膏，脂也，心下脂曰膏。肓，鬲也，膈上曰肓。背有膏肓腧，在第四椎下。又有肓門穴，在第十三椎下，王惟一引異經云與鳩尾相直，治心下肓大堅（《銅人經》）。又有胞肓穴，在第十九椎下。再參之上文所引《靈樞》文，恐楊氏亂之不詳耳。　又，經文散於肓，散於膈也，取之肓原者，或乃取之鬲俞者乎，在第七椎下兩傍相去各一寸五分。當再詳之。

善歐。歐有苦，長太息，心中澹澹，恐人將捕之。

邪在膽，逆在胃，膽液洩則口苦，胃氣逆則歐。苦，故曰歐膽者。

取三里，以下胃氣逆。刺少陽血絡，以閉膽部。

調其虚實，以去其邪。　案，澹澹，憂也。洩，洩露，洩泆。

飲食不下，鬲塞不通，邪在胃管。

在上管，則刺抑而下。在下管，則散而去之。

案，楊注云，邪在上管，刺胃之上口之穴，抑而下之。邪在下管，刺胃之下口之穴，散而去之也。

少腹病腫，不得小便，邪在三焦約。

取之足太陽大絡，視其絡脈，與厥陰小絡，結而血者。

腫上及胃管，取三里。

案，楊注云，邪在三焦，約而不通，故少腹腫，不得大小便。可刺足太陽大絡，及足厥陰孫絡結聚之血，可刺去之，又刺腫上，及取胃管，並刺三里也。 高按，邪，病也。 足太陽通行三焦，參見本經卷第十一《本輸》及《府病合輸》篇。 又，三焦約，約，音義同要，管要也。病在三焦約，三焦失其管要之職，故腫而不小便。 三焦約者，又或是一處所。 又，腫上及胃管，乃言腫勢盛，由少腹上及胃管，或少腹腫而上撐胃管，少腹病腫未必取三里，水腫者有水輸五十七痏，今及胃管，則必取三里。楊注失之。

覩其色，察其目，知其散復者，視其目色，以而知病之存亡。

案，散復者，病之存亡也。

壹其形，聽其動靜者，持氣口人迎，視其脈。

堅且盛且滑者，病日進。脈濡者病持下。

諸經實者，病三日已。氣口候陰，人迎候陽。

案，楊注云，專務不散，則一其形也。又云，氣口藏脈，故候陰也。人迎府脈，故候陽也。 平按，《靈樞》視上有以字，濡作軟，持下作將下。 高按，楊注解壹爲專一，恐未得。壹，合也，壹其形者，合參其形也。又，一一相別謂之壹。 病持下者，持而將下也，《靈樞》徑作將下，是也。 濡軟同義，故脈濡軟者，氣血和合之象。 諸經者，上人迎下氣口脈也，實者是有胃氣，謂眞氣來復，故三日病已。

刺家不診，聽病者言在頭，疾頭痛。爲藏鍼之，刺至骨，病已。

無傷骨肉及皮。皮者，道也。

陽刺，入一，傍四。

案，楊注云，所刺之家，病人自知病之所在，不復須診，更不爲診，卽爲鍼之，故曰藏鍼。藏鍼之法，刺至骨部，不得傷於骨肉皮部。皮者，乃是取其刺骨肉之道，不得傷餘處也。刺頭病者，頭爲陽也，甚寒入腦以爲頭疾痛病，故陽刺之法，正內一，傍內四，療氣博大者也。本作陰刺者，字誤耳。

平按，疾頭痛，《素問》作頭疾痛。爲藏鍼之，《素問新校正》云，全元起本無藏字。《素問》病已下有上字，陽刺作陰刺，《新校正》云，【按】《甲乙經》，陽刺者，正內一，傍內四。陰刺者，左右卒刺之，此陰刺疑是陽刺。與此正同。四下《素問》有處字。

高按，依《新校正》《甲乙經》，刺有陽刺陰刺之別。　刺家不診者，刺家乃醫者，不診是未及診也。　病者言在頭，疾頭痛或頭疾痛，疾，驟然而至也，猝痛也。　爲藏鍼之者，卽《新校正》所引之陰刺，左右卒刺之，使病者不知所刺之所，所刺之法，可至骨而痛去病已，此言止痛也，非求本因。陰施之故囑毋傷骨肉及皮也。若陽刺，則是明告治法，乃去病之法，四以傍一。故楊注以爲寒入，則陽刺者去其病因也。或爲一說，存。　又，所謂皮者道也者，乃謂鍼刺經皮出入必有法度，施鍼取皮之法可謂之道。

治寒熱深專者，刺大藏，迫藏刺，背輸也，刺之迫藏。
藏會腹中，寒熱，氣去而止。與刺之腰，發藏而洩，出血。

案，楊注云，大藏，肺藏也，肺藏之形，大如四藏，故曰大藏。刺肺寒熱之法，近藏刺之，刺於背輸。迫，近也。　又云，刺背輸，迫藏刺之，使藏氣會通腹中，寒熱氣盡乃止，並刺腰中，淺發其藏氣，出其血也。

高按，刺大藏卽是迫藏刺，在背輸者，刺之迫藏。　又，藏會腹中者，言其深也，卽所謂寒熱深專者也。　與刺之腰，與，予也。腰，當作要，緊要處，謂施刺之要法，平按《素問》作要。　又，楊注刺於背輸迫近也七字，今見日鈔本寫作“刺於背輸之近也”。

治癰腫者，刺癰上，視癰小大深淺。刺大者多血，深之必喘，內藏爲故止。

案，楊注云，刺癰之法，當癰上刺之，大者深之，小者淺之，便喘，內藏以出血爲故。藏，賊郎反。　高按，刺大者，大，過也。深，甚也。內，入也。故，災也。止，語辭，內藏為故者，過刺傷及血氣以為事故也。　必先察病，必知有所止。

病在小腸者，有積，刺腹，齊以下至少腹而止。
刺俠脊，刺兩傍四椎間。刺兩髂髎，季脅肋間。道腸中熱，下氣已。

案，楊注云，髂（今見日鈔本寫作轄），客罵反，腰骨兩箱也。小腸傅脊，下連臯（係）【系】，外傅於齊，故小腸有積，刺於齊腹下至少腹，並脊椎間，及季肋間也。　高按，道腸中熱，道，導也。又，楊注髂，今見日鈔本寫作轄。髂之于人，若轄之于車。

病在小腹，痛，不得大小便，病名曰疝。得之寒。

刺少腹，兩股閒。刺腰髁骨閒。

刺而多之，盡炅，病已也。

案，楊注云，髁，口化反。又云，得寒者，得之於寒，多刺此五處，得熱便愈也。炅，音桂也。　高按，炅，熱字古隸。　經文大小便，今見日鈔本寫作小大便。　楊注多刺此五處，今整理本多字屬上，誤。

病在筋，攣，諸節痛，不可以行，名曰筋痹。

刺筋上，【上】爲故，刺分閒，不可中骨也。

病起，筋炅，病已止。

案，楊注云，筋絡諸節，故筋攣，諸節皆痛，不可中其骨部。以病起筋，所以筋熱已止也。　高按，刺筋上爲故，今見日鈔本，上字重文。故，法也。上爲故者，刺分閒也，非刺至筋也，亦不可中骨。　平按分閒《素問》《甲乙》作分肉閒，可參看。　今從補一上字。　病已止，止，語辭。

病在肌，膚盡痛，痛痹，傷於寒溼，刺大分小分，多發鍼而深之，熱以爲故。無傷筋骨，傷筋骨，癰發若變。諸分盡熱，病已止。

案，楊注云，寒溼之氣客於肌中，名曰肌痹，可刺肉之大分小分之閒也。　又云，刺肌肉分者，不得傷骨筋之部，傷骨筋之部發爲癰也。刺肌痹者，若得諸分肉閒盡熱，即病已也。

高按，病在肌，膚盡痛，病亦痛也，肌病處之膚亦痛，故曰盡痛，疑經文脫一肌字，當作【**病在肌，肌膚盡痛。**】此爲痛痹，傷於寒溼而病。　若變，若，猶則也(《釋詞》)。傷筋骨而成癰者，則變生他病也。癰，腫也。　又，多施鍼且深之者，可令發熱。

病在骨，骨重不可舉，骨髓痠痛，寒氣至，名曰骨，骨痹深者，刺無傷脈肉爲故，至其大分小分，骨熱，病已。

案，楊注云，邪客在骨，骨重痠痛，名曰骨痹。刺之無傷脈肉之部，至得刺其骨部大小分閒之也。　高按，至者，極也。　又，寒氣至名曰骨骨痹深者，十字，今見日鈔本寫作，寒氣至名曰骨骨重痹深者，十一字。今見《素問》寫作，寒氣至名曰骨痹深者，九字。細玩之，當讀若，【**寒氣至，名曰骨痹。骨重痹深者。**】

病在諸陽，脈且寒且熱，諸分且寒且熱，名曰狂。

刺之虚脈，視分分盡熱，病已而止。

案，《源候論·風狂病候》云，風邪入血，使人陰陽二氣虚實不調，若一實一虚，則令血氣相并。氣并於陽，則爲狂發。　此且寒且熱者，即是陰陽虚實不調之狀。分分盡熱者，使分分相匀平也。

病初發，盛，一發不治，日一發不治，四五發，名曰癲病。

刺諸其分諸脈。其尤寒者，以鍼調之，病已止。

案，病初發而盛，則不卽治。四五發時，已明其病曰癲病。　刺諸其分諸脈，諸，猶之也。分者，部也。　楊注云，一發不療者，謂得癲病，一盛發已，有經數時不發不療之者。後更發時，有一日一發不療之者。後更發時，一日之中四五度發之，名曰癲病。刺法，待其發已，刺諸分諸脈，以鍼補甚寒者，病已。有本爲月一發也。

病風，且寒且炅，汗出，一日數過。先刺諸分理絡脈。

汗出，且寒且熱，三日一刺，百日而已。　案，楊注云三日一刺者，分劑也。

病大風，骨節重，鬚眉隨落，名曰大風。　案，隨落，隨，墮也。

刺肌肉爲故，汗出，百日。刺骨髓，汗出，百日。

凡二百日，鬚眉生而止。

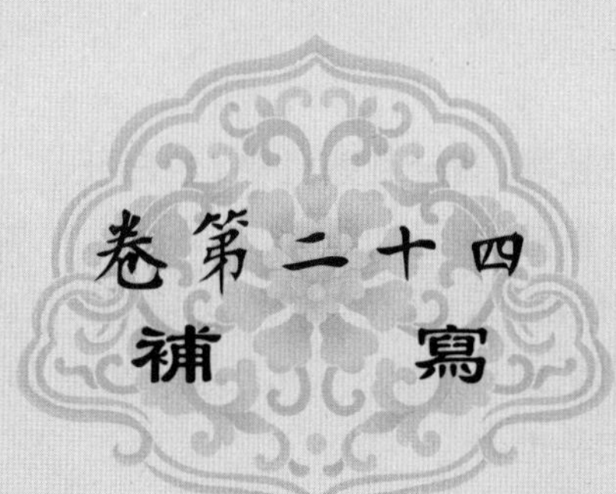

卷第二十四 補寫

天忌

平按,此篇自篇首至末,見《素問》卷八第二十六《八正神明論》篇。《新校正》云,《八正神明論》又與《太素·知官能》篇大意同,文勢小異。檢本書十九卷《知官能》篇與本篇《天忌》及下篇《本神論》文意多同,亦可互證。

又自是故天寒無刺五句,見《甲乙經》卷五第一【上】。

黃帝問於岐伯曰,用鍼之服,必有法則焉,今何法何則。

岐伯曰,法天則地,合以天光。

黃帝曰,願卒聞之。

岐伯曰,凡刺之法,必候日月星辰四時八正之氣,氣定,乃刺之。

案,楊注云,定者,候得天地正氣日定,定乃刺之。　高按,氣,節氣也,故楊注云日定,定其日也。日者,節也,時也,亦節氣也。故下文有天溫天寒之別,有月始生及月滿月空之擇,又有因天時而調血氣之謂,有因天之序移光定位之說也。又,候者,察也。

是故天溫日明,則人血淖液而衛氣浮,故血易寫,氣易行。

天寒日陰,則人血涘泣而衛氣沈也。

案,楊注云,淖,(大)【丈】卓反,濡甚也,謂血濡甚通液也。衛氣行於脈外,故隨寒溫而邪浮沈滑澀。泣音澀。　高按,寫,亦行也,故血易寫氣易行者,即血氣易行。涘者,竢也。泣,濇也。涘泣者,若有所待而遲滯也。　又,楊注隨寒溫而邪浮沈滑澀,邪,猶爲也。《莊子·天地》郭象注"無爲者,自然爲君,非邪也。"《經典釋文》卷二十七"非邪也,似嗟反,本又作爲。"

月始生,則血氣始精,衛氣始行。

案，楊注云，血氣者，經脈及絡中血氣者也。衛氣者，謂是脈外循經行氣也。精者，謂月初血氣隨月新生，故曰精也。但衛氣常行而言始行者，亦隨月生，稱曰始行也。 高按，日主氣爲陽，月主精爲陰，人血氣得日月之神曰精。精者，善也，神也，妙也，清靜也。此天人相應之在人者也，故常以月死生爲施鍼之數。 月始生氣始行，始者，初也，本也，謀也。所謂"始謀謂之始，猶終謀謂之究也(《毛詩傳箋通釋》)。"天地四時之氣，若人之血氣，往復循環無端，謀其之道，必曰終始。

月郭滿，則血氣盛，肌肉堅。

月郭空，則肌肉減，經絡虛，衛氣去，形獨居。

是故，所以因天時而調血氣者也。

案，楊注云，脈中血氣及肉，皆隨月堅盛也。 又云，經脈之內，陰氣隨月皆虛，經絡之外，衛之陽氣亦隨月虛，故稱爲去，非無衛氣也。形獨居者，血氣與衛雖去，形骸恆在，故曰獨居。故謂血氣在於時也。

高按，月滿月空，血氣隨之有盛衰者，人之應于天時之生理也，故凡調血氣者須知之。 肌肉堅或減者，言血氣之在于肌肉者也。 形獨居者，血脈筋肉可安自處也。獨，可爲助詞，語辭。又，獨者，自立也。居，安處也。

是故，天寒無刺，天溫無疑。月生無寫，月滿無補，月郭空無療。是謂得時而調之。

因天之序，盛虛之時，移光定位，正立而待之。

案，承上啟下。 楊注云，正立待之，伺其氣也。

故曰，月生而寫，是謂藏虛。

月滿而補，血氣揚溢，經有留止，命曰重實。

月郭空而治，是謂亂經。陰陽相錯，眞邪不別，沈以留止，外虛內亂，淫邪乃起。

案，藏虛，他本或作減虛，或作重虛。 高按，藏，同臧，厚之善之加之可謂臧，亦謂之藏。 留止，宿病稽留者，或經脈過滿則必生窒礙者。 又，陰陽相錯，在月爲死生難辨，在經脈血氣則盈虛不明，故曰眞邪不別。沈，深也，潛也。此時加鍼則恐潛有留止，或本有宿疾，加之外虛內亂，則病發。 月廓空爲外虛，眞邪不別爲內亂。

黃帝曰，星辰八正，何候。岐伯曰，

星辰者，所以制日月之行也。 案，陰陽血氣盈虛流轉必有所制。

八正者，所以候八風之虛邪以時至者。 案，因時以至，故曰正。

四時者，所以(分)【令】春秋冬夏之氣所在，以時調之也。 案，分，今見日鈔本寫作令。令，命也。可據改。

八正之虛邪，而避之勿犯也。 案，因時以至，故可避。

以身之虛，而逢天之虛，兩虛相感，其氣至骨，入則傷五藏。工候救之，弗能傷也。

故曰天忌，不可不知也。

案，楊注云，形及血氣年加皆虛，故曰身虛。 高按，弗能傷也，傷，減損病勢亦可曰傷。

黃帝曰，善。

本神論

平按，此篇自篇首至末，見《素問》卷八第二十六《八正神明論》篇，與上篇相接。自寫必用方以氣方盛至末，又見《甲乙經》卷五第四。

黃帝曰，其法星辰者，余以聞之，願聞法往古者也。

岐伯曰，法往古者，先知《鍼經》也。

驗於來今者，先知日之寒溫，月之盛虛也。

以候氣之浮沈而調之於身，觀其立有驗也。

案，法星辰者，可謂生理病理。法往古者，可謂臨床實踐經驗。

觀於冥冥者，言形氣營衛之不形於外，而工獨知之。

以與日之寒溫，月之盛虛，四時氣之浮沈，參伍相合而調之。

工常先見之然，而不形於外，故曰觀於冥冥焉。

通於無窮者，可以傳於後世。

案，楊注云，無窮者，謂血氣之妙也。有通之者，可傳於萬代。不通之者，以殺生人，故不能傳之。 高按，以無窮爲血氣之妙，是也。觀於冥冥而通乎無窮。 又，見之然，《大學》云“人之視己，如見其肺肝然。”比無外而能見之者，若觀冥冥，若神髣髴。 又，而不形於外，今見日鈔本無於字。

是故，工之所以異也，然不形見於外，故俱不能見之。

視之無形，嘗之無味，故曰冥冥，若神髣髴。

案，所以異也，也，猶者也。 然不形見於外，然，猶乃也。俱，同也，一也，亦盡也。俱不能見之者，不能同有所見，或所見不盡相同。

虛邪者，八正之虛邪氣也。 案，此爲外因。

正邪者，身形飢，若用力汗出腠理開，逢虛風，其中入微，故莫知其情，莫見其形【之】。 案，此言內因，雖內因爲主，必有外邪相加，即前篇所謂以身之虛，逢天之虛，兩虛相感者也。用力汗出腠理開者，非身虛，故特言之若。 其中入微，入，來犯也。 莫知莫見，不能知不能見，難知難見也。 身形飢，飢，餒也，食不足曰飢，穀不熟曰飢，身形飢者，身形不足，即前文所謂身之虛也。 又，今見日鈔本，句末有一之字。

上工救其萌牙，必先知三部九候之氣，盡調，不敗，救之。

案，上工必先知三部九候原理，悉盡診察，病未成，乃治之。 盡，皆也，悉也。 調，察也。 不敗，敗，壞也，害也，病成者爲害，病未成則曰不敗，《禮記·孔子閒居》云，“四方有敗，必先知之。”劉沅《禮記恆解》引方慤注曰，“敗者，成之對，不言成而止言敗者，君子思患而豫防敗，尤在乎先知也。”救，治也。 楊注云，萌牙，未病之病，病之微也。先知三部九候，調之即療其微，故不敗也。

故曰下工救其已成者，言不知三部九候之氣，以相失有因，而疾敗之。

案，以，已也。 相失有因，相失，各部候血氣不相得，已病之象也。因，由也，有因可察也。 疾敗之，疾者，病也。之，句末語辭。 此論其所以爲已成者，非謂下工之救也。不明醫理，不知診法，不先知機，病已成矣。 楊主云，疾者言其速也。 高按，下工非不治病，是不知診三部九候之先，不知萌牙，不知治在萌牙即爲救病。

知其所在者，知診三部九候之病脈，處而治之。故曰，守其門戶焉，莫知其情，而見其邪形也。

案，處，察也，相也。守其門戶者，知其要也，知其要者，知三部九候之診要也。 莫知其情，而見其邪形者，不問邪中之狀，而知邪之所在。

黃帝問於岐伯曰，余聞補寫，未得其意。岐伯曰，

寫必用方。方者，以氣方盛也，以月方滿也，以日方溫也，以身方定也，以息方吸也，而內鍼。乃復候其方吸而轉鍼之。

乃復候其方呼也，而徐引鍼，故曰寫必用方，其氣乃行焉。

案，方，正也，當也，等也，齊也。

補者必用其員者，行也。行者，移也。

刺必中其營，復以吸也。

案，依上文句式，疑脱一員字，或其字乃員字之誤。讀若【**補者必用員。員者，行也。行者，移也。**】 高按，移，就也。又，同侈，大也。 員，音云，益也，《詩·小雅·正月》"無棄爾輔，員于爾輻。" 又，復以吸也者，謂如前法，候吸而排鍼，古人省言。

故員與方也，排鍼也。 案，排，推排，安置，安排治理亦可曰排。 平按，方圓之義，一言其法，一言其用，不必執也。是也。 楊注云，員之與方，行鍼之法，皆推排鍼爲補寫之。

養神者，必知形之肥瘦，營衛血氣之盛衰。

血氣者，人之神，不可不謹養也。 案，知補寫，亦必知養神。

黄帝曰，妙哉，論也。辭合人形於陰陽四時，虚實之應，冥冥之期。其非夫子，孰能通之。然夫子數言形與神，何謂形，何謂神。願卒聞之。 案，數，音朔。

岐伯曰，請言形，形乎形。

目冥冥，問其所痛，索之於經，惡然在前。

按之不得，復不知其情，故曰形。

案，目冥冥，雖有目不可見。 問其所痛，或作捫其所痛。 索之於經，索之以經也，未必經脈，病之所在索之而得謂經，索病形所在，索病氣所過。 惡然，歎辭也。惡然在前者，確然在也，得其形也。 按之不得，按者，索也，目既不見，又索之不得，是無其形也，故不能知病。其情者，病情也。 此所謂從形而察病，形乎形者，形診在于察其形也。 又，今見日鈔本，冥冥之期，寫作冥冥期，無之字。問其所痛，寫作問其所痛。

黄帝曰，何謂神。岐伯曰，請言神，神乎神。

不耳聞，目明心開爲志先，慧然獨悟，口弗能言。

俱見獨見，適若昏，昭然獨明，若風吹雲，故曰神。

三部九候爲之原，九鍼之論不必存【之】。

案，形乎形之目冥冥，神乎神之不耳聞，謂施技之精，用志之專也。 俱見獨見，今《素問》《甲乙》經均作俱視獨見。 獨悟者弗能言，獨明者無可言。 若風吹雲，神之有著于形者也。三部九候，神之所著于形也。九鍼之用則自然而然，又何必拘於其論哉。

眞邪補寫

平按，此篇自篇首至末，見《素問》卷八第二十七《離合眞邪論》篇，又見《甲乙經》卷十第二上篇。

黄帝問於岐伯曰，余聞《九鍼》九篇，夫子乃因而九之，九九八十一篇，余盡以通其意矣。

經言，氣之盛衰，左右傾移，以上調下，以左調右，有餘不足，補寫於滎輸，余皆以知之矣。

此皆營衞之氣，傾移虚實之所生也，非邪氣之從外入於經也。

余願聞邪氣之在經也，其病人何如，取之奈何。

案，血氣之盛衰，之左右上下，之有餘不足者，皆可謂陰陽，故經脈血氣自有陰陽之變，未必盡是邪從外來，今問外來之邪。

岐伯對曰，夫聖人之起度數也，必應天地，故天有宿度，地有經水，人有經脈。 案，起，立也，訂也。古賢者立度數常以天人相應設言，然後來不究生理病理，妄談天人合一者，多有誤人誤醫之嫌。

天地和溫則經水安靜。天寒地凍則經水涘泣。 案，《天忌》篇云，天溫日明則人血淖液。天寒日陰則人血涘泣。

高按，試辨涘泣凝濇澀。涘，水厓也，岸也。水至於厓則受阻而有所止而迴緩。 竢，立而待之曰竢，與俟通。故涘與竢俟義近可通，有所待而必有所遲滯者也。 泣，無聲出涕者曰泣。醫經中訓解爲濇者，疑是鈔書氏及刻工省筆之訛傳。 凝，冰之俗字，水堅也。古文仌冰凝三字同，故凝有凝結堅固之義，用於形容血脈則有失當之嫌，取其意可也。 濇與歰同，不滑也。歰在止部，从四止。《説文》無澀字。 綜上，醫經中謂血脈有所遲滯不滑利，流而不暢者，則以涘或濇或歰澀爲勝，泣乃訛傳，凝字往往失當。

天暑地熱則經水沸。卒風暴起，則經水波涌而隴起。

夫邪之入於脈也，寒則血涘泣，暑則氣血淖澤。

虚邪因而入客也，亦如經水之得風也。

經之動脈，其至也，亦時隴起。其行於脈中，循循然�。

其至寸口也，時大時小。大則邪至，小則平。

其行無常處，在陰與陽，不可爲度，循而察之，三部九候。

案，循循然輡，張平子《南都賦》"溝澮脉連，隄塍相輡。"注，輡，丘筠反，相連之貌。循循然者言其接續無斷也。　在陰與陽，統言內外表裏虛實上下。不可爲度，不可忖度臆測。唯察脈也，三部九候。

高按，經脈血氣之應寒暑陰陽之變者，謂之生理。邪氣來犯，經脈血氣應之者，未必皆是病狀。

卒然逢之，蚤遏其路。

吸則內鍼，無令氣忤。靜以久留，無令邪布。

吸則轉鍼，以得氣爲故。

候呼引鍼，呼盡乃去，大氣皆出，故命曰寫。　案，大氣皆出，大氣，病氣，邪氣中人，正邪相爭，乃變生病氣，故曰大。皆，盡也。

高按，令無氣忤，使鍼氣與經脈血氣相得。　無令邪布，使病氣來而不使散。本卷經文《虛實所生》篇云，"閉塞其門，邪氣布散，精氣乃得存。"欲使邪氣布散洩泆者，是補使精氣來也。此謂無令邪布者，是使病氣來而欲寫之也。古人辭約，若非一人專著，又久經傳鈔，前後失照亦或難免，後來補苴罅漏者多執己見，發揚賡續者常失偏頗，可不慎乎。

黄帝曰，不足者補之，奈何。岐伯曰，

必先捫而循之，切而散之，推而按之，彈而怒之，搔而下之，通而取之。外引其門，以閉其神。

呼盡內鍼，靜以久留，以氣至爲故，如待所貴，不知日莫。

其氣以至，適人自護。候吸引鍼，氣不得出，各在其處，推闔其門，令神氣存，故命曰補。

案，彈，擊也。　怒，奮也。　搔，摩也。　故，法也。　莫，同暮。不知日暮，屈原《九歌·東君》"日將暮兮悵忘歸"，王逸注云，言崑崙之中，多奇怪珠玉之樹，觀而視之，不知日暮。言己心樂志說，忽忘還歸也。　適人自護，適，若也（《釋辭》），若人自顧護，是所謂補也。　神乎其技。

黄帝問於岐伯曰，候氣奈何。

岐伯曰，夫邪氣去絡入於經也，合於血脈中，其寒溫未和，如涌波之起也，時來時去，故不常在。

故曰，方其來也，必按而止之，止而取之，無逢其衝而寫之。

案，合，交接。其寒溫未和，謂初病邪盛，惡寒發熱其勢未平，故時有起伏往來。不常在者，不專在一經一府也。　又，平按《素問》《甲乙》合作舍，未和作未相得。

高按，前文卒然逢之蚤遏其路，此謂方其來必按而止之而取之者，皆在於察三部九候之機先，即所謂“四方有敗，必先知之。”

眞氣者，經氣。經氣大虛，故曰其來不可逢，此之謂也。

案，此申言無擊逢逢，勿快意求寫。　經氣大虛，虛，有重虛之虛，有不敵邪盛之虛，有妄迎堂堂之敗而虛，此處乃謂不敵之虛。　所謂實邪乘正虛而來，其勢逢逢，未可猝然迎寫。

故曰，候邪不審，大氣已過，寫之則眞氣脫。脫則不復，邪氣復至，而病益蓄。故曰，其往不可追，此之謂也。　案，大氣已過者，此病之大氣，當言正邪相合交爭之氣。正邪兩合交爭而著，可謂大矣。下文眞氣邪氣分而言之，則知大氣者乃是正邪相合之氣。過，謂過此經也，寫之徒奪眞氣而不損邪氣，故不可寫。此謂其往不可追也。

高按，不可逢與不可追之閒，足見古人識病治病之意，醫者意也，此之謂乎。　又，今見日鈔本，章句末脫一也字。

不可挂以髮者，待邪之至時而發鍼寫矣。

若先若後者，血氣已盡，其病不下。

故曰，知其可取如發機，不知其可取如扣錐。

故曰，知機之道，不可挂以髮。不知機者，叩之不發。此之謂也。

案，發鍼寫矣者，施鍼以治刻不容緩者，寫也。　如發機，如，猶則也（《釋詞》）。

高按，挂以髮者，今見孫思邈《千金翼方·序》云，若夫醫道之爲言，寔唯意也。固以神存心手之際，意析毫芒之裏。當其情之所得，口不能言。數之所在，言不能諭。然則三部九候，迺經絡之樞機。氣少神餘，亦鍼刺之鈞軸。況乎良醫則貴察聲色，神工則深究萌芽。心考錙銖，安假懸衡之驗。敏同機駭，曾無挂髮之淹。非天下之至精，其孰能與於此。　則挂以髮者，以手理髮也。俞樾氏以爲，不可挂以髮者六字爲衍，寫字爲焉字之誤。失當。

又，叩扣皆有擊打之義，可通，而有別焉。扣者，牽也，拘也，引而不發曰扣。叩者，擊也，反問也。　不知可取引而不發者，以其慎之又慎，竢其時也。不知機則叩之不發者，因不識機，故叩問遲疑也。　又，今見日鈔本，扣錐，寫作和椎。叩之不發，寫作扣之不發。

黄帝問曰，補寫奈何。

岐伯曰，此攻邪也，疾出以去盛血，而復其眞氣。

此邪新客，未有定處，推之則前，引之則止。溫血也，刺出其血，其痛立已。

案，此攻邪也，此邪新客，此，猶若也。乃舉一二實例而言補寫之法理。　溫血，溫者和也，邪新客，血氣尚和，故刺之立已。　痛，病也。　又，推之則前引之則止者，新客邪之善變易行。　兩種刺血，疾出而去盛血者，雖言攻邪，實乃補也，以其眞氣來復也。推之引之雖邪無定處，而刺之立已者，乃寫去之也。讀書至此，可不拍案而起乎。

黄帝曰，善。

黄帝問於岐伯曰，眞邪以合，波隴不起，候之奈何。

岐伯曰，審捫循三部九候之盛虛而調之。

察其左右上下相失及相減者，審其病藏以期之。

案，審，悉也，明也，詳也，定也，察也，知也，度也，究問也。　調，察也。　期，會也，必也，候也，引申爲證，期之者，印證也。

不知三部者，陰陽不別，天地不分。天以候天，地以候地，人以候人，調之中府，以定三部。　案，楊注云，不知天爲陽也，地爲陰也，人爲陰陽也，故曰不別氣也。不分者，不分形也。

楊注又云，足厥陰天，足少陰地，足太陰人，以候肝腎脾胃三種，地也。手太陰天，手陽明地，手少陰人，以候肺胷心三種，人也。兩額動脈之天，兩頰動脈之地，耳前動脈之人，以候頭角口齒耳目三種，天也。中府，五藏也。欲調五藏之氣，取定天地人三部九候也。

故曰，刺不知三部九候，病脈之處，雖有大過，且至工，不能得禁也。誅罰無罪，命曰大惑，反亂大經，眞不可復。

案，病脈之處，處者，審度辨察謂之處。　過，病也。　至工，至巧者。不能得禁，禁，音同今，力所加也，勝也（《廣韻》），不能得禁者，無所可作爲也。　誅罰無罪，損傷眞氣。　命曰大惑，插入語，惑者，亂也，闇也，悖也，言不明醫理則或亂于意，或悖于理，或闇于技。　反，歸來曰反，無去則無所謂歸，故反者有加倍之義，今病亂未平又誅罰無罪，故其傷也倍，眞不可復也。　經，經脈血氣。　大過大惑大經，三大字皆語辭也。　故失于三部九候，不能辨病察脈者，雖見有病，縱懷巧技，亦難有所施矣。誤治傷正者，乃不明醫理，則倍壞血氣，恐不得復其眞矣。　又，無罪，今見日鈔本寫作，毋罪。

用實爲虚，以邪爲眞。用鍼無義，反爲氣賊，奪人正氣。

以順爲逆，營衛散亂，眞氣已失，邪獨内著，絶人長命，予人夭殃。

故不知三部九候，不能長久。

因不知合之四時五行，因加相勝，釋邪攻正，故絶人長命矣。

案，三申誅罰無罪。　又，合之，今見日鈔本寫作，合而之。

邪，新客來也，未有定處，推之則前，引之則止，逢而寫之，其病立已。　案，再三申之。

虚實補寫

平按，此篇自篇首至末，見《素問》卷十七第六十二《調經論》篇，又見《甲乙經》卷六第三。

黄帝問於岐伯曰，余聞《刺法》言，有餘寫之，不足補之，何謂有餘，何謂不足。

岐伯對曰，有餘有五，不足又有五，帝欲何問乎。

黄帝曰，願盡聞之。岐伯對曰，

神【有】有餘有不足，氣【有】有餘有不足，血【有】有餘有不足，形【有】有餘有不足，志【有】有餘有不足。凡此十者，其氣不等也。

案，神氣血形志五字下各脱一有字，當從《甲乙經》補。

黄帝問曰，人有精氣津液，四支九竅，五藏十六部，三百六十五節，乃生百病，百病之生，皆有虚實。今夫子乃言有餘有五，不足亦有五，何以生之乎。　案，病有百端萬變，皆有虚實，今僅以五五而言，何由而來。

岐伯對曰，皆生於五藏。　案，落脚處。

夫心藏神，肺藏氣，肝藏血，脾藏肉，腎藏志，而此成形。

案，歸之形。　神氣血肉志以成形者，謂凡人身之有形者，若足手指末髮膚者，必以神氣血肉志而成也。故

志意通，内連骨髓，而成身形五藏。

五藏之道，皆出於經隧，以行血氣。

血氣不和，百病乃化，變而生於血氣，故守經隧焉。

案，守血氣。　志意者，血氣也。　通，通達，榮通。　化，教行也，應教而變

曰化。　變，亦化也，非常曰變，亂亦曰變。病之成曰變曰化者，邪入正爭方可爲病者也。　守經隧者，顧護血氣之榮通也。　五藏之道卽身形之道，皆在於經隧者，以經隧行血氣故也。百病萬變在於血氣，守經隧者守血氣也。

黃帝曰，神有餘不足，何如。

岐伯對曰，神有餘則笑不休，神不足則憂。　案，憂，或作悲。

血氣未并，五藏安定。　案，血氣未并謂之神。

神不定，則邪客於形，洫泝起於豪毛，未入於經絡也，故命曰神之微。

案，血氣未并，并，後人注解皆誤，并者，比也，競也，又通屏棄之屏，二而未和曰并，一分爲二曰并，故後人有合并之詞也。血氣未并者，言血氣和合也，故而五藏安定，非是邪氣未并入血氣也。血氣和合，五藏安定，雖神少有不定而邪不犯經絡者，是神之微也，神之微卽上文之神不定也。微，小有不足，下文楊注曰，微卽未病之病也。　又，楊注云，洫，謂毛孔也。水逆流曰泝，謂邪氣也，邪氣入於腠理時，如水逆流於洫。　又，本書下一篇有【氣血以并，陰陽相傾……血氣離居】者，可作的解。

黃帝問曰，補寫奈何。岐伯對曰，

神有餘，則寫其小絡之血。出血，勿之深斥，毋中其大經，神氣乃平。

案，楊注斥，齒亦反，推也。

神不足，視其虛絡，切而致之，刺而利之。毋出其血，毋洩其氣，以通其經，神氣乃平。

案，補使通利。

黃帝問曰，刺微，奈何。岐伯對曰，

按摩勿釋，著鍼勿斥，移氣足神，【神】氣乃得復。

黃帝曰，善

案，楊注云，微，卽未病之病也。夫和氣之要，莫先按摩之。以手按摩之，邪氣得洩，神氣得通。微邪得洩，何得須以鍼斥之。　又云，按摩使神氣至踵，則邪氣復遁去之也。　經文，移氣足神氣乃得復，今見《甲乙》作，移氣於足神氣乃得復。《素問》作，移氣於不足神氣乃得復。《新校正》云，《太素》《甲乙》同。　平按以爲本文脫一於字，依楊注則當作“移氣於足，神氣乃得復”。然楊注所謂使神氣至踵則邪氣遁去，于理欠安，或是古人某種導引按摩法，當留心。　高按，然細玩經文，若以重文而脫一神字論，讀若【**移氣足神，神氣乃得復**。】則文義暢達矣。

移，《荀子·王制》云，“通流財物粟米，無有滯留，使相歸移也。”足，成者，得也。使相得曰足之。　今神有微，按摩著鍼，使氣有所饋轉于神，而神氣相得。此章言神不足有餘及微之病，移氣足神亦即使氣來配神，以血氣論神，則重在調氣也。存。又，斥，遠也，逐也，充斥者滿也，故斥者，亦可謂多也。　又，今見日鈔本，移氣之移字闕，氣足神氣乃得復，亦通。

黄帝曰，氣有餘不足，奈何。

岐伯對曰，氣有餘，則喘咳上氣。不足，則息利少氣。

案，息利少氣，利，疾速也，滑密也。息無喘欬之礙，但促疾氣短。

血氣未并，五藏安定。

皮膚微病，命曰白氣微洩。

案，白氣，古人常語，西方氣，肺氣也。謂氣之爲病始於肺而初見於皮膚。洩，泆散也，又與寫瀉泄通。

黄帝曰，補寫奈何。岐伯對曰，

氣有餘，則寫其經隧。毋傷其經，毋出其血，毋洩其氣。

不足者，則補其經隧，毋出其氣。

案，寫者，輸寫。《詩·小雅·蓼蕭》“我心寫兮”毛傳云，輸寫其心也（《毛詩正義》）。此寫經隧者，輸寫使暢通無礙也，非乃洩去也，故下文有毋洩其氣。古人所謂補寫之寫，多有轉寫使通利之義。

黄帝曰，刺微，奈何。岐伯對曰，

按摩勿釋。出鍼視之，曰，我將深之，適人必革，精自伏，邪氣亂散，毋所休息，氣洩腠理，眞氣乃相得。

黄帝曰善。

案，楊注云，釋，停廢也。革，改也。夫人聞樂至身，心【必】欣悅。聞痛及體，情必改異。欣悅則百體俱縱，改革【則】精志必拒，拒則邪精消伏【之】也。　高按，此章精妙，醫者必識。　本書卷第二十三之《雜刺》篇有藏鍼之法，有陰刺陽刺之别，可參。　革，同亟，殛，急也，又戒也。　又經文，邪氣亂散，毋所休息，兩句，本書原文寫作，邪氣散亂，毋所伏息。平按，散亂《甲乙》作亂散，伏息《素問》《甲乙》作休息。今見日鈔本正寫作亂散，休息，今據改。亂字，鈔本寫作乱。

黄帝曰，血有餘不足，奈何。岐伯對曰，

血有餘則怒，不足則悲。

血氣未并，五藏安定。

孫絡外溢，則經有留血。

案，楊注云，肝血有餘於肝，所以瞋怒。肝血不足於目，所以多悲也。　高按，留，遲滯，稽留。外則孫絡可見血氣之變，內則經脈血氣遲滯。　怒，過也，多也，有所奮也。悲者，傷也，憂愁也，悲則氣消，故不足亦悲。血盛易怒，血虛多悲。

黄帝曰，補寫奈何。岐伯對曰，

血有餘，則寫其盛經，出其血。　案，刺其血絡。

不足，則補其虛經。內鍼其脈中，久留，血至脈大，疾出其鍼，毋令血泄。

案，楊注云，內鍼足厥陰脈中，血至鍼下，聚而脈大，疾出其鍼，無令血泄，所以稱疾也。　高按，血至脈大者，氣至也，血氣至也。大，充也。

黄帝曰，刺留血，奈何。岐伯對曰，

視其血絡，刺出其血，無令惡血得入於經，以成其病。

黄帝曰，善。

案，惡血者，惡血氣也。惡血氣入經乃成留血病也。

黄帝曰，形有餘不足，奈何。岐伯對曰，

形有餘則腹脹，溲不利。不足，則四支不用。　案，楊注云，形者，非唯身之外狀名形，舉體皆名。溲四支不隨也。有本經溲者，經卽婦人月經也。　平按，溲不利，《素問》《甲乙》同作涇溲不利。

血氣未并，五藏安定。

肌肉濡動，命曰微風。

案，楊注云，濡動者，以體虛受風，腠理內動，命曰微風也。　高按，在形之病，曰動曰風者，皆在于陽也。

黄帝曰，補寫奈何。岐伯對曰，

形有餘，則寫其陽經。不足，則補其陽絡。

案，楊注云，陽經絡，足陽明經及絡也。或爲陽營，非也【之】。

黄帝曰，刺微，奈何。岐伯對曰，

取分肉閒，無中經，毋傷其絡，衛氣得復，邪氣乃索。

黄帝曰，善。

案，楊注云，分肉之閒，衛氣行處，邪氣已散，衛氣復得也。索，散也。

黄帝曰，志有餘不足，奈何。岐伯對曰，

志有餘，則腹脹，飧洩。不足則厥。 案，飧，音餐。 志，意也，望也。 在心爲志，在形曰氣。望滿而氣不足則易爲脹洩，氣壯而志不足則易厥逆。 楊注云，志，腎神氣也，有餘，即少腹脹滿，飲食不消，爲飧洩也。 又云，厥，足逆冷也。

血氣未并，五藏安定。

骨節有動。

案，楊注云，骨節動者，腎志病微也。 高按，動，顫動，搐動也。 又，有，不宜有也，謂本是不當有而有之偁(《説文》段注)。又，有者，多也，又也，或也，語助也。

黄帝曰，補寫奈何。岐伯對曰，

志有餘，則寫然筋血者，出其血。不足，則補其復留。

案，楊注云，然筋，足少陰營，在足内踝之下，名曰然谷，足少陰經無然筋，當是然谷下筋也。復留，足少陰經，在足内踝上三寸，此二皆是志之脈穴，故寫然筋之血，補復留之氣。 高按，寫然筋血者，當依《素問新校正》，作寫然骨之前血者。脱骨之二字，而誤前爲筋。此章因然筋然谷及然骨之名頗有糾紛。 又，志之有餘不足，其治在足踝，反觀前文，神之微，移氣於足，則或然也。 又，今整理本編者按，楊注營，當作榮，三寸，當爲二寸。

黄帝曰，刺未并，奈何。岐伯對曰，

即取之，毋中其經，以邪乃能立虚。

黄帝曰，善。

案，楊注云，未并者，志微病。以病是微，未中於經，但刺經氣所發之穴，邪氣立虚者也。

高按，此篇詳述神氣血形志五者之有餘不足，又以心肺肝脾腎五藏之一端相應之，舉一隅也。

虚實所生

平按，此篇自篇首至末，見《素問》卷十七第六十(三)【二】《調經論》篇，與上篇相接。又見《甲乙經》卷六第三，亦接上篇。

黄帝曰，余以聞虚實之形，不知其何以生。

岐伯對曰，氣血以并，陰陽相傾，氣亂於衛，血留於經，血氣離居，一實一虚。

案，幷，離也。氣者，衛氣。血留於經言者，血當指營氣，氣血以幷者，營衛幷也，血氣離居者，營衛失和也。一實一虛者，或虛或實也。營衛陰陽相傾亦成虛實。營衛者，皆血氣所生也。

血幷於陰，氣幷於陽，乃爲驚狂。

案，陰，內也，下部也。陽，外也，上部也。重陰重陽，陰陽兩幷，乃作驚狂。

血幷於陽，氣幷於陰，乃爲炅中。

案，楊注云，血幷足陽明，氣幷足太陰，爲熱中病也。炅，熱也。　高按，陰陽相爭，于中乃熱。

血幷於上，氣幷於下，心煩悗，喜怒。

案，煩悗易怒，亦是熱在于內，熱中之漸也。今以其位上下而言，陰幷於上，陽幷於下者，和之則泰，雖病易已也，以其位不失。　又，今見日鈔本，本條寫作，血幷於上，氣幷於心下，煩悗喜怒。

血幷於下，氣幷於上，氣亂心，善忘。

案，亂心善忘者，驚狂之漸也。陰陽失其位，否而難和，故曰亂心，難治。

黃帝曰，血幷於陰，氣幷於陽，(於)【如】是血氣離居，何者爲實，何者爲虛。

岐伯對曰，血氣者，喜溫而惡寒。寒則泣，不能流。溫則消，而去之。

是故氣之所幷，爲血虛。血之所幷，爲氣虛也。

案，於是，今見日鈔本寫作如是，如是義勝。如，若也。前文云血氣以幷血氣離居，此以血病氣幷舉例而言，故曰如是者云。　幷，猶拼也，有所專擅則亦幷，故衛氣幷則營氣虛，營氣擅則衛氣衰也。

黃帝曰，人之所有者，血與氣耳。今夫子乃言，血幷爲虛，氣幷爲虛，是毋實乎。　案，毋，同无。

岐伯對曰，有者爲實，毋者爲虛。

故氣幷則毋血，血幷則毋氣，今血與氣相失，故爲虛焉。

案，此處實虛非謂多少，乃言有无。所謂有者，用也。无者，不用也。氣幷則血失所用，故曰血虛。血幷則氣失所用，故曰氣虛。下文血與氣幷則爲實者，血氣爭用也，故曰實。

絡之與孫脈，俱輸於經，血與氣幷，則爲實焉。

血與氣幷，走於上，則爲大厥。厥則暴死，復反則生，不反則死。

案，厥則暴死，則，或也，猶若也，厥病發作若昏厥暴死。　反，甦醒。生，可治。死，難治。

黃帝曰，實者何道從來，虛者何道從去。虛實之要，願聞其故。

岐伯對曰，夫陰與陽，皆有輸會。陽注於陰，陰滿之外。陰陽旬平，以充其形。九候如一，命曰平人。

案，陽注於陰，陰，内也。陰滿之外，外，陽也。之，往也，適也，就也。　楊注云，藏府陰陽之脈，皆有別走，輸會相通。如足陽明從豐隆之穴別走足太陰，太陰從公孫之穴別走足陽明，故曰外也。　又云，甲子一日一迎爲旬。旬，迎也。陰陽之脈五十迎，無多少者，名曰旬平。旬平和氣，以充其身形也。　高按，陰陽旬平，旬，均也。又通洵，信也，誠也，所謂“陽在外陰之使，陰在内陽之守也”者。平者，平和也。　楊注云，九候之動不先後，又不相反，故曰若一。和氣若一，故人得和平。

夫邪之至生也，或生於陰，或生於陽。

案，楊注云，陰，五藏也。陽，六府也。不塙。高按，陰陽者，言藏府可也，言表裏可也，言寒暑亦可也。就發病病因而言，多指寒暑表裏。至生者，生也。由内而生曰出生，由外而生曰至生。故以邪之至而言則以表裏内外爲允，以至生之生而言，可指五藏六府生病之所。

其生於陽者，得之風雨寒暑。其生於陰者，得之飲食起居，陰陽喜怒。

案，陰陽喜怒，陰陽者表裏也，陽奉陰違之陰陽也，喜怒者人之常情，得喜便喜，當怒而怒，何至於病。然若當怒而反喜，得喜卻作怒，或中喜而面怒，内怒而言喜，此喜怒不由衷者，即情志有所不遂，初或無異，久必病矣。　《大戴禮·文王官人》論五性黔陽，曰“人有多隱其情，飾其僞，以賴於物，以攻其名也。”。《禮記·檀弓下》“武子曰，不亦善乎，君子表微。”《正義》曰，“凡外貌爲陽，内心爲陰。實無内心但有外貌者謂之爲陽。”均可參考。

黃帝曰，風雨寒暑之傷人，奈何。岐伯對曰，

風雨之傷人也，先客於皮膚，傳入於孫脈，孫脈滿，則傳入於絡脈，絡脈滿，乃輸於大經脈，血氣與邪幷，客於分腠之間，其脈堅大，故曰實。　案，幷字當重看。

實者，外堅充滿，不可按，按之則痛。

黄帝曰,寒溼之氣傷人,奈何。岐伯對曰,

寒溼之中人也,皮膚收,肌肉堅,營血泣,衛氣去,故曰虛也。

案,楊注云,雨氣上侵,溼氣下入,有斯異也,畧不言暑耳。寒溼中人,致虛有四,皮膚收者,言皮膚急而聚也。肌肉堅者,肌肉堅而不迎也。營血泣者,邪氣至於脈中,故營血泣也。衛氣去者,邪氣至於脈外,衛氣不行,故曰去也。衛去之處,即爲虛也。　高按,營血泣,衛氣去,亦是血氣之并。　衛氣去,去者不用也,營血失榮,衛氣不用。　寒溼者,陰氣。營血濇而并之,衛失去用,即前文之血之所并爲氣虛,又所謂无者爲虛也。　又,皮膚收,今見《素問》作皮膚不收。肌肉堅,《素問》《甲乙》同作,肌肉堅緊。

虛者,聶辟,氣不足,血泣。

案,楊注云,聶,紙輒反。分肉閒無衛氣,謂氣不足也。　高按,聶辟,本書卷第二十二《刺法》篇寫作攝辟。衛氣虛則辟積不足以展,營血虛則經脈不利于行。

按之則氣足以温之,故快然而不痛。　案,以,猶與也。

黄帝曰,善。

黄帝曰,陰之生實,奈何。岐伯對曰,

喜怒不節,則陰氣上逆,上逆則下虛,下虛則陽氣走之,故曰實。

案,此陰之生實之陰,是内也,求病實者之内因也。　陰氣者,藏府之氣也。　陽氣者,病邪之氣也。　上逆,藏府之氣本當内斂而各守其所主,今情志失調,藏府之氣浮越而動,失其所守而爲病。　前文衛氣去曰虛,今陽氣走之曰實,可參看。走之者,赴之也。之,往也,至也。　陽氣來實其虛,故曰實。　又,陰氣上逆欲散,陽氣走之欲代,所謂陽與陰并爲實也者。

黄帝曰,陰之生虛,奈何。岐伯對曰,

喜則氣下,悲則氣消,消則脈虛,因寒飲食,寒氣熏藏,則血泣氣去,故曰虛。

案,喜或當作恐,上文言喜怒,此處言恐悲,以概括情志之變。血泣氣去者,營衛不用也,亦如攝辟。　楊注云,天寒則氣聚,温則氣散。怒則氣上,喜則氣下。此物理之常也。喜則氣和志達,營衛之行通利,故緩而下也。　又云,夫人悲者,則心系急,肺布葉舉,兩焦不通,營衛不行,熱氣在中,故正氣消散,經絡空虛也。又因寒飲寒食,寒氣熏藏,藏之血泣,其氣移去,故爲虛【之】也。　高按,下,散去亦可曰下。　熏,浸漬也,充也,蓋言寒之干藏亦可如熏也。

黄帝曰，經言，陽虚則外寒，陰虚則内熱。陽盛則外熱，陰盛則内寒。余以聞之矣，不知其所由然。

岐伯對曰，陽受氣於上焦，以溫皮膚分肉之間，今寒氣在外，則上焦不通，不通則寒獨留於外，故寒慄。

案，陽受氣於上焦，今上焦不通則陽無所生，故虚，故寒獨留於外。上先受之之論也。

黄帝曰，陰虚生内熱，奈何。

岐伯對曰，有所勞倦，形氣衰少，穀氣不盛，上焦不行，下脘不通，胃熱熏中，故内熱。

案，形氣，藏府之精血津液。穀氣，胃氣也。勞倦傷及形氣者是有所耗散，穀氣不盛者是所生不足。治者在于益血氣，清胃火。　楊注云，脘，古緩反，胃(府)也。下脘，胃下口也。　高按，胃者五藏之本，中央之土，故胃熱，可概言藏府内熱，中焦之熱，故薰中，中者，内府也。

黄帝曰，陽盛而外熱，奈何。

岐伯對曰，上焦不通利，皮膚緻密，腠理閉塞不通，衛氣不得洩越，故外熱。

黄帝曰，陰盛而生内寒，奈何。

岐伯對曰，厥氣上逆，寒氣積留於胷中而不寫，不寫則溫氣去，寒獨留，則血涘泣，血涘泣則脈不通，其脈盛大以濇，故中寒。

案，因中于寒，血氣鼓脈，其行艱澀，脈大易知，濇則難察。附子可也。

黄帝曰，陰之與陽，血氣以并，病形以成，刺之奈何。

岐伯對曰，刺此者，取之經隧，取血於營，取氣於衛，用形哉因，四時多少高下。

案，楊注云，刺已成病，法有三別，一則刺於大經別走之道，隧，道也。別走之道，通陰陽道也。二則刺於脈中營血。三則刺於脈外衛氣。用鍼之狀，須因四時之氣，觀病輕重。發鍼多少，又須量病，高下所在，取之令中。不同刺微之易也。　高按，已病陰與陽并者取之經隧，氣與血并者取之營衛也。　用形哉因，用形者，謂施鍼之法。哉，音義同裁，制也，度量也。因，因循，有所依據曰因，由也。　四時多少高下，四時者，四時之所宜也。多少高下者，取穴之法，因病輕重緩急新舊而有多少高下之宜也。　又，多少，今見日鈔本寫作，少多。

黄帝曰，血氣以并，病形以成，陰陽相傾，補寫奈何。

岐伯對曰，寫實者，氣盛乃内鍼。

鍼與氣俱内，以開其門，如利其戶。

鍼與氣俱出，精氣不傷，邪氣乃下。

外門不閉，以出其病。摇大其道，如利其路，是謂大寫。

必切而出，大氣乃屈。

案，如利其戶，如利其路，如，皆語辭也。戶，或當作樞，言開其門而利其樞，使開閉靈動，出入合法。路，車也，大也，大道，大路。大其道利其車。大氣乃屈者，卽上文之邪氣乃下也。下，屈也。大氣，病氣也。

黄帝曰，補虚奈何。

岐伯對曰，持鍼勿置，以定其意。候呼内鍼，氣出鍼入。

鍼空四塞，精無從去。

方實而疾出鍼，氣入出鍼，熱不得環。

閉塞其門，邪氣布散，精氣乃得存。

動無後時【之】，近氣不（入）【失】，遠氣乃來，是謂追之。

案，置，赦也。　鍼空四塞，鍼空，楊注無解，今人以爲鍼道，則塞爲填塞之塞，或誤。方内鍼，何來空隙之道又何以填塞。今試解之曰，塞，境外也。四塞者四外之方。夫人呼氣時眞氣歸元，鍼下四方皆虚，空，空虚也，精氣不在，故無犯精氣，故無所去也。　方實而疾出鍼，實，補法令虚者實也。　環，繞也，旋也，還也。熱不得環者，謂出鍼勿使鍼熱之氣隨鍼而出也，卽方實之實也，氣入出鍼之氣也。　邪氣布散者，邪氣洩泆易去也。　動無後時，後，過也。今見日鈔本句末有一之字。　近氣不入，今見日鈔本寫作，近氣不失。　楊注云，行補之時，非其補處，近氣不失，遠氣亦來至此集也，已虚之氣引令實，故曰追也。　高按，入字當據改。近氣者，卽鍼下所補之氣，卽上述之熱氣。遠氣者，體内之眞氣，卽精氣乃得存之精氣。追者，及也，補也，救也。令邪氣布散者，乃近氣之用。因精氣存，故可使遠氣來追。

黄帝曰，夫子言，虚實有十，生於五藏。五藏，五脈耳。夫十二經脈，皆生百病。今夫子獨言五藏。夫十二經脈者，皆絡三百六十五節，節有病，必被經脈。經脈之病，皆有虚實，何以合之。

案，被，覆也，加也。有所覆加曰被。合，洽也，匹配也，比耦也，參合之也。

岐伯對曰，五藏者，故得六府，與爲表裏。

經絡支節，各生虛實。視其病所居，隨而調之。

病在血，調之脈。病在氣，調之衛。

案，此兩句，《素問》《甲乙》畧同，寫作，病在脈，調之血。病在血，調之絡。病在氣，調之/諸衛。　不若《太素》簡潔，脈，亦言絡也。

病在肉，調之分肉。病在筋，調之筋，燔鍼劫刺其下，及與急者。

案，其下，言筋之病處以遠，任力之所也，氣之所寫處也。急者，攣急，拘急，熱能緩急。

病在骨者，卒鍼藥熨。

案，楊注云，卒，窮也。痛痹在骨，窮鍼深之至骨，出鍼以藥熨之，以骨病痛深故也。　高按，卷第二十三《雜刺》篇楊注以卒爲燔鍼，今曰窮也者，有失照之嫌。卒，當作焠。焠鍼藥熨並用以療在骨之寒痹。　又，卒者，終也，盡也，止也，畢也，後也。卒鍼藥熨，先鍼刺之後藥熨之。亦通。

病不知其所痛，兩蹻爲上。

案，楊注，上者，勝也。　高按，此條獨立，與骨痛無涉。　蹻，或作喬，高也，矯健也。又陰陽兩蹻自足至頭，絡全身，痠楚隱痛而又似非痛，有所苦而痛，亦病也，苦也。莫名其定位者，取之兩蹻。　又，本書卷第十九《知官能》篇云，"不知所苦，兩蹻之下。"可參看。

身形有痛者，九候莫病，則繆刺之。

病在於左而右脈病者，則巨刺之。

必謹察其九候，鍼道備矣。

案，此以經絡論病者，無非在血在氣在肉在骨，或不知其所苦，或身形有痛，而九候莫辨。或病在左而右脈病者數端。

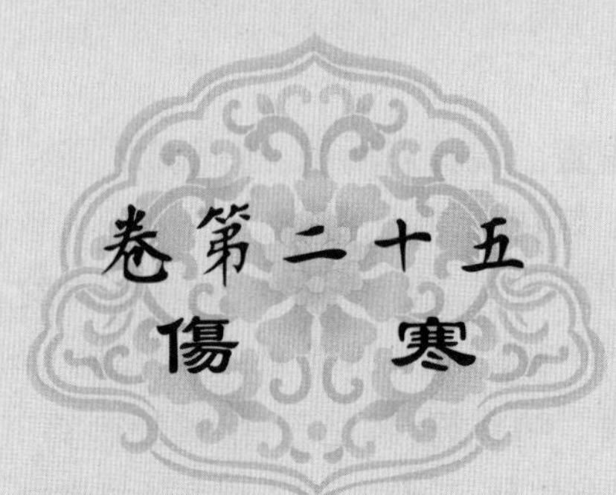

卷第二十五 傷 寒

熱病決

平按，此篇自篇首至末，見《素問》卷九第三十一《熱論》篇，又見《甲乙經》卷七第一。

黄帝問於岐伯曰，今夫熱病者，皆傷寒之類也。或愈或死，皆以病六七日閒。其愈，皆以十日以上，何也。不知其解，願聞其故。

案，楊注云，夫傷寒者，人於冬時，温室温衣，熱飲熱食，腠理開發，快意受寒，腠理因閉，寒居其□□□寒極爲熱，三陰三陽之脈，五藏六府受熱爲病，名曰熱病。斯之熱病，本因受寒傷多，亦爲寒氣所傷，得此熱病，以本爲名，故稱此熱病傷寒類也。故曰冬傷于寒，春爲温病也。其病夏至前發者名爲病温，夏至後發者名爲病暑也。　又云，陰陽二經同感，三日而徧藏府，營衛不通復得三日，故極後三日，所以六七日閒死也。　又云，其不至藏府，兩感於寒者，至第七日卽太陽病衰，至九日三陽病衰，至十日太陰病衰，至十二日三陰三陽等病皆衰，故曰其愈皆十日以上，其理未通，故請聞之也。

高按，傷寒之名，古已有之，傷於外爲傷，寒乃庶民常苦之氣，故以傷寒領外感病類也。《太素》傷寒此卷，只說熱病者，其病凶，其勢急，其多不治，其雖類傷寒爲外感病，然其症治殊異，故言之。

岐伯曰，巨陽者，諸陽之屬也，其脈連於風府，故爲諸陽主氣。

人之傷於寒也，則爲病熱，熱雖甚，不死。

其兩感於寒而病者，必不免於死。

案，楊注云，巨，大也。一陽爲紀，少陽也。二陽爲衞，陽明也。三陽爲父，太陽也。故足太陽者，三陽屬之，故曰諸陽之屬也。　又云，足太陽脈直者，從顛入絡腦還出，別下項，其風府在項，入髮際一寸，則太陽之氣連風府也。諸陽者，督脈陽維脈也。督脈，陽脈之海。陽維，維諸陽脈，總會風府，屬於太陽。故足太陽脈爲諸陽主氣。所以人之此脈傷於寒者，極爲熱病者也。先發於陽，後發於陰，雖熱甚不死。陰陽兩氣時感者，不免死也。

高按，所謂兩感，楊注前文及本條下皆言爲陰陽二經，又言藏府兩感於寒，由是，傷寒病熱而致死者，乃是有内因（藏病，宿疾）爲患，傷寒極爲熱爲陽，五藏宿疾内傷感應于時則爲陰，兩者同作如兩感。存一説。　又，楊注陰陽兩氣時感者，時，同時。

黄帝曰，願聞其狀。岐伯曰，

傷寒一日，巨陽受之，故頭項腰脊皆痛。

二日，陽明受之，陽明主肉，其脈侠鼻絡於目，故身熱而鼻乾，不得卧。

三日，少陽受之，少陽主骨，其脈循胷絡於耳，故胷脅痛，耳聾。

案，楊注云，寒之傷多，極爲熱者，初病發日，必是太陽受熱之爲病，故曰一日太陽受之，所以一日陽明少陽不受熱者，以其太陽主熱，又傷寒熱加，故太陽先病也。　又云，肝足厥陰主筋，三焦手少陽與膀胱合。膀胱，腎府，表裏皆主骨。足少陽起目兑眥，入絡耳中，下循胷脅下至於足。手少陽（偏）【徧】屬三焦，從耳後入耳中，故病耳聾胷脅痛也。　又，少陽主骨，今見《素問》作主膽，平按引《素問新校正》云，全元起本作骨，元起注云，少陽者肝之表，肝候筋，筋會於骨，是少陽之氣所榮，故言主於骨。

高按，陽明主肉，少陽主骨，兩句插入語不妥，否則若以病在骨肉卽是在藏府而言，與外感表證不符。

三經，皆受病而未入通於府也，故可汗而已。　案，皆，謂皆未通府，非謂皆受病。府者，藏府也，去表之謂也，今邪未去表，故可汗。

四日，太陰受之，太陰脈布胃中，絡於嗌，故腹滿而嗌乾。

五日，少陰受之，少陰脈貫腎絡肺，繫舌本，故口熱舌乾而渴。

六日，厥陰受病，厥陰脈循陰器，而絡於肝，故煩滿，而囊縮。

三陰三陽，五藏六府皆病，營衛不行，府藏不通，則死矣。

其不兩感於寒者，七日，巨陽病衰，頭痛少愈。

八日，陽明病衰，身熱少愈。

九日，少陽病衰，耳聾微聞。

十日，太陰病衰，腹如故，則思食飲，欲食。

十一日，少陰病衰，渴止，不滿，舌乾已，而欬。

十二日，厥陰病愈，囊從少腹微下。

大氣皆去，病日已矣。

案，此古人記錄總結外感傷寒之類病的大約規律。

黃帝曰，治之奈何。岐伯曰，

治之，各通其藏脈，病日衰已。

其未滿三日者，可汗而已。其滿三日者，可寫而已。

案，寫，今見日鈔本寫作洩。寫者，未必盡指瀉下之瀉而言。三日内者在陽在表，所謂汗之，助其衛陽以發散之。三日外者在陰在裹，所謂寫者，奪其大氣也。後世所謂汗吐下和溫清消補八法，皆須有轉寫之義，轉氣也，故溫病有透熱轉氣之説者。外感傷寒，三日内可汗而已，滿三日則汗有所不宜，乃取寫法，非謂皆不可汗也。

黃帝曰，熱病已愈，時有所遺者，何也。岐伯曰，

諸遺者，熱甚而強食之，故有所遺。若此者，皆病已衰而熱有所藏，因其穀氣相薄而熱相合，故有所遺。

案，楊注云，強，多也。遺，餘也。大氣雖去，猶有殘熱在藏府之内外，因多食，以穀氣熱與故熱相薄，重發熱病，名曰餘熱病也。　高按，遺，留也。藏，亦留也。有所留而不發病，曰邪藏。留而發病，曰病遺。薄，迫也，加也。

黃帝曰，善。治遺奈何。

岐伯曰，視其虛實，調其逆順，可使必已。

黃帝曰，病熱當何禁。

岐伯曰，病熱少愈，食肉則復，多食則遺，此其禁也。

案，病之遺之復，當重看。

黃帝曰，其兩感於寒者，其脈應與其病形，如何。

岐伯曰，兩傷於寒者，

病一日，則巨陽與少陰俱病，則頭痛，口乾，煩滿。

病二日，則陽明與太陰俱病，則腸滿，身熱，不食，譫言。

病三日，則少陽與厥陰俱病，則耳聾，囊縮。

厥，水漿不入，則不知人。六日而死。

黃帝曰，五藏已傷，六府不通，營衛不行，如是之後，三日乃死，何也。

岐伯曰，陽明者，十二經之長也，其氣血盛，故不知人三日，其氣乃盡，故死。 案，"故不知人三日"成句。不知人者，五藏已傷，六府不通，營衛不行。

熱病說

平按，此篇自篇首至傷肺則死，見《素問》卷九第三十三《評熱病論》篇。

自篇首至飲之湯，見《甲乙》卷七第一中篇，唯編次前後小異。

自黃帝問曰勞風爲病至傷肺則死，見《甲乙》卷十一第七。

自偏枯身偏不用至末，見《靈樞》卷五第二十三《熱病》篇。

自偏枯身偏不用至浮而取之，見《甲乙》卷十第二下篇。

自熱病熱三日而氣口靜至末，見《甲乙》卷七第一中篇。

黃帝問於岐伯曰，有病溫者，汗出輒復熱，而脈躁疾不爲汗衰，狂言，不能食，病名爲何。

岐伯曰，病名陰陽交。交者死。

案，脈躁疾不爲汗衰，卽下文所謂"脈不與汗相應"。 陰陽交者，如陰陽并也，并者言其勢，交者謂其爭。并而各有起伏，皃似交相有勝，其實乃邪未去而益盛，正不足而日衰。卽下文所謂"邪勝"與"不勝其病"。

黃帝曰，願聞其說。岐伯曰，

人所以汗出者，皆生於穀，穀生於精。

今邪氣交爭於骨肉而得汗者，是邪卻而精勝也。

精勝【也】，則當食而不復熱。

案，穀生於精者，穀生精也。穀生精者在於胃，胃氣得則穀可爲精血津液，故精勝者胃氣勝也，胃氣勝則有汗，則能食。 今見日鈔本，精勝下有一也字。

熱者，邪氣也。汗者，精氣也。今汗出而輒復熱者，是邪勝也。

案，熱者，正邪之爭，無邪則不熱，故言邪氣是存。汗者，亦是正邪之爭，不汗則邪不可去，故言精氣是爭。今有兩爭而輒復熱者，是邪勝也，正將衰也。

不能食者精毋。精毋，癉也。而留者，其盡可立而傷也。

案，毋，無也，損傷也。　癉者，勞也，消也，因熱而銷鑠曰癉。　而留者，而，猶若也，與也，及也（《釋詞》）。留，即《熱病决》篇所謂“時有所遺者”。　其盡可立而傷，其者，即不能食之癉與強食之留。盡者，皆也。立者，成也，猶行也。傷者，敗也，創也，害也。謂癉留之成，俱可重傷人。　楊注云，熱邪既勝則精液無，精液無者唯有熱也。癉，熱也。其熱留而不去者，五藏六府盡可傷之能食也。

是夫《熱論》曰，汗出而脈尚躁盛者，死。　案，總結一句。

今脈不與汗相應，此不勝其病也，其死明矣。

狂言者，是失志，失志者死。

今見三死，不見一生，雖愈必死。

案，由此愈字，當知前文黃帝言汗出輒復熱，輒有閒也。愈，差也，瘉也，減也。　楊注云，又有三分之死，未見一分之生也。允。

黃帝問於岐伯曰，有病身熱，汗出，煩滿，煩滿不爲汗解，此爲何病。

岐伯曰，汗出而身熱者，風也。汗出而煩滿不解者，厥也，病名曰風厥。

案，楊注云，風熱開於腠理爲汗，非精氣爲汗，故身熱不解名爲風也。煩心滿悶不解，名厥病也。有風有厥名曰風厥也。

問曰，願聞之。答曰，

巨陽主氣，故先受邪，少陰與其爲表裏也，得熱則上從之，從之則厥。

問曰，治之奈何。答曰，表裏刺之，飲之湯。

案，楊注云，可刺陰陽表裏之脈以攻其外，飲之湯液以療其內，此爲療風厥之法也。

黃帝曰，勞風爲病，何如。

岐伯曰，勞風，法在肺下，其爲病也，使人強上冥視，（晚）【俛】唾出若涕，惡風即振寒，此爲勞中之病也。

案，使人強上冥視晚唾出若涕一句，各文本有別，其義則大同小異。楊注云，勞中得風爲病，名曰勞中，亦曰勞風。肺下，病居處也。強上，好仰也。冥視晚，晚，遲也，謂合眼遲，視不見也。唾若涕者，唾如膿也。不用見風，見風即便振寒，此爲勞中之病狀也。　高按，當讀作，**【使人強上冥視，俛唾出若涕。】**強，頭項強痛之強。上者，于人身而言，胷背肩頭頸皆爲上。晚乃俛字之誤。俛，頫也，低首。下文有“以救俛仰”，仰即強上冥視，俛則唾出若涕，謂俛仰皆病，以救俛仰者，救其俛仰之苦也。　又，法在肺下，肺下卽勞中之中也。法者，效也，應也。

問曰，治之奈何。答曰，以救俛仰。

巨陽引，精者三日，中者五日，不精者七日。微出青黃涕，其狀如稠膿，大如彈丸，從口中若鼻孔中出，不出則傷肺，傷肺則死。

案，俛仰者，不得俛仰，或俛仰皆病，卽巨陽引也，巨陽，或謂足太陽膀胱經也。引者，急也。或是某針法或治法，引，牽引也，導引也。依上下文法，巨陽引，當是病狀。　精，子正切，強壯也。中者，精與不精之中閒也，故他本作中年者亦有理。若，或也，及也。

偏枯，身偏不用而痛，言不變，知不亂，病在分腠之閒。(巨)【臥，】鍼取之，益其不足，損其有餘，乃可復也。

案，身偏不用而痛，是有所牽也，有不足有有餘。　知，識也，智也。　臥鍼取之，本書原文作巨鍼取之，今據日鈔本改。知其非者，一，經文他處未及巨鍼之說。一，經文有論大鍼可用者，不過水腫及蟲病兩端。一，偏枯者，臥而鍼之合理。

痱爲病也，身無痛者，四支不收，知亂不甚，其言微知，可治。甚則不能言，不可治也。

案，楊注云，痱，扶非反，風病也。痱風之狀凡有四別，身無痛處一也，四支不收二也，神智錯亂三也，不能言四也。　又云，俗稱此病種種名字，皆是近代醫人相承立名，非古典也。　高按，痱爲風病，乃是古人常語。身無痛而四支不收者，是散亂，去也，恐是虛多實少，血氣虧敗者不治。

病先起於陽，後入於陰者，先取其陽，後取其陰，浮而取之。

案，楊注云，療法先取其本，後取其標，不可深取也。　平按，浮而取之，《甲乙》作必審其氣之浮沈而取之。　高按，若論先陽後陰則浮而取之者是也。若省言病先起于陰而後見於陽者，則審其氣之沈浮者是也。審沈浮者，別標本也。　又，浮，同孚，信也，無疑也。

熱病三日，而氣口靜，人迎躁者，取之諸陽五十九(刺)，以寫其熱而出其汗，實其陰以補其不足者。

案，楊注云，三陽受病，未入於陰，至三日也，未入於陰，故氣口靜也，三陽已病，故人迎躁也。人迎，謂是足陽明脈結喉左右人迎脈者也。以諸陽受病，故取諸陽五十九刺寫其熱氣，以陽并陰虛，故補陰也。　高按，氣口者主陰，人迎者主陽。　又，五十九刺，今見日鈔本無刺字，五十九者，法也。

身熱甚，陰陽皆靜者，勿刺也。其可刺者急取之，不汗則洩。所謂勿刺者，有死徵也。

案，楊注云，陰陽之脈皆靜，謂爲陰陽交爭，是其死徵，故不可刺也。非陰陽爭，宜急取之，若不洩汗，卽洩利也。　高按，陰陽皆靜，言氣口人迎脈也。身熱甚者，陰陽交爭，而脈反靜者，是病脈相失，故曰有死徵。或血氣虧極，或眞受邪遏而極潛伏。皆難治。　又，不汗則洩者，非汗卽洩，或汗或洩，急去其邪，毋以他法。身熱甚而陰陽皆靜者，有死徵，療之必審慎，雖曰有急取之候，存陰固陽乃是第一。

熱病七八日，脈口動喘，而眩者，急刺之，汗且自出，淺刺手指間。

案，眩者，熱未解而在上也。手指閒，當爲大指次指閒，合谷穴也。平按《靈樞》《甲乙》作手大指閒。是。　楊注云，七日太陽病衰，八日陽明病衰，二陽病衰，氣口之脈則可漸和，而脈喘動頭眩者，熱猶未去，汗若出，急刺手小指外側前谷之穴，淺而取之，汗不出，可深刺之。

熱病七八日，脈微小，病者溲血，口中乾，一日半而死，脈代者，一日死。

案，此乃陰陽皆靜之極。　楊注云，熱病至七八日，二陽病衰，其脈則可漸和，而微小者，卽熱甚，所以溲血，口乾，一日半死。脈小微滑數者，內熱消癉之候也。

熱病已得汗，而脈尚躁喘，且復熱，勿庸刺，喘甚者死。

案，楊注云，此陰陽交，不可刺也，刺之者危。喘甚熱盛者死，不須刺也。　高按，喘甚者，脈躁疾喘甚，眞陽外越之象也。

熱病七八日，脈不躁，躁不數，數後三日中有汗，三日不汗，四日死，未曾刺者，勿庸刺之。

案，熱病七八日，察脈不躁，或雖躁而不至數，或雖躁且數，而三日內有汗，皆可治也。若躁數而三日無汗，是邪盛正衰也，不治。　又，他本以數爲散，不重字，或躁字亦不重，讀作，【**脈不躁不散，後三日中有汗**。】亦通。　高按，經文或可讀作，【**熱病七八日，脈不躁躁，不數數，後三日中有汗，三日不汗，四日死，未曾刺者，勿庸刺之**。】不躁躁，不數數者，謂脈雖或躁或數，但非躁而更躁，數而更數。則或文義略勝。　又，楊注云，庸，有本爲膚。而平按《靈樞》作腠。膚腠取義相近，恐古人有膚刺或腠刺之說，下文有取之膚肉，取之筋閒，取之皮，及取之脈取之骨等言，可參。存。　又，平按，未曾刺者，刺《靈樞》作汗，《甲乙》作未汗兩字。高按，若刺字作汗，則庸字作膚作腠有理。　又，楊注云，熱病七八日，二陽病衰，故脈不躁，雖躁不數者，至後三日合十二日，三陰三陽熱衰，故汗出愈也。若從九日至十二日，汗不出者，十三日死。計後三日者，三日後也。又曰，十二日厥陰衰日，卽便汗出，如其不出，至十三日爲後三日，從九日後以爲四日也，雖(未)

【不】刺之,不須刺也。 楊注依經文計日推演得有兩端,或未衷一是,然古文已是如此。今人識病有今人之理,唯其臨證總結,不可失之。依楊注,則躁不數,數,音朔,疾也。數後三日中有汗,數,音籔,計也。

熱病,先身濇,倚煩悗,乾脣嗌,取之以第一鍼,五十九刺,膚脹,口乾,寒汗。

案,此條各本文字差别較大,可分别参之。 楊注云,身熱甚,皮膚麤澀也。傾倚,不安煩悶。脣咽乾,内熱。肺熱病狀也。第一鍼,鑱鍼也,應肺,鍼頭大末兑,令無得深入,以寫陽氣,故用之,五十九刺,以寫諸陽之氣,及皮膚脹,口乾,令汗出也。

熱病,嗌乾多飲,善驚,臥不能定,取之膚肉,以第六鍼,五十九,索肉於脾,不得索之木。木,肝也。

案,楊注云,第六員利鍼。員利鍼應脾,故用取之膚肉,五十有九於脾輸穴,以求其肉,不得求於肝輸穴也,以肝爲木,剋土,故名也。 高按,五十九,刺法也,非謂實數。 此處不得以善驚臥不定爲木風之病。

熱病,而胷脅痛,手足躁,取之筋閒,以第四鍼。於四逆,筋辟,目浸,索筋於肝,不得索之金。金,肺也。

案,躁,動小而疾。 辟,同躄或躄,足病不行。 目浸,浸,《釋名·釋疾病》云,目生膚入眸子曰浸,浸,侵也,言侵明也,亦言浸淫轉大也。《淮南鴻烈·要略》"浸想宵類" 高誘注云,浸,微視也。巢氏《源候論·目病諸候·目膚翳覆瞳子候》云,此言肝藏不足,爲風熱之氣所干,故於目睛上生翳,翳久不散,漸漸長侵覆瞳子。 高按,目浸,眼生膜翳之病,多見風熱肝旺,肺熱陰虧之候,今以筋辟手足躁是肝陰虧虚失養,又以熱病,肝火之炎未及肺金,故以取肝不取肺。故云,此胷痛四逆目浸者,不得以肺金氣陰虧虚爲論。 楊注云,辟,筋攣也。目浸,目眥淚出也。

熱病,先膚痛,窒鼻充面,取之皮,以第一鍼,五十九。苛軫鼻,索皮於肺,不得索之火。火者,心也。

案,楊注,苛,賀多反,鼻病,有本作苟。熱病殃苛,軫在於鼻,(鼻主)【生】於肺。 高按,苛軫鼻,苛,怒也,譴也,亦疾之也。《禮記·内則》云,"疾痛苛癢,而敬抑搔之。" 有稱荊公不甚知人疾痛苛癢者,非荊公不知痛癢之病也,乃謂不甚同情人之苦于痛癢者也。 又,《吕氏春秋·審時》"殃氣不入,身無苛殃。" 高誘注云,苛,病。殃,咎。 《楚辭補注·哀郢》"出國門而軫懷兮" 注云,軫,痛也。 又,今本《吕坤全集·實政錄·風憲約·按察十吏》云,"苟軫饑寒困苦之念,自無豪奢愉快之心。" 則苟軫之義大約如且隱也。故楊注苛爲鼻病,或作苟者,皆失之。 苛軫鼻者，謂其病也苦于軫鼻。今人所謂皮疹，古人寫作軫。軫，曲隱也，痛也，又通瘮，疹也，疿病。故軫鼻者，軫在於鼻而窒鼻者也。故凡熱病，見皮膚疹痛，及鼻室充面之類者，生於肺也，不宜當作心火之炎也。

熱病，數驚，瘛瘲而狂，取之脈，以第四鍼，急寫有餘者。癲疾，毛髦去，索血於心，不得索之水。水，腎也。

案，楊注云，驚瘛瘲狂，此爲血病，故取之脈。第四鍼者，鋒鍼也，刃叁隅，應心，可以寫熱出血，痼癲疾及毛髦落，皆得愈也。　高按，楊注痼字于經文義有引申。　此驚瘛瘲毛髮去者，在心血不在腎水。

熱病，身重，骨痛，耳聾，而好瞑，取之骨，以第四鍼，五十九。骨病，【不】食，齧齒，耳青，索骨於腎，不得索之土。土，脾也。一云脊強。

案，楊注云，第四鍼，鋒鍼也，長一寸六分，鋒其末，主寫熱出血。　平按《靈樞》《甲乙》食上有不字，無一云脊強四字。　高按，齧，噬也，蝕也，缺也。《釋名·釋天》"霓，齧也，其體斷絕，見於非時，此災氣也，傷害於物，如有所食齧也。"任繼昉氏輯《<釋名>匯校》云，有本作蝕齧，食爲蝕。　是則食齧齒三字亦可成義，言齒之敗創，食齧卽蝕也。【骨病，食齧齒，耳青。】言骨病而見齒敗耳青(平按《甲乙》作耳青赤)者，求之腎也。又檢《一切經音義》有齧齒條兩處，雖具出處，但未知其確指。齧齒亦是古人常語，特識之。然以脾爲禁忌者，則作不食者義略勝，而齧齒二字不失齒敗之義，故不字可加。　此骨病不食齒敗者非脾土不運，乃腎水枯竭也。

熱病，不知所痛，不能自收，口乾，陽熱甚，陰頗有寒者，熱在髓，死，不治。

案，收，斂也。不能自收者，痛不自緩也，亦不能自將息也。

熱病，頭痛，顳顬目瘈脈，善衄，厥熱也。取以第三鍼，視有餘不足，寒熱痔。

案，楊注云，第三鍼，鍉鍼也，狀如黍粟之兑，長二寸半，主按脈取氣，令邪氣獨出，故並用療厥熱寒熱痔病。　高按，顳顬，《集韻》耳前動謂之顳顬。瘈，或同瘛，引急。楊注云，熱病頭痛，顳顬及目邊脈瘈，善衄，此爲厥熱者也。　高按，顳顬目瘈脈當連讀。　又，楊注長二寸半，二，今整理本編者按，他本多作三。

熱病，體重，腸中熱，取之以第四鍼，於其輸及下諸指間，索氣於胃絡得氣。

熱病，俠齊痛，急脅，胷滿，取之涌泉，與陰陵泉，以第四鍼，鍼嗌。

案，楊注云，俠齊痛，脾經熱病也，胷脅滿，腎經熱病也。　平按《靈樞》《甲乙》鍼嗌作鍼嗌裏。

熱病，汗且出，及脈順可汗者，取之魚際，太泉，大都，大白，寫之則熱去，補之則汗出。汗出太甚，取踝上横脈以止之。

案，楊注云，取踝上横脈，量是足太陰於踝上見者，可取之以止其汗也。　高按，經文太泉，今見日鈔本，太寫作大，次字淵，寫爲異體，左旁爲扌並省右刂。

熱病已得汗，而脈常躁盛，此陰脈之極也，死。其得汗而脈静者，生。

案，楊注云，熱病得汗熱去，即須脈静，而躁盛者，是陰極無陰，故死。

熱病者，脈常盛躁而不得汗者，此陽脈之極也，死。脈盛躁得汗，静者，生。

熱病不可刺者有九，

一曰，汗不出，大顴發赤，噦者，死。

二曰，洩而腹滿，甚者，死。

三曰，目不明，熱不已者，死。

四曰，老人嬰兒，熱而腹滿者，死。

五曰，汗不出，歐，下血者，死。

六曰，舌本爛，熱不已者，死。

七曰，欬而衄，汗不出，出不至足者，死。

八曰，髓熱者，死。

九曰，熱而痓者，死。熱而痓者，腰折，瘛瘲，齒噤齘也。

凡此九者，不可刺也。

案，楊注云，齘，故介反，開口難，齒相切也。　高按，噤，開口難。齘，胡介切（《廣韻》），齒相切也（《説文》）。　又，汗出不至足，固然足可謂足踵，然汗出不透徹亦可謂汗出不至足，

所謂五十九刺者，兩手外内側各三，凡十二痏。

五指間各一，凡八痏。

足亦如是。

頭入髪一寸，傍三分各三，凡六痏。

更入髪三寸，邊五，凡十痏。

耳前後，口下者各一，項中一，凡六痏。

顛上一。

案，"足亦如是"四字尷尬，楊注以爲如是者統言兩手足外内側及五指間，數

四十。則總數六十三。若僅以五指間言則總數五十一。然入髮際一寸言傍的確爲兩邊，入三寸邊者五則依字義當是一邊，少五，則總數五十八，或四十六。　高按，楊注足亦如是者，是。但入髮三寸邊則是一邊，五痏，總計五十八，脱一。楊注以爲五十九爲虛數則有替古人受過之嫌，而平按若從《靈樞》，則《太素》脱十五字計有七痏者，亦不能塙，而況顛上一與顖會一則難辨孰是。《甲乙經》原文同本經。存疑。

楊注云，痏，于軌反，傷也。《素問》熱輸五十九穴，其經皆指稱其穴，此《九卷》五十九刺，但言手足内外之側，及手足十指之閒，入頭髮際一寸，左右合有十六處，更入三寸，左右合有十處，耳前後口下項中有一，顛上有一，合有七處，更不細指處所，量謂刺之以去其熱，不定皆依穴也，又數刺處，乃有六十三處，五十九者，以舉大數爲言耳。　高按，楊注明言此乃《九卷》之五十九刺。

案，熱病有五索五不索者

一，嗌乾多飲，善驚，臥不能定者，在膚肉脾土。不在肝木。

一，脅痛，手足躁，四逆筋辟，目浸者，在肝木之筋。不在肺金。

一，先膚痛，窒鼻充面，苛軫鼻者，在肺主之皮。不在心火之炎。

一，數驚，瘛瘲而狂，毛髦去者，在心旺血熱。不在腎水之竭。

一，骨病，不食，齧齒，耳青者，在骨之腎。不在脾土之壅。

五藏熱病

平按，此篇自篇首至末，見《素問》卷九第三十二《刺熱》篇，又見《甲乙經》卷七第一。

肝熱病者，小便先黄，腹痛，多臥，身熱。

熱爭則狂言及驚，脅痛，手足躁，不安臥。

庚辛甚，甲乙大汗，氣逆則庚辛死。

刺【手】足厥陰少陽，其頭痛員員，脈引衝頭。

案，熱爭，熱獨勝，爭，競也，邪與正相競而熱勝者也。病爭也，非必極熱也，言病勝也。下同。　又，氣逆，病盛當時可爲逆，血氣逆亂亦爲氣逆，勝所不勝亦可謂之氣逆，故氣逆不治言者，病甚盛也。　楊注云，肝脈足厥陰環陰器，故熱小便黄也。上行俠胃故身熱多臥，臥不安也。肝動語言也，故熱爭狂言及驚也。其脈屬肝絡膽，故脅痛也。肝脈出足上連手厥陰，今熱故手足躁也。

高按，頭痛員員，員員，或當爲肙肙，又寫作肩肩，《説文》"肙，動作切切也。"徐鍇繫傳云，"肙肙，屢動作也。"《廣雅·釋訓》云，"肙肙，不安也。"下文有員員澹澹，水搖動皃。皆以痛而不安爲義。楊注云，員，都耕反，頭切痛也。今編者按疑當作貞貞，並下同。存。　又，原書刺下脱一手字，據今見日鈔本補。

心熱病者，先不樂，數日乃熱。

熱爭則卒心痛，煩俛喜歐，頭痛，面赤，無汗。

至壬癸甚，丙丁大汗，氣逆則壬癸死。

刺手少陰太陽。

案，俛，楊注文中作悗。

脾熱病者，先頭重，顏痛，心煩欲歐，身熱。

熱爭則腰痛不用，腹滿，洩，兩頷痛。

甲乙甚，戊己大汗，氣逆則甲乙死。

刺足太陰陽明。

肺熱病者，先淅然起毛，惡風，舌上黃，身熱。

熱爭則喘欬，痹走胷膺背，不得太息，頭痛不甚，汗出而寒。

丙丁甚，庚辛大汗，氣逆則丙丁死。

刺手太陰陽明，其血如大豆，立已。

案，楊注云，頭痛不甚，甚有本作堪。　高按，依文義若熱爭者，不堪略勝。

腎熱病者，先腰痛，胻痠，苦渴，數飲食，身熱。

熱爭則項痛而強，胻寒且痠，足下熱，不欲言，其項痛，員員澹澹。

戊己甚，壬癸大汗，氣逆則戊己死。

刺足少陰太陽。

案，楊注云，澹，徒濫反，動也，謂不安動也。

肝熱病者，左頰先赤。心熱病者，顏先赤。脾熱病者，鼻先赤。肺熱病者，右頰先赤。腎熱病者，頤先赤。病雖未發，見其赤色者刺之，名曰治未病。

案，治未病者，在于病之當發未發之時，非無病也，在于識機變。所謂已病防傳變亦謂之治未病者，在于明病理。

熱病從部所起者，至其期而已。其刺之反者，三周而已，重逆則死。

案，楊注云，部所者，色部所也。假令赤色從肝部起，刺之，順者相傳，還至肝本位，病已也。　高按，三周，至其期者三。反者，撥亂反正之反，故刺之不反曰重逆，不治。

諸當汗出者，至病所勝日，汗大出。

案，楊注云，病之勝者，第七日，是病所勝也。又如肝病至甲乙日，是病之勝日也。

諸治熱病，已飲之寒水，乃刺之，必寒衣之，居寒多，身寒而止。

案，楊注云，諸病熱病，以寒療之，凡有四別，一，飲寒水使其内寒。二，刺於穴令其脈寒。三，以寒衣使其外寒。四，以寒居令其體寒。以四寒之，令身内外皆寒，故熱病止也。　楊注令其體寒，今見日鈔本脱令字。

熱病先胷脅痛，手足躁，刺足少陽手太陰。病甚，爲五十九刺。

熱病先手臂痛，刺手陽明太陰而汗出。

熱病始於頭首者，刺項太陽而汗出。

【熱病始於足脛者，刺足陽明而汗出止。】　案，此條十五字，平按引《素問新校正》云《素問》《太素》均無，乃由《甲乙經》補入。

熱病者，先身重，骨痛，耳聾好瞑，刺足少陽。病甚，爲五十九刺。　案，足少陽主骨。

熱病先眩，胃熱，胷脅滿，刺足少陰少陽。　案，本書句讀有誤。太陽之脈四字當屬下，另成章句。

太陽之脈，色榮顴，骨熱病也。榮未夭日，令且得汗，待時自已。與厥陰脈爭見者，死，期不過三日。其熱，病氣内連腎。

案，太陽膀胱乃少陰腎之在表，故曰骨熱病。榮未夭者，榮未央也，即未衰也，言病正盛時可以汗解之，下同。厥陰者肝，肝血虧虛亦見顴赤，而且肝腎同源，以肝厥陰之爭可知腎水之爭，是熱及於腎。又，太陽骨熱見厥陰脈爭，母病及子或子來救母，皆凶，不治。

少陽之脈，色榮頰，筋熱病也。榮未夭日，令且得汗，待時自已。與少陰脈爭見者，死。

案，少陽膽爲厥陰肝之在表，故曰筋熱。腎水爭之者不治。或云子病及母，凶。

三椎下閒，主胷中熱。四椎下閒，主鬲熱。五椎下閒，主肝熱。六椎下閒，主脾熱。七椎下閒，主腎熱。

案，楊注云，《明堂》及《九卷》，背五藏輸，並以第三椎爲肺輸，第五椎爲心輸，第七椎爲膈輸，第九椎爲肝輸，第十一椎爲脾輸，第十四椎爲腎輸。皆兩箱取之，當中第三椎以上無療藏熱，故五藏輸及候五藏熱，並第三椎以下數之。第三椎以上與頰車相當，候色。第三椎下閒肺輸中閒，可以寫熱也。　平按，《素問》《甲乙》三椎上有"熱病氣穴"四字，當是。

滎在項上，三椎陷者中，頰下逆椎爲大瘦。下牙車爲腹滿，椎後爲脅痛。頰上者，鬲上者也。

案，滎，華也，秀也，色榮也，又營也。項上三椎者，承上文三椎下閒諸部而來，此章所言椎者，皆此義也。色由頰下逆向椎者，病大瘦。瘦或當作廋，若作瘦小解，則大瘦者必彰顯可見，不必復驗於色也。楊注以爲腹中大瘦，則大廋者，乃腹中大隱之病也，如癥瘕積聚類。異色見於下牙車者病腹滿。見於椎後爲脅痛，椎後者，從左推之則椎右爲後，從右而推之則椎左爲後，故楊注解爲兩箱。見於頰上者，膈上病也。　楊注云，從肺輸以上，三椎在項，故曰項上三椎，卽大椎上陷者中也。當頰下迎椎，故曰逆椎。逆，迎也。是爲頰下當椎前有色見者，腹有大瘦病者也。　又，疑經文下牙車下省去逆椎二字。　又，經文脅痛，今見日鈔本寫作骨痛。楊注作脅痛。

五藏痿

平按，此篇自篇首至末，見《素問》卷十二第四十四《痿論》篇，又見《甲乙經》卷十第四。又自陽明者五藏六府之海至足痿不用，見本書卷十第二《帶脈》篇。

問曰，五藏使人痿，何也。

案，楊注云，痿者，屈弱也。以五藏熱，遂使皮膚脈筋肉骨緩痿，屈弱不用，故名爲痿。

曰，肺主身之皮毛。心主身之血脈。肝主身之筋膜。脾主身之脂肉。腎主身之骨髓。

故肺氣熱，葉焦，則皮毛膚弱，急薄著，則生痿辟。

案，辟或作躄。急薄者，急迫也，熱邪急迫之。　又，熱邪迫膚，甚則及肉，金盜母氣則脾土虚弱，金剋肝木則筋肉瘛瘲，痿辟是也。

心氣熱，則下脈厥而上，上則下脈虚，虚則生脈痿，樞折挈，脛瘲而不任地。

案，脈痿之脈當是筋脈之脈，心氣熱則血脈熱，熱則逆上無下，則下部筋脈失其榮養而成痿。挈下當斷，挈，提挈也，持也，懸也，又絕也，繫也，樞折挈者，髀樞失用也。瘲，音縱，小兒病，風病，義近縱，緩而弱也。　楊注云，心主血脈，心藏氣熱，令下【之】血脈厥逆而上，下脈血氣上行，則下脈虚，故生脈痿，樞折，腳脛瘲緩不能履地【也】。

肝氣熱，則膽洩，口苦，筋膜乾。膜乾則急而攣，發爲筋痿。

案，急，引也，攣也。

脾氣熱，則胃乾而渴，肌肉不仁，發爲肉痿。

腎氣熱，則腰脊不舉，骨枯而髓減，發爲骨痿。

問曰，何以得之。曰，

肺者，藏之長也，爲心之蓋，有所失亡，所求不得，發則肺喝喝，則肺熱葉焦，故五藏因肺熱葉焦，發爲痿辟，此之謂也。

案，楊注云，肺在五藏之上，是心之蓋，主氣，故爲藏之長也。是以心有亡失，求之不得，即傷於肺，肺傷則出氣有聲，動肺葉焦，五藏因肺葉焦熱，遂發爲痿辟也。　高按，喝，於介切，音噎。因噎塞有礙而音嘶鳴者曰喝。　此傷于氣也。

悲哀太甚，胞絡絕，絕則陽氣内動，發則心下崩，數溲血。故《本病》曰，大經空虚，發爲脈痹，傳爲脈痿。

案，胞絡，心包絡也。絕，竭也，不足也，失續也，極也。胞絡絕，心血耗竭，陽氣亢而欲補之，發，心陽發越上亢，下必崩漏溲血，即大經空虚。此脈痹脈痿之脈，乃是血脈之脈，有别于前文之脈痿之脈也。傳，轉也。　此傷血。

楊注云，胞絡者，心上胞絡之脈，心悲哀太甚，則令心上胞絡脈絕，手少陽氣内動有傷，心下崩損，血循手少陽脈下，尿血，致令脈虚，爲脈痹，傳爲脈痿。　高按，今見《素問》數溲血下，注引《新校正》云，按楊上善云胞絡者心上胞絡之脈也，詳經注中胞字俱當作包，全本胞又作肌也。　胞又作肌也五字，今平按語中寫爲“胞在肌”三字。　又，經文後兩句《素問》《甲乙經》寫作，發爲肌痹，傳爲脈痿。

思想無窮，所願不得者，意淫於外，入房太甚，宗筋施縱，發爲筋痿，及爲白淫。故《下經》曰，筋痿者，生於使内。

案，使内，精血暗耗也，凡因思慮太過入房太甚類皆是。　此耗精。

有漸於溼，以水爲事，若有所留，居處相溼，肌肉濡漬，痹而不仁，發爲肉痿。故《下經》曰，肉痿者，得之溼地。

案，楊注云，漸，漬也。溼處停居相漬，致肌肉痹而不仁，遂使肉皆痿瘲也，名曰肉痿也。　高按，以水爲事者，日常勞作於水，水溼之邪相侵而有所稽留，又居處隰溼相加，而成肉痿。相溼，相字是，交相有所加也。他本作傷則失之。得之溼地宜作濕地。　此漸於溼。

有所遠行，勞倦，而逢大熱而渴，渴則陽明氣内代，則熱合於腎。腎者，水藏也。今水者不勝火，則骨枯而髓虚，故足不任身，發爲骨痿。故《下經》曰，骨痿，生於大熱也。

案，勝，任也。渴則陽明氣内代，理同上文之胞絡絶則陽氣内動。精血津液不足則氣來補之，常理也。勞倦大熱，必有所承接方可及腎，陽明也。所謂治痿獨取陽明者，此爲一端。大熱者，氣虚大熱，陰虚亦發熱也。　此氣陰兩虧。有形者傷，無形者張。

問曰，何以别之。曰，

肺熱者，色白而毛敗。　案，皮膚毛髮枯衰。

心熱者，色赤而絡脈溢。　案，楊注云，絡脈脹見爲溢也。

肝熱者，色蒼而爪枯。　案，爪，筋也。　蒼，今見日鈔本寫作倉。

脾熱者，色黄而肉濡動。　案，濡動，濡而若動。濡，同耎，同儒，同需，不足也，遲緩也。脾熱在濡，在需，而不在動。前文脾氣熱發爲肉痿，則肉濡動義同肉痿。

腎熱者，色黑而齒熇。　案，楊注云，熇當爲槁。　高按，熇，今見日鈔本寫作燆。依楊注，或當作熇，熇，苦浩切，音考，燥也，或省作熇(《集韻》)。　乏水之枯曰稾，因火之枯曰熇。

問曰，如夫子言可矣。論言，治痿者獨取陽明，何也。

曰，陽明者，五藏六府之海也，主潤宗筋。

宗筋者，束骨肉而利機關。

衝脈者，經之海也，主滲灌谿谷，與陽明合於筋陰。

總宗筋之會，會於氣街，而陽明爲之長，皆屬於帶脈而絡於督脈。

故陽明虚則宗筋縱，帶脈不引，故足痿不用。

案，束，聚而約之曰束。　利，助也。　屬，之欲切，連也，聯也，綴也，著也，繫也,接也,聚也,合也,向也,會也。 不引,不收也,失所約束者也。 筋陰,筋之血脈也,衝脈主滲灌谿谷,必在血脈。下文楊注有云,五藏熱痿皆是陰虛。陰虛,陰血不足。

楊注云,陽明胃脈,胃主水穀,流出血氣以資五藏六府,如海之資,故陽明稱海。從於藏府,流出行二十八脈,皆歸衝脈,故稱衝脈爲經脈之海。是爲衝脈以陽明水穀之氣,與帶脈督脈相會,潤於宗筋,所以宗筋能管束肉骨而利機關。宗筋者,足太陰少陰厥陰三陰筋,及足陽明筋,皆聚陰器,故曰宗筋。故陽明爲長,若陽明水穀氣虛者,則帶脈不能控引於足,故足痿不用也。 高按,陽明主潤宗筋,宗,衆也,大也。 又,束骨肉,今見日鈔本寫作束肉骨。總寫作揔。

黄帝曰,治之奈何。答曰,

各補其滎,而通其輸,調其虛實,和其逆順。

則宗筋脈骨肉,各以其時受日,則病已矣。

案,楊注云,五藏熱痿,皆是陰虛,故補五藏陰經之滎。陰滎,水也。陰輸是木,少陽也。故熱痿通其輸也。各以其時者,各以其時受病之日調之,皆愈也。 高按,則,守也,法也。時,序也。受日者,得其所主曰受日。則宗筋脈骨肉各以其時受日,謂謹守藏府血氣之序,使各得其所主。

黄帝曰,善。

瘧解

平按,此篇自篇首至末,見《素問》卷十第三十五《瘧論》篇,又見《甲乙經》卷七第五,又見《靈樞》卷十二第七十九《歲露論》,又見巢氏《病源》卷十一《瘧病諸候》,惟編次稍異。

黄帝問於岐伯曰,夫痎瘧者,皆生於風,其蓄作有時,何也。

岐伯曰,瘧之始發,先起於豪毛,伸欠,乃作寒慄,寒慄鼓頷,腰脊痛,寒去則外内皆熱,頭如破,渴欲飲。

案,寒慄二字疑衍。蓄,今見日鈔本寫作畜。

黄帝曰,何氣使然,願聞其道。

岐伯曰,陰陽上下交爭,虛實更作,陰陽相移也。 案,總病機。

陽并於陰,則陰實而陽(明)虛。陽明虛則寒慄鼓頷。巨陽虛則腰脊頭項痛。三陽俱虛,陰氣勝,陰氣勝則骨寒而痛。寒生於内,故中外皆寒。

案，此病理。 則陰實而陽明虛，明字衍。下篇經文則言陽虛而陰盛。 陽虛，陽主向外向上，所謂陽在外陰之使也，今陽反來并陰，是陽位虛也。 《甲乙》作陽實而陰虛，非。

陽盛則外熱，陰虛則內熱，外內皆熱，則喘而渴，欲飲。

此得之夏傷於暑，熱氣盛，藏【之】於皮膚之內，腸胃之外，此營氣之所舍也。

案，此陽盛于外而加受陽邪，及於營氣則令汗出而傷陰。腸胃之外者，藏府之外也，可周行者，營也。舍，居處曰舍，今暑氣將奪之。 今見日鈔本有之字。

此令人汗出空疏，腠理開。因得秋氣，汗出遇風，乃得之以浴，水氣舍於皮膚之內，與衛氣并居。

案，此陰虛於內而加受陰邪。腠理既開則陰邪相加，衛氣尚可迎而并之者，未得入於營深入藏府，故可隨衛氣而動。乃者，更申勑之，猶且也，又也。

衛氣者，晝日行陽，此氣得陽而出，得陰而內薄，是以日作。

案，薄，草木叢生曰薄，聚也，迫也，又附也，止也，又同泊。又，日月無光曰薄（《漢書·天文志》顏師古注引孟康曰）。此言衛氣生理，故薄，有收斂靜息之義。

黃帝曰，其間日而作，何也。

案，本篇首黃帝問其畜作有時，此處問間日而作，則上句“是以日作”乃言每日作也。

岐伯曰，其氣之舍（寫）【窵】，內薄於陰，陽氣獨發，陰邪內著，陰與陽爭不得出，是以間日而作。

案，舍寫，平按《素問》《甲乙》作舍深。 高按，寫乃窵字之誤，窵，音弔，或音倒，或音鳥，窅也，深也（《集韻》，《說文》）。故本篇下文云“其道遠其氣深其行遲。” 又，陽氣獨發者，衛氣略勝則獨行不并，則陰邪著於內，正邪爭于內而不發于外，故不與衛氣相得同發，故次日乃得之。

黃帝曰，善。其作日晏與其日蚤，何氣使然。岐伯曰，

邪氣客於風府，循胎而下，衛氣一日一夜大會於風府，其明日，日下一節，故其作也晏。此先客於脊背也，每至於風府，則腠理開，開則邪入，邪入則病作，此以日作稍益晏者也。

其出於風府，日下一椎，二十一日下至骶骨，二十二日入於脊內。注胎之脈，其氣上行九日，出於缺盆之中，其氣日高，故日益早。

案，䏰同胂，夾脊肉。吕者，膂也，脊骨也。　平按，注䏰之脈，《素問》作注伏膂之脈，《甲乙》《病源》伏膂作伏衝。　高按，《太素》是。

其內薄於五藏，横連（膜）【募】原也，其道遠，其氣深，其行遲，不能與衛氣俱行偕出，故間日乃作。

案，楊注云，膜原，五藏皆有膜原。　高按，膜原或作募原，皆是。固然五藏皆有膜，其膜乃五藏所自有，言募原或膜原者，乃獨立藏府之外，被覆及連繫維持藏府者也，自有其原，此原字非原輪之原，乃本原根本之原，其血氣自成一係，不以藏府營衛爲應也。後世吳又可獨得之。　横連膜原，今見日鈔本寫作，横連募原。

黄帝曰，夫子言衛氣每至於風府，腠理乃發，發則邪入，邪入則病作。今衛氣日下一節，其氣之發也不當風府，其日作，奈何。

岐伯曰，風無常府，衛氣之所發也，必開其腠理，氣之所舍，即其府高已。

案，楊注云，無常府者，言衛氣發於腠理。邪氣舍之，即高同風府，不必常以項髮際上以爲府也。　高按，即其府高已，高，居号切，去聲，度高下曰高。已，止也，往也，至也，又，同矣，語辭也。又，高，或當作高，小堂也，同廎（《說文》），犬穎切。

黄帝曰，善哉。

黄帝曰，夫風之與瘧也，相似同類，而風獨常在，而瘧得有休者，何也。

岐伯曰，經留其處，衛氣相順，經絡沈以內薄，故衛留乃作。

案，楊注云，經絡停留之處，衛氣過之，經脈與衛氣相順，故經脈內薄停處，衛氣亦留，衛氣與風留處發動爲瘧，所以其風常在，瘧有休作也。　高按，風之與瘧相似同類者，謂其皆外感而得，又皆有寒熱。經留其處，經者血脈，言營氣于病處有所窒礙也。經絡沈以內薄，即前文所謂其氣之舍寫。因其在內，衛氣有得有不得，故留乃作，有休作也。

三瘧

平按，此篇自篇首至末，見《素問》卷十第三十五《瘧論》篇，與上篇相接，又見《甲乙經》卷七第五，又見巢氏《病源》卷十一《瘧病諸候》，惟編次先後略異。

黄帝曰，瘧，先寒后熱，何也。

岐伯曰，夏傷於大暑，汗大出，腠理開發，因遇夏【氣】淒滄之小寒，寒迫之，藏於腠理皮膚之中。秋傷於風，病(盛)【成】矣。夫寒者，陰氣也，風者，陽氣也，先傷於寒而後傷於風，故先寒而後熱。

案，今見日鈔本，有氣字。夏傷至病成數句，諸本略異，《素問》作，夏傷於大暑，其汗大出，腠理開發，因遇夏氣淒滄之水，寒藏於腠理皮膚之中，秋傷於風，則病成矣。《甲乙》作，夏傷於大暑，汗大出，腠理開發，因遇風，夏氣悽滄水寒迫之，藏於腠理及皮膚之中，秋傷於風，則病成矣。《病源·溫瘧候》作，此由夏傷于暑，汗大出，腠理開發，因遇夏氣淒滄之水，寒藏於腠理皮膚之中，秋傷於風，則病成矣。

高按，傷於大暑，卽大傷於暑，或暑氣過甚，或人素有虛。 夏氣淒滄，淒滄者，如雲氣之風涼也，小寒也，非夏氣之所專主也。小寒對大暑成文，作水寒者非。 寒迫之，寒字不衍，寒迫之者，非是傷于暑汗大出之衆人皆受其迫，是將成病者受其小寒之迫也。 病盛當作病成，先寒后熱之瘧病成矣。此由夏傷於暑而受寒，至秋再受風而成病。 又，夏氣小寒水寒各本不同，于巴氏亦有涉入，細玩之則曰，大暑之時，夏氣淒滄者必是小寒。然所謂水寒之謂者，乃是斷句之誤，夏氣淒滄之水可是貪涼淋浴，亦可是被冒夏雨之謂。故如《太素》《甲乙經》言寒迫之者，必是小寒迫之。如《素問》《病源》言寒藏於腠理者，必是水寒藏之。本無紛爭。

古人識病論因，多用反向推演之法，正讀之則非必然，乃病因者往往是成病的必要而非充分條件。必要條件的發現在于積累，需要始終以人爲本。充分條件在于究竟，則常常需要去人就物。

黄帝曰，先熱而後寒，何也。岐伯曰，

此先傷於風而後傷於寒，故先熱而後寒，亦以時作，名曰溫瘧。

其但熱而不寒，陰氣絕，陽氣獨發，則少氣煩悗，手足熱而欲歐，名曰癉瘧。

案，癉，勞病也，風在手足病(《集韻》)。 又，今見日鈔本，悗字寫若寃字，錯。

黄帝曰，夫經言，有餘者寫之，不足者補之。今熱爲有餘，寒爲不足。夫瘧之寒也，湯火不能溫也。及其熱也，冰水不能寒也。此皆有餘不足之類也。當是時，良工(不能)止也，必須其時自衰乃刺之，其故何也。願聞其說。

案,今見日鈔本,湯火,寫作陽火。良工不能止也,寫作良工上也。　高按,當是時也,良工有不爲也。知止有待,方可謂良工,故今且改之。

岐伯曰,經言,無刺熇熇之氣,無刺渾渾之脈,無刺漉漉之汗,故其爲病逆,(不)【未】可治。

案,逆,迎也,盛也。　又,不可治,今見日鈔本作未可治,今據改。

夫瘧之始發也,陽氣并於陰。當是之時,陽虚而陰盛,外無氣,故先寒慄。陰氣逆極,則復出之陽,陽與陰復并於外,則陰虚而陽實,故熱而渴。

案,此章爲病理。古人常以在表爲陽在藏府爲陰,在經爲陽在血氣爲陰,又以人之眞氣正氣衛氣爲陽,邪氣爲陰,正氣不足則邪氣往往伏藏于內。又以寒慄發熱爲表爲陽。又以正邪交爭爲陰陽相并,病氣也。故衛陽不足則邪氣常伏在內,衛陽來復則病氣交爭,于外則如瘧作,于內則如解㑊,久必消癉。其間自有病理生理,正邪相爭則病成,明于陰陽變化則可知病圖治。　又,陽與陰復并於外,今見日鈔本寫作,陽無陰復并於外,陽字用重文符。

夫瘧氣者,并於陽而陽勝,并於陰則陰勝。陰勝則寒,陽勝則熱。

案,此言症狀。此并於陰陽者,瘧氣與表裏營衛藏府相并也。

瘧,風寒氣也,不常病,極則復。至病之發也,如火熱風雨,不可當也。故經言曰,方其盛時,勿敢必毁,因其衰也,事必大昌。此之謂也。

案,病,症狀。不常病者,非恆見其症而持續寒慄發熱。　極則復,則,乃也。　熱,或當作爇,卽焫,燒也。至其症狀發作,則如火燒之勢,如風雨之來,無所可當。　勿敢必毁,必,果也,求其果,強爲之曰必。　因其衰也,因,就也,依也,從也,乘其機也。

夫瘧之未發也,陰未并陽,陽未并陰,因而調之,眞氣得安,邪氣乃已。故工不能治其已發,爲其氣逆也。

黄帝曰,善。工之奈何,早晏何如。

岐伯曰,瘧之且發,陰陽之且移也,必從四末始。陽以傷,陰從之。故先其時,堅束其處,令邪氣不得入,陰氣不得出。後見之在孫絡,盛堅而血者,皆取之。此直往而取未得并者也。

案,楊注云,此言療之在早不在於晚也。夫瘧之作也,必內陰外陽,相入相并相移乃作。四支爲陽,藏府爲陰。瘧之將作,陽從四支而入,陰從藏府而出,二氣交爭,陰勝爲寒,陽勝爲熱。療之二氣未并之前,以繩堅束四支病所來處,使二氣不得相通,必邪見孫絡,皆刺去血,此爲要道也。陽以傷者,陽虚也。陰從之者,陰幷也。　此治瘧古法。民間仍有襲用之者。

黄帝曰，病不發，其應何如。

岐伯曰，瘧氣者，必更盛更虛，隨氣所在。病在陽則熱，脈躁。在陰則寒，脈靜。極則陰陽俱衰，衛氣相離，則病得休。衛氣集，則復病。

案，楊注云，瘧氣不與衛氣聚，故得休止。若瘧氣居衛，與衛氣聚者，則其病復作。故病不發者，不與陰陽相幷故也。　高按，更，易也，代也，復也。　離，散也，分散，不相幷也，不爭也。　集，就也，成也，言衛氣再成于衛。　病在陽在陰之病，乃病也。病得休或復病之病，乃症也。陰陽既衰，邪無所與相爭附，亦無以有症，故得休。藏府血氣不虧則衛氣易于復集，而症復作，若久病藏府血氣以虧，則不治。

黄帝曰，時有閒二日或至數日發，或渴或不渴，其故何也。

岐伯曰，其閒日者，邪氣與衛氣客於六府，而時相失，不能相得。故休數日乃作瘧者，陰陽更勝，【勝】(或)甚或不甚，或渴或不渴。

案，楊注云，瘧氣衛氣俱行，行至六府，穀氣有時盛衰，致令二氣相失，數日乃得一集，集時卽發，故至數日乃作也。　高按，得，合也，應也。　有相失相得之更迭，則有或甚或不甚，或渴或不渴之閒見。　又，今見日鈔本，陰陽更勝，勝字下有重文符，而少一或字，當據改，文義完整。陰陽更勝而有閒乃作，勝有甚者促而渴，勝不甚者可休數日而作且不渴。

黄帝曰，論言，夏傷於暑，秋必痻瘧，今瘧不必應，何也。

岐伯曰，此應四時者也。其病異形者，反四時者也。其俱以秋病者，寒甚。以冬病者，寒不甚。以春病者，謳風。以夏病者，多汗。

案，痻，同痎，音皆。　楊注云，謳，於路反，畏謳也。

黄帝曰，夫溫瘧與寒瘧各安舍，舍何藏。岐伯曰，

溫瘧者，得之冬中風寒，氣藏於骨髓之中。至春則陽氣大發，邪氣不得出。因遇大暑，腦髓鑠，脈肉銷澤，腠理發洩，因有所用力，邪氣與汗偕出，此病藏於腎，其氣先從内出，之於外，如是則陰虛而陽盛，則病矣。衰則氣復反入，入則陽虛，陽虛則寒矣，故先熱而後寒，名曰溫瘧。

案，銷澤，澤，又音適，同釋，平按巢氏《病源》作消釋。是。　又，此章【因遇大暑，腦髓鑠，脈肉銷澤，腠理發洩，因有所用力，邪氣與汗偕出。】數句當重看。

黃帝曰，癉瘧者，何如。岐伯曰，

癉瘧者，肺之素有熱氣盛於身，厥逆上，中氣實而不外洩，因有所用力，腠理開，風寒舍於皮膚之内分肉之閒而發，發則陽氣盛，氣盛而不衰，則病矣。其氣不反之陰，故但熱不寒，寒氣内藏於心，而外舍分肉之閒，令人銷鑠脫肉，故命曰癉瘧。

案，楊注云，癉，熱也。素，先也。人之肺中先有熱氣，發於内熱，内熱盛而不衰，以成癉瘧之病也。　平按，肺之素有熱，《素問》《甲乙》無之字，巢氏素作系。　高按，今見《病源》仍作肺素有熱。寒熱乃瘧之常形，所謂癉者，在於令人銷鑠脫肉，故癉乃勞也，消耗也。

黃帝曰，善哉。

十二瘧

平按，此篇自足太陽瘧至末，見《素問》卷十第三十六《刺瘧》篇。篇首瘧而不渴至爲五十九刺，《素問·刺瘧》篇編次在後。又自篇首至末，見《甲乙經》卷七第五，又見巢氏《病源》卷十一《瘧病諸候》，惟編次小異。

黃帝曰，瘧而不渴，閒日而作，奈何。岐伯曰，

瘧而不渴，閒日而作，刺足太陽。

案，刺足太陽，今見《素問》同，注引《新校正》云，按《九卷》云足陽明。《甲乙》存兩說。

渴而閒日作，刺足少陽。

案，刺足少陽，《素問》同，《新校正》云按《九卷》云手少陽。《甲乙》存兩說。

溫瘧者，汗不出，爲五十九刺。

案，楊注云，足太陽在陰主水，故不渴，閒日發也。足少陽在陽，故渴而閒日作也。此二皆寒瘧也。溫瘧，傷寒所爲，故汗不出，以五十九刺也。　高按，楊注牽強。

足太陽瘧，令人腰痛頭重，寒從背起，先寒後熱，渴，渴止汗【而】出，難已，日刺郄中出血。

案，楊注云，《明堂》足太陽合委中，療經瘧。狀與此同也。　高按，無論閒日，每日刺之，是。　郄，閒隙也。　又，渴渴止汗出，今見日鈔本寫作，渴渴止汗而出，渴字用重文符。　而，且也。

足少陽瘧，令人身體解㑊，寒不甚，熱不甚。惡見人，見人心惕惕然。熱多汗，汗出甚，刺足少陽。

案，楊注云，足少陽脈羈終身之支節，故此脈病身體解㑊。足少陽與厥陰合，故寒熱俱不甚，惡見人也。若熱多，即汗出甚也，可取足少陽風池丘虛等穴也。　平按疑汗字衍。　高按，今見日鈔本，汗字下有重文符。經文先言熱不甚，故若再言熱多則前後失照，其義當謂雖熱不甚，但熱則多汗，汗出甚者，刺足少陽。故汗字當重。

足陽明瘧，令人先寒洒淅，（洒淅）寒甚，久乃熱，熱去汗出。喜見日月光火，氣乃快然，刺陽明跗上。

案，洒淅疑衍，今見日鈔本不用重文符，恐多鈔而衍，今試删之。又，淅字，鈔本寫作泝。

足太陰瘧，令人不樂，好太息，不嗜食，多寒熱，汗出，病至則（喜）【善】歐，歐已乃衰，即取之。

案，平按，《甲乙》多寒熱作多寒少熱。　喜歐，今見日鈔本寫作善歐。

足少陰瘧，令人吐歐甚，多寒熱，熱多寒少，欲閉戶而處，其病難已。

案，甚字當屬上。多寒熱熱多寒少七字，《甲乙》作多寒少熱四字，依欲閉戶而處，作多寒少熱者義略勝。

足厥陰瘧，令人腰痛，少腹滿，小便不利，如癃狀，非癃已，數小便意，恐懼，氣不足，腸中邑邑，刺足厥陰。

案，楊注云，足厥陰脈環陰器抵少腹，故腰痛少腹滿，小便不利如癃。癃，淋也，小便不利如淋也。膽爲足厥陰府，故膽傷恐懼，氣不足，腸中邑邑也。可刺足厥陰五輸中封等穴也。　高按，非癃已，插入語，或作非癃也。　邑邑，同悒悒，不安也。平按《素問》《甲乙》巢氏并作悒悒。　又有於邑一詞，《楚辭·九章》"氣於邑而不可止。"《前漢書·成帝贊》"言之可爲於邑"注，於邑，短氣也。　肝膽之氣不足則善恐，腸中氣不足則邑邑然，氣不足而不利故見數小便意。

肺瘧者，令人心寒，寒甚熱間，喜驚如有見者，刺手太陰陽明。

心瘧者，令人煩心，甚欲得清水及寒多，寒不甚，熱甚，刺手少陰。

案，楊注云，心中煩熱，故欲得冷水及欲得寒，以其是陽得寒發熱，故（使）【欲】得寒多也，其寒不甚，其熱甚也。心經手少陰受病，遂令心煩，非心受病。人心有神，不可多受邪氣，非脈不受邪也。故令煩心，療在手少陰少海之穴也。　高按，煩心，心，惡心之心。清，同凊，冷也，寒也。　又，楊注故使得寒多也一句費解，今見日鈔本，使字壞，僅餘頭部如三點畫，疑乃欲字，若作故欲得寒多也，則文義通貫。存。

肝瘧，令人色倉倉然，太息，其狀若死者，刺足厥陰見血。

案，楊注云，肝瘧病甚則正色見，故倉倉然也。倉，青也。病甚氣奔，故太息出之。　高按，太息，巢氏寫作太息甚。　倉倉然，倉同蒼，此當爲蒼白無華之蒼。如死狀之倉倉者，謂其無華也。本書卷第二十六之《厥心痛》篇有云，色倉倉然如死狀。　又，五藏瘧皆不見言正色者，楊注未安。

脾瘧，令人疾寒，腹中痛，熱則腸中鳴，已汗出，刺足太陰。

案，楊注云，脾脈足太陰脈，屬脾絡胃連腸，以穀氣盛，故寒疾腹痛腸鳴。可取脾之經脈，大都公孫商邱等穴也。　高按，疾寒，以寒爲苦，畏寒也。

腎瘧，令人洒洒，腰脊痛宛轉，大便難，目詢詢然，手足寒，刺足太陽少陰。

案，楊注，詢，請也，謂有詢請，舉目求之。詢詢，舉目視專也。洒音洗，謂惡寒也。腎脈貫脊屬腎絡膀胱，故腰脊痛宛轉，大便難也。其脈從腎上貫肝膈，肝脈入目，故詢詢然。又或爲眩，腎府膀胱足太陽脈起目內眥，故令目眩也。　今見日鈔本經文，詢詢有旁注“切相倫反”四字。　高按，《文選·思玄賦》“儵眴眴兮反常閭”，注引《倉頡》云，眴，視不明也。《靈光殿賦》“目矎矎而喪精”，張載注，矎矎，目不正也。是矎矎卽眴眴。《詩·擊鼓》“于嗟洵兮，不我信兮。”《釋文》云，洵或作詢。　是知古人用字，洵、詢、眴、矎可通。巢氏寫作目眩眴眴然。眩，目無常主也（《說文》），眩者常具惑亂之義，亦可與眴互通，但于病而言眩常見于風熱之病。　宛轉，輾轉不安皃。《新唐書·薛仁杲傳》“見不勝痛，宛轉於地者。”《太平廣記·神·皇甫恂》“其叫呼怨痛，宛轉其閒。”《夷堅志·甲志·陳五鰍報》“不勝痛，宛轉奔突。”《清稗類鈔·盜賊類·盜有法水》“客忽呼腹痛，宛轉欲絕。”古人言吃痛宛轉若此類。則宛轉二字當屬上，大便難亦乃承腰脊痛而言。

胃瘧，令人（疸）【且】病也，喜飢而不能食，食而支滿腹大，刺足陽明太陰橫脈出血。

案，楊注，疸音旦，內熱病也。胃受飲食，飲食非理，致有寒熱，故胃有瘧也。胃脈足陽明屬胃絡脾，故胃中熱，喜飢不能食，腹張滿也。足陽明大絡，卽大橫脈也。

高按，疸，黄病也（《說文》《玉篇》《廣韻》《集韻》）。徐鍇《說文繫傳》云，疸，勞熱而黄也。依本文，胃瘧可令人黄，然經文並楊注皆不言黄。本書卷第十五之

《尺寸診》篇云，目黄者曰黄疸也，溺黄安臥者曰黄疸，已食如飢者，胃疸也。又巢氏《諸病源候論·黄疸候》云，黄疸之病，此由酒食過度，府藏不和，水穀相并，積於脾胃，復爲風濕所搏，瘀結不散，熱氣鬱蒸，故食已如飢，令身體面目及爪甲小便盡黄，而欲安臥。　則胃疸者亦或是黄疸病之一端，常見食已如飢，今言喜飢而不能食者，與彼不合。

平按，疸病，《素問》、《甲乙》、巢氏均作且病。當是之。　高按，且，子漁切，次且之且，趦趄不前也。《爾雅·釋天》"六月爲且"，郝氏《義疏》曰，"且者次且不進也，六月陰漸起，欲遂上，畏陽猶次且也。"且，又通沮，止也，敗壞也，沮又阻也。故胃瘧且病者，胃氣次且，窒礙不運也，故云喜飢而不能食，食而支滿腹大。　又，此胃瘧病，未言黄病，瘧亦時進時退，如趦趄然。今據如上改。

瘧而見胃氣窒礙稱胃瘧。則瘧而見畏寒腰脊痛者腎瘧，畏寒腹痛腸鳴者脾瘧，色蒼太息若死狀者肝瘧，煩心者心瘧，驚有所見者肺瘧也。

瘧以發，身方熱，刺跗上動脈，開其空，立寒。

瘧，方欲寒，刺手陽明太陰，足陽明太陰。

案，楊注云，以前諸瘧中，溫瘧將欲熱時，可刺足跗上動脈，即衝脈，爲五藏六府之海，故刺之以療十二瘧也。開空者，搖大其穴，熱去立寒也。或寒衰方熱也。　又云，以前諸瘧之中，寒瘧可刺手足陽明太陰，手陽明脈商陽三間合谷陽谿偏歷溫溜五里等，足陽明神庭開明天樞解谿衝陽陷谷厲兑等。手太陰列缺太泉少商，足太陰大都公孫商丘等穴。或熱衰方寒也。

諸瘧而脈不見者，刺十指間見血，血去必已。先視身之熱，赤如小豆者，盡取之。

案，楊注云，十二種瘧各有絡脈見者，依刺去之。若絡不見足陰陽脈，刺足十指間，手陰陽脈不見刺手十指間，皆出血，必已。又諸瘧將衰，身上有如赤小豆結起者，皆刺去之也。

十二瘧者，其發各不同時，察其病形，以知其何脈之病也。

先其病發時如食頃而刺之。一刺則衰，二刺則知，三刺則已。

不已，刺舌下兩脈出血。

不已，刺郄中盛經出血。有刺項以下俠脊者，必已。　案，有，又也。

舌下兩脈者，廉泉也。

刺瘧者，必先問其病之所先發者，先刺之。

頭先痛及重，先刺頭上，及兩頷，兩眉閒，出血。

先項背痛者，先刺之。

先腰脊痛者，刺郄中出血。

先手臂痛者，先刺陰陽十指閒。

先足胻痠痛者，先刺足陽明十指閒，出血。

案，陰陽十指閒，楊注云，手表裏陰陽之脈十指之閒也。又云，足陽明爲三陽之長，故刺足十指閒出血，皆稱足陽明也。

風瘧之發，則汗出惡風，刺三陽經背輸之血。

案，楊注云，風瘧，候手足三陽經之背輸，有瘧，於穴處取之。　平按，《甲乙》三陽上有足字。

胻痠痛甚，按之不可，名曰胕髓，以鑱，鑱絕骨出其血，立已。

身體小痛，刺之諸陰之井，毋出血，閒日一刺。

案，楊注云，五藏諸陰之井起於木，宜取勿出血也。有本髓爲體。

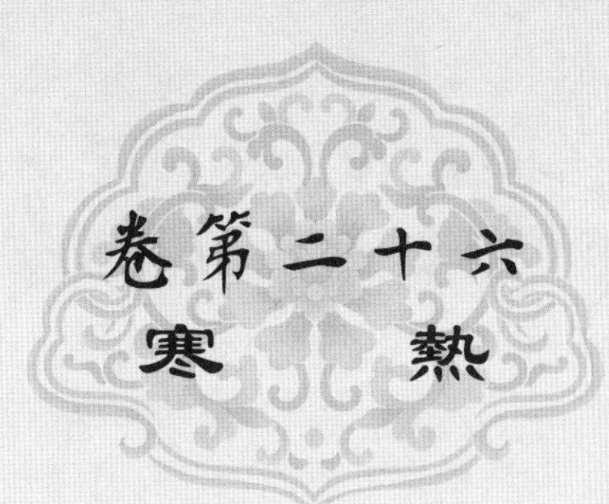

卷第二十六 寒熱

寒熱厥

平按，此篇自篇首至末，見《素問》卷十二第四十五《厥論》篇，又見《甲乙經》卷七第三，又見巢氏《病原》卷十二《冷熱病諸候·寒熱厥候》篇，惟編次前後略異。

黃帝問於岐伯曰，厥之寒熱者，何也。

岐伯曰，陽氣衰於下，則爲寒厥。陰氣衰於下，則爲熱厥。

案，楊注云，夫厥者，氣動逆也。氣之失逆，有寒有熱。故曰，厥，寒熱也，九月反，逆氣。　又云，下，謂足也。足之陽氣虛也，陰氣乘之，足冷，名曰寒厥。足之陰氣虛也，陽氣乘之，足熱，名曰熱厥也。

黃帝曰，熱厥之爲熱也，必起足下，何也。

岐伯曰，陽起於五指之表，集於足下而熱於足心，故陽勝則足下熱。

案，楊注云，五指表者陽也，足心者陰也。　今見《素問》《甲乙經》俱作，陽氣起於足五指之表，陰脈者集於足下而聚於足心。《新校正》云，按《甲乙經》陽氣起於足作走於足，起當作走。《甲乙經》今編者按有明鈔本寫作走，並據改。今見《病源·寒熱厥候》作，陽起於五指之表，集於足下而聚於足心。

高按，以十二經脈之行而論，則言陽經走於足五指之表，陰經起於足下可也，陽勝而陰不足，足底熱也。若以陰陽論之，則足下爲人身至陰之位，陽微而動，則其勢必微而上，陰必沈重而陽不得勝其位，今陽反勝在下而發熱，故曰逆，曰厥。逆者，乖也。

黃帝曰，寒厥之爲寒也，必從五指始，上於膝下，何也。

岐伯曰，陰氣起於五指之裏，集於膝下而聚於膝上，故陰氣勝，則從五指至膝上寒，其寒也，不從外，皆從內寒。

案，楊注，五指裏，陰也。膝下至膝上，陽也。今陽虛陰勝之，故膝上下冷也，膝上下冷不從外來，皆從五指之裏，寒氣上乘冷也。

高按，此陰勝而侵向陽位。陰者在內在下爲守，陽動向外向上者，爲陰之使也，故厥無論寒熱，陰必病矣。

黄帝曰，善。

黄帝曰，寒厥，何失而然。 案，何失而然者，何失之過而使然也。楊注云，厥，失也。寒失之氣，何所失逆【歟】，致令手足冷也。

岐伯曰，前陰者，宗筋之所聚也，太陰陽明之所合也。

春夏則陽氣多而陰氣衰，秋冬則陰氣盛而陽氣衰。

此人者質壯，以秋冬奪於所用，下氣上爭，未能復，精氣溢下，邪氣且從之而上，氣居於中，陽氣衰，不能滲營其經絡，故陽氣日損，陰氣獨在，故手足爲之寒。 案，前兩段言生理。太陰陽明者後天之本，主養宗筋，一升一降而成其功。後一段舉例言病理。 滲營二字，能解釋經文中多處滲字之義。

秋冬失攝，衛陽更衰，精氣上復不能，失攝而散，眞陽亦損，陰盛於內，邪氣乘之，相類比附，同氣而化，易爲寒邪，盤踞於中而見症。 下氣上爭，下氣，眞陽之氣，可腎元，可命門。下亦可指內，上者衛也。 溢，本盈滿而溢，此指陰精之氣失攝而四散也，如匹溢之溢，王傑《洞簫賦》"紜紛離其匹溢。"古人多以房勞言事，則質壯者肆意無攝，於秋冬以前陰之用而脫奪精氣於下，在上則肺衛之氣自上引之。若其他勞作所傷而言，秋冬失攝，過於傷氣損陽，以致上下不交，內外失續，再受陰寒之邪，則易作寒厥。

黄帝曰，熱厥何如。

岐伯曰，酒入於胃，則絡脈滿而經脈虛，脾主爲胃行其津液者也，陰氣虛則陽氣入，陽氣入則胃不和，胃不和則精氣竭，精氣竭則不營其四支。

此人必數醉，若飽已入房，氣聚於脾中未得散，酒氣與穀氣相搏，熱於中，故熱遍於身，故內熱溺赤。夫酒氣盛而慓悍，腎氣有衰，陽氣獨勝，故手足爲之熱。

案，酒傷胃則脾無所運化，故精氣生化無源。 酒熱善行而動血氣，并於絡脈則絡脈滿，則經脈虛，營氣在絡爲陽在經爲陰也。 陽氣入者，酒熱之氣乘絡犯胃也，故使胃乃失和。脾者胃之陰，爲胃之藏，爲其行津液，胃之營在脾，今胃不和則脾無運化，精氣無所生化則四支不營。 實則酒爲溼熱之物，最易傷胃礙脾，消爍腎元。故云，熱厥者，中焦溼熱，熱盛于溼。腎氣虧虛，陰虛陽亢。

黃帝問曰，厥，或令人腹滿，或令人暴不知人，或至半日，遠至一日乃知人者，何也。

岐伯曰，陰氣盛於上，則下虛，下虛則腹脹滿。

陽氣盛於上，則下氣重，上而邪氣逆，逆則陽氣亂，亂則不知人。

案，楊注云，上謂心腹也。下謂足下也。上陽非無有陰，下陰非無有陽，氣之常也。今陰氣并盛於上，下虛故腹滿也。　又云，心腹爲陽，下之陽氣重上心腹，是爲邪氣逆亂，故不知人也。　巢氏《寒熱厥候》云，夫厥者，逆也，謂陰陽二氣卒有衰絕，逆於常度。

高按，陰以下行爲順，陽以上行爲順，故陰位在上陽位在下爲泰，順則陰陽相濟。今陰盛於上者是陽失運也，故腹脹滿，陰陽不交，逆於常度也。陽氣盛於上亦逆也，奪陰位而迫陰于下，故下氣重，在上則邪氣逆亂，陽主動，逆則亂。　故所謂厥之爲病，乃陰陽失交而氣機逆亂者也。

黃帝曰，善。

經脈厥

平按，此篇自篇首至嗌腫痓治主病者，見《素問》卷十二第四十五《厥論》篇。

自巨陽之厥至以經取之，又見《甲乙經》卷七第三。

自足太陰脈厥逆至嗌腫痓治主病者，又見《甲乙經》卷四第一中篇。

自腎肝并沈至末，見《素問》卷十三第四十八《大奇論》篇，又見《甲乙經》卷四第一下篇，又見本書卷十五《五藏脈診》篇。

又自巨陽之厥至腫脛內熱，見巢氏《病源》卷十二《冷熱病諸候·寒熱厥候》篇。

黃帝曰，願聞六經脈之使厥狀病能。

岐伯曰，巨陽之厥，踵首頭重，足不能行，發爲眴仆。

案，楊注云，巨陽，太陽也。踵，足也。首，頭也。足太陽脈從頭至足，故太陽氣之失逆，頭足皆重，以其重，故不能行也。手足太陽皆入於目，故目爲眴仆。眴，胡遍反，目搖也。

高按，依楊注，經文踵首頭重，頭字衍。則他本踵作腫者非。　又，眩眴，古文互通。

陽明之厥，則癲疾，欲走呼，腹滿不能臥，面赤而熱，妄見妄言。

案，呼，今見日鈔本寫作乎。

少陽之厥，則暴聾，頰腫而熱，脅痛，骭不可以運。

案，骭，有二義，一爲腳脛。一爲脅，通幹，猶今人言軀幹。脅痛骭不可以運者，言脅痛不可轉側是也，非關腳脛也。下文有足少陽脈厥逆機關不利者，腰不可以行，可參考。

太陰之厥，腹滿䐜脹，後不利，不欲食，食則歐，不得臥。

案，依上下文法，腹滿前脫一則字。

少陰之厥，則舌乾，溺赤，腹滿，心痛。

厥陰之厥，則少腹腫痛，䐜溲不利，好臥屈膝，陰縮，腫脛，內熱。

案，䐜溲不利，䐜如有小便而不利也。

盛則寫之，虛則補之，不盛不虛，則以經取之。

足太陰脈厥逆，胻急攣，心痛引腹。治主病者。 案，心，中心。

足少陰脈厥逆，虛滿，歐變，下洩青。治主病者。 案，變，病也。

足厥陰脈厥逆，攣腰，虛滿，前閉，譫言。治主病者。

三陰俱逆，不得前後，使人手足寒，三日死。 案，使，假使也。

足太陽脈厥逆，僵仆，歐血，善衄。治主病者。

足少陽脈厥逆，機關不利者，腰不可以行，項不可以顧。發腹癰不可治，驚者死。

案，腹癰，他本作腸癰。 楊注云，（足少陽）脈行脅裏，出於氣街，發腸癰病，猶可療之，腸癰氣逆，傷膽死也。 高按，楊注猶可療與經文不副，恐有脫誤。今見日鈔本，經文作腹癕，楊注寫作腸癕。

足陽明脈厥逆，喘欬，身熱，善驚，衄。歐血不可治，驚者死。

手太陰脈厥逆，虛滿而欬，善歐，唾沫。治主病者。

手心主少陰脈厥逆，心痛引喉。身熱死，不熱可治。

手太陽脈厥逆，聾，泣出，項不可以顧，腰不可以俛仰。治主病者。

手陽明少陽脈厥逆，發喉痹，嗌腫，痓。治主病者。

腎肝幷沈爲石水，幷浮爲風水，幷虛爲死，幷小弦亦驚。

案，楊注云，石水，謂盛冬凝水，堅鞕如石，名曰石水，言此水病之甚也。鞕，五猛反，強也。 楊注又云，脈小者，血氣少也，腎肝二脈血氣俱少，仍弦者，是爲腎肝皆虛，又爲脾氣來乘，故有驚恐也。　高按，亦驚，驚也，亦，語助詞。

寒熱相移

平按，此篇自篇首至故得之厥氣，見《素問》卷十第三十七《氣厥論》篇，又見《甲乙經》卷六第十。自三陽急爲瘕至末，見《素問》卷十三第四十八《大奇論》篇，又見《甲乙經》卷四第一下篇。

腎移寒於脾，癰腫少氣。　案，此癰腫當作壅腫，非作癰也。下同。

脾移寒於肝，癰腫筋攣。

肝移寒於心，狂鬲中。

心寒移於肺，肺消者，飲一溲二，死，不治。

肺移寒於腎，爲涌水。涌水者，按腹下堅，水氣客大腸，疾行則鳴，濯濯如裹壺，治主肺者。

案，楊注云，五藏病傳，凡有五邪，謂虛實賊微正等。邪從後來名虛邪，從前來名實邪，從所不勝來名微邪，從勝處來名賊邪，邪從自起名曰正邪。　高按，楊注云"五藏病傳"疑是篇名，本詳。

楊注又云，肺得寒氣傳與腎藏，名曰虛邪。肺將寒氣與腎，腎得涌水，大腸盛水裹(如)【於】腹中，如帛囊漿壺，以肺寒飲爲病，故療於肺也。

高按，涌水者以下，今見《素問》作，按腹不堅，水氣客於大腸，疾行則鳴，如囊裹漿，水之病也。《甲乙》作，按其腹不堅，水氣客於大腸，疾行腸鳴濯濯，如囊裹漿，治主肺者。　壺，今整理本編者云依日鈔本改爲囊。失之。今見日鈔本，該字上部爲壺字形，下部有三點，與本書及本篇囊字寫法迴異，當作壺字爲允。本書經文裹壺與腹下堅相副，不誤。而《素問》《甲乙》作腹不堅與如囊裹漿，亦相照應而不誤。疑前人所見各本不同。然以醫理言之，則當與石水之狀相鑒別。

脾移熱於肝，則爲驚衄。　案，爲驚衄者，爲驚爲衄也。

肝移熱於心，則死。

心移熱於肺，傳爲鬲消。　案，鬲，多作膈，不誤，但作鬲本義在此則義更勝，上熱而消，上焦消也。

胞移熱於膀胱，則癃，溺血。　案，楊注云，胞，女子胞也。女子胞中有熱，傳與膀胱尿胞，尿脬得熱，故爲淋病尿血也。　高按，此胞當代言女子胞及膀胱所在之位也，在下焦之下也，其深如胞囊。　又，楊注尿字，今見日鈔本寫作屎。

膀胱移熱於小腸，隔腸不便，上爲口靡。

案，楊注云，隔，塞也。膀胱，水也，小腸，火也。是賊邪來乘，故小腸中塞，不得大便，熱上衝，口中爛，名曰口靡。靡，爛也，（止）【亡】之反。　高按，隔腸，熱邪隔阻小腸，上蒸爲口靡。心與小腸相表裡，心火亦見口靡。小腸氣滯則大腸無所傳導故大便不通。又，小腸不能分清泌濁，則不與大腸相渡，小便不行，大便滯下。

肺移熱於腎，傳爲素（痓）【痉】。

案，素痉，楊注云，肺受熱氣，傳之與腎，名曰虛邪，肺將熱氣與腎，腎得熱氣名曰素（痓）【痉】之病。素（痓）【痉】，強直不能迴轉。　平按《素問》《甲乙》作柔痉。　高按，素，同索，脊也。　痓，今見日鈔本，經文及楊注同寫作痓。痓痉二字古不通用，細辨之風病之狀曰痉，風寒強急曰痓。故此章作痉，《素問》《甲乙》作柔痉者，皆當。作痓則略失之。

腎移熱於脾，傳爲虛，腸辟，死，不可治。

案，楊注云，腎受熱氣，傳之與脾，名曰微邪。腎將熱氣與脾，脾主水穀，故脾得熱氣，令腸中水穀消竭，所以腸虛，辟疊不通而死。　平按，辟《素問》《甲乙》作澼。　高按，腎病及脾，若再見澼泄，則不治。辟當作澼。

小腸移熱於大腸，爲密疝，爲沈。

案，楊注云，小腸得熱，傳與大腸，名曰賊邪。小腸將熱氣與大腸爲病，名曰密疝。大腸得熱密澀，沈而不通，故得密沈之名也。　平按，密疝，《素問》《甲乙》作虙瘕。王冰注虙同伏。　高按，虙伏密皆有潛在深處及閉阻之義，然疝瘕有别，此以疝爲勝，瘕不能驟成而疝可即作。　又，疝，腹痛也。沈之爲病則曰瘥，疢也，腹中痼疾。小腸移熱於大腸，急則爲閉痛，緩而遷延則爲瘥，或爲瘕。

大腸移熱於胃，善食而瘦，入胃之食亦。

案，楊注云，大腸得熱傳與胃者，名曰虛邪。大腸將熱與胃，胃得熱氣，實盛消食，故喜飢多食。以其熱盛，食入於胃不作肌肉，故瘦。亦，義當易也，言胃中熱，故入胃之食變易消無，不爲肌肉，故瘦。　高按，入胃之食亦，《素問》胃作謂，則入字當作人，可讀若【**善食而瘦人，謂之食亦。**】食亦，他本多作食㑊，下文楊注作食易，亦與易通。　食亦者，食又食也。

胃移熱於膽，名曰食亦。

案，楊注云，胃得熱氣，傳之與膽，從不勝來，名曰微邪。胃將熱氣與膽，膽得於胃穀之熱氣，令膽氣消易，仍名食易。

膽移熱於腦，則辛煩鼻洟。鼻洟者，濁涕下不止。傳爲衄，䁾，瞑目，故

得之厥氣。

案，楊注云，洟，他典切，垢濁也。䁾，已結反，目眵也。腦髓屬腎，膽得熱氣，傳之與腦，從前而來，名曰實邪。膽將熱氣與腦，腦得膽之熱氣，鼻煩辛酸，流於濁涕，久下不止，傳爲衄衊眵瞑也。瞑，開目難也。此膽傳之病，並因逆熱氣之所致也。

高按，辛頞鼻洟，辛，《說文》"辛痛則泣出。從一辛，辛，辠也。""辠，犯灋也，言辠人戚鼻苦辛之𢡢。"故辛頞者，熱在頭而辛痛連鼻。故泣下因熱而濁，爲洟。洟，洟涊，乃殄切，垢濁、水濁、熱風。今見《素問》寫作辛頞鼻淵。　又，䁾，音蔑，《釋名·釋疾病》曰，目眥傷赤曰䁾，䁾，末也，創在目兩末也。《呂氏春秋·季春紀》云，(氣鬱)處目則爲䁾爲盲，高誘注曰，䁾，眵也。眵，目傷眥也，一曰蔑兜也(《說文》)。兜卽𥇒也，𥇒，目蔽垢也(《說文》)。

三陽急，爲瘕。二陰急，爲癇厥。二陽急，爲驚。

案，楊注云，瘕謂女子宮中病。男子亦有瘕而爲病。凡脈急者多寒，三陽謂太陽，候得太陽脈急爲是。陰勝多寒，男子爲瘕，女子爲石瘕之病。　又云，二陰，少陰也。候得少陰脈急，是爲陽與陰(爭)【急】，陽勝發爲小兒癇病，手足逆冷也。　又云，二陽，陽明也。陽與陰爭，少陰勝，發大小人驚也。

厥頭痛

平按，此篇自篇首至後取足少陽陽明，見《靈樞》卷五第二十四《厥病》篇，又見《甲乙經》卷九第一。自厥俠脊而痛至末，見《靈樞》卷五第二十六《雜病》篇。又自厥俠脊而痛至膕中血絡，見《甲乙經》卷七第一中篇。又自厥胷滿面腫至末，見《甲乙經》卷七第三。

厥頭痛，面若腫起而煩心，取足陽明太陽。

案，依據楊注，平按，是取手足陽明太陽四脈。是。

厥頭痛，頭脈痛，心悲善泣，視頭動脈反盛者，刺，盡去血，後調足厥陰。

厥頭痛，貞貞頭重而痛，寫頭上五行，行五，先取手少陰，後取足少陰。

案，楊注，貞，竹耕反，貞貞，頭痛甚皃。　高按，《集韻》貞，知盈切，《廣韻》陟盈切。又有顛字，音混或魂，或羽敏切，語近切，顛顛，面急也。顛或作負或員，《甲乙》作員員，疑經文乃負負誤寫爲貞貞。　前文，厥頭痛面若腫起，卽所謂面急皃者，前者煩心，今曰頭重痛也。　又，本書卷第二十五之《五臟熱病》篇云，其頭痛員員，楊注員，都耕反，頭切痛也。　又，其項痛員員澹澹，員或爲肙字之誤，肙肙，切切動，不安皃，又與顛顛不類。今並存之。

厥頭痛，意善忘，按之不得，取頭面左右動脈，後取足太陰。

案，楊注云，足太陰脈與足陽明合也，足陽明循頭面左右，動在客主人及太迎，皆脾氣所至。脾神是意，其脈足太陰，所以太陰氣之失逆，意多善忘，所痛在神，按之難得。可取頭面左右足陽明動脈，後取足太陰輸穴療主病者。

厥頭痛，頭痛甚，耳前後脈涌有熱，寫出其血，後取足少陽。

厥頭痛，項腰脊爲應，取天柱，後取足太陽。

眞頭痛，頭痛甚，腦盡痛，手足寒至節，死，不治。

案，下文厥心痛篇有眞心痛，古人所謂眞者，正也，即心藏本身及頭腦本身痛，有別於經絡所過及他藏他處病有所牽涉者，重病，難治或不治，皆有手足寒至節。

頭痛不可取於輸者，有所擊墜，血在於内，若内傷，痛未已，可卽刺，不可遠取也。

案，不可取於輸者，不取經絡。以有所擊墜，血在于内，不在經也。卽刺，卽，就近是也。　平按，血在於内，《靈樞》《甲乙》作惡血在於内。若内傷，《靈樞》作若肉傷，可參考。

頭痛不可刺者，大痹，爲惡日作者，可令少愈，不可除也。

案，大痹不可除也。　楊注，作，發也。又云，謂寒溼之氣入腦以爲大痹故也。　又，不可除也，今見日鈔本，脫一除字。

頭半寒痛，先取手少陽陽明，後取足少陽陽明。

厥，俠脊而痛至項，頭沈沈然，目䀮䀮然，腰脊強，取足太陽膕中血絡。

案，俠，今見日鈔本寫作使。

厥，胷滿面腫，脣思思然暴言難，甚則不能言，取足陽明。

案，平按，脣思思然《靈樞》作脣漯漯然，《甲乙》作肩中熱。　高按，思思然，思，語辭，發語辭者，思思然指急急欲發語而不能，即暴言難皃也。《靈樞》作漯漯然，漯或寫作濼或灅，今人勉強解爲積累攢聚之腫起皃(取義《類經》注)，然漯與思字形義相去甚遠，而脣思思然四字《甲乙》作肩中熱，實乃各版本原不同，不可勉強劃一，各圓其說是未嘗不可，關鍵在於臨證所見。　又，古書漯濼灅與濕溼相亂者久矣，見《清儒學案》桂先生馥漯水考。《詩·小雅·無羊》曰，“爾羊來思，其角濈濈。爾牛來思，其耳濕濕。”毛傳云，呞而動其耳濕濕然。呞，音詩，牛噍也(反芻)。　又錢氏《方言箋疏》卷第一，溼，憂也。溼，他合切。音與漯同。思思，或當作濕濕，胷滿面腫，脣濕濕然動而不能驟然言語也。

厥，氣走喉而不能言，手足清，大便不利，取足少陰。

厥而腹嚮嚮然，多寒氣，腹中榮榮，便溲難，取足太陰。

案，嚮同響。　榮榮，水迴流皃。或作爨，音村，爨爨者，鼎欲沸皃。今見《靈樞》作穀穀，穀，同瀔，音縠，水聲。

厥心痛

平按，此篇自篇首至形中上者，見《靈樞》卷五第二十四《厥病》篇。自心痛引腰脊至得之立已，見《靈樞》卷五第二十六《雜病》篇。自心疝暴痛至末，見《靈樞》卷五第二十三《熱病》篇。又自篇首至末，見《甲乙經》卷九第二。

厥心痛，與背相控，如從後觸其心。傴僂者，腎心痛也，先取京骨崑崙，發鍼不已，取然谷。

厥心痛，腹脹胷滿，心尤痛甚，胃心痛也，取之大都大白。

厥心痛，痛如錐鍼刺其心，心痛甚者，脾心痛也，取之然谷大谿。

厥心痛，色倉倉如死狀，終日不得太息，肝心痛也，取之行閒大衝。

厥心痛，臥，若徒居，心痛閒，動作痛益甚，色不變，肺心痛也，取之魚際大(泉)【淵】。　案，徒居，靜坐。徒，影印刻本及今整理本均作徙，非。據今見日鈔本及《靈樞》改。

高按，如上幾種心痛，心乃指中央之心，並非心藏之心，有類膽絞痛，腎絞痛，胃痙攣，及胰腺疾病作痛者如脾心痛，而終日不得太息又如不得深呼吸之肝膈之病痛，有別于眞心痛。臨證鑒別十分重要。

眞心痛，手足清至節，心痛甚，旦發夕死，夕發旦死。

心痛不可刺者，中有盛聚，不可取於輸，腸中有蟲瘕，及蛟蛕，皆不可取小鍼。

案，楊注云，心痛甚，取輸無益者，乃是腸中有蟲瘕。蛟蛕，腸中長蟲也，音犮。可以手按，用大鍼刺之，不可用小鍼。　高按，中有盛聚，及蟲症，皆不可以鍼刺經。　蟲，今見日鈔本寫作虫，下章同。

心腹痛，憹作痛，腫聚，往來上下行，痛有休止，腹熱善渴，涎出者，是蛟蛕也，以手聚按而堅持之，姑令得移，以大鍼刺之，久持之，蟲不動，及出鍼也。(恲)【幷心】腹憹痛形中上者。

案，楊注云，憹，聚結也，奴通反。謂心腹之內，蟲聚而痛。憹，懊憹然也。　又云，恲亦怦，普耕反，滿也。　此特言蟲病也。

平按，《靈樞》，心腹作心腸。姑令，《靈樞》《甲乙》作無令。及出鍼，及《靈樞》《甲乙》作乃。

高按，以久持之而言，則無令得移是。蟲不動乃出鍼，文義亦通。今見《千金要方》所引亦分別作無令得移，乃出鍼。　又，恲腹憹痛形中上者，楊注云，謂蟲聚心腹，滿如腫聚高起，故曰形中上者也。平按《甲乙》無此八字。高按，此八字楊注不安，《靈樞》此章在厥病，八字下緊接耳聾病，意亦不貫。今檢皇甫士安孫思邈巢元方諸書中，心腹病及蟲病各篇亦未見論及者，細玩之，似當讀作【**幷心腹憹痛，形中上者。**】謂非蟲病而見心腹憹痛，症形見如上所述者，治法可同。中，去聲，當也，適合也。料古文幷心二字刻本已渾作恲字，《康典》按語云，此字字書不載，止《靈樞經》中云云。可爲亂字依據。

心痛，引腰脊，欲歐，取足少陰。

心痛，腹脹嗇嗇然，大便不利，取足太陰。

案，楊注云，嗇嗇，惡寒之皃也。平按《甲乙》作濇濇。　高按，今見《千金方》亦作濇濇。謂惡寒皃可也，卻非眞惡寒也。又嗇，同廧，空也，廧廧然者空空然也。存。

心痛，引背，不得息，刺足少陰。不已，取手少陽。

案，平按，手少陽《甲乙》作手少陰。　高按，今見《千金要方》亦作手少陰。

心痛，少腹滿，上下無常處，便溲難，刺足厥陰。

案，無，今見日鈔本寫作毋。

心痛，但短氣不足以息，刺手太陰。

心痛，當九節刺之。不已，刺，按之立已。不已，上下求之，得之立已。

案，楊注云，《明堂》第九節下兩傍是肝輸，中央是筋縮，皆不言療心痛，此經言療取之，刺此節不已，於上下背輸尋之，有療心痛，取之。　平按，刺之不已《靈樞》作刺之按已。

心疝暴痛，取足太陰厥陰，盡刺去其血絡。

案，平按《甲乙》作盡刺之血絡。

寒熱雜說

平按，此篇自篇首至末，見《靈樞》卷五第二十一《寒熱病》篇。

又自篇首至骨厥亦然，見《甲乙經》卷八第一上篇。

又自骨痹至補之，見《甲乙經》卷十第一下篇。

又自身有所傷至關元也，見《甲乙經》卷十第二下篇。

又自厥痹者至陰經，見《甲乙經》卷十第一下篇。

又暴瘖一節，見《甲乙經》卷十二第二。暴聾一節，見《甲乙經》卷七第一中篇。暴癉一節，見《甲乙經》卷十二第七。

又自臂陽明至盛寫虛補，見《甲乙經》卷十二第六。

又自足陽明有俠鼻至則瞑目，見《甲乙經》卷十二第四。

又自寒厥至足太陰少陽，見《甲乙經》卷七第三。

又舌縱一節，見《甲乙經》卷十二第六。又振寒洒洒一節，見《甲乙經》卷七第一中篇。

又自春取絡脈至治骨髓五藏，見《甲乙經》卷五第一上篇。

又自身有五部至有癰疽者死，見《甲乙經》卷十一第九下篇。

又自熱病始手臂者至止之於陰，見《甲乙經》卷七第一中篇。

又自病始手臂者至項太陽而汗出，見《素問·刺熱》篇，亦見本書《五藏熱病》篇。

又自凡刺之害至末，見《甲乙經》卷五第四。

皮寒熱，皮不可附席，毛髮焦，鼻槀腊，不得汗，取三陽之絡，補手太陰。

案，楊注，腊，肉乾也。　高按，腊，音昔，又，體皴也（《康典》引）。焦，燥而不華，失其榮潤。

肌寒熱，肌痛，毛髮焦，而脣槀腊，不得汗，取三陽於下以去其血者，補太陰以出其汗。

案，去其血者，去其血絡也。

骨寒熱，病無所安，汗注不休，齒未槀，取其少陰於陰股之絡。齒已槀，死，不治。骨厥亦然。

骨痹，舉節不用，而痛，汗注，煩心，取三陰之經補之。

案，舉，全也。

身有所傷，血出多，及中風寒，若有所墮墜，四支解㑊不收，名曰體解，取其少腹，齊下三結交。三結交者，陽明太陰也，齊下三寸關元也。

案，若，猶或也。解㑊於此處非是病名，乏力不收也。

厥痹者，厥氣上及腹，取陰陽之絡，視主病者，寫陽補陰經。

頸側之動脈，人迎。人迎，足陽明也，在嬰筋之前。

嬰筋之後，手陽明也，名曰扶突。

次脈，手少陽脈也，名曰天牖。

次脈，足太陽也，名曰天柱。

腋下動脈，臂太陰也，名曰天府。

案，嬰筋，嬰，繞也，又通纓，纓，頸也，自上而下繫於頸也(《釋名·釋首飾》)。嬰筋者，古人稱胷鎖乳突肌也。

陽逆頭痛，胷滿不得息，取人迎。

案，楊注云，人迎，胃脈。主水穀，總五藏之氣，寸口爲陰，此脈爲陽，以候五藏之氣，禁不可灸也。

暴瘖氣鞕，取扶突與舌本出血。

案，楊注云，氣在咽中，如魚鞕之狀，故曰氣鞕。舌本一名風府，在項入髮際一寸督脈上，今手陽明正經不至風府，當是耳中宗脈絡，此舌本，以血有餘，故寫出也。

暴聾氣蒙，耳目不明，取天牖。

暴攣癎眩，足不任身，取天柱。

案，楊注癎病兩處皆謂小兒癎，料古時所見以小兒癎病較多。

暴癉内逆，肝肺相薄，血溢鼻口，取天府。

案，楊注云，熱盛爲癉。

此爲大輸五部。

案，此五章與《靈樞》小異，而不若《甲乙》之詳也。

臂陽明，有入鼽徧齒者，名曰人迎。下齒齲，取之臂。惡寒補之，不惡寒寫之。

案，鼽或作頄。頄，音求，面顴也，頰閒之骨，顴骨。鼽，鼻病，久涕不止。此處當作頄字爲安，下同，今見《靈樞》作頄。　又，楊注云，惡寒陽虚故補之，不惡寒者陽實故寫之也。惡寒，畏寒也。

足之大陽，有入頰徧齒者，名曰角孫。上齒齲，取之，在鼻與鼽前。方

病之時,其脈盛則寫之,虛則補之。一曰取之出眉外,方病之時,盛寫虛補。

案,楊注云,虛則補絡,補絡可飲補藥。眉外,謂足陽明上關穴也。上關,在耳前上廉起骨,開口有空,亦量虛實以行補寫也。

足陽明,有俠鼻入於面者,名曰懸顱,屬口對入,繫目本。視有過者取之,損有餘,益不足。反者益甚。

案,屬口對入,足陽明脈俠口環脣,乃是兩箱對入而環。繫目本者,謂懸顱也。足少陽懸顱穴者,手足少陽,陽明三脈之會(《鍼灸聚英》)。 楊注云,足陽明大經……循頤出大迎,上耳前,循髮際,氣發懸顱之穴,有皮部之絡與口相當,入繫目系。對,當也。

足大陽,有通項入於腦者,正屬目本,名曰眼系。頭目固痛,取之在項中兩筋閒,入腦乃別。

陰蹻陽蹻,陰陽相交,陽入陰出,陰陽交於兑眥,陽氣盛則瞋目,陰氣盛則瞑目。

寒厥,取陽明少陰於足,留之。

熱厥,取足太陰少陽。

舌縱,涎下,煩悗,取足少陰。

振寒洒洒,鼓頷,不得汗出,腹脹,煩悗,取手太陰。

刺虛者,刺其去也。刺實者,刺其來也。

案,楊注云,謂營衛氣已過之處爲去,故去者虛也,補之令實。 又云,謂營衛氣所至之處爲來,故來者爲實,寫之使虛也。

春取絡脈,夏取分腠,秋取氣口,冬取經輸。凡此四時,各以爲齊。

絡脈治皮膚,分腠治肌肉,氣口治筋脈,經輸治骨髓五藏。

案,取與治者,均有診和療兩重含義。

身有五部,伏兔一。腓二,腓者,踹也。背三。五藏之輸四。項五。

五部有癰疽者死。

病始手臂者,先取手陽明太陰而汗出。

病始頭首者,先取項太陽而汗出。

病始足胻者,先取足陽明而汗出。

臂太陰可出汗,足陽明可出汗。

取陰而汗出甚者,止之於陽。取陽而汗出甚者,止之於陰。

凡刺之害,中而不去則精洩,不中而去則致氣。

精洩則病甚(恇懼),【惟】致氣則生爲癰瘍。

案,楊注云,凡行鍼要害,無過二種,一種者刺中於病,補寫不以時去鍼,則洩人精氣。刺之不中於病,即便去鍼,以傷良肉,故致氣聚。精洩益虛,故病甚虛恇。恇,怯也。氣聚不散,爲癰爲瘍也。　高按,恇,音匡,怯也,恐也。楊注刺之不中上當脫一種者三字。楊注以傷良肉,以,猶已也。　又,恇懼,今整理本編者參考日鈔本改作而恇,以爲恇瘍協韻,並與《靈樞》《甲乙》均合。　高按,今見《靈樞》雖上作而恇,而下作癰疽,非癰瘍叶韻。　又,今見日鈔本,經文無恇懼二字,而多一惟字,兩句經文讀若,【**精洩則病甚,惟致氣則生爲癰瘍。**】如此,則一切糾紛皆盡散去。惟,語辭也,亦猶若也。致氣則生爲癰瘍者,或乃是古人對鍼刺後局部感染的認識。

癰疽

平按,此篇自篇首至此其候也黄帝曰善,見《靈樞》卷十二第八十一《癰疽》篇。

又自篇首至藏傷故死矣,見《甲乙經》卷十一第九上篇。

又自黄帝曰願盡聞癰疽之形至此其候也黄帝曰善,見《甲乙經》卷十一第九下篇。

又自黄帝問於岐伯曰有病癰腫致痛至可使全黄帝曰善,見《素問》卷十三第四十《腹中論》篇。

又自黄帝問曰諸癰腫筋攣至末,見《素問》卷五第十七《脈要精微論》篇,《甲乙》同上。

黄帝問於岐伯曰,余聞

腸胃受穀,上焦出氣,以溫分肉,而養骨節,通腠理。

案,上焦出氣如霧。人之血氣盡由腸胃受穀而來。

中焦出氣如露,上注谿谷,而滲孫脈,孫(絡)【脈】津液和調,變化而赤,爲血,血和則孫脈先滿,滿乃注於絡脈,皆盈,乃注於經脈。

案，谿谷，本書卷第十七之《證候》篇楊注云，小曰谿，大曰谷，谿谷皆流水處也。爲血者，成血也。受穀而津液，而血者，全賴脾爲胃行其津液。夫惟津液和調，血氣乃生，血氣之生在於内也，故先滲先滿之孫脈孫絡者，當是内藏之孫絡孫脈，乃注於經脈者，藏府實而經脈得行也。孫脈孫絡者，言其小谿也。經脈行而乃更有經脈所分之孫脈孫絡，並反饋之。即下文所謂行有經紀，周有道理，不得休止者也。　故楊注云，(中焦)出氣，謂營氣也。經絡及孫絡有内有外，内在藏府，外在筋骨肉閒。穀入於胃，精液滲諸孫絡，入於大絡，大絡入經，流注於外。外之孫絡，以受於寒溫四時之氣，入絡行經以注於内。今明水穀津液，【内】入於孫絡，乃至於經也。内外經絡行於藏府，藏府氣和乃得生也。得之。

陰陽已張，因息乃行，行有經紀，周有道理，與天合同，不得休止。

案，陰陽者，表裏上下先後虚實之序也。津液血氣之成也。孫絡脈及經脈之盈虚也。因息乃行，因，就之也，隨之也，循也，應也，得也。行而周之皆有序也。不得休止，如環無端。

切而調之，從虚去實，寫則不足，疾則氣減，留則先後。從實去虚，補則有餘。

案，楊注，切，專志也。　高按，切者，切脈也。調者，察也。前言孫絡經脈之生理，此言切脈察病得虚實之病理。從，因從，順從也，依就也，又與縱同，舍也，放也，緩也，任也。今試解之曰，放任正虚而欲獨去其實邪，寫之則益不足，疾之則損其氣，唯可留之，則或寫或補，或補或寫先後緩急可調也。反言之，放任邪實而欲獨治其虚，補之則邪實更甚。

血氣已調，形神乃持，余已知血氣之平與不平。

未知癰疽之所從生，成敗之時，死生之期，期有遠近，何以度之，可得聞乎。

岐伯曰，經脈留行不止，與天同度，與地合紀。故天宿失度，日月薄蝕，地經失紀，水道流溢，草蘆不成，五穀不殖，徑路不通，民不往來，巷聚邑居，別離異處。血氣猶然，請言其故。

案，與地合紀，今見日鈔本寫作與地合化。薄，日月無光曰薄。　楊注，蘆，采古切，草名也，亦節枯也。　高按，天宿、日月、地經、水道、草蘆、五穀、徑路等皆名詞之對，作草名是。

夫血脈營衛，同流不休，上應星宿，下應經數。

案，同流，同，休戚與共之同。

寒氣客於經絡之中則血泣，血泣則不通，不通則衛氣歸之，不得復反，

故癰腫。

案，歸，就也，《孟子·離婁上》"其身正而天下歸之。"《左傳·莊公二十七年》"出曰來歸。"《左傳·隱公元年》云，天王使宰咺來歸惠公仲子之賵。　不得復反者，《易·泰》"无往不復，不能反於正也。"營氣不行則衛氣歸之，不得復眞則發爲癰腫。　癌瘤之成，經有留止，藏府氣血所聚，血氣歸之不復。

寒氣化爲熱，熱勝則腐肉，肉腐則爲膿，膿不寫則爛筋，筋爛則傷骨，骨傷則髓消，不當骨空，不得洩寫，煎枯空虛，則筋骨肌肉不相營，經脈敗漏，薰於五藏，藏傷，故死矣。

案，使脈濇不行者寒邪首當其衝，營衛與之爭則發熱。　不當骨空不得洩寫煎枯空虛一十二字插入語。　不當骨空，當，丁浪切，主也，合也。　本書下文云，"營衛稽留於經脈之中……故曰大熱不止……然不能陷於骨髓，骨髓不爲焦枯，五藏不爲傷，故命曰癰。"可互參。

黄帝曰，願盡聞癰疽之形，與忌日名。

岐伯曰，癰發於嗌中，名曰猛疽。猛疽不治，化爲膿，膿不寫，塞咽，半日死。

其化爲膿者，寫已已，則含豕膏，毋冷食，三日而已。

案，楊注云，凡癰疽所生，皆以寒氣客於經絡之中，令血凝澀不通，衛氣歸之，寒極化爲熱氣，□成癰疽，腐肉爲癰，爛筋壞骨爲疽，輕者療之可生，重者傷藏致死。

發於頸，名曰夭疽，其癰大以赤黑，不急治，則熱氣下入(泉)【淵】掖，前傷任脈，內薰肝肺，薰肝肺十餘日而死矣。

案，楊注云，項前曰頸。　高按，泉掖今整理本誤作泉液。泉掖者，今淵腋穴，在足少陽經。泉，今見日鈔本寫作淵。或，淵掖，乃指掖下深處。

陽氣大發，消腦留項，名曰腦鑠。其色不樂，項痛，而刺以鍼，煩心者死，不治。

案，楊注云，腦後曰項。今整理本編者按，而，通如，同也。　其色不樂，容色也。色不樂者，色惡者也。　留，同溜。留者有所止，止者易盈，如瘤，卽所謂癰疽者有所留止也。又，《管子·宙合》篇云，減，盡也。溜，發也。言徧環畢，莫不備得，故曰減溜大成。

發於肩及臑，名曰疵癰。其狀赤黑，急治之，此令人汗出至足，不害五藏，癰發四五日，逆焫之。

案，楊注云，肩前臂上膕肉名臑。　高按，焫，爇也，灸也，熨也，熱罨也。逆者，迎也，逆其勢也，迎頭灸之，急也。　又，今見日鈔本，癰發四五日，寫作癰發四五。

發於掖下，赤堅，名曰米疽。治之砭石，欲細而長，數砭之，塗以豕膏，六日已。勿裹之。其癰堅而不潰者，爲馬刀俠嬰，急治之。

案，馬刀俠嬰，言其急也，言其狀也。馬刀之名，唐已有之，今人或訓爲蜆，蚌類。取其形狀。

發於胷，名曰井疽，其狀如大豆，三四日起，不早治，下入腹，不治，七日死。

案，下入腹者，言如井之深入也。

發於膺，名曰敗疵。敗疵者，女子之病也。灸之，其病大癰膿。治之，其中乃有生肉，大如赤小豆。剉蔆翹草根各一升，水一斗六升煮之，竭爲三升，卽強飲，厚衣坐釜上，令汗出至足，已。

案，楊注云，敗亦曰改。量謂此病生於女子，故釜上蒸之，出汗卽已。有本翹松各一升。　高按，蔆，菱也，又作菱，音陵，《說文》芰也。　又，敗疵，巢氏作改訾，疵訾同，毀也。敗，疑是𢻹字，音痞，𢻹，器破也（《玉篇》），南楚之閒器破而未離謂之𢻹。

發於股胻，名脫疽。其狀不甚變，而癰膿搏骨，不急治，三十日死。

案，楊注云，髀內曰股，股外曰髀，膝上股下骨稱曰股胻也。　搏，同薄，迫也。

發於尻，名曰兌疽。其狀赤堅大。急治之，不治三十日死矣。

案，後人有“鸛口疽”名者。

發於股陰，名曰赤施。不急治，六日死。在兩股之內，不治，六十日而死。

案，楊注，陰下之股。

發於膝，名曰疵疽。其狀大癰，色不變，寒熱，而堅。勿石，石之死。須其柔，乃石之者，生。

案，參見前文，“發於肩及臑，名曰疵癰。”疵，贅也。小曰疣，大曰贅也（《慧琳音義》卷四十一瘡疣注引《倉頡篇》）。

諸癰疽之發於節而相應者，不可治也。發於陽者，百日死。發於陰者，四十日死也。

案，楊注云，當節生癰，膿入節閒傷液，故不可療也。　高按，所謂相應，卽節亦隨之而病者。　又，楊注以此陰陽爲男女陰陽器者，失之。此兩句當緊接發於節不可治者而來，節自有陰陽之分部。若言陰陽器，依行文則當在發於膝之上，並當有其狀其治。　又，癰疽，今見日鈔本寫作疽癰。

發於脛，名曰兔齧，其狀赤至骨，急治，不治，害人也。

發於踝，名曰走緩，其狀色不變，數石其輸而止其寒熱，不死。

案，楊注云，石其輸者，以冷石熨其所由之輸也。　高按，楊注熨，當作尉，尉也，從上按其下曰尉。

發於足上下，名曰四淫，其狀大癰，不色變，不治，百日死。

案，楊注云，足上下者，足趺上下也。　平按，《靈樞》《甲乙》無不色變三字。　高按，今見《甲乙》作不急治之百日死，《靈樞》作急治之百日死。

發於足傍，名曰厲疽，其狀不大，初如小指，發，急治之，去其黑者，不消輒益。不治，百日死。

案，楊注云，傍，謂足內外之側也。　又，依蕭氏按，《甲乙》文作"初從小指發，急治去之，其狀黑者不可消，輒益。"　高按，今見《千金翼方》卷二十三引作"初從小指發，急治之，去其黑者，不消輒益，不治，百日死。"　又，本書經文與《靈樞》同，下文有發於足指一條，故作如小指者是，從小指發者非。各本或作厲疽，或作厲癰，癰疽兩字混用。

發於足指，名曰脫疽，其狀赤黑，死，不治。不赤黑，不死。治之不衰，急斬去之，活。不然則死矣。

黃帝曰，夫子言癰疽，何以別之。岐伯曰，

營衛稽留於經脈之中，則血泣而不行，不行則衛氣從之，從之而不通，壅遏而不得行，故曰大熱不止，熱勝則肉腐，肉腐則爲膿，然不能陷於骨髓，骨髓不爲焦枯，五藏不爲傷，故命曰癰。

案，此章營衛稽留，從之，骨髓不爲焦枯，五藏不爲傷等，諸字句可迴照前文。又，大熱不止，今見日鈔本寫作火熱不止。又，然不能陷於骨髓，髓字疑衍。　楊注云，營衛稽留經脈泣不行者，寒氣客之，血泣不行，衛氣歸在泣血之中也。

黃帝曰，何謂疽。岐伯曰，

熱氣淳盛，下陷肌膚，筋髓骨枯，內連五藏，血氣竭，當其癰下筋骨良肉皆毋餘，故命曰疽。

案，淳，《集韻》朱倫切，音諄。沃也，漬也。《廣韻》常倫切，音純。大也，厚也，濃也，深也。　又，毋餘，無餘。　疽，同沮，止也，毀也，壞也。蒩，草枯曰蒩，義亦近。　又，當其癰下，今見日鈔本寫作，當其瘫下。瘫是總名，故言瘫下。

疽者，上之皮夭以堅，上如牛領之皮。

癰者，其皮上薄以澤，此其候也。

案，上之皮夭以堅，上如牛領之皮。反復言也。　平按，《甲乙》作，疽者，其上皮夭瘀以堅，狀如牛領之皮。

黃帝曰，善。

黃帝問於岐伯曰，有病癰腫，頸痛，胷滿，腹脹，此爲何病，何以得之。

岐伯曰，名厥逆。

曰，治之奈何。

曰，灸之則瘖。石之則狂。須其氣幷，乃可治。

曰，何以然。

曰，陽氣重上，有餘於上，灸之則陽氣入陰，則瘖。石之則陽氣虛，虛則狂。須其氣幷而治之，可使全。

案，灸之則瘖，瘖字今見日鈔本寫作痛，誤。　須其氣幷而治之，氣幷，幷，同併，相从也，偏邪相就也，相齊也。一則，勿擊堂堂，必待正邪可相持也，或病有所衰，或正有所復。一則，陰陽相離，偏邪不相就者，必使來幷也。如此，正邪可相爭，陰陽可相齊，方才言治。　又，楊注云，灸之瘖者，陽氣上實，陰氣下虛。灸之火壯陽盛，溢入陰，故瘖。以冷石尉之則陰氣獨盛，陽氣獨虛，以陽氣獨虛，發爲狂。可任自和，然後療之，使之全也。

黃帝曰，善。

黃帝問曰，諸癰腫，筋攣骨痛，此皆安生。　案，壅腫。

岐伯曰，此寒氣之腫也，八風之變也。　案，之，致也。

曰，治之奈何。

曰，此四時之病也，以其勝，治其輸。

蟲癰

平按，此篇自篇首至末，見《靈樞》卷十第六十八《上膈》篇，又見《甲乙經》卷十一第八。

黃帝問於岐伯曰，氣爲上鬲，上鬲者，食飲入而還出，余已知之矣。蟲爲下鬲，下鬲者，食晬時乃出，余未得其意，願卒聞之。

案，楊注云，晬，子內反。鬲，癰也，氣之在於上管，癰而不通，食入還即吐出。

蟲之在於下管，食晬時而出，蟲去下虛，聚爲癰，故須問也。　高按，此上下鬲之鬲同後世噎膈之膈，格也，格拒不受也。蟲癰之癰者，壅塞之壅也。故而楊注云鬲癰也，當作壅也。

岐伯曰，喜怒不適，飲食不節，寒溫不時，則寒汁流於腸中，流於腸中即蟲寒，蟲寒則積聚，守於下管，守於下管則下管充郭，衛氣不營，邪氣居之。　案，蟲之爲病者。衛氣不營邪氣居之，此言衛氣亦可用營字者，營，經營也，治也。

人【食】則蟲上(癰)【食】，蟲上食則下管虛，虛則邪氣勝之，積聚以留，留則(食)【癰】成，癰成則下管約。

案，此成癕也者，邪氣聚集以留。　原文蟲上癰，癰字，今整理本編者據日鈔本改爲食字，是。　留則癰成，癰字刻本誤作食字，今據所見日鈔本改。且癰字，日鈔本皆寫作癕。

其癰在管內者，則沈而痛深。其癰在外者，則癰外而痛浮，癰上皮熱。

案，此言壅之爲癰，有癰之徵也，痛腫熱。

黃帝曰，刺之奈何。

岐伯曰，微按其癰，視氣所行，先淺刺其傍，稍內益深，遂而刺之，毋過三行。察其沈浮，以爲深淺，已刺必熨，令熱入中，日使熱內，邪氣益衰，大癰乃潰。　案，治法。

以參伍禁，以除其內，恬惔無爲，乃能行氣。後以酸苦化穀，乃下。

案，調攝。　以參伍禁者，循其參伍變化之宜而有所禁忌，《甲乙》作互以參禁，是也。楊注云，參伍，揣量也。　以除其內者，去其內因也，卽上文之喜怒不適，飲食不節也。恬惔無爲者，任刺熨之行氣也。酸苦化穀當連讀，乃下者，邪氣蟲癰得下而去也，去病曰下，亦曰平。高按，言化穀乃下，而不言蟲死蟲去病愈者，或所謂蟲癕病者實乃食壅者乎。　楊注云，夫情有所在，則氣有所幷，氣有所幷，則不能營衛，故忘情恬惔無爲，則氣將自營也。　高按，楊注情有所在，刻本誤作情所有在。不能營衛，營字今見日鈔本寫作管字。

寒熱瘰癧

平按，此篇自篇首至末，見《靈樞》卷十第七十《寒熱》篇，又見《甲乙經》卷八第一上篇。

黄帝問於岐伯曰，寒熱瘰癧在於頸掖者，皆何（氣）使生。

岐伯曰，此皆鼠瘻，寒熱之毒氣也，堤留於脈而不去也。

案，鼠，穴蟲之總名。瘻，腫也，久瘡也。如鼠在穴中之腫。堤留，堤，滯也，言其牢固如堤。　又，皆何氣使生，今見日鈔本何字損壞，無氣字。

黄帝曰，去之奈何。

岐伯曰，鼠瘻之本，皆在於藏。其末上於頸掖之閒，其浮於脈中而未内著於肌肉而外爲膿血者，易去也。

案，辨良惡也。　如上兩章，淺表淋巴結腫大之中醫病機，良惡之判别，千年以下至今，亦不過如此，古人用心處今人不及。　又，其浮於脈中等一十八言爲一句連讀。

黄帝曰，去之奈何。

岐伯曰，請從其本引其末，可使衰去而絶其寒熱，審按其道以予之，徐來徐往以去之。

案，從其本引其末者，治本而標自除。寫其本藏，使寒熱之邪衰而絶鼠瘻之源，再詳審其（鼠瘻）所在之道，平補平寫以利其衰去之路也。此其言以示者，勿獨取鼠瘻圖治，切切。楊注得之。　楊注云，本，謂藏也。末，謂瘻處也。道，謂藏府脈行所發穴路也。徐往徐來者，動鍼法也。

其小如麥者，一刺知，三刺而已。　案，楊注云，療之得愈，分劑也。

黄帝曰，決其死生奈何。

岐伯答曰，反其目視之，其中有赤脈，從上下貫瞳子，見一脈，一歲死。見一脈半，一歲半死。見二脈，二歲死。見二脈半，二歲半死。見三脈，三歲而死。　案，反，翻也，開也。

見赤脈而不下貫瞳子，可治。

灸寒熱法

平按，此篇自篇首至末，見《素問》卷十六第六十《骨空論》篇，又見《甲乙》卷八第一上篇。

灸寒熱之法，先取項大椎，以年爲壯數。　案，先大椎。

次灸（厥骨）【臀】，以年爲壯數。　案，厥骨，當作臀，又作臋或脽或臀，《說文》尻（臀）骨也。音厥。又，其月切，尾本（《廣韻》）。楊注，厥骨，脊骶骨也，有本厥與骨通爲一字，巨月反。是也。

視背輸陷者，灸之。與臂肩上陷者，灸之。兩季脅之間，灸之。

外踝之上，絕骨之端，灸之。　足小指次指間，灸之。

腨下陷脈，灸之。　外踝之後，灸之。

缺盆骨上，切之堅痛，如筋者，灸之。　膺中陷骨間，灸之。

髃（骭）【骭】骨下，灸之。　案，此髃骭當作髑骭，髑，胡葛切，音曷。骭，音干。髑骭，胷前骨（《集韻》）。　骭，脛骨，骹也，脅也，或同幹，體也。　又，今見日鈔本，髃字壞，見有一去字似是左部，疑是𩩲字。　平按，髃骭骨，《素問》《甲乙》作掌束骨。

齊下關元三寸，灸之。　毛際動脈，灸之。

膝下三寸分間，灸之。　足陽明，灸之。

跗上動脈，灸之。　顛上動脈，灸之。

犬所齧之處，灸之三壯，即以犬傷痛壯數灸也。

凡當灸二十七處。

案，楊注云，骭，音干，髃骭，穴也，衝陽等穴也。題云灸寒熱法，此總數之二十七處中，有依其輸穴，亦取氣指而灸之，不可為定，可量取也。

傷食，灸不已者，必視其經之過於陽者，數刺之輸，血，藥之也。

案，楊注云，傷食爲病，灸之不得愈者，可刺之。刺法，可刺大經所過之絡出血，及飲藥，調之陽絡脈也。　高按，傷食一章，未見於《甲乙》卷八第一上。今見《素問》寫作，傷食灸之，不已者，必視其經之過於陽者，數刺其俞而藥之。　今見日鈔本，灸不已下一字壞，依稀可辨類如不字，當屬下。其經之過，其字亦壞不可辨，可見者上部一横，下部左爲提勾，右爲一撇。或當讀作，**【灸不已，不必視其經之過，於陽者數刺之輸，血。】**義略勝。存。

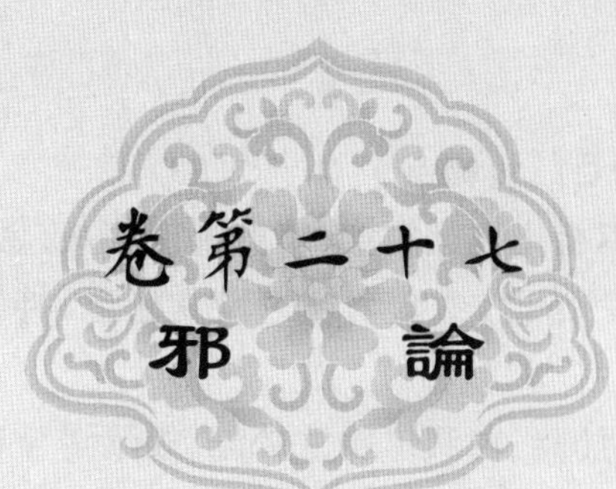

卷第二十七 邪論

七邪

平按，此篇自篇首至末，見《靈樞》卷十二第八十《大惑論》篇。又自篇首至甚者爲惑，見《甲乙經》卷十二第四。又自人之喜忘者至故不嗜食也，見《甲乙》卷十二第一。自病而不得臥出者至末，見《甲乙》卷十二第三，惟編次小異。

高按，大惑論篇，影印本作大惑篇，今整理本作大惑論。

黄帝問於岐伯曰，余嘗登於清冷之臺，中階而顧，匍匐而前，則惑。余私異之，竊內怪之，(狂)【獨】瞑獨視，安心定氣，久而不解，獨轉獨眩，被髮長跪，俛而視之，後久之不已，卒然自止，何氣使然。

案，則惑，則，同即，又猶而也(《釋詞》)，《甲乙》正作而。　狂瞑獨視，當作獨瞑獨視，及下文獨轉獨眩，獨，助詞。獨瞑獨視即瞑視，即瞑也。獨轉獨眩即轉眩，即眩也。　又，止，或作上(《靈樞》)。　又，本書狂瞑獨視之狂字，今見日鈔本，該字蝕壞，可辨者左旁爲犭右下部有一虫字，當判爲獨，今可據改。

岐伯曰，五藏六府之精氣，皆上注於目而爲之精。

精之果者爲眼，骨之精爲瞳子，筋之精爲黑眼，血之精爲絡。其果，氣之精爲白眼，肌肉之精則爲約束裹擷，筋骨血氣之精而與脈并爲系，上屬於腦，後出於項中。

案，果，或作窠。　裹擷，平按《甲乙》作裹契。契，苦計切，要也，約也，結也，凡相約束皆曰契(《匯纂》)。擷，胡結切，或同襭。《說文》襭，以衣衽扱物謂之襭，从衣，頡聲，或从手。擷，捋取(《廣韻》)。則作契義略勝。　又，筋骨血氣之精而與脈并爲系，而者乃也(《釋詞》)。　上屬於腦，後出於項中者，目精血氣之本在腦，其氣血之上下出入之輸在表者，則在腦後項中。論病圖治，莫可失之。

故邪中於項，因逢其身虛，其入深，則隨眼系以入於腦，則腦轉，腦轉則

引目系，目系急，急則目眩以轉矣。

邪中其精，所中不相比也則精散，精散則視岐，故見兩物。

目者，五藏六府之精也，營衛魂魄之所常營也，神氣之所生也，故神勞則魂魄散，志意亂。

是故瞳子黑眼法於陰，白眼赤脈法於陽，故陰陽合（傳）【轉】而精明也。

目者，心之使也。心者，神之舍也。故神分精亂而不（傳）【傅】，卒然見非常之處，精神魂魄，散不相得，故曰惑。

案，陰陽合傳而精明，而，則也。合傳，傳，今見日鈔本寫作轉。高按，傳傅轉摶專諸字，古人多假借通用。此若作摶字，則義略勝，有聚合專一之義，又有運轉靈動之義。　又，神分精亂而不傳，傳字，日鈔本寫作傅，傅者，相也，輔也，附也，著也，謂精與神互不相輔，無所依附。今據改。

黃帝曰，余疑其然。余每之東苑，未嘗不惑，去之則復，余惟獨爲東苑勞神乎，何其異也。岐伯曰，不然也。

心有所喜，神有所惡，卒然相感，則精氣亂，視誤，故惑，神移乃復。

是故間者爲迷，甚者爲惑。　案，間者，罅隙也，微也，又犯也，干也。惟獨，惟字，今見日鈔本寫作唯。

黃帝曰，善。

黃帝曰，人之喜忘者，何氣使然。岐伯曰，

上氣不足，下氣有餘，腸胃實而心肺虛，虛則營衛留於下久，不以時上，故喜忘矣。

案，時，時序，常序。不以時者言失其常也。虛則二字或衍，腸胃實而心肺虛是對上氣不足下氣有餘的補充，營衛留於下久是對下氣有餘的引申。

黃帝曰，人之喜飢而不嗜食者，何氣使然。岐伯曰，

精氣并於脾，熱氣留於胃，胃熱則消穀，穀消故喜飢，胃氣逆上故胃管寒，胃管寒故不嗜食也。

案，楊注云，精氣，陰氣也。胃之陰氣（並）【并】在脾內，則胃中獨熱，故消食喜飢。胃氣獨熱，逆上爲難，所以胃咽中冷，故不能食也。　高按，精氣者，血氣。并，爭也。精氣并於脾者，血氣爭於脾，脾之病也。脾病不運，故胃氣鬱滯易熱，胃熱則如飢而嘈雜，然脾病不運，故又不嗜食，食不多也。喜飢嘈雜是症狀，稍進食則可緩，故消穀則是推測。胃管寒之胃管，當是胃及以下管，如今人所謂十二指腸及空腸上段，屬脾，常得溫而運，今不運，則以寒爲故。寒，是古人常見病因，亦常用以推演病理，呆滯不運故可曰寒也。　又，依楊注，則脾胃同爲一體，中央土，陰氣并於脾則胃下寒，熱氣留於胃則胃易飢。脾在胃下，故曰胃管寒，而以胃咽中冷者，則失之。

黄帝曰，病而不得臥出者，何氣使然。岐伯曰，

衛氣不得入於陰，常留于陽，留於陽則陽氣滿，滿則陽蹻盛，不得入於陰，陰氣虚，故目不得瞑矣。

案，何氣使然者，謂問何病也。　臥出，出，去也，遠也，成也。臥出，即入睡。醒曰來，睡曰去。《全上古三代秦漢三國六朝文·桓子新論·祛蔽》曰"死時忽如臥出者。"陰氣虚者，陰無陽耦亦曰虚，又或，陰亦有陰氣，乃陽氣之化也，今陽氣不入，則陰無以化，不能主事，故不寐。此非陰之虚損也。然亦有陰虚損不足而無以配陽制陽者，陽亦不入。此又一端也。故陰虚不寐，陽亢亦不寐。　楊注云，瞑音眠。

黄帝曰，病而目不得視，何氣使然。岐伯曰，

衛氣留於陰，不得行於陽。留於陰則陰氣盛，盛則陰蹻滿，不得入於陽，陽氣虚，故目閉焉。

案，本書卷第十之《陰陽喬脈》篇云，喬脈者，少陰之别。又云，陰喬陽喬，陰陽相交，陽入陰出，陰陽交於兑眥，陽氣盛則瞋目，陰氣盛則瞑目。　人之寐也，陰陽既濟，摶而静一，是謂休息。人之失寐，或不寤，皆陰陽不濟爲病。借喬脈而言者，一是陰陽喬之交，一是喬脈之行在目眥，一是喬脈者少陰之别也。

黄帝曰，人之多臥者，何氣使然。岐伯曰，

此人腸胃大而皮膚濇，而分肉不解焉。腸胃大則衛氣留久，皮膚濇則分肉不解，其行遲。

夫衛氣者，晝日常行於陽，夜行於陰，故陽氣盡則臥，陰氣盡則寤。

故腸胃大，則衛氣行留久。皮膚濇，分肉不解，則行遲。留於陰也久，其氣不精，則欲瞑，故多臥。

腸胃小，皮膚滑以緩，分肉解利，衛氣之留於陽也久，故少臥焉。

案，腸胃皮膚，乃衛氣行留處也。以衛氣設説者，一則以衛氣營氣分陰陽動静，一則以衛氣在外臥必入内也。　高按，解，佳買切，《易·解》王弼注曰，解之爲義,解難而濟厄者也。《荀子·正論》"夫今子宋子不能解人之惡侮,"楊倞注曰,解,達也。《淮南子·原道訓》"一之解,際天地。"高誘注曰,解,達也。故不解者,亦濇也。言衛氣在分肉之行不能暢達。　腸胃大小與饑飽相關,皮膚分肉濇利者,與人之情緒弛張亦相關。　又,腸胃大而皮膚濇者,脾胃中焦氣不足,故肺亦不足,氣不足者多臥以自安。腸胃雖小而皮膚分肉滑利者,脾肺氣足,故無須多臥焉。　又,經文則欲瞑,欲字,今見日鈔本寫作故。

黃帝曰,其非常經也,卒然多臥者,何氣使然。岐伯曰,

邪氣留於上焦,上焦閉而不通。已食,若飲湯,衛反留於陰而不行,故卒然多臥。

案,已食若飲湯者,飽食或飲熱湯,腸胃大矣,故衛氣流連於內。邪閉上焦,陰陽失於交通。此兩端皆非關陰陽盛衰,以上焦陰陽舉言而非以經脈血氣立論,故云非常經也。　此章須重看。　又,反,今見日鈔本寫作及。及者,或乃謂衛氣與邪氣具留於陰。存。

黃帝曰,善。治此諸邪,奈何。岐伯曰,

先其府藏,誅其小過,後調其氣,盛者寫之,虛者補之,必先明知其形氣之苦樂,定,乃取之。

案,必先明知形氣苦樂而先其府藏者,何其難也。

十二邪

平按,此篇自篇首至末,見《靈樞》卷五第二十八《口問》篇。又自黃帝曰人之欠者何氣使然至末,見《甲乙經》卷十二第一,惟編次小異。

黃帝閒居,避左右而問岐伯曰,余以聞《九鍼》之經,論陰陽逆順,六經已畢,願得口問。

岐伯避席再拜,對曰,善乎哉,問也。此先師之所口傳也。

案,楊注云,閒居,晏也。避,去也。口傳者,文傳得麤,口傳得妙,謂口決其理也。　閒,今見日鈔本寫作閑。

黃帝曰,願聞口傳。岐伯曰,

夫百病之始生也,皆生於風雨寒暑,陰陽喜怒,食飲居處,大驚卒恐。血氣分離,陰陽破散,經絡決絕,脈道不通。陰陽相逆,衛氣稽留,經脈空

虛，血氣不次，乃失其常。論不在經者，請道其方。

黃帝曰，人之欠者，何氣使然，岐伯曰，

衛氣晝日行於陽，夜則行於陰。陰者主夜，夜者主卧。陽者主上，陰者主下。

故陰氣積於下，陽氣未盡，陽引而上，陰引而下，陰陽相引，故數欠。

陽氣盡而陰氣盛，則目瞑。陰氣盡而陽氣盛，則寤矣。

寫足少陰，補足太陽。

案，欠者，陰陽相引也。陰氣不當積於下，今陽未行盡其值而陰欲積者，陽必引之。盡，謂衛陽周行之值，足則謂盡，不足則未盡。

黃帝曰，人之噦者，何氣使然。岐伯曰，

穀入於胃，胃氣上注於肺。今有故寒氣，與新穀氣俱，還入於胃，新故相亂，眞邪相攻幷，相逆復於胃，故爲噦。

補手太陰，寫足少陰。

案，眞，新穀氣，在胃。邪，故寒氣，在肺。幷，今整理本改爲並，失之。相逆復於胃者，逆氣成而在胃不在肺也。補手太陰去其故寒氣則亂治。寫足少陰則逆平，腎爲胃關也，寫者輸寫之也。

黃帝曰，人之唏者，何氣使然。岐伯曰，

此陰氣盛而陽氣虛，陰氣疾而陽氣徐。陰氣盛，陽氣絕，故爲唏。

補足太陽，寫足少陰。

案，楊注云，唏，火几反，笑也。　高按，《說文》唏，笑也，一曰哀痛不泣曰唏。《廣韻》唏，啼也，許既切。下文寫作啼。

黃帝曰，人之振寒者，何氣使然。岐伯曰，

寒氣客於皮膚，陰氣盛，陽氣虛，故振寒，寒慄。

補諸陽。　案，諸，猶之於也。

黃帝曰，人之噫者，何氣使然。岐伯曰，

寒氣客於胃，厥逆從下上散，復出於胃，故爲噫。

補足太陰陽明，一曰補眉本。

案，楊注云，眉本是眉端攢竹穴，足太陽脈氣所發也。　高按，前文釋噦言復於胃者，病在肺不在胃。此言復出於胃者，病在胃也，故曰出於胃。古人言簡意賅若此。

黃帝曰，人之噫者，何氣使然。岐伯曰，

陽氣和利，滿於心，出於鼻，故爲噫。

補足太陽榮，眉本。一曰眉上。

案，楊注云，陽之和氣利，滿於心中，上衝出於鼻，故爲噫也。　又云，陽虛而利，故補陽脈。太陽起鼻上兩箱，發於攢竹。太陽榮在通谷，足指外側，本節前陷中。　高按，既言滿又言虛，楊注有失照之嫌。補者，治也。過或不足，治之皆可謂之補。

黃帝曰，人之撣者，何氣使然。岐伯曰，

胃不實，則諸脈虛。諸脈虛，則筋肉懈惰。筋肉懈惰，行陰用力，氣不能復，故爲撣。

補分肉間。

案，撣，提持也(《說文》)。撣字于《集韻》凡六見，一重文，一引《說文》，一引《博雅》。或他干切，持不堅也。或唐干切或徒案切，觸也。或時連切，《博雅》撣援牽引也(《廣韻》同)。或澄延切，相纏不去也。　又古文中，撣或作彈，音癱，廣也，垂下皃，厚也，今見《靈樞》作彈。或作嚲，音妥，厚也，垂下也。　又，本書下文又寫作禪。　楊注云，撣，(云)【台】干反，牽引也，謂身體懈惰，牽引不收也。　高按，撣彈嚲三字形義俱近，此處當以癱耎乏力爲解，則與下文懈惰義和。　又，痿與撣，及乏力萎耎者，皆歸于胃也。　又，楊注，行陰，入房也。檢古人書籍，鮮有以行陰謂入房事者。則行陰事者或多指思慮陰謀之事，所謂行陰用力，即今人所謂勞心勞力者。行陰與用力相對而言。檢書見佛經中有行陰之說，如，“憂喜依色而起，即色陰。受此憂喜，即受陰。取憂喜相，即想陰。憂喜即是行陰。分別憂喜，即識陰(《妙法蓮華經台宗會義》)。”

黃帝曰，人之哀而涕泣出者，何氣使然。岐伯曰，

心者，五藏六府之主也。目者，宗脈之所聚，上液之道也。口鼻者，氣

之門戶也。

故悲哀愁憂則心動，心動則五藏六府皆搖，搖則宗脈（盛）【感】，宗脈（盛）【感】則液道開，液道開故涕泣出焉。

案，則，承上起下之辭，因前起後則下事。因悲哀愁憂而則心動。　又，兩盛字，《靈樞》《甲乙》俱作感，感者，有所感應而動也。楊注言動不言盛，平按亦疑乃感字誤寫。可據改。

高按，悲哀愁憂則心動，心動則五藏六府皆搖。千古明句。

液者，所以灌精而濡空竅者也。故上液之道開，泣出不止則液竭，液竭則精不灌，精不灌則目無所見矣，故命曰奪精。

案，灌，澆沃。濡，漬潤。灌精濡空竅互文補義。而，猶與也，及也（《釋詞》）。液之爲用者兩端，一則注精於竅而濡養筋脈百骸，一則沃潤精氣而使不竭。

液者所以灌精而濡空竅者也。亦是千古明斷。

補天柱經俠項。

案，楊注云，天柱經，足太陽也。天柱俠項後髮際大筋外廉陷中，足太陽脈氣所發，故補之。

黃帝曰，人之太息者，何氣使然。岐伯曰，

憂思則心系急，心系急則氣道約，氣道約則不利，故太息以申出。

補手少陰心主，足少陽，留之。

案，手少陰心主二脈以應心系。足少陽者膽也，其藏爲肝，主決斷主疏洩。且憂思在脾胃土，肝膽木可勝之。

黃帝曰，人之涎下者，何氣使然。岐伯曰，

飲食者皆入於胃，胃中有熱，熱則蟲動，蟲動則胃緩，胃緩則廉泉開，故涎下。

補足少陰。

案，楊注云，蟲者，穀蟲，在於胃中也。廉泉，舌下孔，通涎道也。人神守則其道不開，若爲好味所感，神者失守，則其孔開涎出也。亦因胃熱蟲動，故廉泉開，涎因出也。　高按，蟲動者，如蟲之動，此古人言胃腸蠕動之形態也，不可與蟲病相混。　又，廉泉開，開，今見日鈔本寫作閒。若以閒爲言，則閒亦有舒緩義。存。

黄帝曰，人耳中鳴者，何氣使然。岐伯曰，

耳者，宗脈之所聚也。故胃中空則宗脈虚，虚則下溜，脈有所竭者，故耳鳴。

補客主人，手大指爪甲上與肉交者。

案，楊注云，溜脈，入耳之脈溜行之者也。有竭不通，虚故耳鳴也。《素問·刺禁論》云，刺面，中溜脈，不幸爲盲。王冰注曰，面中溜脈者，手太陽任脈之交會。手太陽脈，自顴而斜行，至目内眥。任脈自鼻鼽兩傍上行，至瞳子下，故刺面中溜脈，不幸爲盲。　高按，此溜字當屬上，作【虚則下溜，脈有所竭者，故耳鳴。】知者，溜留，遲滯也。下留者，謂宗脈血氣不升也。脈有所竭，謂宗脈中有所不足者也。又此章立言在于宗脈，在于胃中空。而《素問》所謂中溜脈者在盲不在聾。故留作溜而屬下爲溜脈言者，或因《素問》而誤也。

黄帝曰，人之自齧舌者，何氣使然。岐伯曰，

此厥逆走上，脈氣輩至也。少陰氣至則齧舌，少陽氣至則齧頬，陽明氣至則齧脣矣。

視主病者，則補之。

案，輩，楊注云，類也。高按，輩者，非一也，非一經之病，非諸經同病。

凡此十二邪者，皆奇邪之走空竅者也。

案，此奇邪之走空竅者，卽前文之所謂不在經者。其治皆言補，完衣補綴，彌縫罅漏皆可曰補。修繕充益曰補，匡救其惡亦曰補，故補者，乃言治也。

故邪之所在，皆爲之不足。

案，不足二字應上文之補而來，言其病也，病者有有餘有不足，今取一端以設言。

故上氣不足，腦爲之不滿，耳爲之善鳴，頭爲之傾，目爲之瞑。

中氣不足，溲便爲之變，腸爲之喜鳴。

下氣不足，則爲痿厥足悶，補足外踝下，留之。

案，悶，同惛，惛，音昏，不憭也(《說文》)。憭，音了，慧也，快也。明了快然於心曰憭，故不憭者卽不適意也。足惛，卽足行舉動不利，不能順遂心意。　又，悶，與閔與閡閫形義相近或誤。閔者，病也。閡，所進切，生澀不滑皃。閫，同歨，勞也，止也。皆有不利之義。

黄帝曰，治之奈何。岐伯曰，

腎主爲欠，取足少陰。　肺主爲噦，取手太陰，足少陰。

(唏)【啼】者，陰與陽絕，故補足太陽，寫足少陰。　案，此處唏字，今見日鈔本寫作啼。

振寒，補諸陽。　噫，補足太陰陽明。　嚔，補足太陽，眉本。

攣，因其所在，補分肉閒。　案，此處攣字，今見日鈔本寫作褌。

泣出，補天柱經俠項。俠項者，頭中分也。

太息，補手少陰心主，足少陽，留之。

涎下，補足少陰。　耳鳴，補客主人，手大指爪甲上與肉交者。

自齧頰，視主病者，則補之。　目瞑，項強，足外踝下留之。

痿厥足悶，刺足大指閒上二寸，留之。一曰足外踝下，留之。

案，以上十四條，言取者二，補與寫相對言者一，但言補者九，獨言留者兩處。補者，治也。

邪客

平按，此篇自篇首至末，見《素問》卷十一第三十九《舉痛論》篇。又自五藏六府固盡有部至青黑爲痛，見《甲乙經》卷一第十五。

黃帝問岐伯曰，余聞善言天者，必有驗於人。善言古者，必有合於今。善言人者，必厭於己。如此，則道不惑而要數極，所謂明矣。今余問於夫子，令可驗於己，令之可言而知也，視而可見，捫而可得，令驗於己，如發蒙解惑，可得聞乎。

案，言天言古言人者，必當有所見有所察有所自知。　必厭於己，楊注云，善言知人，必先足於己，乃得知人。不足於己而欲知人，未之有也。　高按，厭，滿也，足也，所謂足於己者，足於自知也，無自知之明則毋言人。又，厭者，壓也，迫也，臨也，若對人必先對己，所謂以己度人，所謂己所不欲勿施於人，其理一也。　又，要數極，數，楊注云，理也。

岐伯再拜，曰，帝何道之問。

黃帝曰，願聞人之五藏卒痛，何氣使然。

岐伯曰，經脈流行不止，環周不休。寒氣入焉，經血稽遲，泣而不行，客於脈外則血少，客於脈中則氣不通，故卒痛矣。

黄帝曰，其痛也，或卒然而止者。或常痛甚不休者。或痛甚不可按者。或按之而痛止者。或按之而無益者。或喘動應手者。或心與背相應而痛者。或心脅肋與少腹相引而痛者。或腹痛引陰股者。或痛宿昔成積者。或卒然痛死不知人，有閒復生者。或腹痛而悗悗歐者。或腹痛而復洩者。或痛而閉不通者。凡此諸痛，各不同形，别之奈何。

案，舉痛一十四形。　又，悗，今見日鈔本寫作惋。

岐伯對曰，寒氣客於腸外則腸寒，寒則縮卷，卷則腸絀急，絀急則外引小絡，故卒然痛，得炅則痛立已矣。

案，絀，竹律切，猶言屈伸也。楊注絀，褚律反，縫也，謂腸寒卷縮如縫連也。楊注炅，熱也。

因重中於寒，則痛久矣。

案，重，再也。

寒氣客經絡之中，與炅氣相薄，則脈滿，滿則痛而不可按也，

寒氣稽留，炅氣從上，則脈充大而血氣亂，故痛不可按也。

案，兩氣相薄是初中，血氣亂是旣病。

寒氣客於腸胃之閒，募原之下，而不得散，小絡急引故痛，按之則氣散，故痛止矣。

案，楊注云，腸胃皆有募有原，募原之下皆有孫絡。

寒氣客於俠脊之脈，則深按之不能及，故按之无益。

寒氣客於衝脈，衝脈起於關元隨腹直上，則脈不通，不通則氣因之，故喘動應手矣。

案，楊注云，關元在齊下小腹，下當於胞，故前言衝脈起於胞中直上。邪氣客之故喘動應手。有本无起於關元下十字也。　高按，此節原文亦見於本書卷第十之《衝脈》篇，前者“不通”二字不重。

寒氣客於背輸之脈則脈泣，泣則血虛，虛則痛，其輸注於心，故相引而痛，按之則熱氣至，至則痛止矣。

案，此言血虛因寒作痛，得按而止者，可使熱氣至也，熱氣者正氣也，此熱乃是相對於寒而言，若無寒，血氣虛而痛者，亦可使氣至而痛緩，按可引氣至方是的論。楊注以爲手熱，王冰注按之則溫氣入者，皆非。　楊注云，背輸之脈，足太陽脈也。太陽心輸之絡注於心中，故寒客太陽引心而痛。

寒氣客於厥陰，厥陰之脈者，絡陰器，繫於肝，寒氣客於脈中，則血泣脈急，引脅與少腹矣。

案，脈急相引之脈，乃謂循經所主之筋脈也。

厥氣客於陰股，寒氣上及少腹，血泣在下相引，故痛。

案，厥氣者，厥逆之邪氣也，如下文，寒本凝滯趣下，因此厥逆而借經脈之氣上行。

寒氣客於五藏，厥逆上泄，陰氣竭，陽氣（未）【叓】入，故卒然痛死不知人，氣復反則生矣。

案，厥逆上泄，泄，餘制切，散也，溢也。古人嘔吐亦作泄（《匯纂》），楊注正以泄爲吐。

高按，五藏，概言藏府。　陽氣未入，未，今見日鈔本寫若叓。叓，更之正字，再也。經文作更字義勝，可據改。　寒中於藏府，厥逆而吐，陰氣絕閉而痛。陰氣者營氣也，藏府血氣也。陽氣更入者，衛氣更來攻邪，故爭而痛極，營衛驟不相得，故如死不知人，氣復反者，營衛復相得也，故生，甦醒也。

寒氣客於腸募關元之閒，絡血之中，血泣不得注於大經，血氣稽留，留不得行，故卒然成積矣。

案，卒然者，最終也。故楊注云久留以成積也。

寒氣客於腸胃，厥逆上出，故痛而歐矣。

寒氣客於小腸，不得成聚，故後泄腹痛矣。

案，此處要緊。不得成聚當重看。寒性陰沉凝聚，故中之而上泄嘔吐者謂之厥逆，後泄下去者則曰不得成聚。

熱氣留於小腸，小腸中癉熱焦竭，則故堅乾不得出矣。

案，此解痛而閉不通者。熱氣作痛在一留字。

黃帝曰，所謂言而可知者也，視而可見，奈何。

岐伯曰，五藏六府固盡有部，視其五色，黃赤爲熱，白爲寒，青黑爲痛，此所謂視可見者也。

黃帝曰，聞而可得，奈何。

岐伯曰，視其主病之脈，堅而血，皮及陷下者，可聞而得也。

案，聞，當是捫字之誤，平按《素問》作捫。楊注時原文已誤。本篇首有“令之可言而知也，視而可見，捫而可得”云。　平按《素問》無皮字。　高按，視者，察也，切也，診也。堅而血，三字乃插入語，而，則也，以也。皮字當存，主病之脈可捫，主病之皮部及陷下者可捫。　診脈，診皮部及陷下，可捫之而得也。

黃帝曰，善。

邪中

平按，此篇自篇首至末，見《靈樞》卷一第四《邪氣藏府病形》篇，又見《甲乙經》卷四第二上篇。

黃帝問岐伯曰，邪氣之中人也，奈何。

岐伯曰，邪氣之中人也高。

黃帝曰，高下有度乎。

岐伯曰，身半以上者，邪中之也。身半以下者，溼中之也。

故曰，邪之中人也，無有恆常。中於陰則留於府，中於陽則留於經。

案，依下文，陰陽者，乃謂陰經陽經也。藏府經絡有表裹深淺之義，邪中之如此，轉歸預後亦如此。兩留字，今見《靈樞》寫作溜。

黃帝曰，陰之與陽也，異名同類，上下相會，經絡之相貫，如環无端。邪之中人也，或中於陰，或中於陽，上下左右，无有恆常，其故何也。

案，異名同類，上下相會，經絡之相貫，皆是陰陽之理。

岐伯答曰，諸陽之會，皆在於面。人之方乘虛時，及新用力，若熱飲食，汗出，腠理開，而中於邪。 案，乘，猶在也。若，猶或也。

中面則下陽明。中項則下太陽。中於頰則下少陽。其中於膺背兩脅，亦中其經。 案，下者，著落也，去也，亦中也，又謂底也，足也。下陽明，著於陽明，或中於足陽明也。楊注以爲循經下行，不當。 亦中其經，亦中其所過所處之經。

黃帝曰，其中於陰，奈何。

岐伯答曰，中於陰者，常從臂胻始。夫臂與胻，其陰皮薄，其肉淖澤，故俱受於風，獨傷其陰。 案，其陰皮薄，其陰，謂臂内側。其肉淖澤，其肉，謂其陰之肉也，以形質而言，言其耎弱不堅也，非謂濕潤溫潤，下同，舊注失之。此古人識病之常法也。

黃帝曰，此故傷其藏乎。 案，既言獨傷其陰，則問傷藏。

岐伯曰，身之中於風也，不必動藏。故邪入于陰經，其藏氣實，邪氣入而不能客，故還之於府。是故陽中則溜於經，陰中則溜於府。

案，楊注云，邪之傷於陰經，傳之至藏，以藏氣不客外邪，故還流於六府之中也。　高按，不必者，未必也，非不能也，故下文有中藏之問。藏氣實者，謂邪之初中，血氣未傷，營衞尚能周流斡旋。

黄帝曰，邪之中藏者，奈何。

岐伯曰，愁憂恐懼則傷心。

案，君主之官，不受外邪，以愁憂恐懼爲邪中。

形寒飲寒則傷肺，以其兩寒相感，中外皆傷，故氣逆而上行。

案，咳喘痰嗽者，兩寒相感，中外皆傷，治以苦寒甘涼則失之遠矣，當寒熱表裹有别，焉可少用心而一概之。　又，氣逆，今見《甲乙》作氣迎，《靈樞》作氣道。　又，飲寒，今見日鈔本寫作寒飲。

有所墜墮，惡血留内，若有所大怒，氣上而不下，積於脅下，則傷肝。

案，若字當重看，有所墜墮惡血留内爲一端，或有所大怒氣上而不下亦是一端，皆可有積於脅下而傷肝。　墜墮，今見日鈔本寫作憧墜。

有所擊仆，若醉入房，汗出當風，則傷脾。

案，擊仆傷肉傷血，在藏爲脾。醉入房者淫熱乘虚。汗出當風者，腠理驟閉，汗淫稽留分間，困阻肌肉，皆可傷脾。　此爲一解。

有所用力舉重，若入房過度，汗出浴水，則傷腎。

案，用力舉重者勞傷在腰，腰爲腎之府宅故易傷腎。入房過度則傷精氣亦在於腎。汗出浴水者氣洩津傷，水淫乘虚内漬亦在腎藏。

黄帝曰，五藏之中風，奈何。　案，在經在府在藏。

岐伯曰，陰陽俱感，邪乃得往。

案，陰陽者，表裹也，藏府經絡相表裹上下者皆可謂陰陽。得往者，得以往來也，往來走竄乃風邪之性，今陰陽俱感，邪得以往來于藏府經絡閒也。　楊注云，陰陽血氣皆虚，故俱感於風，故邪因往入也者。

黄帝曰，善。

黄帝問岐伯曰，首面與身形，屬骨連筋，同血合氣耳。天寒則（地裂）【裂地】淩冰，其卒寒，或手足懈惰，然其面不衣，其故何也。

案，地裂，今見日鈔本寫作，裂地。懈惰，寫作懈墮。　高按，《初學記》引《風俗通》曰，積冰曰淩。故作裂地淩冰則文安。

岐伯曰，十二經脈，三百六十五絡，其血氣皆上於面，而走空竅。

其精陽氣，上於目而爲精。其別氣，走於耳而爲聽。

其宗氣，上出於鼻而爲臭。其濁氣，出於胃，走唇舌而爲味。

其氣之津液，皆上薰於面，面皮又厚，其肉堅，故熱甚，寒不能勝也。

案，其使目能視之精陽氣，使耳能聽之別氣，使鼻知臭之宗氣，使唇舌知味之濁氣言者，非各獨有一氣也，乃是申言血氣皆上於面而走空竅之實也。　又，血氣既養護空竅，津液又隨其薰面，皮厚肉堅，寒不得勝也。熱甚，乃鍼對寒邪來犯之言，非自熱甚也。　又，目而爲精，而字，今見日鈔本寫作面，誤。

邪傳

平按，此篇自篇首至是謂至治，見《靈樞》卷十第六十六《百病始生》篇，又見《甲乙經》卷八第二。自五邪入至末，見《素問》卷七第二十三《宣明五氣》篇。

黄帝問岐伯曰，夫百病之始生也，皆生於風雨寒暑，清溼喜怒。喜怒不節則傷藏，風雨則傷上，清溼則傷下，三部之氣所傷異類，願聞其會。

案，清溼，清同凊，凊者，冷也，寒也。　楊注云喜者陽也，怒者陰也。存之一說。　又，會，會要，大計曰會，言其要義也，亦卽下文請言其方之方，願卒聞其道之道。

岐伯對曰，三部之氣各不同，或起於陰，或起於陽，請言其方。

喜怒不節則傷於藏，藏傷則病起於陰。　案，楊注云，陰，謂内也。

清溼襲虚，則病起於下。風雨襲虚，則病起於上。

是謂三部。至其淫（佚）【泆】，不可勝數。　案，淫佚，卽淫泆，佚泆通，今見日鈔本寫作泆。　楊注云，是謂三部之氣，生病不同，更隨所因，變而生病，漫衍過多，不可量度也。

黄帝問曰，余固不能數，故問於天師，願卒聞其道。

岐伯對曰，風雨寒熱，不得虚邪，不能獨傷人。

卒然逢疾風暴雨而不病者，亦无虚邪，不能獨傷人。

必因虚邪之風，與其身形，兩虚相得，乃客其形。

兩實相逢，衆人肉堅。　案，此兩句疑有錯亂。

其中於虚邪也，因於天時，與其躬身，參以虚實，大病乃成。

案，乃客其形者，邪得病形，病舍於人。　參以虚實者，應於虚實之變也。大病者，病也。因客其形，已非未病之微，亦非小過之疾，故曰大病。亦謂其病之已成也。　楊注云，參，合也。虛者，形虛也。實者，邪氣盛實也。兩者相合，故大病成也。

氣有定舍，因處爲名，上下中外，分爲三貞。

案，上下中外，言高下表裏病之所在。三貞者，貞，卜問，察驗，診也。參以變化而曰三，非僅以病位言有三。　楊注，貞，正也。三部各有分別，故名三貞也。失之。

是故虛邪之中人也，始於皮膚，皮膚緩則腠理開，從毛髮入，入則柩深，深則毛髮立，淅然，皮膚痛。

案，楊注，柩，久也。　高按，楊注未安。柩謂久者，究，久不復變曰柩（《白虎通》），與文意不副，若以虛邪傷人日久，勉強可通。柩或乃柢字或抵（既）或厎字之誤，皆有觸犯至達之義，謂虛邪之侵也深入。今見日鈔本柩字頁眉上批註"下礼反久也"五字，疑當作丁禮反，存。　又，淅，今見日鈔本寫作泝。古文多見"洒淅"之語，注家皆謂之惡寒皃，今試解之，洒，蘇很切，驚皃（《莊子》"洒然異之"）。又蘇典切，洒如，肅敬皃（《禮記·玉藻》"受一爵而色洒如也"注），水深也（《爾雅·釋丘》"望厓洒而高岸"注疏）。又先禮切，滌也（《說文》）。故而言惡寒皃者當作蘇很切或蘇典切，音損或銑，肅然也。　淅字，有作泝者，皆不當，當作沂，音銀，《爾雅·釋樂》"大篪謂之沂"，注疏引孫炎曰，"篪聲悲，沂，悲也。"悲者，慼也，憂也，有所顧念曰悲。故洒沂爲言，乃謂初受病，心中慼然若驚，肅然不安也。訛傳至今，以洒淅謂惡寒皃者，失其本義久矣，故僅見于醫家之言矣。　又，經文有洫泝之語者，亦醫家語也，則泝沂之閒多有誤鈔訛傳，亦不必辨也者，無礙于醫理也罷。

留而不去，則傳舍於絡脈，在絡脈之時，痛於肌肉，其痛之時，大經乃代。　案，楊注釋代爲代息。

留而不去，傳舍於經，在經之時，洫泝善驚。　案，洫泝，言大經之血氣逆亂，故易驚。　楊注云，經脈連於五藏，五藏爲邪氣所動，故其善驚，驚卽洫泝振寒也。泝音訴。　平按，洫泝，《靈樞》《甲乙》作洒淅。　高按，依楊注，作洒淅義勝，驚卽洒淅振寒。

留而不去，傳舍於輸，在輸之時，六經不通，四支節痛，腰脊乃強。

留而不去，傳舍於伏衝，在伏衝之時，體重身痛。

案，此兩條乃言邪在經筋血脈肌肉之閒，故而體重作痛強強，未及於藏府也。

留而不去，傳舍於腸胃，舍於腸胃之時，賁響腹脹，多寒則腸鳴（湌）

【飧】洩，食不化。多熱則溏，出糜。

案，此在腸胃中也。　楊注，賁嚮，虛起皃。得之。賁，奮也。嚮，同向，對也，面也，仰也。今人以賁嚮作響聲者謬矣。　賁嚮腹脹是總綱，分而言之則有寒熱，寒者鳴而洩食，熱者溏而出糜。　又，《甲乙》文無食字，作"多寒則腸鳴，飧洩不化，多熱則溏出糜。"亦通。飧飱通，音義同餐，吞也，所食之物也(《玉篇》)。飱(飧)，音孫，散也(《釋名》)。

留而不去，傳舍於腸胃之外，募原之間。留著於脈，稽而不去，息而成積。

案，若自腸胃之內而來，邪之能透腸胃之壁而外者，惟血氣孫絡之脈可過之也，卽下文有著於孫絡而往來上下云者。稽留腸胃之外募原之閒之經脈，息而成積，息，舍也。此條當重看。

或著孫絡，或著絡脈，或著經脈，或著輸脈，或著於伏衝之脈，或著於膂筋，或著於腸胃之募原，上連於緩筋，邪氣淫(佚)【泆】，不可勝論。

案，楊注云，以下言邪著成積，略言七處，變化滋章，不可復論也。輸脈者，足太陽脈，以管五藏六府之輸，故曰輸脈。膂筋，謂腸後脊膂之筋也。緩筋，謂足陽明筋，以陽明之氣主緩。　高按，積聚無可不在，變證紛然者是也。楊注未足。此處孫絡絡脈乃至於伏衝之脈等，其名乃以脈絡功能而立，並非確指某經某脈。膂筋募原及緩筋之名在此亦是如此，乃以積之深淺難治易除理論，故曰不可勝論。　又，伏衝者，或疑乃謂深伏之衝脈者，卽今人所謂深部之大動脈。古人亦常言解剖實例所見，非皆是推演比類所得也。

黃帝曰，願盡聞其所由然。岐伯曰，

其著孫絡之脈而成積者，其積往來上下。臂手孫絡之居也，浮而緩，不能勾積而止之，故往來移行。腸閒之水，湊滲注灌，濯濯有音，有寒則脈䐜滿雷引，故時切痛。

案，平按，臂手，《甲乙》作擘乎，注擘音拍，破盡也。　高按，臂，當是譬字之誤，譬，譬喻也，積之著於孫絡者，腸胃募原或藏府內在之孫絡也，今舉易見之手之孫絡而言，浮緩不能句積而止之，故往來移行。又若腸閒之水，走而引痛。　又，有寒則脈䐜滿雷引，有，又也。脈字疑是腹字之誤，或衍。今見《靈樞》無此字。今本《甲乙》作腹。作脈則不義。　又，雷，畾也，回轉而動。又，勾積，當作句積，句者，曲也，且也，拘也，止也。積者，聚也，多也，久也，重也，滯也。

其著於陽明之經，則俠齊而居，飽食則益大，飢則益小。

案，楊注云，胃脈足陽明之經，直者下乳内廉，下俠齊，入氣街中，故邪氣著之，飽食則其脈麤大，飢少穀氣則脈細小，今人稱此病兩絃也。　高按，兩絃之名，或乃腹壁靜脈曲張之象乎。

其著於緩筋也，似陽明之積，飽食則痛，飢則安。

案，所謂緩筋者，腸胃之所繫也，似在陽明也。饑飽相對而言，饑飽者，食少食多也。　楊注，緩筋，足陽明之筋也。

其著於腸胃之募原也，痛而外連於緩筋，飽食則安，飢則痛。

案，楊注云，募，謂腸胃府之募也。原，爲腸胃府之原也。募原之氣外來連足陽明筋，故邪使飽安飢痛也。　高按，募原者腸胃之府護也，更外於緩筋，故曰外連，外，離也，遠也。多食則緩筋近募原故可安，少食則緩筋離募原而急故痛。則，可也，非必也。

其著於伏衝之脈者，揣揣應手而動，發手則熱氣下於兩股，如湯沃之狀。

案，楊注云，衝脈下者注少陰之大絡，出於氣街，循陰股内廉入膕中，伏行骱骨内，下至内踝之屬，而別前者，伏行，出跗屬下，循跗入大指間。以其伏行故曰伏衝。揣，動也。以手按之應手而動，發手則熱氣下於兩股，如湯沃，邪之盛也。

其著於膂筋在腸後者，飢則積見，飽則積不見，按之弗得。

案，此條當重看。見者，非獨可眼見也，亦可捫及，乃至於積聚之諸證亦可察之。類在募原，膂筋離腸胃遠。　又，疑此飢飽有腹大腹小，即視之腹部飽滿膨隆或平坦凹陷之意。　按，今見日鈔本寫作安。

其著於輸之脈者，閉塞不通，津液不下，空竅乾壅。

案，乾壅，乾澀壅滯也。空竅非必大小便也。　楊注云，輸脈，足太陽脈也。以管諸輸，絡腎屬膀胱，故邪著之津液不通，大便乾壅不得下於大小便之竅也。　高按，津液不下，下，行也。諸輸在上。

此邪氣之從外入内，從上下者。

案，上下二字當重看。前《邪中》篇云，邪氣中人也高。

黄帝曰，積之始生，至其已成，奈何。

岐伯曰，積之始生，得寒乃生，厥上乃成積也。

案，楊注云，夫聚者陽邪，積者陰邪也，此言病成。若言從生，陰陽生也。故積之始生，邪得寒氣，入舍於足，以爲積始也，故曰得寒乃生也。寒厥，邪氣上行，入於腸胃，以成於積也。　高按，厥上，《靈樞》無上字，厥，其也，發語辭，義勝。

黃帝曰，成積，奈何。岐伯曰，

厥氣生足悗，足悗生脛寒，脛寒則血脈涘泣，寒氣上入腸胃，入於腸胃則䐜脹，䐜脹則腸外之汁沫迫聚不散，日以成積。

案，足悗，卽足悶。足動不利則血氣不足故生脛寒。　涘泣，楊注涘，凝也。平按，《靈樞》作凝澁，《甲乙》作凝泣。涘，通竢，同俟，待也。《詩·小雅·吉日》曰"儦儦俟俟。"俟俟，緩行皃。

卒然盛食多飲，則脈滿。起居不節，用力過度，則絡脈傷。

陽絡傷，則血外溢，外溢則衄血。

陰絡傷，則血內溢，內溢則便血。

腸外之絡傷，則血溢於腸外，腸外有寒，汁沫與血相薄，則并合，涘聚不得散，積成矣。

案，汁沫與血相薄則并合，薄，迫也。則，猶而也。并者，爭也。合，同和，音或，和雜也。相薄而并者爭，相和雜者，謂汁沫與血之有形相雜者。涘，水崖也。鍇曰人至崖止，若有竢也(《說文解字繫傳》)。

卒然外中於寒，若內傷於憂怒，則氣上逆，氣上逆則六輸不通，温氣不行，涘血蘊裹而不散，津液泣澡，著而不去，而積皆成矣。

案，涘血，卽上文涘聚之血也。泣澡，泣，澁也。澡，或當作湛，音含，淦也，水和泥也，沈也。或同藻，聚也。　又，温氣者，血氣也。　高按，經論積之所成，寒邪汁沫，內傷憂怒，氣逆或不通不行，血氣之并合之涘血蘊裹，津液泣澡，所著成積。可謂明論。

黃帝曰，其生於陰者，奈何。岐伯曰，

憂思傷心。重寒傷肺。忿怒傷肝。醉以入房，汗出當風，則傷脾。用力過度，若入房，汗出浴水，則傷腎。

此外內三部之所(生)【主】病者也。

案，所生病者，今見日鈔本寫作，所主病者，今從改。

黃帝曰，善。治之奈何。

岐伯曰，察其所痛，以知其應，有餘不足，當補則補，當寫則寫，毋逆天時，是謂至治。

五邪入，邪入於陽則爲狂。邪入於陰則爲血痹。

邪入於陽，搏則爲癲疾。邪入於陰，搏則爲瘖。

陽入之於陰，病靜。陰出之於陽，病(善)【喜】怒。

案，搏者，薄也，迫也。又搏，爭也。爭迫於陽則陽亢而發癲狂，在陰則爲精血不得上承而爲瘖。

五發，陰病發於骨。陽病發於血。以味病發於氣。

陽病發於冬。陰病發於夏。

案，反言之，在骨之病爲陰，在血之病爲陽，氣所病者在五味之傷，亦然。

高按，五邪入五發者，皆當重看。

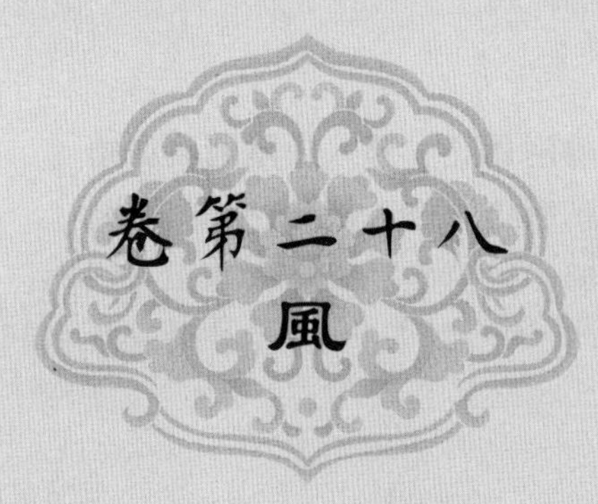

卷第二十八

風

諸風數類

平按，此篇自篇首至末，見《素問》卷十二第四十二《風論》篇，又見《甲乙經》卷十第二上篇。

黄帝問於岐伯曰，風之傷人，或爲寒熱，或爲熱中，或爲寒中，或爲癘，或爲偏枯。或爲賊風也，其病各異，其名不同。或內至五藏六府。不知其解，願聞其說。 案，楊注云，風氣一也，徐緩爲氣，急疾爲風。人之生也，感風氣以生。其爲病也，因風氣爲病。是以風爲百病之長，故傷人也，有成未成。傷人成病，凡有五别，一曰寒熱，二曰熱中，三曰寒中，四曰癘病，五曰偏枯。此之五者，以爲風傷變成。餘病形病名各不同，或爲賊風者，但風之爲病所因不同，故病名病形亦各異也。 高按，風之爲病，有所感傷者五，此乃一端。爲賊風而名形不同者是一端。內至藏府者又是一端。

岐伯曰，風氣藏於皮膚閒，內不得通，外不得洩。

風者喜行而數變，腠理開則洒然寒(閉)，閉則熱而悗。

案，閉字疑衍。傷於風者，腠理開則表寒，腠理閉則內熱。若依經文，則熱而悗乃是因寒而不因風也。上文內不得通外不得洩者皆因于風，故當改。

其寒也，則衰食飲。其熱也，【則】銷肌肉。故使人怢慄，而不能食，名曰寒熱。

案，依文法，經文脱一則字。 復旦陳尚君先生輯《全唐詩續拾》卷五十一杜光庭《生死歌訣》云，“風寒相傳脉浮遲，外受寒邪內風熱。肺受風寒痰欬嗽，左手見之心戰怢。”戰慄同栗，堅肅竦縮曰栗。怢者，音突，忽忘，不能别辨，簡也，緩也，又音義同佚，緩也。熱則怢，寒則慄。 楊注怢慄振寒皃也，王冰注怢慄卒振寒皃。《甲乙》作解㑊，各執一端。

風氣與陽入胃，循脈而上至目眥。其人肥，則風氣不得外洩，則爲熱中而目黃也。人變瘦，則外洩而寒，則爲寒中而泣出。

案，舉肥人而言。則風氣不得外洩，則，猶或也，若也。則爲熱中而目黃，則，承上起下之詞（《釋詞》）。肥人，或言壯者，其血氣盛，膚革堅固而氣濇，其病多痰熱，風氣幷於陽明胃則作熱中目黃。　人變瘦，平按《素問》《甲乙》無變字，高按，變者，謂其形體異于肥人，非常也，病也，或謂因病而瘦，或瘦而體弱多病者。舉瘦人而言，其人常血清氣滑，易脫於氣，易損於血，故易見外洩寒中之變。　又，此章言洩與不洩者，乃言與陽入胃而得洩與否，即是否稽留陽明也，非謂表裏汗洩也。洩同寫，轉輸他處也。故下文有行諸脈輸散於分理閒云云。　本書經文依人之形體，分肥人瘦人及壯士眞骨，其說在卷第二十二《刺法》篇。

風氣與巨陽俱入，行諸脈輸，散於分理閒，衝氣淫邪，與衛氣相干，其道不利，故使肌肉賁䐜而有傷，衛氣有所涘而不行，故其肉有不仁。

案，衝，迎也，逆之也。　淫，浸淫逞肆也。　䐜，肉脹起曰䐜。楊注以䐜爲腹脹則失之。　有傷，或作有瘍者，亦失之，雖傷瘍可通用，然瘍有創義，依肉有不仁而言，則尚無創也，以傷爲是。　涘，同竢，待也。　不行，行不暢也。

癘者，營氣熱胕，其氣不精，故使其鼻柱壞而色敗也，皮膚傷潰，風寒客於脈，不去，名曰癘風，或名曰寒熱。

案，楊注云，胕，腐也。太陽與衛氣在營血之中，故濁而熱於胷腹。　高按，胕，肺胕心膂之胕（《廣韻》），人之六府也（《集韻》）。營氣熱邪薰蒸六府而爲病。

以春，甲乙，傷於風者，爲肝風，
以夏，丙丁，傷於風者，爲心風，
以季夏，戊己，傷於邪者，爲脾風，
以秋，庚辛，中於邪者，爲肺風，
以冬，壬癸，中於邪者，爲腎風。

風氣中五藏六府之輸，亦爲藏府之風。各入其門戶之中，則爲偏風。

案，偏，單也，獨也，小也。此偏風者，承各入其門戶，乃言各自爲風疾也，非謂偏枯之病名也。　又，楊注云，門戶，空穴也。邪氣所中之處即偏爲病，故名偏風也。　王冰云，隨俞左右而偏中之則爲偏風。　巢氏《病源論·偏風候》云，偏風者，風邪偏客於身一邊也。人體有偏虛者，風邪乘虛而傷之，故爲偏風也。其狀，或不知痛癢，或緩縱，或痹痛是也。

風氣循風府而上，則爲腦風。

風入系頭，則爲目風。

眠寒飲酒中風，則爲漏風。

入房汗出中風，則爲內風。

新沐中風，則爲首風。

久風入中，則爲腸風(飧)【飡】洩。

外在腠理，則爲洩風。

故風者，百病之長也，至其變化爲他病也，無常方，然故有風氣也。

案，常，恆也。方，道也。無常方，無規律也。

諸風狀診

平按，此篇自篇首至末，見《素問》《甲乙》卷第同前。

高按，篇名，刻本寫作諸風狀論，今見日鈔本作諸風狀診，診字亦與經文合，今據改。

黄帝問於岐伯曰，願聞其診，及其病能。 案，楊注云，診者，既見其狀，因知所由故，曰診也。晝閒暮甚等卽爲狀也。欬短氣等卽爲病能也。 高按，能，態也。

岐伯曰，肺風之狀，多汗惡風，色皏然白，時欬短氣，晝日則差，暮則甚，診在眉上，其色白。

案，楊注皏，普幸反，白色薄也。 高按，皏，淺薄色也(《玉篇》)，白也(《廣雅》)。

心風之狀，多汗惡風，焦絕喜怒，赫者赤色，痛甚則不可快，診在口，其色赤。

案，焦絕，楊注云，焦，熱也。絕，不通也，言熱不通也。楊注又云，口爲心部也。 高按，焦，今見日鈔本寫作燋。燋熱隔絕，心風爲病，當見風熱焦燥之狀。 絕，隔絕。赫，盛也，發也，言病發則色赤。喜怒不可快，當謂情緒波動不安，非肝木之怒者。

肝風之狀，多汗惡風，喜悲，色微蒼，嗌乾喜怒，時憎女子，診在目下，其色青。

脾風之狀，多汗惡風，身體怠墮，四支不欲動，色薄微黄，不嗜食，診在鼻上，其色黄。

案，不欲動者，非眞無力動。色薄者，色不足也。

腎風之狀，多汗惡風，面痝然胕腫，腰脊痛，不能正立，其色炲，隱曲不利，診在頤上，其色黑。

案，炲，炱，徒哀切，堂來切，音臺，煤煙塵也。楊注大才反。　又，痝，或作龎，今見日鈔本寫作疒旁，與庬厖義近或可通用。痝，病酒（《集韻》）。厖庬作痝者，皆訛傳之誤。鈔本頁眉有"薄江反"三字爲注音。　又，隱曲不利，楊注謂大小便不得通利。王冰注云，隱曲者，謂隱蔽委曲之處也，腎藏精，外應交接，今藏被風薄，精氣內微，故隱蔽委曲之事不通利所爲也。　隱曲之辨，俞曲園言之甚詳，語見《讀書餘錄·內經素問四十八條》。　又，其色炲，今見日鈔本寫作甚色炲。診在頤上，鈔本寫作診在頤。

胃風之狀，頸多汗，惡風，飲食不下，鬲塞不通，腹喜滿，失衣則䐜脹，食寒則洩，診瘦而䐜，腹大。

案，腹喜滿，喜善二字往往互見，謂常也，多也，易也。　失衣，失衣之覆，言外來之寒。　診瘦而䐜腹大，平按《素問》《甲乙》並作"診形瘦而腹大。"　高按，作瘦而䐜者義勝，腹大恐衍入之注文。瘦則腹壁薄，失衣則寒，䐜者乃腹喜滿也。作形瘦而腹大，則類於鼓脹病。或失之。　又，飲食不下，今見日鈔本寫作，食飲不下。

首風之狀，頭面多汗，惡風，先當風一日則病甚，頭痛不可出內，至其風日，則病少愈。

案，楊注云，不出者，不得遊於庭也。不內者，不得在室也。　高按，不可出內者，謂須在內室方自安也。

漏風之狀，或多汗，常不可單衣，食則汗出，甚則身汗，息惡風，衣裳濡，口乾喜渴，不能勞事。

案，當讀作【食則汗出，甚則身汗衣裳濡，口乾喜渴。息則惡風，不能勞事。】 此氣虛而漏，傷於津也。能，勝任。勞事，勞作之事。勞，又憐蕭切，音遼，勞事者，勞褻之事。又指房內事，《三國志·魏書·方技傳·華佗》云，尚虛，未得復，勿爲勞事，御內卽死。

洩風之狀，多汗，汗出洩衣上，口乾，上來其風，不能勞事，身體盡痛則寒。

案，今見日鈔本，口乾兩字之間空格較大，疑有脱字。　汗出洩衣上，洩，同渫，出也，猶盡也。渫衣上者，謂汗出多而透衣而出。　上來其風，上，高也。　則寒，則，猶而也（《釋詞》）。

諸風雜論

平按，此篇自篇首至末，見《靈樞》卷九第五十八《賊風》篇，又見《甲乙經》卷六第五。

黄帝曰，夫子言，賊風邪氣之傷人也，令人病焉。今有其不離屏蔽，不出室内之中，卒然病者，非必離賊風邪氣，其故何也。

案，離賊風，離，罹也，遇也，遭也，歷也。楊注離，歷也。下文有“雖不遇賊風邪氣”。

岐伯曰，此皆嘗有所傷於溼氣，藏於血脈之中，分肉之間，久留而不去。若有所墮墜，惡血在内而不去。卒然喜怒不節，飲食不適，寒溫不時，腠理閉而不通。其開而遇風寒，時血氣涘結，與故邪相襲，則爲寒痹。其有熱則汗出，汗出則受風，雖不遇賊風邪氣，必有因加而發焉。

案，舉言傷於溼氣者。溼氣犯人，浸淫無覺，其入則深，其性則黏滯遷延。古人務農在田，多居低隰之處，溼氣易侵。　溼氣爲邪稽留血脈分肉乃其常病，若不自知，或加惡血，或卒然失於情志飲食寒溫等一應起居調攝，腠理閉而不通，以致于血氣涘結，乃成血氣内傷之故疾。　其開而遇風寒時，時字當屬下。　涘結，結，紆屈。　相襲，即下文之有因加也。　又，其有熱則汗出，其，若也。與上文之開而遇風寒并列。　又，相襲，今見日鈔本無相字，兩句連讀，【**與故邪襲則爲寒痹。**】亦通。襲，重也，合也。

又，鍼對外邪易感程度，古人則究之爲故疾，必有所因，如本章所論溼阻、惡血、飲食情志之變、腠理開閉衛氣出入異常等。治病求本，審證求因，當多用心。

又，今試爲惡血説。惡血，惡，不善曰惡，又通亞，次也。惡血者，當指不良之血氣，若外傷，若内病，若惡性腫瘤之轉移復發，由此及彼者，皆可謂惡血作祟。然惡血之言，非謂敗血壞血瘀血死血也，否則焉有歸之之言乎，既非謂血液本體，則乃血氣也，血氣失其榮養營衛之職者皆可謂惡血。惡血之成，雖在于一病處，一病機，然其所害則無窮也。

黄帝曰，今夫子之所言者，皆病人之所自知也。其無所遇邪氣，又無怵惕之志，卒然而病者，其故何也，唯有鬼神之事乎。

岐伯曰，此亦有故邪，留而未發也，因而志有所惡，及有所夢慕，血氣内亂，兩氣相薄，其所從來者微，視之不見，聽而不聞，故似鬼神。

案，所從來者，即故邪之由，即所加之因。　今見日鈔本，邪字俱寫作耶，經文

"此亦有故耶",耶字或乃歎詞。

黄帝曰,其祝而已者,其故何也。

岐伯曰,先巫者,固知百病之勝,先知其病之所從生者,可祝而已。

案,楊注云,先巫知者,巫先於人,因於鬼神,前知事也。知於百病從勝剋生,有從内外邪生,生病者,用鍼藥療之,非鬼神能生病也。鬼神但可先知而已,由祝去其巫知之病,非祝巫之鬼也。

黄帝曰,善。

九宫八風

平按,此篇自九宫八風圖至篇末,見《靈樞》卷十一第七十七《九宫八風》篇,又自風從其衝後來,見《甲乙經》卷六第一。

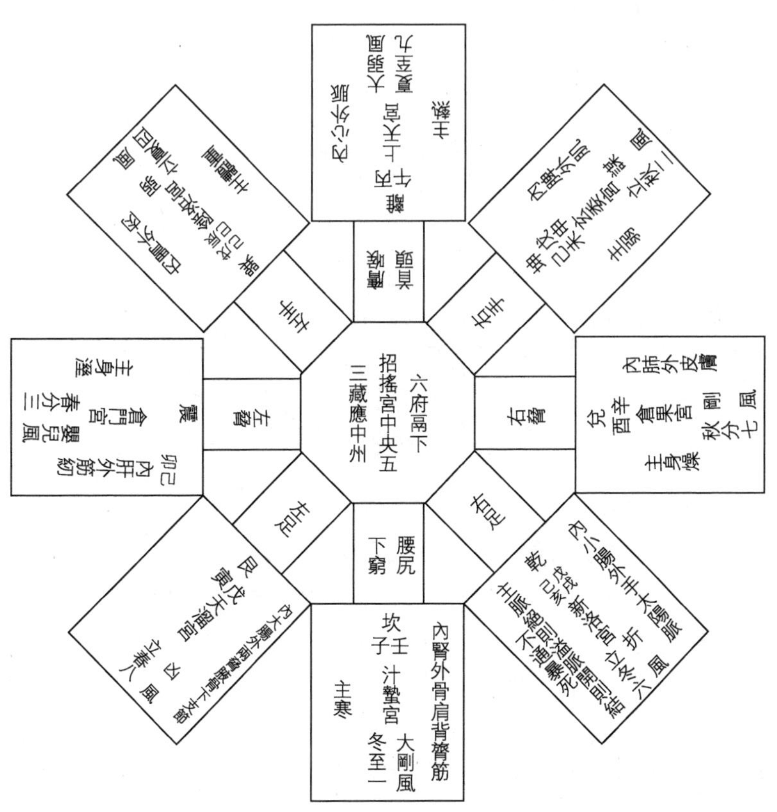

立秋，二，玄委。　秋分，七，倉果。　立冬，六，新洛。

夏至，九，上天。　招搖，五。　冬至，一，汁蟄。

立夏，四，陰洛。　春分，三，倉門。　立春，八，天溜。

案，如上爲文本樣式。依圖式當如下。

巽四，立夏陰洛　離九，夏至上天　坤二，立秋玄委

震三，春分倉門　中央五，招　搖　兑七，秋分倉果

艮八，立春天溜　坎一，冬至汁蟄　乾六，立冬新洛

高按，此謂太一下行九宫圖，如下圖所示。《易·乾鑿度》曰，太一取其數以行九宫。鄭玄注云，太一者，北辰神名也。下行八卦之宫，每四乃還於中央。中央者，北辰之所居，故謂之九宫。天數大分，以陽出，以陰入。陽起于子，陰起于午。是以太一下九宫，從坎宫始，自此而從於坤宫，又自此而從於震宫，又自此而從於巽宫，所以行半矣，還息於中央之宫。既又自此而從於乾宫，又自此而從於兑宫，又自此而從於艮宫，又自此而從於离宫，行則周矣，上游息於太一之星而反紫宫。行起從坎宫始，終於离宫也（《後漢書·張衡列傳》）。　亭林先生云，太一之名不知始於何時。原注引吕東萊《大事記》曰，古之醫者，觀八風之虚實邪正以治病，因有太一九宫之説（《日知録校注》）。

巽四	陰根於午　行周上反　紫宫　離九	坤二
震三	行半還息　中央　中五	兑七
艮八	陽根於子　坎一	乾六

可與《靈樞》相參看。

太一常以冬至之日，居汁蟄之宫，四十六日，

案，汁，猶叶也，音義通協，和也，汁洽也。今《靈樞》經作叶。蟄，直立切，藏也，静也，又和集也（《玉篇》）。

明日，居天溜，四十六日，

明日，居倉門，四十六日，

明日，居陰洛，四十五日，

明日，居上天，四十六日，　案，平按，《靈樞》作天宫。

明日，居玄委，四十六日，

明日，居倉果，四十六日，

明日，居新洛，四十五日， 案，計366日。

明日，復居汁蟄之宫。

(從)【**徙**】**其宫，數所在日，從一處，至九日，復反於一，常如是無已，終而復始。**

案，平按，從其宫三字，《靈樞》作，曰冬至矣，太一日遊，以冬至之日，居叶蟄之宫。一十八字。 又，從一處，從字今整理本編者按，疑徙字之誤。以《銅人》引文爲據。 高按，句首從字當作徙，徙其宫者，承上而言各宫遷徙之法，數以各有日數。從一處者，從太一始也。至九日，乃言九宫日數盡，至者，盡也。故復反於太一。今見《後漢書》所引鄭注亦多作從字。

太一徙日，天必應之以風雨，以其日風雨，則吉歲矣，民安少病矣，先之則多雨，後之則多旱。

太一在冬至之日有變，占在君。 案，君者汁洽和聚而静伏歸一主。

太一在春分之日有變，占在相。 案，言運籌者在相。

太一在中宫之日有變，占在吏。 案，吏者百官也。

太一在秋分之日有變，占在將。 案，將主殺伐者也。

太一在夏至之日有變，占在百姓。 案，言其繁茂。

君臣將相之喻自古有之，譬如夫婦母子，皆人之常情，信手拈來且亙古不變之例也，非刻意爲之者也。

所謂有變者，太一居五宫之日，疾風，折樹木，揚沙石。

各以其所生占貴賤日，視風所從來而占之。 案，各以其所生，生當作主。

從其所居之鄉來，爲實風，主生，長養萬物。

風從其衝後來，爲虚風，傷人者也，主殺，主害者也。

案，衝，古人常用語。《史記·天官書》云，而漢魏鮮集臘明正月旦決八風。風從南方來，大旱。西南，小旱。西方，有兵。西北，戎菽爲，小雨，趣兵。北方，爲中歲。東北，爲上歲。東方，大水。東南，民有疾疫，歲惡。故八風各與其衝對，課多者爲勝。多勝少，久勝亟，疾勝徐。 《易緯·易乾元序制記》云，寒氣不效，六卦不至，冬榮，實物不成。夏寒傷生，冬溫傷成，日月不明，四時失序，萬物散去。漢鄭康成注曰，六卦謂否觀剝坤復臨。盛陰用事，而寒氣不效，萬物冬榮，實物不成，其衝必有大寒，傷生物者也。　又，王夫之《周易外傳·繫辭下傳》云，老陽之積，老陰爲衝，少陰爲委。老陰之積，老陽爲衝，少陽爲委。其衝也，道以配而相制。其委也，道以漸而不窮。　高按，衝，迎也，逆之也，正面相對曰衝。故衝者正面而來，正風，爲實，其衝之後則虚，不實矣，虚風。

謹候虚風而避之。故聖人避邪，弗能害，此之謂也。

是故太一入，從立於中宫，乃朝八風，以占吉凶也。

案，從字或作徙者非。"從立於"乃古人常用語，《儀禮注疏》卷十二云，宰從立于牀西在右。《通典·禮·沿革·嘉禮·諸侯大夫士冠》云，興，再拜，從立於賓，南上。《新唐書·禮樂九》云，侍臣從立於皇帝之後，太常卿與博士退立於左。　楊注云，太一從於中宫。

風從南方來，名曰大弱風，其傷人也，内舍於心，外在於脈，其氣主爲熱。

案，大弱者，敗也，衰也。

風從西南方來，名曰謀風，其傷人也，内舍於脾，外在於肌，其氣主爲弱。

案，謀，凡欲興作其事必先謀慮其始。弱則凡欲動必慮其始。弱，消也，懦也，尫劣也，委衄也(《釋名》)。

風從西方來，名曰剛風，其傷人也，内舍於肺，外在於皮膚，其氣主爲身燥。

案，他本無身字。剛，《説文》彊斷也。又堅也，勁也。

風從西北方來，名曰折風，其傷人也，内舍於小腸，外在手太陽脈，脈絶則溢，脈閉則結，不通，喜暴死。

案，脈絶則溢，絶，斷也，止也，竭也，極也，直渡横渡曰絶，《爾雅·釋水》云"正絶流曰亂。"《韓非子·解老》"邪心勝則事經絶"，顧廣圻注曰，"水行不緣理爲絶"。　溢，静也《爾雅·釋詁》，盈滿而出曰溢，又通泆，蕩也，淫放而亂曰泆，有所失也。脈絶則溢者，可謂之血脈失其常道，如見出血，或如假血而成之癌瘤。可謂之經脈不通，其氣泆散。又經脈之氣即血氣，故又可謂之血氣横絶泆亂。更有脈閉則結者，經脈閉塞，血氣紆結于内，或令人厥逆。經脈血氣之亂，一則横絶泆蕩，一則内閉紆結，皆不通也，故令人卒死。

風從北方來，名曰大剛之風，其傷人也，内舍於腎，外在於骨與肩，背之

膂筋，其氣主爲寒。

案，大剛者，言其堅強而令人畏也。背之膂筋，之，猶及也。

風從東北方來，名曰凶風，其傷人也，内舍於大腸，外在於兩脅腋骨下，及支節。

案，腋，今見日鈔本寫作掖。

風從東方來，名曰嬰兒之風，其傷人也，内舍於肝，外在於筋紉，其氣主爲身溼。

案，楊注云，紉，女巾反，索也，謂筋(傳)【轉】之也。　高按，嬰兒者，風之初生之喻乎。身溼者，傷在筋紉，如溼困之弛張失節也。　紉，女鄰切(《廣韻》)，單繩也。單爲紉，合爲索(《楚辭·惜誓》王逸注)。又，結也。均見《匯纂》所引。故云，筋紉者，筋也。　又，楊注筋傳，今見日鈔本寫作筋轉。

風從東南方來，名曰弱風，其傷人也，内舍於胃，外在於肉，其氣主體重。

凡此八風，皆從其虚之鄉來，乃能病人。

三虚相薄，則爲暴病卒死。

兩實一虚，病則爲淋洛寒熱，犯其雨溼之地，則爲痿。

案，洛之爲言繹也。淋洛者，淋如冒雨，洛則處溼。

故聖人避邪風，如避矢石焉。

案，邪風，邪，不正也，不當也，不和也。有外感，有内因。

其有三虚而偏中於邪風，則爲擊仆偏枯矣。

案，三虚三實之論見下篇經文。

三虚三實

平按，此篇自篇首至末，見《靈樞》卷十二第七十九《歲露論》篇，又見《甲乙經》卷六第一。

高按，《歲露論》，原書脱一論字。

黄帝問少師曰，余聞四時八風之中人也，故有寒暑，寒則皮膚急而腠理閉，暑則皮膚緩而腠理開，賊風邪氣因以得入乎，將必須八正虚邪乃能傷人乎。少師答曰，不然。

賊風邪氣之中人也，不得以時。

然必因其開也，其入也深，其内極也疾，其病人【也】卒暴。

案，内極也疾，内，藏府血氣。極，極至，絕也，疲也，竭也。極又通亟，亟者敏疾也，反復甚極曰亟，又數變曰亟，亟又通革(《禮檀弓》"夫子之病革矣")。内極者，言邪深入藏，血氣應之變化疾速乃至於竭絕，故言傷人也卒暴。疾，申言其亟急也。　暴，薄報切，殘暴，殘害也，陵犯也，傷也，猝也。又，蒲木切，章顯也，露也。　又，病人，使人病。　又，今見日鈔本有也字。

因其閉也，其入也淺以留，其病人也徐以持也。

案，稽留在皮膚肌肉分閒。

黄帝曰，有寒温和適，腠理不開，然有卒病者，其故何也。

少師曰，帝弗知邪入乎。

雖平居，其腠理開閉緩急，固常有時也。

案，以爲寒温和適則腠理無開闔之變，卒病者焉從而入，故有此問。

黄帝曰，可得聞乎。

少師曰，人與天地相參也，與日月相應也。

故月滿，則海水西盛，人血氣精，肌肉充，皮膚緻，毛髮堅，焦理郄，烟垢著。

當是之時，雖遇賊風，其入淺，亦不深。

案，楊注云，焦腠理曲而不通。三焦之氣發於腠理，故曰焦理。郄，曲也。　高按，郄，隙也，楊注解作曲不知何由。　焦，今見日鈔本經文及楊注皆寫作膲，然當作焦，取其釜屬之本義，釜底有文理，郄者，隙也，細也，稀也，謂其少也，烟垢著之使密。故焦理郄烟垢著，乃舉物理以申明皮膚緻毛髮堅。下文焦理薄烟垢落同理，乃申言皮膚緩腠理開毛髮淺也。由血氣肌肉皮膚言及毛髮，再反言乎三焦者與文理不合，況下文有明言腠理開者。且以人之皮膚腠理著烟垢者與情理不合。以月滿月郭空言人血氣之應，再舉日常物理，此古人知識論之基礎。　入淺不深，深，深入之變也。

至其月郭空，則海水東盛，人血氣虚，其衛氣去，形獨居，肌肉減，皮膚緩，腠理開，毛髮淺，焦理薄，烟垢落。

當是之時，遇賊風，則其入也深，其病人也卒暴。

案，薄，草木叢生交錯而集聚皆可曰薄，謂其襍而多也，烟垢落而開也。　高按，以上兩章，所謂精虚，充減，緻緩者，皆相對語，以生理爲主，非謂病理，故下文有得傷乃謂三虚。

黃帝曰,其有卒然卒死暴病者,何邪使然。

少師曰,得三虛者,其死暴疾。得三實者,邪不能傷人也。

黃帝曰,願聞三虛。

少師曰,乘年之衰,逢月之空,失時之和,因爲賊風所傷,是謂三虛。

故論不知三虛,工反爲粗。

案,得傷乃謂三虛,不病則虛不足論。

黃帝曰,願聞三實。

少師曰,逢年之盛,遇月之滿,得時之和,雖有賊風邪氣,不能危之,【命曰三實】。

案,命曰三實四字錯置於下,今移正。

黃帝曰,善乎哉,論。明乎哉,道。請藏之金匱,(命曰三實,)然此一夫之論也。

案,然,是之也,讚也。 又,平按,命曰三實,《靈樞》在黃帝曰上。高按,今見《靈樞》文同本書,蕭氏所見不同。

八正風候

平按,此篇自篇首至末,見《靈樞》卷十二第七十九《歲露論》篇,又見《甲乙經》卷六第一。

黃帝曰,願聞歲之所以皆同病者,何因而然。

少師曰,此八正之候也。

黃帝曰,候之奈何。

少師曰,候此者,常以冬之至日,太一立於汁蟄之宮,其至也,天應之以風雨。

風雨從南方來者,爲虛風,賊傷人者也。

其以夜至者,萬民皆臥而弗犯也,故其歲民少病。

案,楊注云,《九宮經》曰,太一者,玄皇之使,常居北極之傍,汁蟄上下,政天地之常□起也。汁蟄,坎宮名也。太一至坎宮,天必應之以風雨,其感從太一所居鄉來向中宮,名爲實風。主生,長養萬物。若風從南方來向中宮,爲衝後來,虛風,賊傷人者也。 高按,《隋書·經籍志》載,《黃帝九宮經》一卷。《九宮經》三卷。鄭玄注,梁有《黃帝四部九宮經》五卷,亡。 又,賊傷人,賊,害也。萬民,庶民也。

其以晝至者，萬民懈惰，而皆中於虛風，故萬民多病。

虛邪入，客於骨，而不發於外，至其立春，陽氣大發，腠理開，因立春之日，風從西方來，萬民又皆中於虛風，此兩邪相薄，經氣絕代，故諸逢其風而遇其雨者，命曰遇歲露焉。

案，楊注云，懈惰，謂不自收節。情逸腠開，邪客至骨而不外洩。　又云，骨，有本作胃也。　高按，情逸腠開者，乃冬至日無所勞作也。　又，經氣絕代，絕代，有今所謂失代償義，他本作結代者非也。　又，歲露，露，有所傷敗也。冬而受虛風之邪，春又冒虛風而露於其風雨，此經歲關，故曰歲露。下文楊注以春露秋露言生殺者，乃失之。　又，逢其風而遇其雨，兩其字皆指虛風之邪。

因歲之和，而少賊風者，民少病，而少死。

歲多賊風邪氣，寒溫不和，民多病，而多死矣。

案，楊注云，露有其二，一曰春露，主生萬物者也。二曰秋露，主衰萬物者也。今歲有賊風暴雨以衰於物，比秋風露，故曰歲露焉。是以實風至也，歲和有吉，虛風至也，歲露致凶也。

黃帝曰，虛邪之風，其所傷貴賤何如，候之奈何。少師曰，

正月朔日，太一居天溜之宮，其日西北風，不雨，人多死。

正月朔日，平旦，北風，春，民多死者也。

正月朔日，平旦，北風行，民病死者十有三。

正月朔日，日中，北風，夏，民多死者。

正月朔日，夕時，北風，秋，民多死者。

終日北風，大病，死者十有六。

正月朔日，風從南方來，名曰旱鄉。

從西方來，命曰白骨將將，國有殃，人多死亡。

正月朔日，風從東南方來，發屋，揚沙石，國有大災。

正月朔日，風從東南行，春，有死亡。

正月朔日，天和溫不風，糴賤，民不病。天寒而風，糴貴，民多病。

此所以候歲之虛風，賊傷人者。

二月，丑，不風，民多心腹病。

三月，戌，不溫，民多寒熱。

四月，巳，不暑，民多病癉。

十月，申，不寒，民多暴死。

諸謂風者，皆發屋，折樹木，揚沙石，起豪毛，(開)【發】腠理。

案，此言風來之狀也，皆外來者也。　今見日鈔本寫作發腠理。

痹論

平按，此篇自篇首至逢溼則縱黄帝曰善，見《素問》卷十二第四十三《痹論》篇。自黄帝問於岐伯曰周痹之在身也至陰陽之病也，見《靈樞》卷五第二十七《周痹》篇。自問曰人有身寒至不相有也曰死，見《素問》卷九第三十四《逆調論》篇。自風痹淫病至末，見《靈樞》卷五第二十四《厥病》篇。又自篇首至故不爲痹黄帝曰善，見《甲乙經》卷十第一上篇。自問曰痹或痛或不痛至逢溼則縱黄帝曰善，見《甲乙經》卷十第一下篇。自黄帝問於岐伯曰周痹之在身也至轉引而行之，見《甲乙經》卷十第一上篇。自問曰人有身寒至是人當攣節，見《甲乙經》卷十第一下篇。自問曰人之肉苛者至不相有也曰死，見《甲乙經》卷十二第三。自風痹淫病至末，見《甲乙經》卷十第一下篇。

黄帝問岐伯曰，痹安生。

岐伯曰，風寒溼三氣雜至，合而爲痹。

其風氣勝者爲行痹，寒氣勝者爲痛痹，溼氣勝者爲著痹。

案，楊注云，若三合一多，卽別受痹名。故三中風多，名爲行痹，謂其痹病轉移不住，故曰行痹。三中寒多，陰盛爲痛，故曰痛痹。三中溼氣多，住而不移轉，故曰著痹，著，住也。此三種病，三氣共成，異於他病，有寒有熱，有痛不痛，皆名爲痹也。

高按，古文溼濕有別。水溼爲溼，隰陂下曰濕。　三氣雜至，雜，不一也，有先後至者，有雖同至而各有輕重緩急者。　合而爲痹，合，幷也，加也，又同和(音或)，雜也。　風氣勝者爲行痹，爲，發病也。三氣雜至成痹，風氣獨勝者發爲行痹。

問曰，其五者何也。

答曰，以冬遇此者，爲骨痹。

以春遇此者，爲筋痹。　以夏遇此者，爲脈痹。

以至陰遇此者，爲肌痹。　以秋遇此者，爲皮痹。

案，楊注云，至陰，六月，脾所主也。　高按，六月長夏，脾主之。又，至陰者，太陰也，脾土也。

問曰，内舍五藏六府，何氣使然。

答曰，五藏皆有合，病久而不去，内舍其合。故曰，

骨痹不已，復感於邪，内舍於腎。

筋痹不已，復感於邪，内舍於肝。

脈痹不已，復感於邪，内舍於心。

肌痹不已，復感於邪，内舍於脾。

皮痹不已，復感於邪，内舍於肺。

案，楊注云，五藏合者，五藏五輸之中皆有合也。諸脈從外來合五藏之處，故合爲内也。是以骨筋脈肌皮等五痹，久而不已，内舍於合。在合時復感邪之氣，轉入於藏，入藏者死也。　高按，合，同和，胡臥切，應也，應和。五藏應和五體曰合。

所謂痹者，各以其時，重感於寒溫之氣也。

案，時，節氣，時序。亦指時氣，因時受病，時氣亦可謂病氣也，故有重感之者。各以其時，其時者，感邪受病之時也。寒溫之氣，概言外感之氣，因加三虚爲傷。關鍵在於重字（直容切，平聲）。

諸痹不已，亦益於内。其風氣勝者，其人易已也。

案，楊注云，所謂五痹不已者，各以其時而重感賊邪寒溫之氣。益内五藏之痹者，死。益風者，易已也。　高按，益於内者，謂痹不已，則與内病加也，内病者，藏府血氣之宿疾故病也。相加爲患，故難已，若今人所謂病理產物亦爲致病因素。風氣勝而易者，料有兩端，其一，風能勝溼，能生内熱内燥，故風邪盛者寒溼之氣必不可比勝。其二，風氣善動則血氣易動，故痹易已也。

問曰，其時有死者，或疼久者，或易已者，其故何也。

答曰，其入藏者死，其留連筋骨間者疼久。其流皮膚間者易已。

案，楊注云，（膈）【隔】著相繫，在於筋骨之間，故筋骨疼痛也。　高按，時，猶或也。　流皮膚間之流字，應於風氣勝之風氣。　又楊注膈字，今見日鈔本寫作隔。隔者疏，著者覶。

問曰，客六府者，何也。

答曰，此亦由其食飲居處，而爲病本。六府各有輸，風寒溼氣中其輸，而食飲應之，循輸而入，各舍其府。

案，楊注云，風寒溼等三氣外邪中於府輸，飲食居處内邪應内以引外，故痹入六府中。其輸者，亦府之合也。　高按，食飲應之者，非謂必有内邪，乃食飲居處有所偏頗也,與風寒溼相得相加而爲病。　輸者轉輸,送也,氣機上下出入之處也,送氣之所也。本書卷第十一之《本輸》篇楊注云,輸,送致聚也。　又,由其食飲居處,其,今見日鈔本寫作甚。

問曰,以鍼治之,奈何。

答曰,五藏有輸,六府有合,循脈之分,各有所發,各治其遇,則病瘳已。

案,楊注云,五藏輸者,療痹法取五藏之輸。問曰,療痹之要,以痛爲輸,今此乃取五藏之輸,何以通之。答曰,有痛之痹,可以痛爲輸。不痛之痹,若爲以痛爲輸。故知量其所宜,以取其當,是醫之意也。療六府之痹,當取其合,良以藏府輸合皆有藏府脈氣所發,故伺而誅之。　高按,上條言六府各有輸,此條言藏輸府合,皆言正邪出入轉合之處。　又,各有所發,各治其遇,所發,發病病因。遇,合也,相得也。診斷明確,治療得當。

問曰,營衛之氣,亦合人痹乎。　案,此合字他書作令,皆誤,詳見下解。人,患痹之人。

答曰,營者,水穀之精氣也。和調於五藏,灑陳於六府,乃能入於脈。故循脈之下,貫五藏,絡六府。

案,水穀之精氣,卽血氣。　乃能入於脈,乃,猶其也,下文論衛氣曰其不能入於脈。　血氣入脈者爲營氣,故循脈上下可貫之藏府,可發起聯絡。　循脈之下,謂營氣因脈而行其事,下,臣也,從事之曰下,《戰國策·魏二》“必多割埊以深下王”,鮑彪云,下,亦事也。　平按,之下《素問》《甲乙》作上下。

衛氣者,水穀之悍氣也,其氣(慄)【慓】疾滑利,其不能入於脈,故循皮膚之內,分肉之間,熏於胃募,散於胷腹。

案,水穀之悍氣者,亦是水穀精微卽血氣之一部分,不能以爲水穀爲人所用而成兩種氣。血氣之用有別,在脈者營氣,脈外者衛氣,在藏府者成藏府之氣血,在經絡骨肉筋皮者爲經絡骨肉筋皮之氣血,其實一也。言慓疾滑利者是指明悍氣之所以悍。言其不能入於脈者是指明其用在脈外。　又,慓,本書原文作慄,誤。慓,同剽,急也,急疾也。　又,散於胷腹,散,《甲乙經》作聚,當參看,剽悍疾走,熏於胃募,散亦同熏,言其用也,然有所出,有所用,亦必有所守聚也。　又,胃募,《素問》作肓膜。

逆其氣則疾,順其氣則愈,不與寒溼風氣合,故不爲痹。

案,此逆順其氣者,言營衛之氣也。　上文言食飲居處與風寒溼有所合應者,是有所偏頗也。人之營衛之氣,固然有有餘有不足,有逆之有順之,但不與外邪相合者,恆爲正氣也,無所偏頗,故營衛之氣不與寒溼風同惡,卽痹之爲病,非乃營衛之氣與三邪相搏結而致病者也。是故，上文所問營衛之氣亦合人痹乎，合，相得也。合字不當作令字則明矣。况前文明言乃風寒溼雜著令人痹者，在於外邪也。　又，不爲痹者，爲，又有施爲治療之義，故亦可理解爲痹已成，則營衛之氣無所施爲也，故常見患痹之人營衛如常者。

黄帝曰，善。

高按，讀此節問答心得有三，

一，營衛乃人之正氣，逆之病，順之安，不與邪合而作祟。

一，"諸痹不已，亦益於内。"益，加也。加，犯也。諸痹不已，或益于故病，或犯及藏府，是痹之加也，毋以營衛同惡也。

一，"各有所發，各治其遇。"各有所發者，謂病因，發病之因也。各治其遇，遇者，見也，所見之徵也，病也。然遇者，亦合也，會也，通耦，志相得也，故各治其遇者，病因也明，發病也有徵，診之塙矣，治則必相得也。

問曰，痹，或痛，或不痛，或不仁，或寒，或熱，或燥，或溼者，其故何也。

答曰，痛者，其寒氣多，有衣寒，故爲痛。

案，有，又也。衣寒，衣單而寒。謂既病寒邪，又失調攝。

其不仁者，其病久入深，營衛之行濇，經絡時疏，疏而不痛，皮膚不營，故爲不仁。

案，楊注，仁者，親也，覺也。營衛及經絡之氣疏澀，不營皮膚，神不至於皮膚之中，故皮膚不覺痛癢，名曰不仁。　高按，疏者，疏于榮養也，緩也。　神者，血氣也。

其寒者，陽氣少，陰氣多，與病相益，故寒。

案，楊注云，所感陽熱氣少，陰寒氣多，與先所病相益，故痹爲寒也。　高按，素有陽虚陰盛，痹之所益，則以痛爲著。素體陽虚陰盛，未必皆是故病。下同。

其熱者，陽氣多，陰氣少，病氣勝陽遭陰，故爲痹熱。

案，遭者，遇也。病氣勝陽遭陰者，病氣挾勝陽遇陰也。

其多寒，汗而濡者，此其逢溼甚，其陽氣少，陰氣盛，兩氣相感，故寒，汗出濡。

案，汗溼漬潤皆可言濡。須往兩氣相感處著眼，寒與溼相感，陽少陰盛，故汗出而漬濡爲溼(痹)。今見患痹而汗出，則防風羌獨活非所宜，而必用附子川草烏者，是也。

夫痹之爲病，不痛，何也。

曰，痹在骨則重，在脈則血涘而不流，在筋【則】屈不伸，在肉則不知，在皮則寒，故具此五者則不痛。

案，不流，遲滯不暢，非絕流不行也。如前文所謂疏濇，其實質乃失于血氣之榮養也。故和血通絡，甚至活血化瘀之劑，無不有榮潤之義。故健脾益氣之劑，又不得少芳香溫化之輔。皆生生之義也。　又，依上下文，當補一則字。

凡痹之類，逢寒則急，逢溼則縱。

案，總結一句。不言逢風者，前文有"其風氣勝者，其人易已也。"

黃帝曰，善。

黃帝問於岐伯曰，周痹之在身也，上下移徙，隨脈上下，左右相應，閒不容空。願聞此痛之在血脈之中耶，將在分肉之閒乎，何以致是。其痛之移也，閒不及下鍼。其蓄痛之時，不及定治，而痛已止矣，何道使然，願聞其故。

案，楊注云，夫周痹者，邪居分肉之閒，令正氣循身不周，邪與周爲痹，故稱周痹。今帝之意，言其痹痛，循(行)【形】上下，移徙往來，無處不至，名爲周痹。岐伯之意，言於此痹，行於衆處，可爲衆痹，非周痹也。　高按，蓄痛，蓄，聚也。蓄而痛甚。今《靈樞》作慉痛。慉，起也，興也，義勝可從。

岐伯對曰，此衆痹也，非周痹也。

黃帝曰，願聞衆痹。

岐伯對曰，此各在其處，更發更止，更居更起，以右應左，以左應右，非能周也，更發更休。

案，楊注云，言衆痹在身左右之處，更身而發，不能周身，故曰衆痹。居起，動靜也。　高按，此理或可用於闡釋惡性腫瘤之多處轉移，非周行也，乃各在其處也，譬之星火燎原，其起雖一義，其相應者則各在其處也。

黃帝曰，善。刺之奈何。

岐伯對曰，刺此者，痛雖已止，必刺其處，勿令復起。

黃帝曰，善。願聞周痹，何如。

岐伯對曰，周痹者，在血脈之中，隨脈以上，循脈以下，不能左右，各當其所。

案，楊注云，言周痹之狀，痹在血脈之中，循脈上下，不能在其左右，不移其處，但以壅其眞氣，使營身不周，故名周痹也。

高按，周，交也，乃不周風之周。《説文》曰，“風，八風也。”“西北曰不周風。”《易乾元序制記》云，兑，“九四立冬，始冰，不周風。”《太平御覽·天部九》引《春秋考異郵》云，“四十五日不周風至。不周者，不交也，陰陽未合化也。”故下文有眞氣不能周語，故其治在令血氣合和也。又周痹者，亦謂其痹之所在，有以血脈相承，上下交結，而無左右之居起休發，其刺亦必上下先後交應也。　又，不能左右者，無左右之名，無左右之交。　各當其所，當，主也。

黄帝曰，善。刺之奈何。岐伯對曰，

痛從上下者，先刺其下以遏之，後刺其上以脱之。

痛從下上者，先刺其上以遏之，後刺其下以脱之。

黄帝曰，善。此痛安生，何因而有名。岐伯對曰，

風寒溼氣，客於分肉之間，迫切而爲沫，沫得寒則聚，聚排分肉而裂分也，分裂則痛。痛則神歸之，神歸之則熱，熱則痛解，痛解則厥，厥則他痹發，則如是。

案，沫，《莊子·大宗師》云，相呴以濕，相濡以沫。　所謂沫在分肉間者，乃是筋膜滑膜間津液失血氣之養而成者也。　排分肉，排，斥也，充也。此風寒溼痹致痛之病理。　古人亦必有解剖所見者也。古人以爲痹處有沫聚排而致痛者，大約有類今人所謂炎性反應。

黄帝曰，善。余已得其意矣。

此内不在藏，外未發於皮，獨居分肉之間，眞氣不能周，故命曰周痹。

案，眞氣不能周者，血氣未得合化也。以不能周而命曰周痹者，反義成名也。　又，疑此句前脱岐伯曰。

故刺痹者，必先切循其下之六經，視其虚實，及大絡之血，而結不通，及虚而脈陷空者，調之，熨而通其瘈緊，轉引而行之。

案，平按，下之六經，《甲乙》作上下之大經。　高按，此治周痹也。痹而瘈緊者，血氣結而不通，不周之所也。

黄帝曰，善，余以得其意矣，又得其事也。

人九者，經絡之理，十二經脈陰陽之病也。

案，楊注云，得其事者，謂得之人法於九野，經絡陰陽之病也。　高按，人九二字難解。所謂經絡之理即黄帝所言之得其意，十二經脈之病即得其事也。生理病理也。　人九及以下一十六字，《靈樞》作，九者，經巽之理，十二經脈陰陽之病也。一十五字。宋林至《易裨傳·極數篇》曰，天一地二人三，天四地五人六，天七地八人九。若依此，則人九可謂人天地之變化也。　又，九者，數之極也，或若九野九州九域之概言天下，人九者，乃概言人體者乎。

問曰，人有身寒，湯火不能熱也，厚衣不能溫也，然不凍慄，此爲何病。

案，楊注云，人身體冷而不覺寒，其病難知，故須問也。　高按，慄，或當作溧，寒也。凍溧，甚寒也。清徐鼒《小腆紀年附考》卷第十七云，"海賊赤腳，可乘凍溧擊之。"

答曰，是人者，素腎氣勝，以水爲事，太陽氣衰，腎脂枯不長，一水不能勝兩火。腎者水也，而主骨，故腎不生則髓不能滿，故寒甚至骨。　案，楊注云，素，先也。　高按，腎氣勝，勝，強也，亢也，勝出也。以水爲事，事，業也。言先由腎氣之勝，業于水而無所病，或雖有所受而初無所苦，事，亦可謂病。久則太陽氣化失利，則腎脂枯。所謂腎脂者，腎之本藏體也。故一水者，腎也。不能勝兩火，勝，任也，舉也，擔負也，濟也。兩火，一則太陽之氣化曰火，一則腎陽曰火，腎主命門亦火。　又，腎者水藏，故曰一水。一不能在下涵肝木，二不能向上濟心火。故楊注云，其人腎氣先勝，足太陽腎府又衰，腎脂枯竭不能潤長，以其一腎藏府之水，與心肝二陽同在一身，爲陽所擊，一水不勝二陽，故反爲寒，至於骨髓，衣火不能溫也。

所以不能凍慄者，肝，一陽也。心，二陽也。腎，孤藏也，一水不能勝上二火。故不能凍慄者，病名曰骨痹，是人當攣節。

案，楊注云，雖寒至骨，二陽猶勝，故不覺寒慄，遂爲骨痹之病。是人當爲骨節拘攣也。一本攣爲變，人有此病，必節操變改也。　高按，腎不生而太陽氣衰，是本無陽，故無寒也，雖寒氣至骨而不身覺者，乃無陽以應也。　又，兩不能凍溧之能字疑衍。

問曰，人之肉苛者，何也。雖近衣絮，猶尚苛也，是爲何病也。

答曰，營氣虛，衛氣實。衛氣虛則不仁而不用。營衛俱虛，則不仁且不用，肉如苛也，人身與志不相有也，曰死。　案，楊注云，苛音柯，有本爲苛，皆不仁之甚也。　高按，苛，妎也，覆也。言其皮肉如外所覆而不仁。又，後世殼讀苛音者，義近。近衣絮以爲保溫得暖可去如苛之不仁，然未可者，不仁之甚也，責之營衛之虛也。　又，此章疑有脫誤，或當讀作，【**營氣虛衛氣實則不仁，衛氣虛則不用，營衛俱虛則不仁且不用。**】衛氣實，實，壅塞不通也，下文云，衛氣不行則爲不仁，是也。

風痹淫病不可已者，足如履冰，時如湯入，腹中脹，脛淫濼，煩心，頭痛，時歐，時悗，(眩)【旋】以汗出，久則目眩，悲以喜恐，短氣不樂，不出三年，死。

案，風溼之痹，浸淫日久，則溼趨於下，迫熱於上，加之風邪而見如上。　悗當作悗，《甲乙》作悶，是也，今見日鈔本寫作悤。　又，眩以汗出，眩當作旋，音相近，涉下而誤。　又，悲以喜恐，以，與也。　濼，同洛，洛繹。《春秋説題辭》云，洛之爲言繹也。言水繹繹光耀也（《初學記·地部中·洛水》）。繹，布陳也。淫濼，可謂漫腫皃。

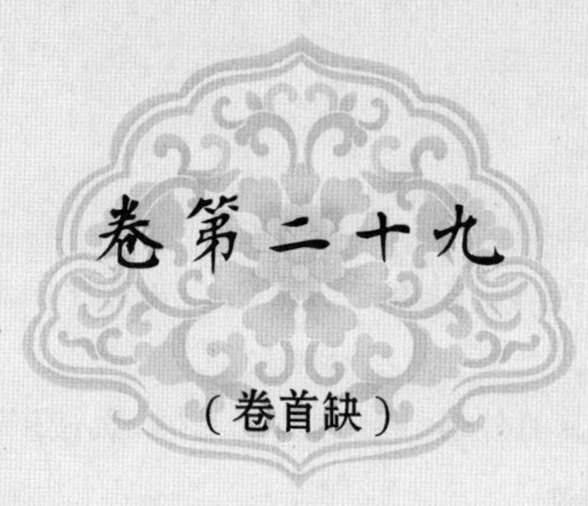

卷第二十九

（卷首缺）

氣論

平按，此篇自堅字以上已佚，篇目亦不可考。袁刻從《靈樞·刺節眞邪》篇自黃帝曰有一脈生數十病者節錄補入。查，自黃帝曰有一脈生數十病者至岐伯曰此邪氣之所生也一段，已見本書卷第二十二《五邪刺》篇，未免重出。兹特從《靈樞·刺節眞邪》篇黃帝曰余聞氣者有眞氣以下至手按之，補於堅字之上。其自堅有所結至末，見《靈樞》卷十一第七十五《刺節眞邪》篇，又見《甲乙經》卷十一第九下篇。

黃帝曰，余聞氣者，有眞氣，有正氣，有邪氣，何謂眞氣。

岐伯曰，眞氣者，所受於天，與穀氣幷而充身也。

案，眞氣，所謂受於天者，與生則懷之，人之爲人者乃因懷此眞氣。究之固然有先天後天之别，有受之父母與源自自養之異，然其與血氣，則一也，故云，眞氣者，血氣也。故云，穀氣在者血氣所存，血氣存者穀氣乃行。

正氣者，正風也，從一方來，非實風，又非虛風也。

案，在天地曰正氣。人之生於天地之間，必受正氣之熏蒸。前卷楊注云，人之生也，感風氣以生。是也。

邪氣者，虛風之賊傷人也，其中人也深，不能自去。

案，邪氣之傷害人者，虛風也，故又謂之虛邪。

正風者，其中人也淺，合而自去。其氣來柔弱，不能勝眞氣，故自去。

虛邪之中人也，洒淅動形，起毫毛而發腠理，其入深。

內搏於骨，則爲骨痹。

案，搏，通薄，迫也。《靈樞》作摶，《甲乙》作薄。搏薄摶義近，辨之則交爭者曰搏，迫而附著曰薄，團結曰摶。摶又有和合之義，有神氣，含生機。

搏於筋，則爲筋攣。

搏於脈中，則爲血閉，不通，則爲癰。

搏於肉，與衛氣相搏。陽勝者則爲熱。陰勝者則爲寒，寒則眞氣去，去則虚，虚則寒。

搏於皮膚之間，其氣外發，腠理開，毫毛搖，氣往來行，則爲癢。

留而不去則痹。

衛氣不行，則爲不仁。

案，衛氣不行即上文之衛氣實也，實而不行者，壅塞不通也。

虚邪偏容於身半，其入深，内居營衛，營衛稍衰，則眞氣去，邪氣獨留，發爲偏枯。其邪氣淺者，脈偏痛。

案，偏容於身半者，身半皆受邪也。則邪氣淺者未能偏於身半，故曰偏痛。脈，筋脈。

虚邪之入於身也深，寒與熱相搏，久留而内著。寒勝其熱，則骨疼肉枯。熱勝其寒，則爛肉腐肌，爲膿，内傷骨，内傷骨爲骨蝕。

案，古人衣食粗簡，居多平隰，勞力而作，陽常耗散，易受寒中（今人安逸勞心，陽常不振而陰常損），眞氣接之則如熱爭寒。熱者，眞氣之作也，非中寒熱兩邪也。　久留而内著，留，淹滯不去。内，深入曰内。　寒勝者痛，久病入深則傷肉切骨。熱勝者眞氣來并，邪深不得去，故化膿爛肌，發爲骨蝕。　又，内傷骨三字疑衍，讀若【**熱勝其寒，則爛肉腐肌，爲膿，内傷骨爲骨蝕。**】

有所疾前筋，筋屈不得伸，邪氣居其間而不反，發爲筋溜。

案，有所者，或然也，下同。　疾，病也，苦也。　前，同翦，淺也，淺筋，可見之筋。　又，翦有殺伐之義，翦筋，傷於筋也。亦通。

有所結，氣歸之，衛氣留之，不得反，津液久留，合而爲腸溜，久者數歲乃成，以手按之柔。

案，不反，或不得反，謂不能反正也，即血氣不復。

已有所結，氣歸之，津液留之，邪氣中之，凝結日以易甚，連以聚居，爲昔瘤，以手按之堅。　案，凝結，如水冰之結也。　本已結而血氣津液稽留不去，加之邪氣中之，則易更甚。易，變也，病也，又輕易也。　連以聚居者，傍有所連，一併聚居不移也。　昔瘤，昔，乾肉。昔有久義，肉久曰昔。故昔瘤者，日久不去之瘤，如肉久而堅。　所謂數歲而成，又日以易甚，連以聚居者，久矣。　結而成聚成積者，在於血氣歸之而不得反其正也，故其治在益氣寧血，撥亂反正。

有所結，深中骨，氣因於骨，骨與氣幷，日以益大，則爲骨疽。

案，氣因於骨，血氣就之，兩相搏結。病深不去，血氣內敗，無熱，乃成疽。

有所結，中於肉，氣歸之，邪留而不去。有熱，則化而爲膿。無熱，則爲肉疽。

案，疽者無熱。氣歸之，歸，卽上文氣因於骨之因，應也，就也。

凡此數氣者，其發無常處，而有常名也。

案，數氣，病氣，病也。

津液

平按，此篇自篇首至末，見《靈樞》卷六第三十六《五癃津液別》篇，又見《甲乙經》卷一第十三。

黃帝問岐伯曰，水穀入於口，輸於腸胃，其液別爲五。天寒衣薄，則爲溺與氣。天熱衣厚，則爲汗。悲哀氣幷，則爲泣。中熱胃緩，則爲唾。邪氣內逆，則氣爲之閉塞而不行，不行則爲水脹。余知其然也，不知其(所)【何】由生，願聞其說。

岐伯答曰，水穀皆入於口，其味有五，各注其海，津液各走其道。

案，海，大水也，受萬川之泄(《慧琳音義》)。海爲澤宗(《周禮·春官·大宗伯》賈公彥疏)。各歸其海者，五味雖別于各，入口則皆歸於水穀之海也。以水穀之海爲澤宗，既是水穀五味歸所，又是津液所生處。水穀之海充，則津液由是足，方能各行其道。　又，不知其所由生，所，今見日鈔本寫作何。

故上焦出氣，以溫肌肉，充皮膚，爲津。其留而不行者，爲液。

案，譬之如在上焦者，可隨氣爲津。或其不隨氣上下出入者，爲液。

天暑衣厚則腠理開，故汗出。

案，隨氣出入者可爲汗。

寒留於分肉之間，沫聚則爲痛。

案，分肉間液受寒則可作痛。聚，竢聚不滑，筋膜間液不滑則痛。爲沫，則迫裂分肉作痛。

天寒則腠理閉，氣濇不行，水下溜於膀胱，則爲溺與氣。

案，此腠理閉與氣濇皆生理，非病理。溺與氣，氣乃水氣。

五藏六府，心爲之主，耳爲之聽，目爲之候，肺爲之相，肝爲之將，脾爲之衛，腎爲之主水。

案，此皆可遣用津液之例。候，伺望也（《說文》），斥候之候。相者輔佐之官，將者將軍決斷，衛者守衛之厚，主水者以濟之之官。

故五藏六府之津液，盡上滲於目，心悲氣并則心系急，急則肺葉舉，舉則液上溢。夫心系舉肺，不能常舉，乍上乍下，故呿而泣出矣。

案，故，發語辭。 所謂久視傷血者，先傷津液也，故先有目澀。 心系舉肺，即心系急則肺葉舉之省語。 乍上乍下者，謂或上或下如相引也，液隨氣行。 呿，楊注云，音去，呿者，泣出之時，引氣張口也。 高按，呿又作故。《玄應音義》欠故，又作呿，同。丘庶反。引《通俗文》云，張口運氣謂之欠故。《慧琳音義》引《埤蒼》云，張口頻伸也。 段注《說文》云，故音邱據切，欠故，古有此語，今俗曰呵欠。 故呿而泣出者，亦可指呵欠而淚出。

中熱則胃中消穀，穀消則蟲上下作，腸胃充郭，故緩，緩則氣逆，故唾出。

案，蟲，今見日鈔本寫作虫。楊注以爲蟲者爲三種蟲病，未安。古人虫蟲有別。虫，又音義同虺，虺虺者動聲也，《詩·邶風》"虺虺其雷。"于此或可言腸鳴上下而作。且書中蟲動之言，不排除對腸蠕動之描述，如此句。蟲者，蝡動之名（《說文》段注）。蟲之爲言屈伸也（《爾雅》郝疏引）。 又，此唾出未必是病症。 又，郭，古博切，張也，大也，又與廓擴通，亦充也。楊注云，郭者，胷臆也。失之。 又，中熱消穀者易飢，腸胃空廓則欲飲食，故氣上唾出。亦爲一說。 又，緩，寬也，舒也，動搖放縱曰緩。

五穀之津液，和合而爲膏者，內滲入於骨空，補益腦髓，而下流於陰。

案，膏，脂也，澤也，肥也。《廣韻》引《春秋元命苞》云，膏者，神之液也。

陰陽不和使，則液溢而下流於陰，髓液皆減而下，下過度則虛，虛故骨脊痛而胻痠。

案，津液不成膏脂，爲水液而溢。不和使，不堪用也。下，有所損失曰下，減而下，減下同義。下流於陰，謂于陰分有所流失也。

陰陽氣道不通，四海閉塞，三焦不寫，津液不化，水穀并於腸胃之中，別於迴腸，留於下焦，不得滲膀胱，則下焦脹，水溢則爲水脹。

案，氣道不通，不通，即"不和使"。 寫，轉輸也。 水穀并於腸胃之中者，水穀并而不和使也。 又，經文水脹，今整理本誤作水賬。

此津液五別之順逆。

水論

平按，此篇自篇首至末，見《素問》卷二十四第八十一《解精微論》篇。自曰請問哭泣而淚不出者至末，見《甲乙經》卷十二第一。

黃帝坐明堂。雷公曰，臣受業，傳之以教，皆以經論，從容形法，陰陽刺灸，湯液藥滋，所行治，有賢不肖，未必能十全，謹聞命矣。

案，楊注，從容者，詳審皃也。　高按，教授醫學，先在經論，使了然于胷，乃可辨陰陽表裏之刺灸，乃可用湯液藥滋之治法。從容者了然在胷也，楊注得之。形法者，謂可見之徵狀及其生理病理之道。　命，教也。　從容，今見日鈔本，經文寫作縱容，楊注寫作從容。又，從容者，舉動也，言行舉止有其常度節度亦謂之從容。舒緩閒暇亦謂之從容，了然自得也。

黃帝曰，若先言悲哀喜怒，燥溼寒暑，陰陽婦女。

案，可謂三因論之濫觴。

請問其所以然者，卑賤富貴，人之形體，所從羣下，通使臨事，以適道術，謹聞命矣。

案，卑賤者，徑察其形體可也。富貴者，察其扈從而知其有謀在心。診病施治，皆有跡可循，合於醫理醫術。通使，卽上文之和使。事者，諸事之變，病事乃是一端。

請問其有俛愚仆偏之問不在經者，敢問其狀。

案，俛，俯也，低也，下也，又通勉強之勉，以諭學識低下勉強之問。仆，朴也。偏，不正，偏執。以諭初學者純樸好問。俛愚仆偏之問，以謙辭問不在經者。不在經，謂不在醫理所述之中，不經之問也。　又，《素問》，俛作毚，偏作漏。狡黠，善辯而多問可謂毚。漏通陋，寡聞而問可曰陋。又，毚，淺微也。《論衡·定賢篇》云，"有方，篤劇猶治。無方，毚微不愈。"則毚愚爲一詞，仆偏爲一詞。毚愚者學淺遲鈍，仆偏者單純固執，故有問不在經者，謙辭也。故而黃帝曰大，大者自謙好學之德。

黃帝曰，大矣。

曰，請問哭泣而淚不出者，若出而少涕，其故何也。

黃帝曰，在經。

又復問曰，不知水所從生，涕所從出。

案，泣涕淚本爲一物，強分別之，則從目出者曰淚，無論悲喜迎風赤肉白翳，目出水皆曰淚。而涕泣者多以悲喜言事，無聲爲泣。自鼻出可謂涕，而不言泣。因自鼻出，故古人又以涕爲腦液所生，是以鼻淵（鼻洟）腦漏皆言涕不言泣。

黄帝曰，若問此者，無益於治，工之所知，道之所生也。

夫心者，五藏專精也。目者，其竅也。華色者，其榮也。是以人有得也，則氣知於目。有亡也，憂知於色。是以悲哀則泣下。泣下，水所由生。

案，《淮南鴻烈·精神訓》云，是故血氣者，人之華也。而五藏者，人之精也。夫血氣能專於五藏而不外越，則胷腹充而嗜欲省矣。耳目清，聽視達，謂之明。五藏能屬於心而無乖，則教志勝而行不僻矣。　知，見也。【泣下［者］，水所由生［也］。】

水宗者精。水者，至陰。至陰者，腎之精也，宗精之水所由。不出者，是精持之也，輔裹之，故水不行也。

案，楊注云，宗，本也。水之本，是腎之精，至陰者也。則知人之哭，泣不出者，是至陰本精輔裹持之，故不得出之矣。　高按，此言泣也，由目出，故可由精持裹之。裹持水精者必爲火精，心神也，神志相濟者可自持，故雖有悲志而可無淚。　又，水宗者精，水謂淚水，卽泣涕也。宗，尊也，本也，流派所出，人物所歸往皆可言宗。者，通諸，於也。淚水本于精也。

夫水之精爲志，火之精爲神，是以目之水不生也。

案，水之精在腎，火之精在心。進一步闡釋。

故以人彥言曰，心悲名志悲。

案，名字或不塙，鈔本此字缺壞。彥字傍注語載反。

心與精共湊目也，是以俱悲則神氣傳於心精，上不傳於志也，而志獨悲，故泣出也。

案，神氣不上傳於志，泣下之水無所裹持。　平按，心與精，《素問》《甲乙》同作志與心精。依上下文，作志與心精義勝，然既引彥言心志爲一，則心與精者亦卽志與精也。

涕泣之者腦。腦者，【髓之】陽也。髓者，骨之充也。故腦滲爲涕。

案，腦者陽也，當作腦者髓之陽也。腦爲至高之位爲陽，本書卷第三十之《雜病》篇論頭齒痛云，髓者，以腦爲主。主君亦陽也。深，由高而下曰深。　又，陽或作陰，深或作滲。　又，目窠鼻竅皆乃頭骨之孔，涕泣出之，目窠含目系，鼻竅則深入於腦，故泣則言水言精，涕則言腦言髓。

故夫志者，骨之主也。是以水流涕從之者，行其類也。

案，骨之主者，腎也，腎又主水，故曰行其類。涕，並言泣也，志所主也，故志悲則涕泣下。

夫涕之與泣也，譬如人之兄弟也，急則俱死，出則俱亡。其志以搖悲，是以涕泣俱出而横行。是故涕泣俱出相從，志所屬之類也。

案，急則俱死，出則俱亡，謂兄弟之情義。涕泣則俱出或俱不出。

雷公曰，大矣。請問人哭泣而泣不出者，若出而少，涕不從，何也。

案，先問哭泣而淚不出，今言哭泣而泣不出者，緊承上文也。　哭泣，偏指哭而言。若出而少，若，或也。

黄帝曰，夫泣不下者，哭不悲也。不泣者，神不慈，志不悲，陰陽相持，泣安能獨來。

案，楊注云，神者爲陽。志者爲陰。神之失守，故慈。志之失守，故悲。　高按，慈，篤愛之。心藏神，今雖哭而不出乎心神，乃無悲志也，水火未濟，焉得哭泣。由是則慈悲至切而哭泣者，心腎之既濟也，人之常情也。

且夫志悲者，惋則冲陰，冲陰則志去目，志去目則神不守精，精神去目，涕泣出也。

案，此章，今見日鈔本寫作，【**且夫志悲者，（悦）【悗】則沖陰，沖陰則志去，志去目則神守精，二神去目，涕泣出也。**】惋，寫作悦。冲，寫作沖。志去兩字用重文符，目字不重。二神去目，二字爲清晰可辨之兩横，非類重文符，亦非平按所謂兩點。　楊注云，沖，虚也。志悲既甚，卽虚於陰，陰虚則志亡，志亡去目，則可神次守精，今神亦去目，故涕泣俱出。　高按，楊注與鈔本經文相副。悦乃悗之誤寫，悗，恍忽也，若有所失也。冲或與沖同，皆有虚，有穉幼之義，然冲者涌搖也。悲或悗者，非必虚陰也，可搖動陰液者也，使陰陽不相持。本書卷第二十七之《十二邪》篇云，故悲哀愁憂則心動，心動則五藏六府皆搖，搖則宗脈感，宗脈感則液道開。　是則冲有動義。存。

且子獨不誦念夫《經》言乎，厥則目無所見。

案，獨，猶甯也，豈也（《釋詞》）。厥則目無所見，卽所舉之經言。

夫人厥則陽氣幷於上，陰氣幷於下。

陽幷於上則火獨光。陰幷於下則手足寒，手足寒則脹。

案，陰幷於下則手足寒手足寒則脹，此一十三字疑錯置。

夫一水不勝兩火，故目（眥）【眥】而盲。　案，目眥而盲，眥當作呰。呰，音疵，《漢書·翟義傳》“固知我國有呰災”，顔師古曰，“呰，病也。”《文選·潘岳〈西征賦〉》“呰孝元於渭塋”，李善引鄭玄《禮記》注曰，“呰，毁也，將此切。”《史記·貨殖傳》“以故呰窳偷生”，裴駰《集解》云，“呰，弱也。”

是以衛氣之風，泣下而止。

案，楊注云，是衛氣將於邪風至目，遂令泣下，風乃止也。 高按，衛氣之風者，一則衛氣可達而御其風，泣下則風止 。一則謂衛氣之動也，雖可使泣下，而可止也。 平按《素問》《甲乙》作，是以氣衝風，泣下而不止。

夫風之中目，陽氣下守於精，是火氣循目也，故見風則泣出。

案，試解之曰，目者，精之上竅也。風氣中目，則陽氣下守精，下者內也。精亦自守之，故不能持水。 平按《素問》《甲乙》下守作內守。

有以比之，天之疾風乃能雨，此其類。

脹論

平按，此篇自篇首至惡有不下者乎，見《靈樞》卷六第三十五《脹論》篇，又見《甲乙經》卷八第三。自黄帝問於岐伯曰水與膚脹至亦刺去其血脈黄帝曰善，見《靈樞》卷九第五十七《水脹》篇，又見《甲乙經》卷八第四。自黄帝問於岐伯曰有病心腹滿至末，見《素問》卷十一第四十《腹中論》篇，《甲乙經》見同上。

黄帝曰，脈之應於寸口，何如而脹。

岐伯曰，其至大，堅以濇者，脹。 案，楊注云，脈之大者，多血少氣。濇者，亦多血少氣，微寒。脈口盛緊，傷於飲食。以其脈至，診有多血少氣，微寒，即是傷於飲食爲脹也。 高按，至者極也，以此言脈之脹者，極大而堅且濇者，脈體之脹象也。 以此言病之脹者，則脈大而濇，堅以實者，脹必有所積滯，不必傷食。治以溫。

黄帝曰，何以知府藏之脹也。 案，知，辨也。

岐伯曰，陰爲藏，而陽爲府。

案，楊注云，診得陰脈脹者以爲藏脹，診得陽脈脹以爲府脹也。

黄帝曰，夫氣之令人脹也，在於血脈之中耶，府藏之內乎。

岐伯曰，二者皆存焉，然非脹之舍也。

案，氣之令人脹，在血脈亦在藏府者，乃病因病機也，非其舍者，非脹病之徵狀所見也。 又，經文血脈，今整理本誤作血脹。

黄帝曰，願聞脹舍。

岐伯曰，夫脹者，皆在於府藏之外，排藏府而郭胷脅，脹皮膚，故命曰脹。

案，舉脹病之徵狀，即所舍見也。排郭脹，同張，充斥擴張。

黃帝曰，藏府之在胷脅腹裹之內也，若匣匱之藏禁器也，各有次舍，異名而同處一城之中，其氣各異，願聞其故。

案，異名而同處一城之中，其氣各異，各有氣血也。

岐伯曰，夫胷腹者，藏府之城郭也。(膻)【腹】中者，主之官也。胃者，大倉也。咽喉小腸者，傳道也。胃之五竅者，閭里門戶也。廉泉玉英者，津液之道也。故五藏六府，各有畔界，其病各有形狀。

案，楊注云，(膻)【腹】中有心肺之氣，故是藏府之官也。　又云，咽胃大腸小腸膀胱等竅，皆屬於胃，故是藏府閭里門戶也。　高按，膻中，經文及楊注，今見日鈔本，皆寫作腹中，疑膻中乃是蕭氏據《靈樞》《甲乙》改作。《易·明夷》"九四，入于左腹，獲明夷之心，于出門庭。象曰，入于左腹，獲心意也。"《詩·兔罝》"赳赳武夫，公侯腹心。"是故，凡胷腹之內，皆可言腹中。膻字不當。　又，主之官三字，《甲乙》作心主之中宮，《靈樞》作心主之宮城，不論文字是非同異，似欲強調膻中者乃城郭中樞要之地也，則膻中之義狹然專用，後世襲之。　又，《難經》有七衝門之說，飛門戶門吸門賁門幽門闌門魄門者也。　廉泉玉英乃言津液之在上下者，以概其道。　各有畔界者，各有所主也。　又，胃之五竅者閭里門戶也解，口咽及胃之上下口，大小便口五者，爲其門戶，閒之大腸小腸膀胱者，爲其閭里。　又，經文玉英，今整理本誤作王英。

營氣循脈【衛氣逆】爲脈脹。衛氣幷脈循分爲膚脹。

案，此脈脹膚脹兩脹字言充斥也，不必爲病狀。卽營氣充脈，衛氣張膚。　此條兩句，前句《靈樞》《甲乙經》同，作"營氣循脈衛氣逆爲脈脹"，多出三字。獨言營氣循脈爲脈脹則義略不安，當據改。　後句《靈樞》同本經，而《甲乙》作"衛氣幷血脈循分肉爲膚脹"，多血字和肉字。　脈之鼓脹而行者，非獨營氣之充血脈也，營氣在內，衛氣在外，逆，迎之也，兩相迎迓而脈流行不止者，則必鼓張而行矣，爲，成就也。　又，衛氣必幷脈而生，又充已之所分，成膚肉之張也。此脈脹膚脹固非病理，明矣。

三里而寫，近者一下，遠者三下。毋問虛實，工在疾寫。

案，楊注云，營氣循脈，周於腹郭爲脹，名爲脈脹。衛氣在於脈外，傍脈循於分肉之閒，聚氣排於分肉爲腫，稱爲膚脹。三里以爲脹之要穴，故不問虛實，皆須寫之。其病日近者可以鍼一寫。其日遠者，可三寫之。下者，脹消也。終須疾寫，可不致疑矣。

高按，依楊注，此爲治脹病之法，依本經下文"《脹論》言曰"云云，則此章以上爲論，以下爲病狀及治法，論末以一句治法啟下文。或乃則經文有所脫誤錯置。

然脹病多爲日久而成，則所謂近遠者乃謂急緩之狀，且病久者多虛，毋問虛實疾寫之言亦有失當之嫌。　今試解之曰，寫者，轉寫。此條緊承上條兩句而來，言脈脹膚脹營衛之轉寫，即所謂一張一弛之弛也，三里一弛者，非陡然之弛也，故有一下三下之謂，下亦寫也。三里者，指營衛之行，而非指足三里手三里之穴也。若因病而失此營衛轉寫，則毋論虛實當疾寫之。存。

黄帝曰，願聞脹形。岐伯曰，　案，這才説到脹病之形狀。

夫心脹者，煩心，短氣，臥不安。

肺脹者，虚滿，而喘欬。

肝脹者，脅下滿，而痛引少腹。

脾脹者，喜噦，四支急，體重不能衣。

腎脹者，腹滿，引背怏然，腰髀痛。

案，楊注云，氣在藏府之外，排藏府，郭胷脅，脹皮膚，時煩心短氣臥不安者，以爲心脹。知此，五藏六府脹皆放此，各從其藏府所由，脹狀有異耳。　高按，楊注放此，放，同倣。前文黄帝曰夫氣之令人脹也，故脹乃氣病爲先，症狀在病名之先，故如煩心短氣臥不安者其狀如心病故命曰心脹，虚滿而喘欬如肺病故命曰肺脹，非眞心藏脹，肺藏脹也，實乃在心部之氣，在肺部之氣病脹也。此亦古人命病名之常法也。　又，四支急，他本或作四肢煩悗，四肢悶者，古人語也。如巢氏《諸病源候論》卷十五《肺病候》引養生方導引法"肺藏病者，體胷背痛滿，四支煩悶，用嘘氣出，以兩手據地"云云。又如孫思邈《千金要方》卷二十七《養性》篇調氣法"肺藏病者，胷皆滿脹，四肢煩悶，相法"云云者。　據此，急，怠也，惰也，反義成訓，或乃怠急形似而誤者歟。

六府脹者，

胃脹，腹滿，胃管痛，鼻聞焦臭，妨於食，大便難。

大腸脹者，腸鳴而痛濯濯。冬日重感於寒則泄，食不化。

小腸脹者，少腹䐜脹，引腰而痛。

膀胱脹者，少腹滿而氣癃。

三焦脹者，氣滿於皮膚中，殼殼然而不堅。

膽脹者，脅下痛脹，口中苦，好太息。

案，楊注云，香爲脾臭，焦爲心臭，今脾胃之病聞焦臭者，以其子病，思聞母氣故也。殼，口角反，殼殼，□□皃。今殼殼，似實而不堅也。

高按，胃脹病而以焦爲心臭言，則知胃心相類，言其位也，非謂本藏府也。焦，本作燋。　濯濯，楊注云，腸中水聲也。　洩食不化，即飡洩，或飧洩，又或寫作殯洩或飱洩，或又寫作洩飡，其義同也，皆謂食入之物不待消化徑洩而出，或洩出之物如水穀未消而散。　又，小腸脹，其狀在少腹，其治在脾腎。　又，殼，本作殸，苦角切。

凡此諸脹，其道在一，明知逆順，鍼數不失。

案，楊注云，一者，唯知補寫也。補虛寫實得中，故不失也。　高按，其道在一者，言病理而非治則。　鍼數者，鍼法也。

寫虛補實，神去其室，致邪失正，眞不可定，粗之所敗，謂之夭命。

案，楊注云，神室，心藏也。補實寫虛傷神，故神去心室。神去心室，得於邪氣，失其四時正氣，致使眞僞莫定也。　高按，神者，血氣也。室者，守也。致邪失正乃是兩端，言其亂也。眞不可定，定亦守也，不能守其分也。　又，粗，謂粗工，與下文良工相對。

補虛寫實，神歸其室，久塞其空，謂之良工。

案，楊注云，神安其藏，故曰歸室。神得歸藏，自斯已去，長閉腠理，不令邪入，謂上工也。　高按，久，恆也，固而能久也。塞，安也(《方言》)。《書·秦誓序》正義曰，"築城守道謂之塞，言其要塞盜賊之路也。"塞，亦守也。其空者，其竅道也，言其所當之分也。血氣所在，固守其分也。

黃帝曰，脹者焉生，何因而有名。

岐伯曰，衞氣之在身也，常并脈循分，行有逆順，陰陽相隨，乃得天和，五藏更治，四時有序，五穀乃化。

案，天和者，自然之成。更治者，依序而平，治，平也。

然後厥氣在下，營衞留止，寒氣逆上，眞邪相攻，兩氣相薄，乃合爲脹。

案，楊注云，有寒厥之氣，留於營衞之閒，營衞不行，寒氣逆上，與正氣相薄，交爭憤起，謂之爲脹。　高按，然後者，承上之發語辭也。厥，《素問》王冰以來醫書皆作逆氣之病，然古文逆氣病當作瘚，從足下上氣曰瘚。又厥或作闕，缺也，不足也，如厥陰經之厥。又厥，發石也(《說文》)，頓也，又掘也(《匯纂》)，則可引申有切入深鑿之義，言病邪有切入嵌頓之勢也。又，厥絕音義相近，可釋厥逆肢冷，四支厥逆，乃血氣絕也。　合，交接一聚曰合。

黃帝曰，善。何以解惑。

岐伯曰，合之於眞，三合而得。

案，楊注云，行補寫時，近者一取，合於眞氣，即得病愈。遠者三取，合於眞氣。稱曰解惑之也。　高按，合之於眞，合，會同比較，參合也。三合而得者，再三參合之也。

黄帝曰，善。

黄帝問岐伯曰，《脹論》言曰，毋問虚實，工在疾寫，近者一下，遠者三下。今有其三而不下，其過焉在。

岐伯曰，此言陷於肉肓，而中氣穴者也。

案，楊注云，肉肓者，皮下肉上之膜也，量與肌膚同類。氣穴，謂是發脹脈氣所發穴也。　肓，原書作盲，今整理本編者據日鈔本，改作肓。

不中氣穴，則氣内閉。鍼不陷肓，則氣不行。不越中肉，則衞氣相亂，陰陽相遂。

案，中陷越三字盡顯鍼法之妙。　不越，平按《靈樞》《甲乙》作上越，可參。　相遂，《靈樞》作相逐，《甲乙》作相逆。楊注云，遂，并也。　高按，遂可通逐，逐者，強也，爭也（《匯纂》）。又遂，兩事各成可曰遂，陰陽相遂者，陰陽各成，并而不和。

其於脹也，當寫不寫，氣故不下，三而不下，必更其道，氣下乃止。不下，復始，可以萬全，惡有殆者乎。

其於脹也，必審其診，當寫則寫，當補則補，如鼓之應桴，惡有不下者乎。

黄帝問於岐伯曰，水與膚脹，鼓脹，腸覃，石瘕，石水，何以別。

岐伯曰，水始起也，目果上微癰，如臥新起之狀。頸脈動，時欬，陰股閒寒，足胻癰，腹乃大，其水已成也。

以手按其腹，隨手而起，如裹水之狀，此其候也。

案，癰同壅，壅也。

黄帝曰，膚脹何以候之。

岐伯曰，膚脹者，寒氣客於皮膚之閒，殼殼然不堅，腹大，身盡腫，皮厚，按其腹，窅而不起，腹色不變，此其候也。

案，殼殼然者，設設然也。

鼓脹何如。

岐伯曰，腹身皆大，大與膚脹等也，色倉黃，腹脈起，此其候也。

案，膚脹鼓脹不以腹大爲別。　倉黃，今整理本作蒼黃。

腸覃何如。

岐伯曰，寒氣客於腸外，與衛氣相薄，氣不得營，因其所繫，瘕而內著，惡氣乃起，息肉乃生。其始也，大如雞卵，稍以益大。至其成也，如懷子之狀，久者離歲。按之則堅，推之則移。月事以時。此其候也。

案，惡氣乃起，息肉乃生者，此言腫瘤之發病。

石瘕何如。

岐伯曰，石瘕生於胞中。寒氣客於子門，子門閉塞，氣不通，惡血當寫不寫，衃以留止，日以益大，狀如懷子，月事不以時下。皆生於女子，可導而下。

案，惡血不寫，爲衃留止，亦可以益大者，積也。

黃帝曰，膚脹鼓脹，可刺耶。

岐伯曰，先刺其腹之血絡，後調其經，亦刺去其血脈。

案，調，察也。依楊注及他本，亦刺去其血脈，當作血絡。

黃帝曰，善。

黃帝問於岐伯曰，有病心腹滿，且食則不能暮食，此爲何病。

岐伯曰，名爲(鼓)【穀】脹。

案，鼓脹，今見日鈔本寫作鼓脈脹三字，于義未安。今見《素問·腹中論》，新校正云，按《太素》鼓作穀。　高按，依上下文，作穀脹義勝，今據改。

曰，治之奈何。

曰，治之以雞醴，一齊知，(二)【一】齊而已。

案，二齊而已，今見日鈔本寫作，一齊而已。一，再一齊也。　又，雞醴，今見《素問·腹中論》作雞矢醴。

黃帝曰，其時有復發者，何也。

岐伯曰，此飲食不節，故時痛。雖然，其病且已，時當痛，氣聚於腹。　案，楊注云，氣滿心腹，故旦食暮不能也，是名鼓脹。可取雞糞作丸，熬令烟盛，以清酒一斗半沃之，承取汁，名曰雞醴，飲取汗，一齊不愈，至於二齊。非直獨療鼓脹，膚脹亦愈。

風水論

平按，此篇自篇首至故月事不來黄帝曰善哉，見《素問》卷九第三十三《評熱病論》篇。自黄帝問於岐伯曰有病龐然至末，見《素問》卷十三第四十七《奇病論》篇。又自篇首至末，見《甲乙經》卷八第五。

黄帝曰，有病腎風者，面胕，龐然壅，害於言，可刺不。

案，楊注云，胕，扶付反，義當腐也。龐，普江反。腎氣損腐，令面龐然起壅也，而言無聲，故曰害言。此爲腎風之狀，可刺以不也。　高按，胕有數義，肺胕之胕一，胕腫之胕一，胕足也一，楊注解作腐敗之腐則未當。　又，害，妨也，忌也。言道不利曰害，言語不利亦曰害，苦不盡其言亦可曰害。經文卷第八《經脈之一》篇云，腎足少陰之脈，其直者，"循喉嚨，俠舌本。"卷第九《經脈正別》篇云，足少陰之正，直者，"繫舌本。"故腎之爲病，可見言語不利。

岐伯曰，虚。虚不當刺，而刺，後五日其氣必至。

案，楊注云，如此狀者，腎風之狀。腎之重虚之風，不可刺也。刺之，至其水數滿日，其病氣當至也。除刺之日，後取五日，合有六日，水成數也。　高按，氣必至，至，極也。氣，病也。病本虚而刺又虚之，才刺則快，五日必病變至極，而見風水之症。　首先斷言此病爲虚，因虚而不當刺。又因正虚，病亦不盛，故誤刺之則病氣後極。　又，楊注除刺之日，除外刺療當日。

問曰，何如。答曰，

至必少氣，時熱，從胷背上至頭汗，手熱，口乾，(苦)【舌】渴，不能正偃，(正偃)則欬，病名曰風水。

案，此章經文疑有脱錯，依平按，據《素問》《甲乙》，及本經下文，經文苦渴下，當存【**小便黄，目下腫，腹中鳴，身重難以行，月事不來，煩而不能食。**】楊氏總結八候亦未及者，是所見不同也。　又，苦渴，今見日鈔本寫作舌渴，舌渴者，舌面乾涸乏津也，若作苦渴，則當有欲飲不欲飲之辨，今無，故不從，改之。況此言口乾舌渴，乃水病之狀，非謂飲之不足者也，下文亦云"舌乾"。　正偃二字鈔本不重，下文亦不重，固不重也，俱當改回。　則咳，則，猶或也，謂或咳或不咳，咳不多不顯著也。下文"臥則驚驚則咳甚"，甚，著也，多也。　又，口乾苦渴，下文作口苦舌乾。

黄帝曰，願聞其説。

岐伯曰，邪之所湊，其氣必虚。

陰虚者陽必湊之，故小便黄者，中有熱。　案，楊注云，邪湊虚，腎氣虚也。

腎氣既虛，則陽氣并之，故中有熱，小便黄也。　高按，并與湊同義。又，此條與《素問》《甲乙》文異，後者多出少氣時熱汗出句，並曰小便黄者少腹中有熱，或少腹氣熱云云者，可相参讀。

不能正偃者，胃中不和也。正偃則欬甚，上迫肺也。　案，依今所見，此狀若心肺之病，或見於病胷腹腔積液者，治从胃中不和著手。一說。

諸有水氣者，其徵見於目下。何以言，曰水者陰也，目下亦陰也。腹者，至陰之所居也，故水在腹者，必使目下腫。

眞氣上逆，口苦，舌乾者，故不得正偃，（正偃）則欬清水。　案，今見日鈔本，正偃二字亦不重。

諸水病者，故不得臥，臥則驚，驚則欬甚。　案，驚，謂不安也。

腹中鳴者，月事不來，病本於胃也。

薄肝則煩，不能食。食不下者，胃管隔。

身重難以行者，胃脈在足也。

案，月事不來四字疑衍。薄，迫也。《素問》《甲乙》作薄脾。　高按，依上文眞氣上逆，口苦，或驚不得臥，及腹中鳴，月事不來，則煩者，作薄肝義略勝。

月事不來者，胞脈閉。肺屬心而溢於胞中，（令）【今】氣上迫肺，心藏不得下通，故月事不來。　案，楊注云，胞者，任衝之脈，起於胞中，爲經絡海，故曰胞脈也。膀胱之胞與女子子門之間，起此衝脈，上至咽喉，先過心肺。但肺與心共相繫屬。今胞脈虛邪閉塞，下則溢於胞氣，上則迫於肺氣，不得下，故月事不來也。

平按，肺屬心而溢於胞中，《素問》《甲乙》作，胞脈者屬心而絡於胞中。令字作今。心藏作心氣。

高按，令字當從改。心藏者，心之所藏也，乃謂血氣也。　又，屬，連屬，聚合相會也，灌注也。肺朝百脈，與心連屬，灌溉四旁。肺屬心而溢於胞中，一句生理，所謂通調水道下注膀胱，血道亦水道，下注膀胱亦注胞中。膀胱與女子胞比鄰而居，脈絡必相連屬。

黄帝曰，善哉。

黄帝問於岐伯曰，有病瘧然，如有水氣狀，切其脈大緊，身無痛者，形不瘦，不能食（食）少，名爲何病。　案，今見日鈔本，食字不重。

岐伯曰，病生在腎，名爲腎風。腎風而不能食，喜驚，驚以心萎者死。

案，驚以心萎者，以，已也。　高按，問句諸般答曰腎風，再云腎風不能食而驚者有死狀,則“不能食”當與問句中“不能食少”爲對,文義方安,且“不能食少”與“形不瘦”相副,故鈔本不誤,刻本衍一字,今改回。不能食少者,謂腎風之病不致食減。

黄帝曰,善哉。

欬論

平按,此篇自篇首至末,見《素問》卷十第三十八《欬論》篇,又見《甲乙經》卷九第三。

黄帝問於岐伯曰,肺之令人欬,何也。

岐伯曰,五藏六府皆令人欬,非獨肺也。

黄帝曰,願聞其狀。

岐伯曰,皮毛者,肺之合也,毛先受邪,氣從其合。其寒飲食,飲食入胃,順肺脈上注於肺,肺寒,外内合,邪因而客之,□爲肺欬。

案,句讀,邪因而客之自成一句。又,依楊注,□缺字當作發。

五藏各以其時受病,非其時,各傳以與之。

人與天地相參,故藏各治時,感於寒則受病,微則爲欬,甚則爲洩,爲痛。

案,治,不亂曰治。時,序也,則也,常也。言藏府機能參乎天地之氣,有其時序規律,則平而不亂。　感寒受病四句當重看。

黄帝曰,五藏之欬,奈何。

岐伯曰,五藏之久欬,乃移於府。肺先受邪,乘春則肝先受之,乘夏則心受之,乘至陰則脾受之,乘冬則腎受之。

黄帝曰,何以異之。

岐伯曰,肺欬之狀,欬而喘,息有音,甚則唾血。

心欬之狀,欬則心痛,喉中介介如哽狀,甚則咽喉腫。

肝欬之狀,欬則兩胠下痛,甚則不可以轉,兩胠下以滿。

脾欬之狀,欬則在右脅下痛,引肩背,甚則不可以動,動則欬。

腎欬之狀,欬則腰背相引而痛,甚則欬演。

案,脾在右脇下,當重視。　不可以動,今見日鈔本寫作不以動。　楊注云,演,音涎,腎液也。謂欬涎出之也。　高按,楊注失察。演,引也,長也,延也,溢也。

病之遷延可謂之演，今見腎欬者往往曠日難愈。

黄帝曰，六府之欬，奈何。安所受病。岐伯曰，

脾欬不已，則胃受之。胃欬之狀，欬而歐，歐甚則長蟲出。

肝欬不已，則膽受之，膽欬之狀，歐，歐膽汁。

肺欬不已，則大腸受之，大腸欬之狀，欬而遺矢。

心欬不已，則小腸受之，小腸欬之狀，欬而氣，氣者與欬俱出。

腎欬不已，則膀胱受之，膀胱欬之狀，欬而遺溺。

久欬不已，三焦受之，三焦欬之狀，欬，腹滿，不欲食飲。

案，蟲，今見日鈔本寫作虫。　高按，膽欬之歐，當是乾歐。　又，欬而腹滿，脱一而字，今斷句。　腹滿，今見日鈔本寫作腸滿。

此皆聚於胃管，關於肺，使人多涕唾而面浮腫，氣逆。

黄帝曰，治之奈何。

岐伯曰，治藏者治其輸。治府者治其合。浮腫者治其經。

黄帝曰，善。　案，楊注云，療五藏欬，宜療藏經第三，輸也。療六府欬者，宜療藏經第六，合也。有浮腫者，不可治絡，宜療經穴也。

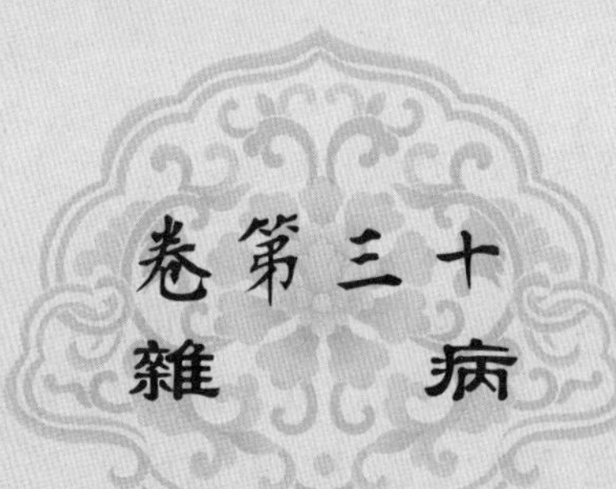

卷第三十
雜　病

平按，此卷卷首目錄五十四行，袁刻及日本别鈔本全佚，平從楊惺吾氏所獲仁和寺十三紙中補入。目錄末有二行。一行重身病三字，高一格寫。一行上缺三字，下有於岐伯曰四字，是上缺三字，應係黄帝問三字。曰下缺一字，又下爲有重二字，又下缺五字，又下有此爲二字，又下缺一字。據《素問·奇病論》及《甲乙經·婦人雜病》篇，曰下所缺一字應作人，重下所缺五字應作身九月而瘖五字，爲下所缺一字應作何，則此一行應作，黄帝問於岐伯曰人有重身九月而瘖此爲何，正與本書下文病字相接。

重身病

平按，此篇自篇首至末，見《素問》卷十三第四十七《奇病論》篇，又見《甲乙經》卷十二第十。

高按，此卷各篇篇首平按語中卷第之第字，影印刻本均寫作弟，今爲求一致徑改。

黄帝問於岐伯曰，人有重身，九月而瘖，此爲何病。

岐伯曰，胞之絡脈絶。

問曰，何以言之。

答曰，胞絡繫於腎，少陰脈貫腎繫舌本，故不能言。

曰，治之奈何。

曰，無治也，當十月復。

案，無治者，無須治之也。　又，無治也當十月復，今見日鈔本寫作，無治當也十月復，讀作【無治，當也，十月復。】 又，病字以上一十八言，蕭氏云自“太素殘卷”補入。

《刺法》曰，無損不足益有餘，以成疹。

所謂不足者，身羸瘦，無用鑱石也。

益有餘者，腹中有形而洩之，洩之則精出，而病獨擅中也，故曰瘮成。

案，無者勿也。瘮者疢也。 鑱石多洩，故身羸瘦者無用。 有積聚而洩之者，奪其守眞之血氣，病則獨擅，是謂疢也。 精，血氣也。出，去也。 又，身有不足而病積聚，洩之則犯虛虛之禁，重虛益有餘，故云，損不足卽是益有餘。 又，經文鑱字，蕭氏刻本誤作纔字，今整理本失察。 鑱，兌也。鑱石者，石鍼也，又或謂鑱鍼也。

溫暑病

平按，此篇自篇首至勿止，見《素問》卷九第三十一《熱論》篇。篇末一句，見《素問》卷十六第六十一《水熱穴論》，又見《甲乙經》卷七第一。

高按，《熱論》，原書誤作熱病，今整理本徑改。

凡病傷寒而成溫者，先夏至日者爲病溫，後夏至日者爲病暑。

病者，當與汗皆出，勿止。

所謂玄府者，汗空。

案，玄府之說在本書卷第十一《氣穴》篇。空，亦府也。空作孔者非。

四時之變

平按，此篇自篇首至末，見《靈樞》卷十一第七十四《論疾診尺》篇。又自冬傷於寒至欬嗽，見《素問》卷二第五《陰陽應象大論》篇，又見《甲乙》卷十一第五。

高按，今見《甲乙經》春傷至腸澼十字在卷十一第五，餘則散見於卷七卷九，文字略異。

四時之變，寒暑之勝，重陰必陽，重陽必陰。 案，總綱。

故陰主寒，陽主熱。故寒甚則熱，熱甚則寒。

故曰，寒生熱，熱生寒。此陰陽之變也。

故曰，冬傷於寒，春生癉熱。春傷於風，夏生飧洩，腸澼。

夏傷於暑，秋生痎瘧。秋傷於溼，冬生欬嗽。

是謂四時之序。

案，此人應天之變，亦是人體病理所在。所謂四時之序者，寒暑陰陽之機也。　高按，春生癉熱四字，今見《靈樞》同，《素問》作春必溫病，他書多引作春必病溫。　又，滄，今整理本徑改爲飧。　又，此篇經文，今見日鈔本文字損壞嚴重。

息積病

平按，此篇見《素問》卷十三第四十七《奇病論》，又見《甲乙經》卷八第二。

黄帝問於岐伯曰，病脅下滿，氣逆行，二三歲不已，是爲何病。

岐伯曰，名曰息積。

此不妨於食，不可灸，刺精爲引，服藥。藥不能獨治也。

案，楊注云，脅下滿，肝氣聚也。因於喘息，則氣逆行，故氣聚積，經二三歲，名曰息積。無妨於食，而不可灸，可以刺□引精並服藥，藥行不可更刺。　今見日鈔本，楊注末句藥更兩字闕。

高按，息者，停也，居也。精，精心，精準也，亦慎爲之也。又，微小曰精。　刺精爲引者，慎而微刺以爲引。　若讀作【不可灸刺，精爲引，服藥。】文義雖通，但與楊注"可以刺"不副。　綜合各本及其注解，大略是，息積之病，因不妨飲食，故可遷延數歲不已，治之則灸刺當慎，微微調之，或導引之，並以藥餌之。其難治矣。

黄帝曰，善。

伏梁病

平按，此篇見《素問》卷十一第四十《腹中論》，又見《素問》卷十三第四十七《奇病論》，又見《甲乙經》卷八第二。

黄帝問曰，人有身體胕，股胻皆腫，環齊而痛，是爲何病。

岐伯曰，病名曰伏梁，此風根也。不可動，動之爲水，溺濇之府。

案，楊注云，頭以下爲身，四支曰體。胕義當腐也。髀外曰股，膝下長骨曰胻，如此四處皆腐腫，並繞齊痛，名曰伏梁。此伏梁病，以風爲本也。動，變發也。若有變發，可爲水病，溺冷濇之府也。

高按，胕，乃是肺胕之胕，人有身體胕股胻皆腫者，内外皆腫也。

此風根也辨，根作根本之根則不義。根，當作𢪛，音痕，急引也。𢪛挌，牽引也，又作根格，抵拒排擠也。《漢書·灌夫傳》云，亦欲倚夫引繩排根生平慕之後棄者。　風根者，風水相格拒，幷也，氣液相背，風氣急緊，故不可妄動。動，卽下文之勿動亟奪之動。又，風者，病氣也。病氣根格，不可亟動。　又，風，巽也，艮，山也，風下艮上，蠱也。蠱病，水腫有積，與伏梁類也。一說。

又，溺，奴歷切，休也，漬也，覆沒也。淸，同凊，冷也。府，當作腑，腑，病腫（《集韻》），或作痡，病也（《集韻》引《博雅》）。溺淸之腑者，若漬冷淸之病，言水病之狀也。

又，溺字古人三義，其一，而灼切，音義同弱，又水名也。其二，奴歷切，沒也，覆沒也，沒于水也，沈也，漬也，沉溺也，古作休。其三，奴弔切，小便也，溲也，古尿字。

又，溺淸之府，《素問》《甲乙》並作溺濇之病。有理。

黃帝問曰，病有少腹盛者，上下左右皆有根，此爲何病，可治不。

岐伯曰，病名伏梁。

伏梁，何因如得之。　案，自岐伯答句伏字以下至此句如字以上，今見日鈔本，伏字下有一重文符，餘字可辨者惟一何字。

答曰，裹膿血，居腸胃之外。不可治，治之，每切按之，致死。

案，楊注云，因有膜裹膿血，在腸胃外，四箱有根在少腹中，不可按之，故按之痛，遂致於死，名曰伏梁。　高按，上下左右皆有根，根，有所植也，有所抵拒也。　每，數次。切，深也，迫也。　致死者，難治，不治也。　又，答曰，答字今見日鈔本寫作名，或當屬上。每字鈔本亦有損壞，疑是毋字。治之毋切按之，義略勝。

問曰，何以然。

曰，此下則因陰，必膿血。上則迫胃脘出鬲，使胃脘內癰。

案，必膿血當斷。又依上下文，下則上則者，言伏梁病位也。在下因陰者，陰，位卑曰陰，有形之積亦陰，兩陰相加故常下膿血而致死。在上則迫胃脘及鬲，成內癰而致死。故下文有齊上爲逆，齊下爲順之言。在下者雖必下膿血，然尚有邪去存眞之一息。　又，經文癰字，今見日鈔本毀闕。

此人之病，難治也【歟】。居齊上爲逆，居齊下爲順。勿動亟奪，論在《刺法》中。

案，此人之病，《素問》《甲乙》並作“此久病”，前問病有少腹盛者，答曰此人之病云云者，文義通暢，作久則義似通而文非。下文諸篇多謂此人云云者，可互參。　又，難治也，也字今見日鈔本誤寫爲心字，傍有“也欤”二字修正語，鈔本之傍注眉批必是後人所爲，不知具體。

此風根也，其氣溢於大腸而著於肓。肓之源在齊下，故環齊而痛也。

案，肓之源在齊下。

熱痛

平按，此篇見《素問》卷十一第四十《腹中論》篇，又見《甲乙經》卷七第一中篇。

高按，腹中論，影印刻本脱一中字。

黃帝問於岐伯曰，病熱者，而有所痛者，何也。

案，人常因寒而痛，今熱而痛，故有一問。

曰，熱病者，陽脈也，以三陽之動也。人迎一盛少陽，二盛太陽，三盛陽明。

在太陽□太陽入於陰，故痛也，在頭與腹，乃䐜脹而頭痛。

案，楊注云，陽明血氣最大，故人迎三盛，得知有病。太陽次少，故二盛得知。次少陽最少，故一盛得知。熱病爲陽，太陽在頭，故熱病起，太陽先受。太陽受已，下入陽明，故陽明次病。陽明受已，末流少陽，故少陽有病。太陽入於少陰，陽盛陰虚，故頭痛。陽盛陰虚，（故）腹脹也。

高按，熱病者陽脈也，陽，使溫，使大，使揚者，皆可謂之陽，陽脈，謂氣盛於脈也。　又，陽，傷也。熱病傷脈，脈者，經脈，經脈既傷故痛也。　經文闕字或乃則字，在太陽則太陽入於陰。舉太陽經病之例而言熱病有所痛。

黃帝曰，善哉。

脾癉消渴

平按，此篇見《素問》卷十三第四十七《奇病論》篇，又見《甲乙經》卷十一第六。

黃帝曰，有病口甘者，名爲何，何以得之。

岐伯曰，此五氣之溢也，名曰脾癉。

夫五味入於口，藏於胃，脾爲之行其清氣，液在脾，令人口甘。此肥羹之所致也。

此人必數食甘美而多肥者，令人內熱。甘者，令人滿，故其氣上溢（轉），轉爲消渴，治之以蘭，蘭除陳氣。

案，五氣，當作穀氣。楊注五氣，五穀之氣。穀五音近，涉後文五味而誤。　經文“脾爲之行其清氣液在脾令人口甘”，《素問》作，“脾爲之行其精氣津液在脾故令人口甘”，文義略當，讀若【**脾爲之行精氣，津液在脾，故令人口甘。**】經文卷第八《經脈之一》篇云，脾足太陰之脈“連舌本散舌下。”　經文衍一轉字。

膽癉

平按，此篇見《素問》卷十三第四十七《奇病論》篇，又見《甲乙經》卷九第五。

黃帝問岐伯曰，有病口苦者，名爲何，何以得之。

岐伯曰，病名膽癉。

夫肝者，中之將也，取决於膽，咽爲之使。

此人者，數謀慮不決，故膽虛，氣上溢而口爲之苦。

治之以膽募輸，在陰陽十二官相使中。

案，脾癉膽癉，癉，熱病消耗，前者轉消渴，後者成膽虛。故念及積聚之病亦致癉，治之須清其熱，可與溼熱窠囊之說並看。卽所謂，癥之成必挾溼熱爲窠囊（清徐彬《金匱要略論注》）。

頭齒痛

平按，此篇自篇首至齒亦當痛，見《素問》卷十三第四十七《奇病論》篇，又見《甲乙經》卷九第一。　自齒痛不惡清飲至末，見《靈樞》卷五第二十六《雜病》篇，又見《甲乙經》卷十二第六。

黃帝曰，人有病頭痛，以歲，數不已，此安得之，是爲何病。

岐伯曰，當有所犯大寒，內至骨髓。

髓者，以腦爲主。腦逆，故令人頭痛，齒亦當痛。

齒痛不惡清飲，取足陽明。惡清飲，取手陽明。

案，楊注云，上齒雖痛，以足陽明穀氣，故飲不惡冷，可取足陽明。下齒痛，取手陽明也。　高按，此節所謂足手陽明者，言其經絡也，是鍼刺法，若捨刺用藥，多寫胃與腸，則或失之。　又，齒痛者，惡冷熱驟然之激，食飲入於口先遇下齒而後及上齒，古人此辨可存。

頷痛

平按,此篇見《靈樞》卷五第二十六《雜病》篇,又見《甲乙》卷九第一。

高按,本篇,原書總目錄題作頷痛,今整理本同。

頷痛,刺手陽明,與頷之盛脈出血。

案,頷之盛脈,頷字今見日鈔本寫爲領。

頰痛,刺陽明曲周動脈,見血立已。不已,按人迎於經,立已。

案,楊注云,手陽明上頸貫頰,故頰痛皆取之。曲周動脈有足陽明,無手陽明動脈也。　高按,刺動脈者,謂取穴以動脈爲據。

又,此節各本異文頗多,頷或作領或作顑,頰或作頷或作顑。　又,頷領顑頰諸字《說文》悉收。頷領顑三字《廣韻》同在感部。頷者,合也,口也(《玉篇》)。　頷者,含也,與頤顧同,又面黃曰頷(《說文》)。頷又同頜,袪音切,曲頤也(《類篇》)。　顑,音坎,食不飽,面黃起行也(《說文》)。又,丘咸切,頭頰長也(《集韻》)。　頰,面旁也(《說文》)。

項痛

平按,此篇見《靈樞》《甲乙》同上篇。

項痛,不可俛仰,刺足太陽。　案,不可俛仰,累及腰背也。

不可顧,刺手太陽也。　案,在於頸肩也。

喉痹嗌乾

平按,此篇自篇首至如韭葉,見《靈樞》卷五第二十三《熱病》篇,又見《甲乙經》卷九第二。自喉痹不能言至末,見《靈樞》卷五第二十六《雜病》篇,又見《甲乙經》第十二第八及卷七第一中篇。

高按,甲乙經卷九第二,二影印本作三,誤。今整理本改之。

喉痹,舌卷,口中乾,煩心,心痛,臂內廉痛,不可及頭。取手小指次指爪甲下,去端如韭葉。

喉痹,不能言,取足陽明。能言,取手陽明。

嗌乾，口中熱如膠，取足少陰。 案，《甲乙》作，口熱如膠，取足少陽。非。

目痛

平按，此篇自篇首至陰蹻，見《靈樞》卷五第二十三《熱病》篇。自目眥外決至末，見《靈樞》卷五第二十二《癲狂》篇。又自篇首至末，見《甲乙經》卷十二第四。

目中赤痛，從內眥始，取之陰蹻。

目眥，外決與面者，爲兑眥。在內近鼻者，上爲外眥，下爲內眥。 案，楊注云，人之目眥有三，外決爲兑眥，內角上爲外眥，下爲內眥。准《明堂》，兑眥爲外眥，近鼻者爲內眥也。

耳聾

平按，此篇自篇首至後取足，見《靈樞》卷五第二十四《厥病》篇，又見《甲乙》十二第五。自聾而不痛至末，見《靈樞》卷五第二十六《雜病》篇，《甲乙》同上。

耳聾無聞，取耳中。

案，楊注云，耳中，聽宫角孫等穴也。

耳鳴，取耳前動脈。

案，楊注云，耳前動脈，和窌聽會等穴也。

耳痛，不可刺者，耳中有膿。若有乾擿抵，耳無聞也。

案，楊注云，耳痛者有二，有膿，有乾(摘)【擿】抵。無所聞者，不可刺也。而有聞聲者，可刺。(摘)【擿】，當狄反。抵，乃井反。 平按，擿抵，《靈樞》作耵聹二字，《甲乙》亦作擿抵，注云一本作耵聹。 高按，擿，他歷切，挑也，剔也。抵，或當作胝，胝，皮厚也，繭也。擿胝者，或謂剔下之繭皮也。 耵聹，古人語也，《玉篇》《廣韻》《集韻》《迴韻》《埤蒼》(《玄應音義》引)等均收，耳垢也。楊注未察，以耵聹音注擿抵。 若有乾擿抵者，謂如有繭皮所壅塞，此古人對耵聹的認識。

耳聾，取手足小指次指爪甲上與肉交者，先取手，後取足。

案，楊注云，手少陽至小指次指，即關衝穴。足少陽至足小指次指，即竅陰穴也。其脈皆入耳中，故二俱取之也。

耳鳴，取手足中指爪甲上，左取右，右取左。先取手，後取足。

案，楊注云，手之中指，手心主脈，《明堂》不療於耳。足之中指，十二經脈並皆不上。今手足中指皆療耳鳴，今刺之者，未詳，或可絡至繆刺也。　高按，可絡至繆刺，此說當存。

聾而不痛，取足少陽。聾而痛，取手陽明。

案，楊注云，足少陽正經入耳，手陽明絡脈入耳。足少陽主骨益耳，故取之也。手陽明主氣益耳，故痛取之也。

衄血

平按，此篇見《靈樞》卷五第二十六《雜病》篇，又見《甲乙經》卷十二第七。

衄而不衃，血流，取足太陽。衃，取手太陽。

不已，刺腕骨下。不已，刺膕中出血。

案，楊注，衃血，凝血也。衃，普盃反。血不凝，熱甚也。足太陽起鼻，手太陽至目內眥，皆因鼻，故衄血取之。腕骨，手腕前起骨，名完骨，非腕也。　高按，衃，《說文》《玉篇》《廣韻》《集韻》同解，凝血也。　楊注腕骨之辨迂曲可愛。　腕，今見日鈔本，經文及楊注俱作捥。

喜怒

平按，此篇見《靈樞》卷五第二十六《雜病》篇，又見《甲乙經》卷九第五。

喜怒而不欲食，言益少，刺足太陰。

怒而多言，刺足少陽。

案，楊注云，怒，肝木也。食，脾土也。今木剋土，故怒不欲食，宜補足太陰。肝足厥陰，怒也。足少陽，多言也。故寫少陽也。　平按，足少陽《甲乙》作少陰，注云《太素》作少陽。

瘮筋

平按，此篇見《素問》卷十三第四十七《奇病論》篇，又見《甲乙經》卷四第二上篇。

黄帝曰，人有尺數甚，筋急而見，此爲何病。

岐伯曰，此所謂疹筋者，是腹必急，白色，黑色則病甚。

案，楊注云，疹筋，筋急，腹急。此必金水乘肝，故色白，黑卽甚也。有本爲尺瘦也。　高按，《釋名·釋疾病》，疹，診也，有結氣可得診見也。　平按，疹筋《甲乙》作狐筋。

血枯

平按，此篇自篇首至末，見《素問》卷十一第四十《腹中論》篇，又見《甲乙經》卷十一第七。

黄帝曰，有病胷脅支滿者，妨於食，病至則先聞腥臊臭，出清液，先唾血，四支清，目眩，時時前後血，病名爲何，何以得之。

岐伯曰，病名曰血枯。

此得之少時有所大脫血。若醉以入房，中氣竭，肝傷，故使月事衰少不來也。

黄帝曰，治之奈何，以何術。

答曰，四烏賊魚骨，一(蔄)【藘】茹。二物幷令三合，丸以雀卵，大如小豆，以五丸爲，後飯鮑魚汁。利脅中及傷肝。　案，烏賊，或作烏鰂。藘茹，或作蔄茹。利脅中，《素問》《甲乙》作利腸中，非，前有胷脅支滿。　又，爲，行事曰爲，此謂服藥之事也。飯，食之，飼也。　楊注云，四，四分。一，一分。擣以雀卵爲丸，食後服之，飲鮑魚汁，通利脅及補肝傷也。

熱煩

平按，此篇見《素問》卷九第三十四《逆調論》篇，又見《甲乙經》卷七第一上篇。

問曰，人身非常溫也，非常熱也，爲之熱而煩滿者，何也。

曰，陰氣少而陽氣勝，故熱而煩滿也。

案，常溫常熱，常，于鬯以爲當取其本義，下帬，卽裳也，常溫常熱，卽裳溫裳熱，類如下文衣寒之衣字(見《香草續校書·內經素問》)。　高按，于氏之說似是而非，一則經文裳字一見，餘俱言衣，並無分上衣下裳者，更毋論常字。一則經文以衣之溫熱則言厚衣或衣厚,若如于氏所言裳溫裳熱者,厚衣或衣厚二字卽可明其義,不必贅言如此,且裳者下帬,不若衣字爲習語。一則在醫經則言病。故云,常,通嘗,曾也。人非曾病溫,亦非曾病熱,今熱而煩滿者何也。

身寒

平按,此篇見《素問》卷九第三十四《逆調論》篇,又見《甲乙經》卷十第一下篇。

問曰,人身非衣寒也,中非有寒也,寒從中出者,何也。

曰,是人多痹氣,而陽氣少,而陰氣多,故身寒如從水中出焉。

案,多痹氣,氣,病氣也,謂是人往往有痹病在身。而,或也。

肉爍

平按,此篇見《素問》卷九第三十四《逆調論》篇,又見《甲乙經》卷七第一上篇。

問曰,人有四支熱,逢風寒如灸於火者,何也。

答曰,此人者,陰氣虛,陽氣盛。四支者陽也,兩陽相得也。陰氣虛少,水不能滅盛火而陽獨治。獨治者,不能生長也。獨勝而止耳,逢風如灸火者。是人當肉爍。

案,經文兩灸字俱當作炙。 獨治,治,主也,制也,治又亂之先也。獨治者亂,故曰獨勝。 獨勝而止耳,止耳二字文義不安,恐有誤,或乃一字之兩部錯寫爲兩字,疑是岀字或耸字,岀,岀嵎,高崖也。耸,卽聳,高也。獨勝而高,謂陽盛而高,逢風如炙,爍人膚肉。

臥息喘逆

平按,此篇自篇首至則不得偃臥,見《素問》卷十三第四十六《病能論》篇。自問曰人有逆氣至末,見《素問》卷九第三十四《逆調論》篇。又自篇首至末,見《甲乙經》卷十二第三。

黃帝問於岐伯曰,人有臥而有所不安者,何也。

岐伯曰，藏有所傷，及精有所乏倚，則不安，故人不能注懸其病。

案，乏，匱乏。五藏各有其志，精者，神所倚，故藏有所傷以致於精乏所依附，神志不寧故不安。精者，精血，血氣也。　又，懸者，浮縣無定也。注懸者，有所安定也。意有所往曰注，注又通鉒，置也。不能注懸其病者，不知其所苦也，或謂其人臥而不安，則亦不能安順於其病。　又，乏倚，今見日鈔本，寫作之倚。

黃帝曰，人之不得偃臥者，何也。

岐伯曰，肺者，藏之蓋也。肺氣【盛】則脈大，大則不得偃臥。

案，楊注云，肺居五藏之上，主氣，氣之有餘則手太陽脈盛，故不得偃臥也。　影印刻本脫一盛字，今整理本編者據日鈔本加，是。　高按，不得偃臥者，脈大，無他疾，以肺氣盛故也。

問曰，人有逆氣不得臥，而息(無)【有】音者。【有不得臥而息無音者。】有起居如故，而息有音者。有得臥，行而喘者。有不得臥，不能行，而喘者。有不能得臥，臥而喘者。皆何藏使然。願聞其故。

案，刻本脫誤，依今見日鈔本補改。

答曰，不得臥而息有音者，是陽明之逆也。足三陽者下行，今逆而上行，故息有音。

案，楊注云，陽明爲三陽之長。故氣下行，順而息調。失和上行，逆而有音。此解息有音也。

陽明者，胃脈也。胃者，六府之海也。其氣亦下行。陽明逆，不得從其道，故不得臥。上經曰，胃不和則臥不安，此之謂也。

案，不得從其道，從，順也。道，血氣之行也。胃主六府之海，血氣者，六府之精氣所生，今六府不得安順，血氣亦然，故臥則不安。　平按，上經，《素問》《甲乙》作下經。

夫起居如故，息有音者，此脾之絡脈逆，絡脈不得隨經上下，故留經而不行。絡脈之病人也微，故起居如故，而息有音。

案，楊注云，夫絡脈循脈經上下而行，絡脈受邪，注留於經，病人也甚，故起居不安，息亦有聲。今絡脈氣逆，不循於經，其病也微，所以起居如故，息有音也。　平按，脾之絡脈《素問》《甲乙》作肺之絡脈。　高按，起居如常而息有音者，在肺不在脾，作肺絡義勝。　又，夫起居如故息有音者，今見日鈔本寫作，夫起居如故息有音事者，多一事字。

夫不得臥，臥則喘者，是水氣之客也。夫水者，循津液而流者也。腎者

水藏，主津液，津液主臥與喘。

案，楊注云，腎爲水藏，主於胃中津液。今有水氣客於津液，循之而流，津液主臥主喘，故津液受邪，不能得臥，臥卽喘也。　平按，《甲乙》而流作而留，《素問》《甲乙》津液二字不重。　高按，循津液者，乃是循津液之道，卽今人所謂新陳代謝之道。主臥與喘，臥與喘卽臥則喘，楊注以爲津液爲胃中津液，並分而言之，謂津液主臥主喘，于義欠安，或乃津液受邪卽胃中受邪者乎，與腎無涉。若津液二字衍，據文義則腎主臥與喘，于義爲安。今並存之。

少氣

平按，此篇見《靈樞》卷五第二十二《癲狂》篇，又見《甲乙》卷十一第七。

少氣，身漯漯也，言吸吸也，骨痠體重，解不能動，補少陰。

案，楊注，漯漯吸吸，皆虛乏狀也。

短氣，息短不屬，動作氣索，補少陰，取血絡。

案，楊注，屬，連也。索，取氣也。　高按，索，猶盡也，氣短至極。

氣逆滿

平按，此篇自篇首至動脈，見《靈樞》卷五第二十六《雜病》篇，又見《甲乙》卷九第四。自氣滿至氣下乃止，見《靈樞》卷五第二十三《熱病》篇。

氣逆上，刺膺中陷者，與下胷動脈。

氣滿胷中，息喘，取足太陰大指之端，去端如韭葉。寒則留之，熱則疾之，氣下乃止。

療噦

平按，此篇見《靈樞》卷五第二十六《雜病》篇，又見《甲乙經》卷十二第一。

噦，以草刺鼻，嚏而已。無息而疾迎引之，立已。大驚之亦可。　案，嚏而已前當斷，今見《靈樞》嚏字重文。無息而疾迎引之，屏息默然而于病噦作前自作如巇，使氣得散。

腰痛

平按，此篇自篇首至末，見《素問》卷十一第四十一《刺腰痛篇》，又見《甲乙經》卷九第八，惟編次前後畧異。

足太陽脈令人腰痛，引項脊尻，背如重狀。刺其郄中太陽正經出血。春無見血。

案，楊注云，郄中，足太陽，刺金門。足太陽在冬春時氣衰，出血恐虛，故禁之也。

少陽令人腰痛，如以鍼刺其皮中，循然，不可以俛仰，不可顧。刺少陽成骨之端出血。成骨，在膝外廉之骨獨起。夏無見血。

案，楊注云，成骨，膝臏外側起大骨。足少陽循髀出過，故腰痛刺之。　平按《素問》《甲乙》循然作循循然。　高按，循然當成句，若鍼在皮中，逡巡不敢妄動。循循然者，動作遲鈍皃。循，同逡，逡逡然有遲疑退卻義也。夫子循循然者，教人以次序漸進也。　又，若刺腰痛，固然如楊注，經文所及各脈絡有行經過腰之義，然亦必有非以經行爲病者，乃當以兼症判别之。

陽明令人腰痛，不可顧，顧如有見者，喜悲。刺陽明於骭前三痏，上下和之，出血。秋無見血。

案，楊注云，陽明穀氣虛，故妄有見。虛爲肝氣所剋，故喜悲。下循胻外廉，故刺之以和上下。足陽明在仲夏至秋而衰，出血恐虛，故禁之也。　高按，骭，同骹，膝下脛也。　又，骭前三痏，痏，指穴位也。　又，顧如有見者，如有者，或也，有見有不見，不盡見也。顧如有見者，轉顧不能如常盡有所見。陽明者脾胃，病則喜悲，藏病虛者多悲傷自憂。

足少陰令人腰痛，引脊內痛。刺足少陰內踝下二痏。春無出血，出血大虛，不可復也。

案，楊注云，少陰與太陽在冬，至春氣衰，出血恐虛，故禁之也。

居陰之脈令人腰痛，腰中如張弩絃。刺居陰之脈，在腨踵魚腸之外，循之累累然，乃鍼刺之。其病令人言嘿嘿然，不慧，刺之三痏。

案，楊注云，居陰脈在腨踵魚腸之外，其處唯有足太陽脈，當是足太陽絡也。　又，經文令人腰痛，令字刻本誤寫作今。

解脈令人腰痛，引膺，目䀮䀮然，時遺溲。刺解脈，在引筋肉分間，在郄外廉之横脈出血，血變止。

案，楊注云，解脈行處爲病，與足厥陰相似，亦有是足厥陰絡脈。　平按，引筋《素問》《甲乙》作膝筋，引膺作引肩，䀮䀮作䀮䀮。　高按，引筋肉分間，即痛而所引之筋肉。郄，即分間也。

同陰之脈令人腰痛，痛如小鍼居其中，弗然腫。刺同陰之脈，在外踝上，絕骨之端，爲三痏。

案，楊注云，同陰脈在外踝上絕骨之端，當是足少陽絡脈也。　平按，小鍼，《素問》《甲乙》作小錘，《新校正》云《太素》小錘作小鍼。可存，錘即權也，錘乃後起字。　高按，弗然，弗，鬱也，蘊積也。他本作怫，怫亦鬱也。

解脈令人腰痛，如別，常如折腰之狀，喜怒。刺解脈，在郄中，結絡如黍米，刺之血射，似黑，見赤血而已。

案，楊注云，前之解脈與厥陰相似，今此刺解脈郄中，當是取足厥陰郄中之絡也。　平按，如別《素問》作如引帶，《甲乙》作如裂。喜怒《素問》作善恐，《甲乙》作善怒。似黑《素問》《甲乙》作以黑。　高按，別，決離相背皆可曰別，故曰如折。

陽維之脈令人腰痛，上弗然脈腫。刺陽維之脈，脈與太陽合腨下，間上地一尺所。

案，楊注云，陽維，諸陽之會。從頭下至金門陽交即是也。行腰與足太陽合於腨下，間上地一尺之中。療陽維腫痛也。　平按，上弗然脈腫，《素問》《甲乙》作痛上怫然腫。

衝絕之脈令人腰痛，痛不可以俛，不可以仰，則恐仆。得之舉重傷腰，衝絕絡，惡血歸之。刺之在郄，陽筋之間。上郄數寸，衝居。爲二痏，出血。

案，楊注云，衝脈循脊裏，因舉重，衝脈絡絕，惡血歸聚之處以爲腰痛，可刺衝郄，陽筋間上數寸，衝氣居處。　平按，衝絕《素問》《甲乙》作衝絡。　高按，衝絕絡，即衝脈絡絕，章首省爲衝絕二字，並由此而言。故腰痛各章，所謂某脈令人腰痛者，脈，非皆言正經也。　惡血歸之，歸，附也，就也。之，腰也。　又，不可以俛不可以仰者，或見之也，俛仰或不得也，強爲之則恐仆，衝絡之傷絕也。

會陰之(病)【脈】令人腰痛，痛上漯漯然汗，汗乾令人欲飲，已，欲走。刺直陽之脈上二痏。在蹻上郄下，下三寸所横居，視其盛者，出血。

案，楊注云，刺直陽者，有本作會陽。蹻上郄下，横居絡脈【之】也。　此節各本文字出入有别，當依楊注，察其横居絡脈，視其盛者刺出血，雖見脈絡有横居，非血之盛者毋出血。　又，濕濕然，濕皃，濕，音踏，同濕。已者，飲已也。　病字，今見日鈔本仍爲脈字，並依上下文法，當改。

飛陽之脈令人腰痛，痛上弗弗然，甚則悲以恐。刺飛陽之脈，在内踝上二寸，太陰之前，與陰維會。

案，楊注云，足太陽别名曰飛陽，有本飛（作）【爲】蜚，太陽去外踝上七寸别，走足少陰，當至内踝上二寸，足少陰之前，與陰維會處，是此刺處也。　刺飛陽之脈，今見日鈔本陽字脱。楊注作，鈔本寫作爲。

昌陽之脈令人腰痛，痛引膺，目䀮䀮然，甚則反折，舌卷，不能言。刺内筋，爲二痏。在内踝大筋前，太陰後，上踝三寸所。

案，楊注云，内筋在踝大筋前，太陰後，内踝上三寸所。大筋當是足太陰之筋。内筋，支筋。在足太陽大筋之前，足太陰筋之後，内踝上三寸【之】也。

散脈令人腰痛而熱，熱甚生煩，腰下如有横木居其中，甚則遺溲。刺散脈，在膝前肉分間，在絡外廉束脈，爲三痏。

案，楊注云，散脈在膝前肉分間者，十二經脈中，惟足厥陰足少陽在膝前，主溲，故當是此二經之别名。在二經大絡外廉小筋名束脈，亦名散脈也。　又，平按，《素問》《甲乙》肉上有骨字，絡上無在字。　高按，經文束，音刺，不當作束，束者收也，約也，與散字義相悖，朿，木芒曰朿，如今人所謂毛刺者，散在外者也。今整理本失察。

肉里之脈令人腰痛，不可以欬，欬則筋攣急。刺肉里之脈，爲二痏。在太陽之外，少陽絶骨之後。

案，楊注云，太陽外絶骨後，當是少陰爲肉里脈也。　又，二痏，今見日鈔本爲一痏。

腰痛，俠脊而痛，至頭沈沈然，目䀣䀣欲僵。刺足陽明郄，出血。

案，䀣，音矩，視也，驚視皃，同瞿。僵，偃也，仆也。

腰痛，上寒，刺足太陽陽明。上熱，刺足厥陰。不可以俛仰，刺足少陽。中熱，如喘，刺足少陰。刺郄中出血。

案，楊注云，腰痛上熱，補當腰足太陽足陽明脈。腰痛上寒，寫當腰足厥陰脈。足少陽主機關，不可俛仰，取足少陽。腰痛中熱□如喘氣動，可取足少陰郄中出血也。　高按，刺郄中者，乃謂各經之郄也。

腰痛，引少腹控䏚，不可仰。刺腰尻交者兩胂上，以月生死爲痏數，發

鍼立已。

案，楊注，眇，以沼反。胂，脊骨兩箱肉也。　高按，平按兩胂上，《素問》《甲乙》作兩髁胂上。今見《素問》作髁，《甲乙》作踝，後人據《素問》改爲髁。《說文》髁，髀骨也，段注云髁者髀與髖相接之處。《集韻》髁又同跨。高按，髁字義與腰尻交者略同，今不補爲是，于今言，約如兩髂後上棘水平。　又，以胷言，脅爲腋下身兩旁。以腹言，胠在脅下兩開。以腰背言，眇爲腎府旁虛耎處。又，去腹旁開曰胠。

腰痛，痛上寒，取足太陽。痛上熱，取足厥陰。不可以俛仰，取足太陽。中熱而喘，取足少陰。膕中血絡。　案，楊注云，前腰痛刺郄中，此刺膕中之也。　高按，痛上，謂痛處也。

髀疾

平按，此篇見《靈樞》卷五第二十四《厥病》篇，又見《甲乙經》卷十第一下。

髀不可舉，側而取之，在樞合中，以員利鍼，大鍼不可。

案，楊注云，足太陽脈過髀樞中，即爲樞合也。　平按《甲乙》作樞闔。

膝痛

平按，此篇見《靈樞》卷五第二十六《雜病》篇，《甲乙經》見同上。

膝中痛，取犢鼻，以員利鍼，鍼發而閒之。鍼大如氂，刺膝無疑。

案，楊注云，犢鼻，足陽明脈氣所發，故膝痛取之。

痿厥

平按，此篇見《靈樞》卷五第二十六《雜病》篇，又見《甲乙經》卷十第四。

痿厥，爲四束悗，乃疾解之，日二。不仁者，十日而知，毋休，病已止。

案，楊注云，四束，四支如束。悗，煩也。　高按，四束悗，當作四支束悗，今見《靈樞》卷六《脹論》篇云，脾脹者，"四肢煩悗"，或因支束形近而脫一，四支束悶，言四支如受約束而難名狀，當疾解之，勿令不仁也。

癃洩

平按，此篇上節，見《靈樞》卷五第二十三《熱病》篇，又見《甲乙經》卷七第四。下節，見《靈樞》卷五第二十四《厥病》篇，又見《甲乙經》卷十一第五。

癃，取之陰蹻，及三毛上，及血絡出血。

案，楊注云，癃，痳也。陰蹻上循陰股入陰，故取陰蹻所主病者。足厥陰脈起大指藂毛之上，入毛中，環陰器。故癃取陰蹻脈所主之輸，並取足厥陰三毛之上，及此二經之絡，去血。

病洩下血，取曲泉。

案，楊注云，曲泉，足厥陰脈之所入也。

如蠱如妲病

平按，此篇見《靈樞》卷五第二十三《熱病》篇，又見《甲乙經》卷八第一。

男子如蠱，女子如妲。身體腰脊如解，不欲食，先取涌泉見血，視跗上盛者，盡見血。

案，楊注云，蠱，音古。妲，音但。女惑男爲病，男病名蠱。其狀狂妄，失其正理，不識是非，醉於所惑。男惑女爲病，女病爲妲，其狀痿黄羸瘦，醉於所惑。今有男子之病如蠱，女子之病如妲，可並取腎之井，可息相悦之疾也。問曰，喜怒憂思，乃生於心，今以鍼(炙)【灸】療之，不亦迂乎。答曰，病有生於風寒暑溼，飲食男女，非心病者，可以鍼石湯藥去之。喜怒憂思傷神爲病者，先須以理清神明性，去喜怒憂思，然後以鍼藥禆而助之，但用鍼藥者，不可□□又加身體骨脊解別，不欲食者，先取足少陰於足下涌泉之輸去血，及循少陰於足跗上絡盛之處，去血也。

癲疾

平按，此篇自篇首至故令人發爲癲疾，見《素問》卷十三第四十七《奇病論》篇，又見

《甲乙經》十一卷第二。自癲疾始生先不樂至末，見《靈樞》卷五第二十二《癲狂》篇，《甲乙》見同上。

黄帝問岐伯曰，人生而有病癲疾者，病名爲何，安得之。

答曰，病名爲胎（疾）【病】，此得之在腹中時，其母有所大驚，氣上不下，精氣幷居，故令（人）【子】發爲癲疾。

案，此胎病之説，或可借予今人言遺傳因素者。　又，疾人二字，今見日鈔本分别寫作病子，義勝從改。

癲疾始生，先不樂，頭重痛，視舉，目赤。其作極，已而煩心，候之於顔，取手太陽陽明太陰，血變而止。

案，楊注云，手太陽上頭，在目，絡心。手陽明絡肺。手太陰與手陽明通，故不樂頭重目赤心煩取之也。　高按，《説文》顔，眉目之閒，段注以爲謂眉與目之閒者誤，當作兩眉之閒。某恐眉目之閒者，乃謂兩眉兩目之閒也。又所謂天庭者，乃指兩眉之閒。

癲疾始作，而引口啼呼，喘悸，候之手陽明太陽，右僵者政其右，左僵者政其左，血變而止也。

案，楊注云，手太陽支者，别頰上䪼，抵鼻。手陽明俠口，故啼呼，左右僵，皆取之也。　高按，政，正也。

癲疾始作，而（反）【引】僵，因【而】脊痛，候之足太陽陽明，手太陽，血變而止。

案，楊注云，足太陽俠脊。足陽明耳前上至額顱，在頭。手太陽繞肩甲交肩上，故（反）【及】僵脊痛取之也。　反僵，今見日鈔本寫作引僵，引字義勝，引者，牽也，急也，今改之。鈔本有而字，可補。

治癲疾者，常與之居，察其所當取之處，病至視之，有過者卽寫之。置其血於瓠壺之中，至其發時，血獨動矣，不動，灸窮骨二十五壯。窮骨者，骶骨也。

案，寫之者，刺血絡，出其血也。骶骨，卽骶骨，平按《甲乙》作尾骶。

骨癲疾者，頷齒，諸輸分肉皆滿而骨居，汗出，煩悗，歐多涎沫。其氣下洩，不治。

案，楊注，居，處也。　高按，頷齒，頷通頜，合也，頷齒者合齒也。骨居，居同倨，同据（拮据），傲也，舉也，張也，緊也，義同前文之僵字。今見《甲乙》及《源候論》卷第十四所引，同作"骨倨強直"四字。

筋癲疾，身卷攣急大，刺項大經之大杼脈。歐多液沫，氣下洩，不治。

案，楊注云，身卷攣急大者，是足太陽之病。　高按，大，甚也，多也，徧也，重也。依楊注，大字屬上，急大卽大急。若大字屬下，讀若【**身卷攣急，大刺項大經之大杼脈。**】謂其治重在刺足太陽膀胱經也，亦通。大者，巨也，正也，曰大刺者謂之正刺于義亦通。存。

脈癲疾，暴仆，四支之脈皆脹而縱。脈滿，盡刺之出血。不滿，灸俠項太陽。灸帶脈，於腰相去三寸，諸分肉本輸。歐多沃沫，氣下洩，不治。

治癲疾者，病發如狂者，死，不治。

案，句首治字或涉上而衍，今見《靈樞》治字不重。然治者，理也，事之也，事之診察亦可謂治，卽如治學之治，非獨謂療病，今故不改，下篇首句治字同。　病發，《靈樞》作疾發，可參看。

驚狂

平按，此篇自篇首至末，見《靈樞》卷五第二十二《癲狂》篇，又見《甲乙經》卷十一第二。

治狂始生，先自悲，喜忘喜怒喜恐者，得之憂飢。

案，此句首之治字疑涉上而衍，今見《靈樞·癲狂》篇，此句及本書上篇數句連屬不分篇，治字不重。　又，本句《靈樞》作，狂始生，先自悲也，喜忘，苦怒善恐者，得之憂饑。參玩之，或當讀作【**先自悲喜，苦喜忘喜怒喜恐者。**】自悲喜者，其悲喜情緒與常人相異，所謂莫名其妙者，病之始也，下文自高賢自尊貴等，類。繼而有或忘或怒或恐之症，喜者，善也，易也，多也，或然而作者也。苦者，病也。　又，憂飢，《靈樞》作憂饑，飢通饑，饑又作飥，同惄，乃歷切，音溺，心之飢也，一曰憂也（《集韻》）。《詩·周南·汝墳》曰"惄如調飢。"志而不得曰惄，後人所謂所思不遂者是也。

治之，取手太陽陽明，血變而止。及取足太陰陽明。

案，楊注云，人之狂病，先因憂結之甚，不能去解於心。又由飢虛，遂神志失守，則自悲，喜忘喜怒喜恐，乘卽發於狂病，雖得之失志，然因療之心府手太陽，肺府手陽明也。足太陰陽明主穀，亦可補此二脈，以實憂飢虛損，卽愈也。　平按，手太陽《靈樞》《甲乙》作手太陰。　高按，治在知止圖變。

狂始發，少臥不飢，自高賢也，自辨智也，自尊貴也，喜駡詈，日夜不休。治之，取手陽明太陽太陰，舌下少陰，視(脈)之盛者皆取之，不盛者

釋之。

案，楊注云，手陽明絡肺，手太陽絡心，手太陰屬肺主氣，故少臥自高等，皆是魄失氣盛，故視脈盛者皆寫去之，及舌下足少陰脈盛者，互寫去之。　高按，治在一寫其盛。　又，今見日鈔本無脈字。

狂，喜驚喜笑，好歌樂，妄行不休者，得之大恐。

治之，取手陽明太陽太陰。

案，楊注云，此三脈乃是狂驚歌樂妄行所由，准推可知也。

狂，目妄見，耳妄聞，喜呼者，少氣之所生也。

治之，取手太陽太陰陽明，足太陰，頭，兩頷。

案，楊注云，狂而少氣，復生三病，因此四經，故皆取之也。　高按，狂病而兼妄見妄聞喜呼之變者，少氣也。　又，兩頷，今見日鈔本寫作兩頷。

狂者，多食，喜見鬼神，喜笑而不發於外者，得之有所大喜。

治之，取足太陰陽明太陽，復取手太陰太陽陽明。

案，楊注云，不發於外者，不於人前病發也。得之大喜者，甚憂大喜並能發狂，然大喜發狂與憂不同，卽此病形是也。手足太陰，手足陽明，手足太陽，是療此病所由，故量取之，以行補寫也。　高按，大喜，大，過也，甚也，喜之過極而病。

狂而新發，未應如此者，先取曲泉，左右動脈，及盛者，見血，食頃已。不已，以法取之。灸骶骨二十壯。

案，楊注云，曲泉，肝足厥陰脈穴。　今曲泉穴，足厥陰之合，其處不易捫及動脈，故動脈疑指筋脈，曲泉處筋脈多動者。左右者，傍也。　高按，未應如此者，言新發未如眞狂病，下言以法取之者，謂依眞狂病之治法也。

厥逆

平按，此篇自篇首至末，見《靈樞》卷五第二十二《癲狂》篇。自篇首至立快者是也，見《甲乙經》卷七第三。自內閉不得溲至末，見《甲乙經》卷九第十。

厥逆爲病也，足暴清，胷若將別，腹若將以刃切之，煩而不能食。脈小大皆清緩。【緩】取足少陰，清取足陽明。清則補之，溫則寫之。

案，楊注云，厥逆之病，足冷胷痛，心悶不能食，其脈動之大小皆多血少氣。緩而溫者，可取足少陰輸穴，寫其熱氣。足之寒者，取足陽明輸穴，補其陽虛也。　高按，別，分也，裂也。依文義，經文疑脫一緩字，清緩，當是清急溫緩之省。《淮南子集釋》引蔡邕《月令章句》云“凡弦急則清，緩則濁。”清通凊，寒也。筋脈之病，寒則急，溫則緩。　厥逆之病，驟然起病者，急取陽明以補寫。遷延而致病者，取足少陰，徐徐以圖之。　又，今見《靈樞》作，脈大小皆濇，煖取足少陰，凊取足陽明。凊則補之，溫則寫之。本經卷第十五《五藏診脈篇》云，濇者多血少氣，微有寒。今楊注謂多血少氣者，恐據脈濇，則清緩二字抑或如《靈樞》作濇煖者乎，今存疑。

厥逆，腹滿脹，腸鳴，胷滿不得息。取之下胷二肋欬而動手者，與背輸，以指按之立快者是也。

內閉不得溲，刺足少陰太陽與骶上，以長鍼。

氣逆，取其太陰陽明。

厥甚，取少陰陽明動者之經。

厥死

平按，此篇自篇首至末，見《素問》卷十三第四十七《奇病論》篇，又見《甲乙經》卷九第十一。

黃帝問岐伯曰，有癃者，一日數十溲，此不足也。身熱如炭火，頸膺如格，人迎躁盛，喘息氣逆，此有餘也。太陰脈微細如髮者，此不足也。其病安在，名爲何病。

岐伯曰，病在太陰，其藏在胃，頗在肺，病名曰厥死，不治。

此得五有餘，二不足也。

案，問句中，兩處此不足也，及此有餘也，一十二字，疑衍。　頸膺如格者，喘息氣逆，呼者多而吸者少，食飲于是亦難入，若頸膺有所格拒也。　又，其藏在胃，《素問》《靈樞》皆作其盛在胃，故是陽明胃脈之氣在於人迎躁盛也，胃氣將絕之象矣。然此胃之言者，若今人言心臟也，心肺衰竭之象也。　又，頗在肺，頗，猶甚也，又盡悉之辭，猶云皆也（《匯纂》）。頗在肺者，猶言皆在肺也，卽厥死之徵狀，及其要害，皆在肺藏。太陰脈微細如髮，反喘息氣逆，乃病脈不相得，形氣相違，故不治。　又，小便不利一是肺氣衰竭，一是眞陰虧損，而體弱燔炭者，已見亡陰之象。

問曰，何謂五有餘二不足。

答曰，所謂五有餘者，五病之氣有餘也。

二不足者，亦二病之氣不足也。

今外得五有餘，內得二不足者，此其身不表不裏，亦明死矣。

案，五有餘者，小便癃，身熱，頸膺格，脈躁，氣逆。二不足者，肺氣虛極，眞陰虧竭。　又，太陰者脾肺是也，其表合在胃大腸，肺又爲腎水膀胱之上源，所謂不表不裏者，是血氣難以斡旋於藏府表裏之間也，湯藥鍼石亦然，故曰死。　楊注云，人之遇病，外有五有餘，內有二不足者，病在手足太陰，藏於胃中，動之於肺，非定在於表裏，名曰厥死之病，不可療【之】也。

陽厥

平按，此篇自篇首至末，見《素問》卷十三第四十六《病能論》篇，又見《甲乙經》卷十一第二。

黃帝曰，有病喜怒者，此病安在。

岐伯曰，生於陽。

問曰，陽何以使人狂。

答曰，陽氣者，因暴折而難決，故喜怒，病名陽厥。

案，折，挫也。決當作決，下流曰決，分泄也，行之也，理也(《匯纂》)。　謂陽氣卒然大受挫而不得分寫，故喜怒，怒者，氣之張也。

問曰，何以知之。

答曰，陽明者常動，巨陽少陽不動，而動太疾，此其候也。

案，三陽經脈有動有不動，動而大疾者，乃作狂作怒。診法。

問曰，治之奈何。

答曰，衰其食即已。夫食入於陰，長氣於陽，故奪之食即已。

使之服之以生鐵落爲飲。夫生長氣，椎鐵落自下氣疾。

案，楊注云，衰其食者，少食也。穀氣熱，故推入腹內陰中，長盛陽，所以憎於狂病，故奪於情，少食，令服生鐵落，病則愈矣。生鐵落，鐵漿【之】也。　高按，所謂食入於陰者，即所謂精不足者補之以味，食者五味，入則先益陰後助陽。損食使氣弱。　又，末句，夫生長氣椎鐵落自下氣疾，當作【**夫生鐵落者，椎鐵自落，下氣疾。**】長氣二字疑乃涉上文長氣於陽而誤。今見《素問》末句作，夫生鐵洛者，下氣疾也。《千金要方》引同。《甲乙》作，夫生鐵洛者，下氣候也。　椎，擊也，打也，鍛鐵，冶鐵之椎也。自落者，鍛鐵時自然落下之皮屑。又，下，去也，克也，即前文之決也。氣疾，即上文“不動而動太疾”之疾也。　又，考之本草，有鐵落，而無生鐵落。今試解之曰，所謂生鐵落飲者，乃是冶鐵時使鐵屑直落入水中，生飲其水而成其名,故亦有漿液之名。後人以生鐵落爲藥名,則生字無著落處。

風逆

平按,此篇見《靈樞》卷五第二十二《癲狂》篇,又見《甲乙經》卷十第二下篇。

風逆,暴四支腫,身漯漯,唏然時寒,飢則煩,飽則喜變。

取手太陰表裏,足少陰陽明之經。肉清取滎,骨清取井也。

案,楊注云,手太陰爲裏,手陽明爲表,二經主氣。肉者,土也。滎者,火也。火以生土,故取滎温肉也。　骨者,水也。井者,木也。水以生木,以子實母,故取井温骨也。　高按,身漯漯,唏然寒者,虚也,見前《少氣》篇。或風性開洩而時汗出漯漯然,汗而當風故唏然寒,唏者,欷歔。人飢則血虚而氣微張,故煩。飽則血雖足而衛氣虚,故得風而善變。

風痓

平按,此篇見《靈樞》卷五第二十三《熱病》篇,又見《甲乙經》卷七第四。

風痓,身反折。

先取足太陽及膕中,及血絡。

中有寒,取三里。

案,後及血絡,出其血,洩之。中有寒,則當補,取三里。

酒風

平按,此篇見《素問》卷十三第四十六《病能論》篇,又見《甲乙經》卷十第二下篇。

黄帝問曰,病者身體懈惰,汗出如浴,惡風少氣,此爲何病。

答曰,名曰酒風。

問曰,治之奈何。

岐伯曰,以澤寫朮各十分,麋銜五合,以三指撮爲,後飯。

案,楊注云,飲酒汗出得風,名曰酒風。先食後服,故曰後飯也。　高按,麋銜,

《本經》有"薇銜"。孫星衍輯《神農本草經》卷一上經草部薇銜,味苦平,主風溼痹,歷節痛,驚癇,吐舌,悸氣,賊風,鼠瘻,癰腫。一名麋銜。生川澤。吳普曰,薇銜一名麋銜,一名無顛,一名承膏,一名醜,一名無心(《御覽》)。《名醫》曰一名承膏,一名承肌,一名無心,一名無顛,生漢中及冤句邯鄲,七月采莖葉,陰乾。《本草品彙精要》卷九草部薇銜條,合治云,以五分合澤瀉朮各十分,以三指撮爲,飯後,治酒風身熱懈惰汗出如浴惡風少氣。　高按,三指撮,言藥量,非言撮取也。爲者,治也,成也。今《甲乙》作"麋銜五分,合以三指撮,爲後飲。"文義略勝。可參。

經解

平按,此篇見《素問》卷十三第四十六《病能論》篇。

所謂深之細者,其中手如鍼,摩之切之,聚者堅也,愽者大也。

案,深,度深淺也,測也,此謂察脈。　又,《康典》引《正字通》云,愽,博之譌。

《上經》者,氣之通天也。

案,所謂氣之通天者,猶今人所謂生理。

《下經》者,言病之變化也。

案,病之變化者,猶今人所謂病理也。　楊注云,又自腰以上,隨是何經之氣,以爲上經。自腰以下,以爲下經。上經通於天氣,下經言其變化也。　高按,由是觀之,則楊氏亦不能決上經下經是否醫籍。

《金匱》者,決死生也。

《揆度》者,切度之。《奇恆》者,言奇病也。

所謂奇者,使奇病不得以四時死者也。恆者,得以四時死者也。

所謂揆者,方切求也。度者,得其病處也,以四時度之也。

案,依原文及楊注,所謂經解者,未必是醫經之名,乃或是經絡之經,金匱奇恆諸言亦然。　又,方切求也,方,法也,則也,謂得切求之法而度其病所。　以四時死者,以節氣時序予之以期也。

身度

平按,此篇自篇首至末,俱見《素問》卷八第二十八《通評虛實論》篇,惟自問曰形度至何以知其度也一節在後，脈浮而濇二句在前，與《甲乙經》卷七第一中篇同，在經文春秋則生冬夏則死之下。詳《素問》新校正云，按《甲乙經》移續於此，舊在後帝曰形度骨度脈度筋度何以知其度也下，王氏以爲錯簡，移附於此。據新校正所云，則本書編次，與舊時無異也。

問曰，形度骨度脈度筋度，何以知之其度也。

曰，脈浮而濇，濇者，而身有熱者，死也。

案，楊注云，形骨筋等有病，於身節度，可診脈而知，故脈浮而濇者，身必有熱，身熱脈浮濇者死也。　高按，此篇問答似不相副，楊注略牽強，王冰及《新校正》均以爲問答錯簡。據《甲乙》及本書，疑王氏所見與楊氏同，楊氏出注而王氏以爲錯簡，移附之所同皇甫士安，恐有相襲。　然細讀之，題曰身度者，是問以身形度病之法，身形者形骨脈筋也，今以脈譬之，則云，【問曰，度病者，或以形度之，或以骨度之，或以脈度之，或以筋度之，如何度法。答曰，譬若，脈浮濇而身熱者，不治。】度，音鐸，診察也。本書卷第十三言筋度骨度者，度，音渡，度數也。

後人讀書，難免爲古人圓其說，所憑藉者無非當時醫理。醫理之大，可不重視焉。

經絡虛實

平按，此篇自篇首至末，見《素問》卷八第二十八《通評虛實論》篇，又見《甲乙經》卷七第一中篇。

問曰，絡氣之不足，經氣有餘，何如。

答曰，絡氣不足，經氣有餘，脈熱而尺寒。秋冬爲逆，春(秋)【夏】爲順，治主病者。

案，楊注云，絡虛經實，何以得知。絡爲陽也，經爲陰也。

寸爲陽也，外也。尺爲陰也，內也。

秋冬，陰也。春夏，陽也。

絡氣不足，陽氣虛也。經氣有餘，陰氣盛也。

於秋冬時，診寸口得緩脈，尺之皮膚寒，爲逆。

春夏脈緩，尺之皮膚寒，爲順。

脈緩，熱也。

以秋冬陽氣在內，陰氣在外。春夏陰氣在內，陽氣在外故也。

於尺寸在內,時寒熱,取經絡虛實也。

高按,楊注詳細。　春夏爲順,春夏二字本書誤作春秋,整理本編者失察,據今見日鈔本改。　又,絡爲經之表部,受陽所鼓,秋冬張揚而禦寒,春夏弛漫而散熱。　脈者,受營氣所主,秋冬內斂以藏精,春夏洪大以助生長。

問曰,經虛絡滿,何如。

答曰,經虛絡滿者,尺熱滿,脈寒濇。此春夏則死,秋冬則生。

案,楊注云,滿,盛也。經虛絡盛,春夏診得尺之皮膚熱盛,寸口得急脈,爲逆,故死。秋冬得尺熱脈急,故生。脈急多寒,脈緩多熱也。　高按,經虛者春夏不生,絡滿者秋冬可藏,此順逆之例也。　尺膚若熱而滿,此衛陽之盛,絡滿也。寸口若寒而濇,此陰精不足,經虛也。尺膚,或乃絡之總候。

問曰,治此者奈何。

答曰,絡滿經虛,灸陰刺陽。經滿絡虛,刺陰灸陽。　案,楊注云,

經虛,陰虛,故灸陰。絡滿,陽滿,故刺陽也。

經滿,陰滿,故刺陰。絡虛,陽虛,故灸陽也。

高按,灸陰刺陽,一補一寫。刺陰灸陽,一推一補。　又,營虛不可寫,故經滿者必察其藏府,方可得而寫之。　又,絡滿經虛,經滿絡虛,乃古人文法,非必是一虛一滿。虛者灸之,可知古人灸法以溫補爲義。滿者刺之,可知古人以鍼刺行之抑之導之寫之爲用也。

禁極虛

平按,此篇見《甲乙經》卷七第一中篇。

問曰,秋冬無極陰,春夏無極陽者,何謂也。

答曰,無極陽者,春夏無數虛陽,虛陽則狂。

無極陰者,秋冬無數虛陰,陰虛則死。

案,楊注云,數,音朔。春夏是陽用事,秋冬是陰用事。陰陽用事之時,行鍼者不可數虛陽,數虛陽者,陽極,發狂。數虛陰者,陰極,致死也。　高按,無者,禁也,勿也。極,竭也,盡也。　《甲乙經》虛陽作虛陽明,虛陰作虛太陰。太陰陽明者脾胃後天之本也,此一說也。又所謂春夏養陽秋冬養陰,亦是一說。存。

順時

平按，此篇自篇首至末，見《素問》卷八第二十八《通評虛實論》篇。又此篇前一段見《甲乙經》卷七第一中篇，後一段見《甲乙經》卷十一第九。

問曰，春極治經絡。夏極治經輸。秋極治六府。冬則閉塞者，用藥而少鍼石處。所謂少用鍼石者，非癰疽之謂也，癰疽不得須時。

案，癰疽不得須時者，須，應也，待也。言癰疽之爲病既成，治之消息之皆不可待時，不可求應藏府經絡之出入周循，當果斷鍼砭之以去邪之太半，所謂救其標也。　楊注云，春夏秋三時極意行鍼，冬時有癰疽，得極餘寒等病，皆悉不得，故不用稱其時也。春時陽氣在於皮膚，故取絡脈也。夏時在於十二經之五輸，故取輸也。秋氣在於六府諸輸，故取之也。冬氣在於骨髓，腠理閉塞，血脈凝濇，不可行於鍼與砭石，但得飲湯服藥。癰疽以是熱病，故得用鍼石也。以癰疽暴病，不得須閒失時不行鍼石【之】也。　高按，楊注六府諸輸，今見日鈔本，寫作六府謂輸。腠理閉塞，寫作腠理閉寒。

因癰不知不致，按之不應手，乍來乍已，刺手太陰，傍三，與嬰絡，各二。

案，楊注云，有因癰生不痛不知，不得其定，按之不應其手，乍來似有，乍去似無者，此是肺氣所爲。可取手太陰脈，有主此病輸，傍三刺之。及纓脈，足陽明之輸主此病者，二取之。　高按，不知不致者，謂其病之來不知在何經，其病之作不知由何因。　又，依楊注及文法，乍來乍已，已字或當作去字。已者病已，去者不應手。

刺瘧節度

平按，此篇自篇首至過之則失時，見《素問》卷十得三十六《刺瘧篇》。自瘧不渴至末，見《靈樞》卷五第二十六《雜病》篇，又見《素問·刺瘧篇》，惟文義畧有不同，又見本書二十五卷《十二瘧》篇。又自篇首至末，見《甲乙經》卷七第五。

瘧病，脈滿大急，刺背輸，用中鍼，傍五。胠輸各一，適肥瘦，出其血。

案，楊注云，滿，盛也。脈大，多氣少血也。急，多寒也。瘧病寸口脈盛，氣多血少而寒，可取背輸有療瘧者，用中鍼刺輸傍，五取。及胠輸，兩脅下胠中之輸有療瘧者，左右各一取之。取之適於肥瘦，出血多少。傍，左右箱也。

瘧，脈小而實急，灸脛少陰，刺指井。

案，楊注，脈小者，血氣皆少。瘧病診得寸口之脈，血氣皆少而實，而多寒，可灸足少陰療瘧之輸，並【刺】指有療瘧之井也。　高按，楊注多寒乃謂脈急則寒也。又脱一刺字。

瘧，脈滿大急，刺背輸，用第五鍼。胠輸各一，適行，至於血也。

案，楊注云，第五鈹鍼，以取大膿，今用刺瘧背輸，可適行，至血出而已也。　高按，此條與前文重複。平按《素問新校正》指明士安精審不複。是。

瘧，脈緩大虚，便用藥所宜，不宜用鍼。

案，楊注云，脈緩者，多熱。瘧病診寸口脈得多熱，多氣少血虚者，可用藥。用藥者，取所宜之藥以補也。

凡治瘧者，先發如食頃，乃前可以治，過之則失時。

案，先發者，先于瘧發之前也。

瘧不渴，間日而作，取足陽明。渴而日作，取手陽明。

刺腹滿數

平按，此篇自篇首至按之立已，見《靈樞》卷五第二十六《雜病》篇。自腹暴至末，見《素問》卷八第二十八《通評虛實論》篇。又自篇首至足厥陰，見《甲乙經》卷九第九。自腹滿大便不利至末，見《甲乙經》卷九第七。

高按，刺某某數者，刺某某之法也，數，法也。

少腹滿大，上走胃至心，泝泝身時寒熱，小便不利，取足厥陰。

案，楊注云，水氣聚於少腹，上走至於心下，泝泝惡寒，寒熱。小便不利，下熱也。是足厥陰所由，故取其輸穴也。

腹滿，大便不利，腹大，上走胷嗌，喘息喝喝然，取足少陰。

案，楊注云，有本少陰爲少陽(之也)。　高按，今見日鈔本楊注有之也二字，可删。

腹滿，食不化，腹嚮嚮然不便，取足太陰。

腹痛，刺齊左右動脈，已刺按之，立已。不已，刺氣街，已刺按之，立已。

腹暴滿，按之不下，取太陽經絡。經絡者，則人募者也。少陰輸，去脊椎三寸，傍五，用員利鍼。

案，經絡者八字插入，疑是衍文。楊注云，經脈絡脈，人之盛募之氣。又云，募，有本爲幕也。　高按，則，法也，效也，準也，猶象也。

刺霍亂數

平按，此篇見《素問》卷八第二十八《通評虛實論》篇，又見《甲乙經》卷十一第四。

霍亂，刺輸，傍五。足陽明，及上，傍三。

案，傍，我隴上方言有"傍肩"一詞，傍者，齊也，約等也。傍五三者，言可刺之三五痏也。楊注云可五取之可三取之者，義相近。

刺癇驚數

平按，此篇見《素問》卷八第二十八《通評虛實論》篇，又見《甲乙經》卷十二第十一。

刺癇驚，脈五，鍼手太陰各五。刺經太陽五。刺手少陽經絡者，傍一寸。足陽明一寸。上踝五寸，刺三鍼之。

案，楊注云，刺癇驚脈，凡有五別，手太陰五取之，又足太陽輸穴五取之，又手少陽經絡傍三取之，又足陽明傍去一寸，上踝五寸，三鍼之。

刺腋癰數

平按，此篇見《素問》卷八第二十八《通評虛實論》篇，又見《甲乙》卷十一第九。

腋癰，大熱，刺足少陽五。刺癰而熱，手心主三。刺手太陰經絡者，大骨之會各三。

案，楊注，大骨之會者，手太陰脈循臂內上骨下廉，卽爲經絡會處也。　高按，今見《難經》四十五難云，府會大倉，藏會季脅，筋會陽陵泉，髓會絕骨，血會鬲俞，骨會大杼，脈會太淵，氣會三焦外一筋直兩乳內也。熱病在內，取其會之氣穴也。　後來者曰，府會中脘，藏會章門，筋會陽陵泉，髓會懸鐘（絕骨），血會鬲俞，骨會大杼，脈會太淵，氣會膻中。

病解

平按，此篇自篇首至末，見《素問》卷八第二十八《通評虛實論》篇，又見《甲乙經》卷十一第六及卷十二第五等篇。

凡治消癉，仆擊，偏枯，痿厥，氣滿，發逆，肥貴人，則膏粱之疾也。

案，治，診察也，理也。

鬲塞閉絕，上下不通，暴憂之病。

案，鬲者，隔也，障也。塞者，澀也，不通也。閉者，不張也。絕者，不續也。上下不通者，不相交通也。此類皆驟然氣病。

暴厥而聾，不通，偏塞也。

高按，偏者，不正也，頗也。

閉內，內不通，風也，內留著也。

案，楊注云，內氣暴滿，薄不從於內，中風病也。以脾氣停壅，不順於內，故瘦留著也。　高按，楊注瘦，當作庾。今見《素問》作，暴厥而聾，偏塞閉不通，內氣暴薄也。不從內外，中風之病，故瘦留著也。　《甲乙》文略異，作暴厥而聾，耳偏塞閉不通，內氣暴薄也。不從內外，中風之病，故留瘦著也。　高按，不從內外者，非表裏之病也。

蹠跛寒，風溼之病也。

案，楊注云，風溼之氣，生於蹠跛痹病。蹠，之石反。跛，有本爲跂也。　高按，蹠同跖，足底。跂，又音劇，足也（《集韻》）。足底寒者，風溼之病也。

久逆生病

平按，此篇見《素問·通評虛實論》篇，又見《甲乙》卷十一第二。

黃疸，暴痛，癲疾，厥，狂，久逆之所生。

案，久逆是也。逆者，血氣逆亂，非獨氣逆。久者，恆也，積也，留也。失察失治方可得久，故其始病則有不知所苦者。

六府生病

平按，此篇見《素問》《甲乙》同上篇。

五藏不平，六府閉塞之所生。

案，楊注云，六府受穀，氣傳五藏，故六府閉塞，藏不平也。　高按，平者，齊也，治也。是故六府以通爲用。

腸胃生病

平按,此篇見《素問》同上篇,又見《甲乙》卷十二第五。

頭痛耳鳴,九竅不利,腸胃之所生。

案,楊注云,腸胃之脈,在頭,在於七竅,故腸胃不利,頭竅病也。 高按,腸胃者中土之本,頭目耳竅者,藏府其華所在,所謂苗竅者也,皆得中土之養,非獨經絡之所過者也。

經輸所療

平按,此篇見《素問》同上篇,又見《甲乙經》卷十一第九。

暴癰,筋濡,隨外分而痛。魄汗不盡,胞氣不足,治在經輸。

案,楊注云,筋濡者,謂筋溼也。隨分痛者,隨分肉閒痛也。魄汗者,肺汗也。胞氣不足者,謂膀胱之胞氣不足也。此之五病,可取十二經輸療主病者也。 高按,暴癰筋濡,隨外分而痛,乃是一病,濡,散漫之謂,與堅急拘攣相對。外分者,乃是癰所,外字當,不可因他本不見楊注不及而奪之。 魄汗不盡,胞氣不足,爲一病,魄藏在肺,肺爲水之上源,肺氣奪故胞氣不足。可通。

附篇一

黄帝内經太素遺文并楊氏原注

從王注《素問》林億等《新校正》及林億等校正《甲乙經》《脈經》與日本《醫心方》所引攷補，當在今本所缺七卷中。其各書所引，仍逐條附注於下，以便稽考。

高按，首錄經文，字用粗體，次以楊注，除首條外，楊注前不再標注案或楊注云字樣，自語加高按，所引經文如今見《素問》並注文，末爲平按，并加小序號。

飲食有常節，起居有常度，不妄不作。 案，楊注云，以理而取聲色芳味，不妄視聽也。循理而動，不爲分外之事。 平按，此條見《素問》卷一第一《上古天真論》。1

上古聖人之教也，下皆爲之。 高按，今見《素問》作，夫上古聖人之教下也，皆謂之，虛邪賊風，避之有時《新校正》云，按全元起注本云，上古聖人之教也，下皆爲之。《太素》《千金》同。楊上善云，上古聖人使人行者，身先行之。爲不言之教。不言之教勝有言之教。故下百姓倣行者衆，故曰下皆爲之。 平按，此條見同上。2

身肌宗一。 眞人生之肌體，與太極同質，故云宗一。 高按，今見《素問》作，呼吸精氣，獨立守神，肌肉若一《新校正》云，按全元起注本云，身肌宗一，《太素》同。楊上善云如上。 又，眞人生，今人整理本作眞人身。 又，一者，齊也。平按，此條見同上。3

有至人者。 積精全神，能至於德，故稱至人。平按，此條見同上。4

帝曰，余聞上古聖人，論理人形，列別藏府，端絡經脈，會通六合，各從其經，氣穴所發，各有處名，谿谷屬骨，皆有分起，分部逆從，各有條理，四時陰陽，盡有經紀，外内之應，皆有表裏，信其然乎。 高按，谿谷屬骨，乃是四種。　又,今見《素問》末一句四字,作“其信然乎”。　平按,此條見《素問》卷二第五《陰陽應象大論》。又按《新校正》云,詳帝曰至信其然乎,全元起本及《太素》在上古聖人之教也上。5

在變動爲握。　握憂噦欬慄五者,改志而有,名曰變動。　平按,此條亦見《素問》卷二第五。6

脈生脾。　高按,今見《素問》作血生脾。在南方生熱一條。　平按,此條見同上。7

在變動爲憂。　心之憂在心變動,肺之憂在肺之志,是則肺主於秋,憂爲正也。心主於(憂)【夏】,變而生憂也。　平按,此條見《素問》同上。又楊氏此注,亦見《甲乙經》卷一第一。8

東方云風,傷筋,酸傷筋。
中央云溼,傷肉,甘傷肉。
南方云熱,傷氣,苦傷氣。
北方云寒,傷血,鹹傷血。
西方云熱,傷皮毛,辛傷皮毛。　高按,今見《素問》,苦傷氣《新校正》云,詳此篇論所傷之旨,其例有三。東方云風傷筋,酸傷筋。中央云濕傷肉,甘傷肉。是自傷者也。南方云熱傷氣,苦傷氣。北方云寒傷血,鹹傷血。是傷己所勝。西方云熱傷皮毛,是被勝傷己。辛傷皮毛,是自傷者也。凡此五方所傷,有此三例不同。《太素》則俱云自傷。　又,五云字今整理本不取。　平按,此條見《素問》同上。又按《素問新校正》云,凡此五方所傷,《太素》俱云自傷。9

中央生溼。　六月,四陽二陰,合蒸以生溼氣也。　高按,溼字,今見《素問》寫作濕,下同。　平按,此條見同上。10

溼生土。　四陽二陰,合而爲溼,蒸腐萬物成土也。　平按,此條見同上。11

在變動爲噦。　噦,氣(喘)【忤】也。　高按,喘字非。　平按,此條見同上。12

燥傷皮毛，熱勝燥。 高按，今見《素問》作，熱傷皮毛，寒勝熱。 平按，此條見同上。13

寒傷骨。 高按，今見《素問》作寒傷血。 平按，此條見同上。14

溼勝寒。 高按，今見《素問》作燥勝寒《新校正》云，按《太素》，燥作濕。 又，今見《太素》寫作溼。 平按，此條見同上。15

鹹傷骨。 高按，今見《素問》作鹹傷血。 平按，此條見同上。16

左右者，陰陽之道路也。 陰氣右行，陽氣左行。 平按，此條見同上。17

肖者濯濯。 高按，今見《素問》作，至道在微，變化無窮，孰知其原。窘乎哉，消者瞿瞿《新校正》云，按《太素》作肖者濯濯，孰知其要。閔閔之當，孰者爲良《新校正》云，詳此四句，與《氣交變大論》文重，彼消字作肖。 高按，今見《素問·氣交變大論》作，"肖者瞿瞿，莫知其妙。閔閔之當，孰者爲良。"則"肖者瞿瞿"爲是。《素問》此四句前人均未得解，今試解之曰，此言醫道醫術之微妙，學者困惑也。肖，象也，仿效也，肖者，學者也。瞿，九遇切，鷹隼之視也(《說文》)。《詩·齊風·東方未明》"狂夫瞿瞿"，毛傳曰，瞿瞿者，無守之貌。《荀子·非十二子》"吾語汝學者之嵬容，其冠絻，其纓禁緩，其容簡連。填填然，狄狄然，莫莫然，瞡瞡然，瞿瞿然，盡盡然，盱盱然。"郝懿行《補注》曰，瞿瞿者，左右顧望之容。 學者亦不得其要，故歎曰窘乎哉。 閔，傷也，傷痛，傷念也，閔又通憫及愍，病也。閔閔之當，謂臨病傷痛，憂其治也之時，孰者爲良，治法若干，何去何存，乃其歎也。 讀書不得其要，臨證不知所從。此之謂也。 平按，此條見《素問》卷三第八《靈蘭秘典論》18。

神之處。 高按，今見《素問》作，岐伯曰，心者生之本，神之變也，其華在面，其充在血脉，爲陽中之太陽，通於夏氣《新校正》云，詳神之變，全元起本并《太素》作神之處。 平按，此條見《素問》卷三第九《六節藏象論》。19

又按，《素問·六節藏象論》"爲陽中之太陰"，《新校正》引《太素》太陰作少陰。 "爲陰中之少陰"，《新校正》引《太素》少陰作太陰。 此"爲陽中之少陽"，《新校正》引《太素》作陰中之少陽。三條，平從楊惺吾氏所獲日本仁和寺宫御藏本殘卷十三紙中檢出，補入本書卷三第二《陰陽合》篇，故此三條不復列入。

閒者環已。 高按，今見《素問》作，故春刺散俞，及與分理，血出而止。甚者傳氣，閒者環也《新校正》云，按《太素》環也作環已。 平按，此條見《素問》卷四第十六《診要經終論》。20

滑則少氣。 高按，今見《素問》作，代則氣衰，細則氣少《新校正》云，按《太素》細作滑，濇則心痛。 又，今見《太素》作少氣，整理本編者有按。 平按此條見《素問》卷五第十七《脈要精微論》，又按《脈經》少氣作氣少。21

白欲如白壁之澤，不欲如堊。 高按，今見《素問》作，白欲如鵞羽，不欲如鹽《新校正》云，按《甲乙經》作白欲如白壁之澤，不欲如堊。《太素》兩出之。 平按，此條見同上。22

五藏者，中之府也。 高按，今見《素問》作，五藏者，中之守也《新校正》云，按《甲乙經》及《太素》守作府。 平按，此條見同上。23

行則僂跗。 高按，今見《素問》作，膝者筋之府，屈伸不能，行則僂附《新校正》云，按別本附，一作俯，《太素》作跗。 平按，此條見同上。24

象心之太浮也。 高按，今見《素問》作，帝曰，陽明藏何象。岐伯曰，象大浮也《新校正》云，按《太素》及全元起本云，象心之太浮也。 平按，此條見《素問》卷七第二十一《經脈別論》。25

所謂氣虛者。 氣虛者，膻中氣不足也。 高按，今見《素問》作，岐伯曰，所謂氣虛者，言無常也。尺虛者，行步恇然《新校正》云，按楊上善云，氣虛者，膻中氣不定也。王謂寸虛則脈動無常，非也。 高按，今見《太素》作氣不足，依楊注，解氣虛而不解言無常，則以足字爲是。從經文，則不定與無常相應。存。 平按，此條見《素問》卷八第二十八《通評虛實論》。26

尺滿而不應也。 高按，今見《素問》作，其形盡滿者，脈急大堅，尺濇而不應也《新校正》云,按《太素》濇作満。 平按,此條見同上。27

足溫則生,寒則死。 足溫氣下,故生。足寒氣不下者,逆而致死。 高按,今見《素問》足上有手字。 平按,此條見同上。28

脈實大病久可治。 高按,今見《素問》作,帝曰,消癉虛實何如。岐伯曰,脈實大,病久可治。脈懸小堅,病久不可治《新校正》云,詳經言,實大病久可治,注意以爲不可治。按《甲乙經》《太素》全元起本並云可治。又按,巢元方云,脈數大者生,細小浮者死。又云,沈小者生,實牢大者死。 平按,此條見同上。又按《素問》王注云,久病血氣衰,脈不當實大,故不可治。《新校正》云,詳經言,實大病久可治,注意以爲不可治,《甲乙經》《太素》全元起本并云可治。 復引巢元方云,脈數大者生,細小浮者死。 袁刻作脈懸小堅,病久可治,恐誤。29

誦而頗能解,解而未能別,別而未能明,明而未能彰。 習道有五,一誦,二解,三別,四明,五彰。 平按,此條見《素問》卷二十三第七十五《著至教論》。30

列【星】辰與日月光。 高按,今見《素問》作,願得受樹天之度,四時陰陽合之,別星辰與日月光,以彰經術,後世益明《新校正》云,按《太素》別作列字。 原書脫一星字。 平按,此條見同上。31

上通神農,【著】至教,擬於二皇。 高按,今見《素問》擬作疑,《新校正》云全元起本與《太素》同。 又,今見《太素》影印本脫一著字。 平按,此條見同上。32

夫三陽,太爲業。 平按,此條見同上。33

下爲漏病。 漏病,謂膀胱漏洩,大小便數,不禁守也。 高按,今見《素問》作,帝曰,三陽獨至者,是三陽并至,并至如風雨,上爲巔疾,下爲漏病《新校正》云,按楊上善云,如上。 平按,此條見同上。34

腎且絕死,死日暮也。 高按,今見《素問》作,腎且絕,惋惋,日暮從容不出，人事不殷《新校正》云，按《太素》作腎且絕死，死日暮也。　平按，此條見同上。35

子誠別而已通五藏之過。　高按，今見《素問》作，帝曰，子別試通五藏之過，六府之所不和，鍼石之敗，毒藥所宜，湯液滋味，具言其狀，悉言以對，請問不知《新校正》云，按《太素》別試作誠別而已。　平按，此條見《素問》卷二十三第七十六《示從容論》。36

是以名曰診經。　高按，今見《素問》作，是以名曰診輕《新校正》云按《太素》輕作經。是謂至道也。　平按，此條見同上。37

爲萬民副。　副，助也。　高按，今見《素問》作，聖人之術，爲萬民式，論裁志意，必有法則，循經守數。按循醫事，爲萬民副，故事有五過四德，汝知之乎《新校正》云，按爲萬民副，楊上善云，副，助也。　平按，此條見《素問》卷二十三第七十七《疏五過論》。38

病深以甚也。　高按，今見《素問》作，病深者以其外耗於衛，内奪於榮《新校正》云，按《太素》病深者以其作病深以甚也。　平按，此條見同上。39

始樂始苦。　高按，今見《素問》作，暴樂暴苦，始樂後苦《新校正》云，按《太素》作始苦，皆傷精氣，精氣竭絕，形體毀沮。　平按，此條見同上。40

封君敗傷，及公侯王。　高按，今見《素問》作，診有三常，必問貴賤，封君敗傷，及欲侯王《新校正》云，按《太素》欲作公。　平按，此條見同上。41

氣内爲實。　天地間爲外氣，人身中氣爲内氣。外氣裁成萬物，是爲外實。内氣營衛裁生，故爲内實。治病能求内氣之理，是治病之要也。　高按，今見《素問》作，治病之道，氣内爲實，循求其理，求之不得，過在表裏《新校正》云，按全元起本及《太素》作氣内爲實。楊上善云如上。　平按，此條見同上。42

更名(爲)【自】巧。　高按，今見《素問》作，受師不卒，妄作雜術，謬言爲道，更名自功《新校正》云，按《太素》功作巧。　平按，此條見《素問》卷二十三第七十八《徵四失論》。43

愚心自功。 高按，今見《素問》作，是故治不能循理，棄術於市，妄治時愈，愚心自得《新校正》云，按全元起本自作巧，《太素》作自功。 功，伐也，矜也。自功，自矜也。 平按，此條見同上。44

黄帝燕坐，臨觀八極，正八風之氣，而問雷公，曰，陰陽之類，經脈之道，五中所主，何藏最貴。 夫天爲陽，地爲陰，人爲和。陰無其陽，衰殺無已。陽無其陰，生長不止。生長不止則傷於陰，陰傷則陰災起。衰殺不已則傷於陽，陽傷則陽禍生矣。故須聖人在天地閒，和陰陽氣，令萬物生也。和氣之道，謂先修身爲德則陰陽氣和，陰陽氣和則八節風調，八節風調則八虛風止。於是疵癘不起，嘉祥竟集，此亦不知所以然而然也。故黄帝問身之經脈貴賤，依之調攝，修身於身，以正八風之氣。 高按，楊注修身於身，今見《素問》引作修德於身。 平按，此條見《素問》卷二十四第七十九《陰陽類論》。45

三陽爲經，二陽爲維，一陽爲游部。 三陽，是太陽脈也，從目内眥上頭，分爲四道，下項，并正别脈上下六道，以行於背，與身爲經。二陽，是陽明脈也，從鼻而起，下咽分爲四道，并正别脈六道，上下行腹，綱維於身。一陽，是少陽脈也，起目外眥，絡頭，分爲四道，下缺盆，并正别脈六道，上下(生)【主】經營百節，流氣三部，故曰游部。 平按，此條見同上。46

伏鼓不浮，上空志心。 肺脈浮(清)【濇】，此爲平也。今見伏鼓，是腎脈也。足少陰脈貫脊屬腎，上入肺中，從肺出絡心，肺氣下入腎志，上入心神也。 高按，今見《素問》作，三陰者，六經之所主也。交於太陰，伏鼓不浮，上空志心《新校正》云，按楊上善云，如上。 平按，此條見同上。47

一陰獨至。 一陰，厥陰也。 高按，今見《素問》作，一陰獨至，經絕氣浮不鼓，鉤而滑《新校正》云，按楊上善云，如前。 平按，此條見同上。48

二陰一陽病在肺。 高按，今見《素問》作，二陰二陽病在肺，少陰脈沈，勝肺傷脾，外傷四支全元起本及《甲乙經》《太素》並云二陰一陽。 平按，此條見同上。49

陰陽皆絕，期在孟春。 高按，今見《素問》作，冬三月之病，在理已盡，草與柳葉皆殺。春陰陽皆絕，期在孟春《新校正》云，《太素》無春字。 平按，此條見同上。50

陰陽交，期在濂水。 濂，廉檢反，水靜也，七月水生時也。 高按，今見《素問》作，夏三月之病，至陰不過十日。陰陽交，期在濂水《新校正》云，按全元起本云，濂水者，七月也。建申，水生於申。陰陽逆也。楊上善云如上。 平按，此條見同上。51

一上不下，寒厥到膝。 虚者，厥也。陽氣一上於頭，不下於足，足脛虚，故寒厥至膝。 平按，此條見《素問》卷二十四第八十《方盛衰論》。52

若伏空室，爲陰陽之一。 高按，今見《素問》作，求陽不得，求陰不審，五部隔無徵，若居曠野，若伏空室，緜緜乎屬不滿日《新校正》云，按《太素》云，若伏空室，爲陰陽之一，有此五字，疑此脫漏。 平按，此條見同上。53

至陽絕陰，是爲少氣。 高按，今見《素問》作，三陽絕，三陰微，是爲少氣《新校正》云，按《太素》云，如此。 平按，此條見同上。54

脾主爲衛。 高按，今見《甲乙經》作，脾主爲胃《九虚》《太素》作衛。 平按，此條見《甲乙經》卷一第二。55

六府者，胃爲之海，廣胻，大頸，張胸，五穀乃容。 高按，今見《甲乙經》作廣骸。胻，羊晉切，音胤，又直忍切，音軫，脊肉，杖痕腫處，瘢也，瀍也。 又，胻，外脊。胂，内脊。 平按，此條見同上。56

當候（闕）【闕】中。 高按，關字非。《靈樞·五色》云，明堂者鼻也。闕者眉間也。庭者顔也。蕃者頰也。蔽者耳門也。 平按，此條見《甲乙經》卷一第十五。57

黑色見於庭。 高按，今見《甲乙經》作，黑色出於顔《太素》作庭。 平按，此條見同上。58

闕上者，咽喉也。 高按，今見《甲乙經》作，眉閒以上者，咽喉也《太素》眉閒以上作闕上。 平按，此條見同上。59

闕中者，肺也。 高按，今見《甲乙經》作，眉閒以中《太素》亦作闕中者，肺也。 平按，此條見同上。60

病生於陽者，先治其外，後治其内。 高按，今本《甲乙經》作，病生於外者，先治其陽，後治其陰。原注曰，《太素》作如此並云，與此文異義同。 平按，此條見同上。61

衛氣留於腹中。 高按，《甲乙經》作衛氣留於脈中。《靈樞》作衛氣之留於腹中。 平按，此條見《甲乙經》卷九第四。62

非災風也。 高按，今見《靈樞》卷十一《刺節眞邪》篇云，眞氣者，所受於天，與穀氣幷而充身也。正氣者，正風也。從一方來，非實風，又非虛風也。邪氣者，虛風之賊傷人也。今人整理本《甲乙經》卷十陰受病發痺第一下篇云，正氣者，正風，從一方來，非虛風也《太素》云非災風也。邪氣者，虛風也。 平按，此條見《甲乙經》卷十第一下篇。63

血氣留積，髖皮充肌。 高按，髖，《靈樞》作髖，《甲乙》作腹皮充脹。髖髖同，音寬，又音坤，髀也，髀上也，兩股閒也，又，髖，緩也，其腋皮厚而緩也(《釋名》)。據今本《甲乙》，此條在消癉下，腹皮充脹文義牽強。而疑髖髖者，卽寬也，緩也。充肌，充者塞也。血氣留積之消癉者，緩皮而瘦，充塞肌肉而痿。今人整理本《甲乙經》作，血氣逆留，腹皮充脹。編者按原本留作流。今見《靈樞》卷七《五變》篇云，怒則氣上逆，胷中畜積，血氣逆留，髖皮充肌，血脈不行，轉而爲熱，熱則消肌膚，故爲消癉。 平按，此條見《甲乙經》卷十一第六。64

有過之脈。 平按，此條見《脈經》卷一第二。65

滑則氣少。 高按，此條重出。 平按，此條見《脈經》卷一第十三。又按，《素問·脈要精微論》氣少作少氣。66

寒氣暴上，脈滿實，何如。曰，實而滑則生，實而逆則死矣。

其形盡滿，何如。曰，舉形盡滿者，脈急大堅，尺滿而不應，如是者，順則生，逆則死。

何謂順則生逆則死。曰，所謂順者，手足溫也。謂逆者，手足寒也。 平按，此條見《脈經》卷四第七。67

一月而膏，二月脈，三月胞，四月胎，五月筋，六月骨，七月成，八月動，九月躁，十月生。 高按，今整理本句首脫一而字。 平按，此條見日本《醫心方》卷二十二。 又按《太素》卷九第一《經脈正別》篇，楊注云，人之受身時，一月而膏，二月而脈，爲形之先。 自三月胞以下不載。又按《醫心方》卷二十四所引《太素》有，玄元皇帝曰，人受天地之氣，變化而生，一月而膏，二月而脈，三月而胞，四月而胎，五月而筋，六月而骨，七月而成形，八月而動，九月而躁，十月而生。 當係楊注，與《醫心方》卷二十二所引小異。 高按，平按末之《醫心方》刻本誤作心醫方。68

導引，謂熊頸，鳥伸，五禽戲等，近愈痿（癖）【躄】萬病，遠取長生久視也。 高按，癖字非。 平按，此條見日本《醫心方》卷二十七所引《太素》楊注。69

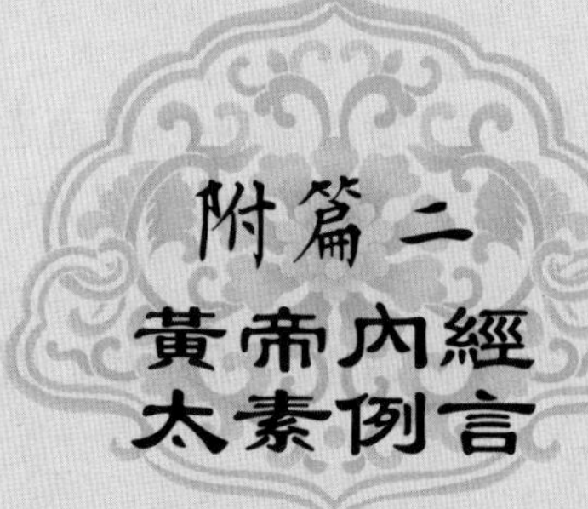

附篇二 黄帝内經太素例言

《漢志》,《黄帝内經》十八卷,晉皇甫謐序《甲乙經》云,今有《鍼經》九卷因《素問》亦九卷,無以别此經,特取其篇首之名謂《鍼經》九卷,《素問》九卷,二凡十八卷,卽《内經》也漢張機敘《傷寒》歷論古醫經,於《素問》外稱曰《九卷》,不標異名,存其實也,王叔和《脈經》同。復云,《素問》論病精微,《九卷》原本經脈,其義深奥,故其書内仍稱《九卷》。本書楊注,凡援引今本《靈樞》篇目經文,皆稱《九卷》。據此,足知今本《靈樞》與《素問》卽《漢志》所稱《内經》十八卷也。唐王冰注《素問》,因全元起注本第七卷久亡《隋志》,《黄帝内經》八卷,自謂得舊藏之卷,羼入《天元紀大論》七篇於《素問》中宋林億等《新校正》疑爲《陰陽大論》之文,復於全本《素問》多所遷移檢《素問新校正》自知。又因《隋志》有《九靈》之名,稱《九卷》爲《靈樞》見王冰《素問敘》注。而全本《素問》既失其眞,古《九卷》之名亦就湮沒。本書合《九卷》卽今《靈樞》《素問》兩部爲一書。於王注《素問·天元紀大論》等七篇,無一語竄入,足存全本《素問》之眞。於《九卷》經文多所詮釋,足祛《靈樞》晚出之惑。玆取《靈樞》卽古《九卷》《素問》《甲乙經》詳爲對勘,倣《素問新校正》例,於每篇篇首,標名自某處至某處,見《靈樞》仍今名以便省覽《素問》《甲乙經》卷幾第幾篇。復於書中凡與《靈》《素》《甲乙》字異者,仍倣《新校正》例,於注後空一格,用平按二字,註明某字某書作某,其原鈔經文缺字,據《靈》《素》《甲乙》補入者,亦於平按下注明某處原缺幾字,據某書補入。其楊注缺字無可考補者,卽計字空格以存其眞。其可據經文補入者,仍於原缺處空格,將據經文所補之字,附註於平按下,間或參以臆說,僭擬一二者,仍於原缺處空格,附臆說於平按下,以備參稽而昭愼重。

新舊《唐志》,楊上善《黄帝内經太素》三十卷鄭樵《通志》同。《宋志》僅存三卷,《宋史》修於元,其散佚當在南宋金元間。故自金元以降,惟王履《溯洄集》一爲徵引,餘不多見。今則中國並《宋志》所載三卷而亦不存。此書乃假楊惺吾氏所獲日本《唐人卷子鈔本》影寫卷,高七寸五分強弱,每行十六七字不等,計缺第一,第四,第七,第十六,第十八,第二十,第二十一凡七卷。又《殘卷》一冊,共十三紙,尾間有"以仁和寺宮御所藏本影寫"字樣。考日本森立之《經籍訪古志》,《黃帝內經太素》三十卷,唐通直郎太子文學楊上善奉勅撰注,所缺凡七卷,卷第與楊氏鈔本同,下注傳寫仁和三年舊鈔本。按日本仁和三年,當中國唐僖宗光啟三年,楊氏鈔本既據仁和寺宮御所藏本影寫,其爲唐人卷子鈔本無疑,其《殘卷》十三紙,謹據《靈樞》《素問》補入本書卷五,卷六,卷十,卷二十二,卷三十《陰陽合》等篇,均詳本書所補諸篇篇目校記。

本書既係影寫仁和寺宮御藏本,據楊氏《日本訪書志》,日本舊諸侯錦小路復有鈔本。余長武昌醫館時,柯巽菴中丞曾出《太素》一部相示,乃尋常鈔本,字體較小,卷第與本書同,惟無殘卷。書中凡殘缺處,無論字數多少,只空一格,不若本書影寫之能存真相。中丞曾語余云,是書手校多年,後爲袁忠節取去付梓,并以袁刻一部相贈。暇時取中丞校本與袁刻對勘,凡袁刻改定處,與中丞所校多同,前言或不誣也。後即以袁刻校對本書,其袁刻與本書字異者,即於平按下,註明某字袁刻作某。至中丞所校,以混入袁刻中,不復區別。余旅居京師時,又於同鄉左笏卿年丈處獲見一部,卷第與中丞鈔本同,亦無《殘卷》,曾借校數月,計與本書不同者十餘字,仍於平按下註明別本某字作某,存以備考。

楊上善爵里時代正史無徵。據林億等《重廣補校素問序》云,隋楊上善纂而爲《太素》。又據李濂《醫史》,徐春甫《醫統》幷云,楊上善,隋大業中爲太醫侍御,述《內經》爲《太素》,顧《隋志》無其書。楊氏《日本訪書志》,據本書《殘卷》中丙字避唐太祖諱作景,以爲唐人。復據《唐六典》,謂隋無太子文學之官,唐顯慶中始置,楊氏奉勅撰注稱太子文學,當爲顯慶以後人。余則更有一說,足證明其爲唐人者,檢本書楊注,凡引老子之言,均稱玄元皇帝,考新舊《唐書·本紀》,追號老子爲玄元皇帝,在高宗乾封元年二月,則楊爲唐人更無疑義。再查隋大業距唐乾封不過五十餘載,自來醫家多享大年史稱孫思邈生於後周,中間歷隋,逮唐至永淳元年始卒,壽百餘歲,或上善初仕隋爲太醫侍御,後仕唐爲太子文學,亦未可知。總之,太子文學,隋既無此官,唐封老子爲玄元皇帝,又在乾封元年,則楊書當成於乾封以後,可斷言矣。故書中於丙作景,淵作泉之類,一仍其舊,惟於平按下註明某字係避唐諱作某。

自來校書，苦無善本，醫書猶甚。蓋中國自科舉制興，凡聰明才智之士，多趨重詞章聲律之文，即間有卓犖異材，又或肆力於經史漢宋諸學，於醫學一門，輒鄙爲方技而不屑爲，故自林億等校正醫書後，從事此道者實不多覯。晦盲否塞，幾近千年，紕繆糾紛，問津無路。茲所據校勘諸書，《素問》用宋嘉祐本，明顧氏影宋嘉祐本，趙府居敬堂本，吳勉學本。《靈樞》用《道藏》本，趙府居敬堂本，吳勉學本。《甲乙經》用正統本惜不全，吳勉學嘉靖刊本惜校注多混入經文，《醫統·正脈》本即吳本。以外，如《難經》用《醫統》本。《脈經》用楊太令葆初仿刻宋嘉定何氏本，《醫統》本。《千金方》用日本《金澤文庫》本，餘多用通行本。惟日本《醫心方》所引《太素》楊注頗多，此書撰於日本永觀二年，當中國宋雍熙元年，楊氏《日本訪書志》稱其多存古書，爲中土醫家所不逮，洵非虛語。至金元以下醫書，間因考訂字義，偶一徵引，而採用甚少，非謂金元以後醫家一無可取，因本書金元間已佚，無由考證也。

全元起所注《素問》久亡，林億等《新校正》每引以糾正王註《素問》，其所引全本多與《太素》同，足徵《太素》所編之文，爲唐以前舊本，可校正今本《靈樞》《素問》者不尠。茲於本書中，凡遇《新校正》引全糾王之處，具錄於平按下，以存全本之眞而正王氏之誤。

古文字多假借，此書既係唐人卷子鈔本，書中如癃作瘙，顖作囟，貌作皃，銳作兌之類，皆古味盎然。茲所校正，如遇此等字，凡《靈》《素》《甲乙》改用今文者，仍於平按下註明某書某字作某，至本書一仍舊觀，不敢妄爲竄改，以存古義。

本書字義，有《靈》《素》《甲乙》均同，而本書獨異者，如開作關，篡作纂，宦作宮之類，不憚多方引證，反覆辨明，冀衷一是。蠡測管窺，未審當否，通儒碩學，幸垂教焉。餘或字異而無關宏旨者，則多從畧。

本書卷首已佚，卷首總目亦復不存，茲特取各卷子目，編次於前，以便稽考。

本書原鈔俗字頗多，如發作茇，關作開，焦作膲之類，均一律更正。

《素問新校正》所引《太素》，多至百六十餘條，其已具本書者，凡百餘條，不見本書者五十餘條。他如林億等所校《甲乙經》《脈經》《外臺》諸書，共引《太素》三十餘條。日本《醫心方》所引凡二十餘條。檢本書復有存有佚，茲於其存者，凡引用經文楊注與本書字異者，於平按下註明。其佚者，別編佚文附後，并逐條註明某條見某書，以見零璧斷珪，尤堪寶貴也。

例言以簡要爲主，無取冗繁，茲因本書中國久亡，來自海外，若不說明原委，誠恐後人真贋莫明,不知本書之足貴。特倣林億等校正《千金方》例言,反覆陳説,冀聞明軒岐奥旨,《内經》眞詮,俾後之學者,有塗轍之可尋。大雅君子,如不以爲辭費,而諒其苦心焉,則幸甚。

黄陂蕭延平北承甫謹識

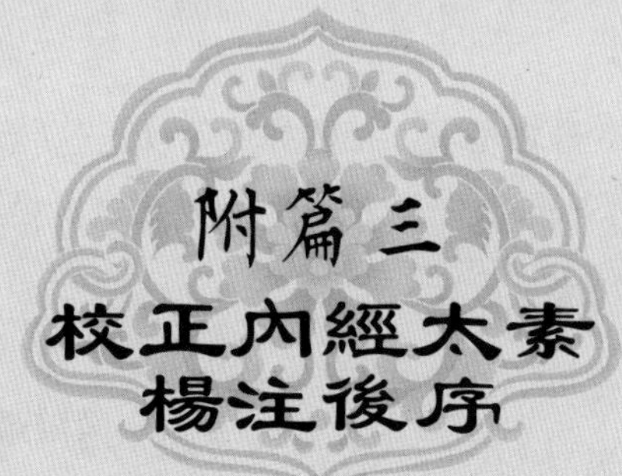

附篇三 校正内經太素楊注後序

《内經太素》楊上善注三十卷，兩《唐志》皆箸錄。北宋以還，漸多散佚。《宋志》僅存三卷，元以來遂鮮稱及之者，蓋亡失久矣。

光緒中葉，吾鄉楊惺吾先生，始從日本獲唐寫卷子本影鈔以歸，存二十三卷。桐廬袁忠節公得其書，未加詳校，卽以付刊，譌謬滋多，未爲善本。

吾姻友蕭北承孝廉，精於醫，始聚羣籍校正其書，殫精廿年，以成此本。余受而讀之，蓋合《靈樞》《素問》纂爲一書，編次卷目，皆有不同。反覆以觀，然後知《内經》十八卷之自有眞，後人援他書以竄亂《素問》者固非，而據一二淺短之文，疑《靈樞》之出於僞託者亦誤也。

《漢志》載《黃帝内經》十八卷，初無《素問》之名，後漢張仲景《傷寒論》引之，始稱《素問》。晉皇甫士安《甲乙經序》，稱《鍼經》九卷，《素問》九卷，皆爲《内經》，與《漢志》十八卷之數合，是《素問》之名，實起於漢晉之間，故其書《隋志》始箸於《錄》。

然《隋志》雖名九卷，已注明梁八卷，是其書自梁以來早闕其一卷，故全元起注本僅八卷，已亡其第七篇，是爲《素問》原書最初之本。

至唐王冰作注，不知所據何書，妄稱得先師秘本，卽隋所亡之第七篇，竄入本書，移易篇第，纂爲二十四卷，是爲今《素問》四庫箸錄本。

其書出宋林億等所校正，當校正時，卽謂《天元紀大論》以下七篇，居今《素問》四卷，篇卷浩大，不與前後相等，所載之事，亦不與餘篇相通，疑此七篇，乃《陰陽大論》之文，王氏取以補《素問》之闕卷者。今按其說，未知確否。而其文係王氏補入，爲全元起本所未有，則顯而易見。蓋林億等校正此書，卽取全本對勘，於王本移易篇第之下，注明全元起本在第幾卷，獨此七篇篇目之下，未經注明全本。其引《太素》楊上善注，雖不及引全注之詳，亦幾於卷卷有之，獨此七篇曾無一字引及，此可爲《素問》原書無此七篇之確證。其不加刪汰者，徒以係古醫書，過而存之云爾。

今觀楊氏此書，則林億等所引以駁正王注者，具在卷中，而《天元紀大論》以下七篇，則全書俱無其文，此可見楊氏所據以編纂此書之經文，卽同元起本，而全注所據之已闕第七篇本，乃係《素問》原文。竄亂之迹明，而原書之眞出矣，此可徵林億等之說之確者也。

《靈樞》之名，漢隋唐《志》皆不載。宋紹興中，錦官史崧出其家藏舊本，送官詳正，世始有傳。是其書至宋中世而始出，故《宋志》始箸於《錄》。《四庫提要》謂卽王冰取《九靈》所改名。《九靈》尤詳於鍼，故皇甫謐名之爲《鍼經》，疑其一經而二名。杭堇浦《靈樞經跋》，據《隋志》所載，謂《九靈》自《九靈》，《鍼經》自《鍼經》，不可合而爲一。冰以《九靈》名《靈樞》，不知其何所本，觀其文義淺短，與《素問》之言不類，疑卽出冰之僞託。

不知《内經》十八卷，醫家取其九卷，别爲一書，名曰《素問》，其餘九卷，本無專名。張仲景序《傷寒論》，歷引古醫經，於《素問》外，稱曰《九卷》，並不標以異名，存其實也。晉王叔和《脈經》，一同皇甫士安序《甲乙經》，本仲景之意，以爲《内經》十八卷，卽此《九卷》及《素問》。又以《素問》亦九卷，無以别此經，因取其首篇之文，謂之《鍼經》九卷，其實《鍼經》非《九卷》之名也，故其後仍稱《九卷》。《甲乙經》内所引《靈樞》之文，其稱皆同於此。今觀楊氏此書，所引《九卷》之文不一而足，並有引《九卷》篇名如《終始》篇者，今其文具在《靈樞》之中。可知《靈樞》之文，古衹稱爲《九卷》，楊氏據之，其傳甚古。王冰謂《靈樞》卽《漢志》《内經》十八卷之九，其言確有可徵。

《九靈》之文，今已不傳，不知何若。在王氏並未取以更名《靈樞》，固可信也。若其文義淺短，疑爲僞託，則不知《内經》一書，雖出黄帝，其在古代，不過口耳相傳，晚周以還，始箸竹帛，大都述自醫師，且不出於一手，故其文義時有短長。今觀其義之深者，《九卷》之古奥，雖《素問》有不逮。其淺而可鄙者，卽《素問》未嘗不與《九卷》略同。而以源流而論，則《素問》且多出於《九卷》，觀《素問·方盛衰論》，言合之五診，調之陰陽，已在《經脈》。《經脈》卽《靈樞》篇目，王注已言之，是《素問》之文，且有出於《靈樞》之後者，《素問》且宗《靈樞》，而謂《靈樞》不逮《素問》乎。徒以宋史崧撰《靈樞音釋》，欲以此九卷配王注《素問》之數，迺分其卷爲二十四，分其篇爲八十一。至元間併《素問》爲十二卷，又併史崧《靈樞》之卷以合《素問》。於是古《九卷》之名湮，後人遂疑《靈樞》爲晚出之書。豈知《素問》自《素問》，《九卷》自《九卷》，二者同屬古書，皆爲楊氏所據。初不疑其僞託,此可證杭氏之説之誤者也。

北承究心醫書,涉覽極博,《内經》不去手者蓋數十年。其校此書也,據《甲乙經》《靈樞》《素問》,以訂經文之異同,據《傷寒論》,巢氏《病源論》,《千金方》,《外臺秘要》,日本《醫心方》等,以證注義之得失,體例與《素問》王注,《新校正》相近。其穿穴經論,微契聖心,雖未知於仲景諸家奚若,而用漢學治經義之法,於宋賢校醫書之中,一義必析其微,一文必求其確。蓋自林億高保衡以還,數百年無此詣精之作,可斷言也。嘗自謂生平精力,盡於此書,而決其必傳。久客京師,一旦書成,遂卽南歸,不肯復出,其自信也如此,卽其書可知矣。

余懵於醫,無以贊之,喜其刻之成而得以有傳於世也,輒爲之僭書於後。

甲子冬十月

姻愚弟周貞良謹序

跋

《黄帝内經》,是我定然繞不過的必讀書,然而直至臨床工作十年以後,才最終下定決心詳讀。選擇讀本時,在單位圖書館發現《黄帝内經太素》甚是合意,既避開了王冰道家語,又可兼顧《素問》《靈樞》,加之求新立異的私願,單位借書的便利,遂選定。

自 2007 年開始,時輟時興,或經月不讀,或隻言片語反復數日,雖字句章節漸有積累,然用力不勤,曾不敢有成書之想。2015 年陪高三夜讀,時間精力稍可整蔓。2017 年赴鎮海工作,業餘時間幾乎盡可爲用,才有了札記可能成書的念頭和設想,於是一邊整理筆記,一邊迻録全文。學而不慧,力有不逮,整理經文,勉强可也。

于今書成矣,而近四年内,三位至親至敬先後辭世,哀慟何可言表,唯此小成,或可告慰,稍稍恕我不孝不肖。

感謝業師楊金坤教授,給予我扶助,給予我寬容。

感謝家人的理解和幫助。

上章困敦仲秋于滬上

参考書目

1. 黄帝内經素問 [M]. 影印本 . 北京:人民衛生出版社,2015.

2. 黄帝内經靈樞 [M]. 影印本 . 北京:人民衛生出版社,2015.

3. 郭靄春 . 黄帝内經素問校注 [M]. 北京:人民衛生出版社,2013.

4. 張隱菴 . 黄帝内經靈樞集註 [M]. 上海:上海科學技術出版社,1958.

5. 秦越人 . 難經集註 [M]. 北京:人民衛生出版社,1956.

6. 滑壽 . 難經本義 [M]. 北京:商務印書館,1956.

7. 凌耀星 . 難經校注 [M]. 北京:人民衛生出版社,2013.

8. 沈炎南 . 脈經校注 [M]. 北京:人民衛生出版社,2013.

9. 張燦玾,徐國仟 . 鍼灸甲乙經校注 [M]. 北京:人民衛生出版社,2014.

10. 孫思邈 . 備急千金要方 [M]. 北京:人民衛生出版社,1982.

11. 李景榮,等 . 千金翼方校釋 [M]. 北京:人民衛生出版社,2014.

12. 巢元方 . 諸病源候論 [M]. 北京:人民衛生出版社,1955.

13. 王燾 . 外臺秘要 [M]. 北京:人民衛生出版社,1955.

14. 曹炳章 . 中國醫學大成續集 [M]. 上海:上海科学技术出版社,2000.

15. 王執中 . 鍼灸資生經 [M]. 上海:上海科学技术出版社,1959.

16. 高武 . 鍼灸聚英 [M]. 上海:上海科学技术出版社,1961.

17. 楊繼洲 . 針灸大成 [M]. 北京:人民衛生出版社,1973.

18. 神農本草經 [M]. 吳普,等,述 . 孫星衍,孫馮翼 . 輯 . 北京:人民衛生出版社,1963.

19. 劉文泰,等 . 本草品彙精要 [M]. 北京:商務印書館,1956.

20. 吳謙,等 . 醫宗金鑒 [M]. 北京:人民衛生出版社,1973.

21. 丁度,等 . 集韻 [M]. 上海:上海古籍出版社,1985.

22. 王念孫 . 廣雅疏證 [M]. 北京:中華書局,2004.

23. 余迺永 . 新校互註宋本廣韻 [M]. 定稿本 . 上海:上海人民出版社,2008.

24. 任繼昉 . 釋名匯校 [M]. 濟南:齊魯書社,2006.

25. 顧野王 . 大廣益會玉篇 [M]. 北京:中華書局,1987.

26. 顧野王 . 原本玉篇殘卷 [M]. 北京:中華書局,1985.

27. 郝懿行 . 爾雅義疏 [M]. 北京:北京市中國書店,1982.

28. 徐時儀 . 一切經音義三種校本合刊 [M]. 上海:上海古籍出版社,2008.
29. 徐鍇 . 說文解字繫傳 [M]. 北京:中華書局,1987.
30. 段玉裁 . 說文解字注 [M]. 上海:上海古籍出版社,1988.
31. 王引之 . 經傳釋詞 [M]. 南京:江蘇古籍出版社,2000.
32. 張玉書,等 . 康熙字典 [M]. 王引之,等,校訂 . 上海:上海古籍出版社,1996.
33. 錢繹 . 方言箋疏 [M]. 北京:中華書局,1991.
34. 陸德明 . 經典釋文 [M]. 上海:上海古籍出版社,2013.
35. 戴侗 . 六書故 [M]. 北京:中華書局,2012.
36. 宗福邦,陳世鐃,蕭海波 . 古訓匯纂 [M]. 北京:商務印書館,2007.
37. 王力 . 同源字典 [M]. 北京:商務印書館,1982.
38. 王力 . 王力古漢語字典 [M]. 北京:中華書局,2000.
39. 王先謙 . 釋名疏證補 [M]. 北京:中華書局,2008.
40. 嚴旭 . 匡謬正俗疏證 [M]. 北京:中華書局,2019.
41. 于鬯 . 香草續校書 [M]. 北京:中華書局,1963.
42. 俞樾 . 九九消夏錄 [M]. 北京:中華書局,1995.
43. 桂馥 . 札樸 [M]. 北京:中華書局,1992.
44. 孫詒讓 . 札迻 [M]. 北京:中華書局,1989.
45. 李鼎祚 . 周易集解 [M]. 北京:中華書局,2016.
46. 朱熹 . 周易本義 [M]. 北京:中華書局,2009.
47. 馬瑞辰 . 毛詩傳箋通釋 [M]. 北京:中華書局,1989.
48. 孫詒讓 . 周禮正義 [M]. 北京:中華書局,2013.
49. 黃懷信 . 大戴禮記彙校集注 [M]. 西安:三秦出版社,2005.
50. 陳奇猷 . 吕氏春秋新校釋 [M]. 上海:上海古籍出版社,2002.
51. 王夫之 . 周易外傳 [M]. 北京:中華書局,1977.
52. 鄭玄,賈公彥 . 儀禮注疏 [M]. 上海:上海古籍出版社,2008.
53. 范祥雍 . 戰國策箋證 [M]. 上海:上海古籍出版社,2006.
54. 蘇輿 . 春秋繁露義證 [M]. 北京:中華書局,1992.
55. 徐元誥 . 國語集解 [M]. 北京:中華書局,2002.
56. 班固 . 漢書 [M]. 北京:中華書局,1962.
57. 范曄 . 後漢書 [M]. 北京:中華書局,1965.
58. 歐陽修,宋祁 . 新唐書 [M]. 北京:中華書局,1975.

59. 徐珂．清稗類鈔 [M]. 北京：中華書局，2010.
60. 張玉春．史記日本古注疏證 [M]. 濟南：齊魯書社，2016.
61. 杜佑．通典 [M]. 北京：中華書局，1988.
62. 徐鼒．小腆紀年附考 [M]. 北京：中華書局，1957.
63. 袁珂．山海經校注 [M]. 增補修訂本．成都：巴蜀書社，1993.
64. 王先謙．合校水經注 [M]. 北京：中華書局，2009.
65. 陳橋驛．水經注地名匯編 [M]. 北京：中華書局，2012.
66. 譚其驤．中國歷史地圖集第二冊 [M]. 北京：中國地圖出版社，1982.
67. 樓宇烈．老子道德經注校釋 [M]. 北京：中華書局，2008.
68. 王先謙．荀子集解 [M]. 北京：中華書局，1988.
69. 黎翔鳳．管子校注 [M]. 北京：中華書局，2004.
70. 王先慎．韓非子集解 [M]. 北京：中華書局，1998.
71. 劉文典．淮南鴻烈集解 [M]. 北京：中華書局，2013.
72. 何寧．淮南子集釋 [M]. 北京：中華書局，1998.
73. 黃暉．論衡校釋 [M]. 北京：中華書局，1990.
74. 楊丙安．十一家注孫子校理 [M]. 北京：中華書局，1999.
75. 李昉，等．太平廣記 [M]. 北京：中華書局，1961.
76. 李昉，等．太平御覽 [M]. 上海：上海古籍出版社，2008.
77. 徐堅．初學記 [M]. 北京：中華書局，2004.
78. 蕭統．六臣注文選 [M]. 北京：中華書局，2012.
79. 陳立．白虎通疏證 [M]. 北京：中華書局，1994.
80. 呂坤．呂坤全集 [M]. 北京：中華書局，2008.
81. 洪興祖．楚辭補注 [M]. 北京：中華書局，1983.
82. 嚴可均．全上古三代秦漢三國六朝文 [M]. 北京：中華書局，1958.
83. 歐陽詢．宋本藝文類聚 [M]. 上海：上海古籍出版社，2013.
84. 洪邁．夷堅志 [M]. 北京：中華書局，2006.
85. 徐世昌，等．清儒學案 [M]. 北京：中華書局，2008.
86. 陳垣．日知錄校注 [M]. 合肥：安徽大學出版社，2007.